骨科临床诊断
与术后康复研究

刘 震　刘园园　黄 伟◎主编

四川科学技术出版社

图书在版编目（CIP）数据

骨科临床诊断与术后康复研究 / 刘震，刘园园，黄伟主编 . -- 成都：四川科学技术出版社，2022.12
ISBN 978-7-5727-0794-0

Ⅰ . ①骨… Ⅱ . ①刘… ②刘… ③黄… Ⅲ . ①骨疾病—诊疗②骨疾病—外科手术—康复—研究 Ⅳ . ① R68

中国版本图书馆 CIP 数据核字（2022）第 230403 号

骨科临床诊断与术后康复研究
GUKE LINCHUANG ZHENDUAN YU SHUHOU KANGFU YANJIU

主　　编	刘　震　刘园园　黄　伟
出 品 人	程佳月
责任编辑	兰　银
助理编辑	王星懿
封面设计	星辰创意
责任出版	欧晓春
出版发行	四川科学技术出版社
	成都市锦江区三色路 238 号　邮政编码　610023
	官方微博　http://weibo.com/sckjcbs
	官方微信公众号　sckjcbs
	传真　028-86361756
成品尺寸	185 mm × 260 mm
印　　张	6.5
字　　数	134 千
印　　刷	天津市天玺印务有限公司
版　　次	2022 年 12 月第 1 版
印　　次	2023 年 3 月第 1 次印刷
定　　价	55.00 元

ISBN 978-7-5727-0794-0

邮　　购：成都市锦江区三色路 238 号新华之星 A 座 25 层　邮政编码：610023
电　　话：028-86361770

PREFACE
前　言

　　骨科是一门实践性强且直接服务于患者的临床学科，随着其基础理论研究的不断深入，治疗理念与治疗方法层出不穷，骨科的各类疾病的诊疗已受到越来越多的关注。

　　康复医学作为一门能够改善患者生活质量的独立临床学科，能够通过各种不同的康复治疗手段，帮助因各种原因导致生理障碍或心理障碍的患者恢复相应功能。康复医学以帮助患者重返社会为目的，在改善患者功能障碍方面发挥着重大的作用。现代骨科治疗已经不只是依靠手术、药物等，如仅停留在治病的层面是远远不够的，一定要结合针对运动功能恢复的康复治疗才能提高最后的治疗效果。

　　现代科学技术飞速发展，新的医疗设备、材料和科学仪器不断涌现，许多疾病的诊断方法和治疗方案发生了巨大变化。如何正确诊断、治疗疾病，引导患者术后康复，是每个医生不可回避的、必须深思的问题。从事临床医学的工作者，必须丰富和更新自己的知识储备。本书一方面对临床常见骨科疾病的诊断与治疗进行了研究，包括上肢骨折、下肢骨折与损伤、脊柱损伤等；另一方面探讨了骨科康复基础评定和具体疾病的术后康复的原则及实施手段。

　　对于骨科临床诊断与术后康复来说，医生不仅要对其理论知识有足够的了解，还要对其临床操作有清晰的认知；因此医生必须与时俱进，不断更新观念，不断学习骨科诊疗与骨科康复的新技术，促进骨科的发展，进而推动我国医学的发展。

CONTENTS
目 录

第一章　上肢骨折

第一节　锁骨骨折

一、锁骨骨折诊治概述

锁骨骨折是常见的骨折类型之一，占全身骨折病例的 5%～10%，在各种年龄段均可能发生，但多见于青壮年及儿童。

（一）致伤原因及类型

直接与间接暴力均可能引起锁骨骨折，文献报道中间接暴力致伤较多，如跌倒时手掌、肘部或肩部着地，传导暴力冲击发生锁骨骨折，此类多为横行或短斜行骨折。直接暴力亦可从前方或上方作用于锁骨，从而造成横行或粉碎性骨折。粉碎性骨折的骨折片如向下移位，有压迫或刺伤锁骨下神经和血管的可能；如骨折片向上移位，则有穿破皮肤形成开放性骨折的可能。儿童病例多为横行骨折或青枝骨折。

（二）骨折部位及移位

骨折可发生于锁骨的任何部位，但最好发于骨质薄弱又无韧带肌肉附着的中 1/3 或中外 1/3 交界处，完全性骨折的近侧骨折端因受胸锁乳突肌的牵拉而向上后方移位，远侧骨折端因肢体重量作用与胸大肌、胸小肌及肩胛下肌等的牵拉向前下方移位，并由这些肌肉与锁骨下肌的牵拉作用，向内侧移位，形成重叠移位。锁骨外 1/3 骨折发生率次之，常由直接暴力引起。由于上肢的重量和暴力的作用，远侧骨折端会向下前方移位；如喙锁韧带断裂，还可导致锁骨近侧端向后上方移位，更增加两骨折端的移位的程度，治疗时必须手术修复此韧带，才能维持骨折端的复位固定。锁骨内 1/3 骨折发生甚少，多为直接暴力引起，因胸锁乳突肌及肋锁韧带的作用，骨折端很少移位。

（三）临床表现

患者常有外伤病史。锁骨骨折的典型体征是患者头偏向伤侧以缓解胸锁乳突肌的牵拉作用，同时用健侧手托住伤侧前臂及肘部，以减少伤肢重量牵拉引起骨折端移位的疼痛。由于锁骨位于皮下，骨折后局部压痛及肿胀均较明显，特别是骨折移位严重者，骨折端局部畸形、压痛、肿胀明显，甚至骨折端可隆起于皮下，触摸即可发觉，有时可有骨擦音。伤侧上肢不能自主用力上举和后伸。儿童多为青枝骨折，局部畸形及肿胀不明显，但活动伤侧上肢及压迫锁骨时，患儿啼哭叫痛。

（四）诊断

根据外伤病史、检查的体征和 X 线检查，锁骨骨折诊断并不困难，但需及时注意检查有无锁骨下神经和血管的损伤。特别是要重视直接暴力引起的锁骨骨折，有时直接暴力引起的锁骨骨折可刺破胸膜导致气胸，或损伤锁骨下血管和神经，从而引起相应症状和体征。

（五）治疗

儿童青枝骨折或不全骨折采用外固定，如三角巾、颈腕吊带悬吊或 "8" 字形石膏绷带固定，疼痛消失后开始功能锻炼。固定 2 ~ 3 周即可痊愈。

二、复位与外固定措施

（一）锁骨中 1/3 或中外 1/3 交界处伴移位骨折复位与固定

1. 麻醉

用 1% ~ 2% 普鲁卡因进行骨折端局部血肿内麻醉。

2. 体位

患者坐在凳子上，双手叉腰挺胸位。

3. 牵引方法

一助手立于患者背后，用两手握患者两肩，向两侧外后上方向扳提，同时用一侧膝部顶抵患者背部胸椎棘突，使骨折远侧端在挺胸的杠杆作用及助手两手向外后上方向扳提的作用下被牵引拉开，两骨折端的轴线在一直线上，大多数患者此时可自行复位。

以上的牵引与对抗牵引方法，向后上方向扳提的作用力较大，而向外的牵引力较弱，可能会因远侧骨折端向外的牵引力不够而影响效果。因此，另一助手需要一手推顶患者伤侧胸壁，另一手向外牵拉伤肢上臂，协助第一助手缓缓将远侧骨折牵开，再行手法复位。

4. 复位手法

在助手牵引的情况下，术者立于患者前面，用两拇指摸清两骨折端，并以一手拇指及示指捏住近侧骨折端向前下方牵拉，同时用另一手拇指及示指捏住远侧骨折端向后上方推顶，即可使骨折端复位。

手法复位后，将向外的牵引力稍放松一些，使对位的两骨折端互相嵌紧，以便进行外固定。粉碎性骨折整复困难，不要求解剖对位，更不宜用暴力复位，以免骨折尖端刺伤皮肤或血管。

5.固定方法

1）用"8"字形石膏绷带固定

术者将棉垫或纸垫压垫于两骨折端的两侧，并用胶布固定；两侧腋窝用棉垫垫好，即用"8"字形石膏绷带固定，并将石膏的两腋部调整合适，以免血管或神经受压。

2）用双绷带圈固定

手法复位前，将预先制好的两只大小合适的包有棉花的绷带圈套于患者两侧肩腋部，待骨折复位后用棉垫或纸垫将两骨折端上下方垫压合适，并用胶布固定。从患者背侧拉紧此两绷带圈，将其上下各用一布带扎牢，维持两肩外张向上后伸；另用一布带将两绷带圈于胸前侧扎牢，以免绷带圈滑脱。

6.注意事项

"8"字形石膏绷带固定者有时由于双上肢不能下垂，需经常双手叉腰；双绷带圈固定者有时会出现绷带圈松动的情况。无论何种固定方法，如患者手及前臂有麻木感或桡动脉搏动摸不清则均表示固定过紧，有压迫血管或神经的情况，此时应立即适当放松固定，直至症状完全消失。

（二）无喙锁韧带断裂的锁骨外端或外 1/3 伴移位骨折复位与固定

1.麻醉

用 1%～2% 普鲁卡因进行骨折端局部血肿内麻醉。

2.体位

患者坐在凳子上挺胸，上臂下垂，屈肘 90°。

3.牵引方法

用一布带套过患者腋部，经胸前及背后向健侧牵引并固定，作为对抗牵引，并用扩张木板撑开布带；助手双手握住伤肢上端向外上方牵引。

4.复位方法

术者一手经患者腋窝向上推顶肩关节，迫使锁骨远侧骨折端向上；另一手压锁骨近侧骨折端向下，使两侧骨折端达到满意复位，即稍放松向外的牵引力，使两骨折端互相嵌紧，以便进行外固定。

5.固定方法

主要维持近侧骨折端向下，远侧骨折端向上。

1）石膏条绕压固定法

用石膏条绕压于锁骨近侧骨折端及健侧背腋部，绕经伤侧上臂前侧，绕经肘部，经上臂后侧，将上臂及肩关节向上提拉，再压于锁骨近侧骨折端及胸前至健侧腋部及背后，然后用 2～3 层石膏条形成的石膏固定，并加压整形，以保持两骨折端的对位，固定至骨折愈合。另外加三角巾颈前臂悬吊以防止伤肢下垂影响骨折端的对位。亦可用宽胶布条进行如上固定，但要注意患者对胶布的过敏情况，胶布脱落、松动要及时更换。

2）肩锁吊带固定法

患者站立位，两上肢高举，包一个上齐乳头、下至髂嵴的石膏腰围，并于腰围前后伤侧的乳线上，各安一个铁扣，待石膏腰围干固之后，将骨折手法复位，用一块厚毡垫垫在锁骨近侧骨折端处，另用 5 cm 宽的帆布带压在锁骨近侧骨折端的厚毡垫上，将帆布带两端系于石膏腰围前后的铁扣上，适当拉紧固定，使骨折端对位平整，再用三角巾悬吊前臂。

吊带为帆布或皮革预制，能将伤侧肘关节及上臂向上提拉，并能将锁骨近侧段向下压。固定带系于健侧胸部。待骨折处手法复位后，用此吊带固定。

3）石膏条顶压固定法

患者站立位或坐位，术者做一条 8 层厚、70 mm 长的石膏条，于石膏条中间放一布带，将石膏条双重折叠在一起压紧，将此石膏条贴敷于伤侧腋下胸壁，上端顶于腋窝；再用 8 层厚、80 mm 长的石膏条，压贴于锁骨近侧骨折端及胸前、背后；另用宽石膏条包绕胸部固定以上的石膏条，维持骨折对位。

三、切开复位内固定

锁骨骨折很少发生延迟愈合和骨不连的情况；锁骨骨折复位要求不高，大多可通过手法复位和外固定愈合，不必追求解剖复位。虽然解剖复位能保持锁骨的长度和肩胛骨周围的正常解剖，但骨折畸形愈合对其功能影响不大。

1. 手术指征

骨折合并血管神经损伤；有喙锁韧带断裂的锁骨外端或外 1/3 伴移位骨折，虽经复位外固定但骨折移位明显；骨折端不稳定，出现骨不连并出现疼痛等症状；软组织嵌入，骨折端较大分离；锁骨骨折合并肩胛颈骨折，出现漂浮肩。

2. 手术步骤

患者仰卧位，伤侧肩部垫高，颈神经丛阻滞麻醉后，沿锁骨做一横形切口，长约 5 cm，切开皮肤、皮下组织，暴露两侧骨折端，骨折端复位。

从远侧骨折端逆行插入一枚克氏针，并使之穿出皮肤，再将克氏针自外端穿入骨折内侧段，剪除过长的克氏针外端部分，并将外端弄弯埋于皮下，以防肩部活动导致克氏针移位。选择的克氏针必须有足够的强度和硬度，才能承受无支持的上肢的重量而不会弯曲或折断。有试验结果表明，用直径 2 mm 的克氏针就能达到锁骨的生理载荷，但一些单枚克氏针固定的锁骨骨折病例的 X 线复查中，发现有克氏针弯曲及骨折成角畸形现象，尤其是粉碎性骨折。因此有学者提出需要用 3.2 mm 斯氏针。克氏针移位，甚至进入胸腔也时有发生，所以可以将克氏针外端折弯成 90°，防止向内侧移动；亦可以用钢板螺丝钉内固定治疗，钢板起张力带固定作用，以对抗弯曲应力和旋转应力，较合适的是动力加压钢板和锁骨重建钢板，因为锁骨也需要承受重量，应选用最少6孔的钢板，在钻孔和拧螺丝时应极其小心，避免损伤锁骨下动脉、静脉或胸腔脏器。锁骨远端骨折或有喙锁韧带断裂的锁骨外端骨折可用克氏针钢丝张力带、锁骨钩钢板或锁骨重建钢板内固定。

检查并缝合切口。术后用三角巾悬吊4～6周，骨折牢固愈合后去除内固定。

四、锁骨骨折畸形愈合的处理

锁骨骨折如有轻度畸形愈合，一般不大影响肩关节功能，也不会出现疼痛或其他症状，不需要特殊治疗或手术治疗，但如骨折畸形愈合有明显的骨刺或高低不平的骨痂形成，且有压迫锁骨下血管或神经的明显症状者，则可考虑手术凿除骨痂或骨刺。手术显露方法与切开复位内固定相同，但切口略长一些，切开并分离骨膜，于骨膜下凿除压迫血管或神经的骨痂或骨刺。

第二节 肱骨干骨折

一、肱骨干骨折诊治概述

肱骨干骨折好发于肱骨干的中部，其次为下部，上部最少。中下1/3交界处骨折易合并桡神经损伤，下1/3骨折易发生不连接。

（一）解剖及生理

肱骨干为一长管状骨，中段以上呈圆形，较粗，中段以下逐渐变细，至下1/3逐渐变成扁三角状，并稍向前倾。营养动脉在肱骨中段穿入，向远近两端分布，所以中段以下发生的骨折常因营养不良而影响骨折愈合。肱动脉、肱静脉、正中神经及尺神经均在上臂内侧，沿肱二头肌内缘下行。桡神经自腋部发出后，在三角肌粗隆部自肱骨后侧沿桡神经沟紧贴肱骨干，由内后向外前绕行向下，故当肱骨干中下1/3交界处骨折时，易合并桡神经损伤。上臂有内侧和外侧两个肌间隔，前有肱二头肌、肱肌及喙肱肌，后有肱三头肌和桡神经。肱骨干有许多肌肉附着，三角肌止于肱骨干外侧的三角肌粗隆，胸大肌止于肱骨大结节嵴，背阔肌止于肱骨小结节嵴，此外还有肱骨前后的肱二头肌、肱三头肌、喙肱肌及肱肌等。

由于以上各肌肉部位、附着点的不同，牵拉作用力不一，所以骨折的平面、骨折的类型及暴力的方向都可能影响骨折移位。

（二）致伤原因

1. 直接暴力

如打击伤、挤压伤或火器伤等，多发生于肱骨干中 1/3 处，多为横行骨折、粉碎性骨折或开放性骨折，有时可发生多段骨折。

2. 传导暴力

如跌倒时手或肘着地，地面反作用力向上传导，与跌倒时体重下压暴力相交于肱骨干某部即可发生斜行骨折或螺旋形骨折，多见于肱骨干中下 1/3 处，此种骨折尖端易刺插于肌肉内，不宜手法复位。

3. 旋转暴力

在投掷手榴弹、标枪或翻腕扭转前臂时，可能会引起肱骨干中下 1/3 交界处骨折，所引起的肱骨骨折多为典型螺旋形骨折。

（三）骨折部位及移位

肱骨干骨折后，根据不同的骨折部位肌肉附着点、暴力作用方向及上肢体位，肱骨干骨折可有不同的移位情况。骨折于三角肌止点以上者，近侧骨折端受到胸大肌、大圆肌和背阔肌的牵拉作用向内侧移位；远侧骨折端因三角肌的牵拉作用而向外上移位。骨折于三角肌止点以下者，近侧骨折端因受三角肌和喙肱肌的牵拉作用而向外向前移位；远侧骨折端受到肱二头肌和肱三头肌的牵拉作用而发生向上重叠移位。骨折于肱骨干下 1/3 者，则可能因患者常将前臂悬吊于胸前引起远侧骨折端内旋移位。手法整复时均要注意纠正。

（四）临床表现及诊断

肱骨干骨折均有明显外伤史，局部疼痛、肿胀明显，压痛剧烈，伤肢有环形压痛，有上臂成角畸形，触摸有异常活动和骨擦音者，均可诊断为骨折。X 线检查不仅可以确诊骨折，还可明确骨折部位、类型及移位情况，以供手法整复参考。如骨折合并桡神经损伤，可出现典型的垂腕、伸拇、伸掌及指关节功能丧失，第 1～2 掌骨间背侧皮肤感觉丧失，其治疗方案和预后均有不同。

（五）治疗

主要是手法复位外固定和切开内固定。

二、手法复位与外固定措施

按常规先将手法复位用的工具器械、牵引和外固定用品准备齐全，助手及术者各立其位。

（一）麻醉

臂丛神经阻滞麻醉或 1%～2% 普鲁卡因血肿内麻醉。

（二）体位

患者靠坐位或平卧位。伤肢放于适中位，即肩关节外展 90°，前屈 30°～45°，肘关节屈 90°，腕关节 0°。前臂旋后中间位。

（三）复位与固定方法

1. 一般牵引

用一布带穿过伤侧腋窝，绕经胸前及背后向健侧牵引固定作为对抗牵引，用一扩张木板撑开布带；助手一手将患者肘关节屈曲 90°，一手握住肱骨远端缓缓牵引伤肢，逐渐纠正骨折端重叠、成角及旋转移位，以便手法整复骨折端侧方移位。此种由助手完成的人力牵引亦可改用上肢螺旋牵引架进行，牵引效果更好。

2. 侧方加压手法复位整复骨折的侧方移位

术者用两手掌分别抵压于移位的两侧骨折端，用力互相对压，即可使骨折的移位整复。例如三角肌止点以上骨折者，术者用两手掌分别抵压于近侧骨折端的内侧和远侧骨折端的外侧，两手互相对压使骨折端复位；三角肌止点以下（即肱骨干中 1/3）骨折者，术者用两手掌分别抵压于近侧骨折端的前侧和远侧骨折端的后侧，两手互相对压使骨折端复位；肱骨干下 1/3 骨折移位者，术者用两手掌分别抵压于移位的两骨折端的两个侧方，互相对压使骨折端复位。当骨折端复位后，助手将牵引力稍放松一些，使骨折端互相抵紧，以免再次移位，再行外固定。在骨折复位的过程中，如发现骨折端复位后有弹性样的再移位，或术者两手掌对压整复时，骨折端可以勉强对位，但两手稍放松时，骨折端又再移位，应考虑骨折端间有软组织嵌入，可考虑切开复位内固定进行确认。粉碎性骨折，特别是肱骨干中下 1/3 的粉碎性骨折易伴桡神经损伤，手法复位时要根据骨折片移位情况，在牵引和对抗牵引下进行稳定、准确的手法复位。肱骨干骨折引起上臂严重肿胀，或在其他医院已行手法复位者，不宜立即再行手法复位外固定，最安全的办法是用尺骨鹰嘴克氏针持续牵引，使上臂肿胀消退，待上臂肿胀基本消退后再行手法复位外固定治疗。

3. 外固定方法

在骨折端移位整复满意后，外固定方法有以下几种。

1）上肢石膏加外展架固定

骨折端复位后于牵引情况下，用上肢石膏加压塑型固定，使骨折端不再移位，再用外展架固定。如为非稳定性骨折，可在外展架上行持续固定。

2）"U" 形石膏或 "O" 形石膏固定

多用于稳定性肱骨干中、下 1/3 骨折复位后。将石膏绷带做成长石膏条，使伤肢屈肘

90°，用石膏条绕过肘关节，经上臂前后侧交接于肩部，外用绷带包扎，加压塑型固定骨折端，并用三角巾悬吊前臂。

3）夹板固定

骨折端移位整复后，在牵引情况下用夹板固定，对于骨折端仍有轻度侧方或成角移位者，或在防止骨折端再移位时，均可用纸压垫加压矫正或维持骨折端的对位。纸压垫安放位置要根据三点挤压力维持骨折端复位原则，结合骨折端移位方向而定。肱骨干中 1/3 骨折行局部夹板固定，上 1/3 骨折用超肩关节的夹板固定，下 1/3 骨折用超肘关节的夹板固定。夹板固定后，再用一块木托板托起前臂，并用三角巾悬吊于胸前。

4. 功能锻炼

行骨折复位外固定后，不论用何种方法外固定，在患者无痛苦后，即可开始伤肢未固定关节的功能活动锻炼，并加强全身的功能锻炼，促进骨折愈合。

三、切开复位内固定

（一）适应证

1. 闭合性骨折

骨折端间嵌入软组织、手法复位达不到功能复位的要求或肱骨有多段骨折者。

2. 开放性骨折

处于伤后 8 h 以内，经过彻底清创术确认不会发生感染者。

3. 其他

同一肢体有多处骨折和关节损伤者，例如合并肩关节或肘关节脱位，或同侧前臂骨折者；肱骨骨折合并血管或桡神经损伤，需要手术探查处理者。

（二）固定方法

1. 普通钢板螺丝钉固定

一般用于肱骨干中 1/3 骨折，如横行骨折或短斜行骨折，最好采用 6 孔钢板螺丝钉固定。普通 6 孔钢板内固定是一种传统的用于治疗肱骨干骨折的方法，能维持肱骨干的对位对线，但对骨折端没有加压作用，因此骨折端易发生移动和分离，同时术中尽量避免了广泛剥离组织和骨膜，防止了局部血供破坏，避免影响骨折愈合。中段骨折易伴随桡神经牵拉和压迫性损伤，术后要加用夹板或上肢石膏托外固定。

2. 加压钢板固定

使用方法及适应证与上同。加压钢板对骨折端有加压作用，断面接触紧密，特别是自动加压钢板，在上肢肌肉收缩和重力的作用下，其接触面会更大、接触更紧密。自动加压钢板的螺帽与钢板孔边之间可以滑动而产生自动加压，钢板材料强度坚硬，能承受骨折的张力，起到有效的固定作用，因此骨折不易产生分离和移动，有利于骨折早期愈合。外固定可早期解除或不固定，避免了因固定时间过长造成的肌肉萎缩无力、骨质疏松和关节功能障碍。只要符合手术适应证，术中不广泛剥离组织和骨膜，就可以避免牵拉桡神经时间过长；根据骨折类型和部位术后给予合适外固定，可以减少并发症的发生。因此，加压钢板优于普通钢板。

3. 静力型交锁髓内钉固定

静力型交锁髓内钉（简称"交锁钉"）适用于肱骨干中段及上段骨折，或粉碎性骨折、多节段骨折以及病理性骨折治疗。其可以通过闭合复位穿钉，无需剥离组织和骨膜，对骨折端血供影响小，骨折愈合率高，感染率低。在生物力学上，交锁钉除了拉伸刚度与加压钢板接近外，其抗轴向压缩、抗弯曲、抗扭转等性能均优于加压钢板。文献报道交锁钉治疗肱骨骨折，其医源性桡神经损伤发生率较低。顺行插钉时，交锁钉插钉部位通常选择在大结节内侧，骨锥在钻洞时必须穿透冈上肌腱及肩峰下滑膜囊，可能发生肩袖损伤，引起肩关节活动障碍、疼痛。根据不同的骨折类型，可以选择顺行或逆行插钉，顺行法适用于肱骨干近中段骨折，逆行法适用于肱骨干中远段骨折。

4. 锁定钢板固定

其特点与加压钢板相似，但由于对骨膜破坏少，同时对旋转控制强，骨折愈合速度和质量均有一定程度的提高。带有瞄准器的锁定钢板可以进一步减少创伤以及对骨膜的剥离，不再特别强调解剖复位。目前临床常见的弊端为钢板长度短，因此不符合桥式钢板的原则。部分医生目前常采用经皮锁定钢板技术并取得成功，但理论上存在桡神经损伤的可能性，故不建议推广。锁定钢板植入时的微创特点与取钢板时非微创的矛盾尚未被很好地解决。

5. 外固定支架技术

曾经外固定支架技术风靡一时，优点为创伤小，患者容易接受，住院时间减少；但其不足也非常明显，例如骨不连和延迟愈合发生比例高、神经损害等，需要有经验的医生定期调整外固定支架。此法对于软组织状况不佳的患者有时是良好的选择。

（三）手术步骤

1. 钢板螺丝钉内固定

在臂丛神经阻滞麻醉或全身麻醉的状态下，患者仰卧位，伤侧肩部稍垫高，伤肢放于胸前，以骨折部位为中心，做上臂前外侧纵切口，长约 8 cm，切开皮肤、皮下组织及深筋膜，显露三角肌、肱二头肌和肱三头肌，并从肱二、肱三头肌间隙纵行分开肌肉，显露骨折端，清除其间的血块，保护骨膜，不剥离或少剥离骨膜。肱骨干中、下 1/3 段骨折术中可显露并保护桡神经。骨折复位后用 6 孔普通钢板或加压钢板螺丝钉内固定。按层缝合切口，如使用普通钢板螺丝钉，术后要加用夹板或上肢石膏托外固定。

2. 顺行交锁钉

术前测量肱骨髓腔大小，选择合适的交锁钉。在臂丛神经阻滞麻醉或全身麻醉下，患者取仰卧位，患肢置于可透X线桌面，与C形臂X线机射线方向垂直。于肩峰中点前方纵向切开皮肤2～3 cm，纵行劈开三角肌，切开肩袖，骨锥穿刺于肱骨大结节内侧、肱骨大结节与肱骨头关节面边缘之间。插入导针，C形臂X线机辅助下闭合复位扩髓，扩髓时保持骨折复位，直至插入交锁钉。扩髓大小比实际所选髓内钉大1 mm，交锁钉远端止于尺骨鹰嘴上方1～2 cm，尾端埋入骨面5 mm。先锁定远端锁钉，应置于椭圆形孔最远端，有利于术后骨折间加压，促进骨折处愈合。加压后再给予近端锁钉。术后进行功能锻炼。文献报道交锁钉治疗肱骨骨折，其医源性桡神经损伤发生率小于3%，多数学者认为是术中手法复位操作不当引起的，建议轻柔操作。一旦复位则紧握远侧骨折端，保持复位条件下插入导针，扩髓，置交锁钉，这样可防止桡神经损伤和术中骨折端粉碎；如遇粉碎性骨折，扩髓锉需达远端髓腔内后再扩髓。远端锁钉的操作注意避免肱动脉、正中神经和尺神经损伤。近端锁钉的操作要注意限制在安全区内，上臂近1/3有90°的安全区，位于上臂近端后外侧象限，螺钉方向应自后外向前内，避免插入过深。

3. 逆行交锁钉

术前测量肱骨髓腔大小及长度，选择合适的交锁钉。在臂丛神经阻滞麻醉或全身麻醉下，患者取仰卧位，上肢外展，前臂自然下垂。患肢置于可透X线桌面，与C形臂X线机射线方向垂直。做肘后侧切口，于肱骨鹰嘴窝上方劈开肱三头肌约6 cm，显露鹰嘴窝及其近侧肱骨。整复肱骨骨折后，于鹰嘴窝近侧2.5 cm处钻孔，扩至1 cm宽、2 cm长，注意肱骨下端骨质较硬，钻孔时较为困难。用空心扩髓器沿导针扩孔，将髓腔直径扩至大于交锁钉直径1 mm。通过导针测量交锁钉长度。插入交锁钉时尽量用手推入，仅在必要时轻柔捶击。交锁钉通过骨折线后立即矫正旋转移位，使大结节与外上髁在同一直线上，钉的近端距肱骨结节不应少于2 cm，远端不应深于髓腔内1 cm，先锁定近端锁钉，加压后再给予远端锁钉，术中注意避免神经、血管损伤。缝合伤口，术后进行功能锻炼。

4. 螺丝钉（加压螺丝钉）固定

螺丝钉固定适用于长斜行或长螺旋形骨折。将骨折端复位，用2或3枚螺丝钉内固定，术后必须加以有效的外固定。其也可以作为组合技术的一个要素使用。

四、并发症处理

（一）神经损伤

神经损伤以桡神经损伤为最多见，肱骨干中下1/3交界处骨折易由骨折端的挤压或挫伤引起不完全性桡神经损伤，如无神经功能恢复表现，一般于2～3个月后再行手术探查。在观察期间，将腕关节置于功能位，使用可牵引手指伸直的活动支架，让患者自行活动伤侧手指各关节，以防畸形或僵硬。耐心而认真地进行肌电图检查可以得到有价值的信息。

（二）血管损伤

血管损伤在肱骨干骨折并发症中并不少见。一般肱动脉损伤不会引起肢体坏死，但也可能造成供血不足，所以仍应手术修复血管。应着力于早期发现、早期探查。

（三）骨不连

骨不连在肱骨干中下 1/3 骨折常有见到。骨不连与暴力损伤、骨折的解剖位置及治疗方法有较大关系。创伤及反复多次的复位可使骨折处的骨膜及周围软组织受到严重损害，骨折端软组织内的血管受到严重损伤，使骨折修复所需的营养供应中断，从而影响骨折的愈合。骨折的解剖位置亦影响骨折的愈合，如骨折线在三角肌止点以下，这类骨折仅用小夹板或石膏托外固定加颈腕吊带悬吊，在长斜行及螺旋形骨折易致缩短，在横行及短斜行骨折则容易分离，这是导致需要多次复位的重要原因，亦是骨不连的原因之一。过早拆除外固定、手术时损害了血供、不符合适应证、骨折端间嵌有软组织都可能是骨不连的原因。

骨折的愈合是一个连续不断的过程，在整个过程中应无导致再移位的不良应力干扰，尤其是剪切及旋转应力，因此骨折端必须得到合理的固定。在正常的骨折愈合过程中，膜内成骨与软骨内成骨是同时进行的，在骨折端不良应力的反复干扰下，来自骨髓腔、骨膜及周围软组织的新生血管的形成和相互间的对接过程受到影响，膜内成骨与软骨内成骨将会变得缓慢甚至终止，使骨折愈合延迟或不愈合，导致骨不连。

（四）畸形愈合

因为肩关节的活动范围大，肱骨干骨折即使有些成角、旋转或短缩畸形，也不大会影响伤肢的活动功能。但如肱骨干骨折移位特别严重，达不到骨折功能复位的要求，严重地破坏了上肢生物力学关系，就会导致肩关节或肘关节的损伤性关节炎，也会给患者带来痛苦。因此对于青壮年及少年患者，在有条件治疗时，还是应该施行截骨术矫正畸形愈合。如为肱骨干骨折成角畸形明显，需要进行截骨矫正者，截骨的部位选肱骨颈骨松质部为好，若于肱骨干骨折部截骨可能产生骨不连；为肱骨颈骨折严重畸形者，更应于肱骨颈部做截骨矫正治疗。

（五）肩、肘关节功能障碍

肩、肘关节功能障碍多见于老年患者，所以对于老年患者不但不能长时间使用广泛范围固定，还要使患者尽早加强肌肉、关节功能活动。若其已经发生肩或肘关节功能障碍，更要加强其功能活动的锻炼，并辅以理疗，使其尽快恢复关节功能。

第三节　前臂骨折

一、尺桡骨干双骨折

尺桡骨干双骨折较为多见，约占全身骨折的 6% 左右，青壮年患者占多数。由于解剖、功能的复杂关系，两骨干完全骨折后，骨折端可发生侧方、重叠、成角及旋转移位，其复位要求较高，行手法复位外固定时，必须纠正骨折端的各种移位，特别是旋转移位，并保持骨折端整复后的对位，再进行外固定直至骨折愈合。

（一）致伤原因及类型

1. 直接暴力

此类病例较多，为暴力或重物打击伤或轧伤。两骨骨折多在同一水平，呈横行、粉碎性或多节段骨折。直接暴力所致骨折的局部软组织损伤较严重，骨折端整复对位不太稳定，骨折愈合较慢，所以对前臂及手的功能影响较大。

2. 传导暴力

传导暴力是指跌倒时手掌着地，地面的反作用力沿腕及桡骨下段向上传，导致桡骨中 1/3 部骨折，多为横行骨折或锯齿状骨折；暴力通过骨间膜转移到尺骨，造成尺骨低位骨折，多呈短斜行骨折。此类骨折的软组织损伤一般不严重，如发生在儿童可为青枝骨折，尺、桡骨的骨折端均有向掌侧成角移位，且有远侧骨折端的旋后移位。

3. 扭转暴力

此类病例多为机器的转轮或皮带绞伤，或向后跌倒时手臂极度旋前撑地，尺、桡骨相互扭转而产生骨折，两骨折成角相反，如桡骨向背侧成角、尺骨向掌侧成角，即两骨折方向不一致，手法整复困难。

（二）临床表现及诊断

患者均有明显外伤史，前臂伤后疼痛、肿胀及功能障碍，特别是前臂不能旋转活动；肢体骨折部位的压痛明显，且有肢体环形压痛，局部有明显畸形，有时可触及骨擦感，即可诊断前臂骨折。X 线检查既可确诊，又可明确骨折类型、移位方向等，有助于手法复位外固定治疗。注意 X 线片应包括上下尺桡关节，以免遗漏关节脱位情况。临床检查中容易遗漏对上下尺桡关节的检查和对手部血供、神经功能的检查。

（三）分型

按骨折部位有否与外界交通分为闭合性和开放性骨折；按骨折的部位分为远端、中段、近端骨折，两种分型通常混合使用。骨折的分型与治疗的选择及其预后有关，例如开放性骨折预后较闭合性骨折要差，粉碎性骨折及多段骨折治疗较复杂，尺、桡骨干近端骨折闭合复位成功机会较少。

（四）治疗

前臂主司旋转功能，其对手部功能的发挥至关重要，前臂骨折若治疗不恰当，则可能造成严重的功能丧失，即使骨折愈合很满意，也会导致严重的功能障碍。肱桡、近端尺桡、肱尺、桡腕和远端尺桡关节及骨间隙复位后必须在解剖位置，否则会导致功能部分受损。前臂骨折不应作为一般的骨折来处理，而应像对待关节内骨折一样处理。

1. 闭合复位外固定

用臂丛神经阻滞麻醉，使患者完全无痛，也可使前臂肌肉放松，便于手法整复骨折的移位。患者仰卧位或靠坐位，肩关节外展90°，前屈30°～45°，肘关节屈曲90°，腕关节0°，如此可使前臂周围肌肉张力一致，便于在牵引和对抗牵引下纠正骨折端重叠、成角及旋转移位，再用手法整复侧方移位。患者的体位和伤肢的位置摆放得当后，用一布带绕肘关节掌侧向患者的头侧或背侧固定在铁钩上，作为对抗牵引，用扩张板撑开牵引带，以利于骨折整复后施行石膏外固定。助手一手握住伤肢拇指，另一手握住剩余四指进行牵引，5 min后，在继续牵引的情况下，将前臂放以远侧骨折端对向近侧骨折端所指的方向。如尺、桡骨在上1/3内骨折，因旋后肌使桡骨近端旋后，远侧骨折端放在旋后位；尺、桡骨在中1/3骨折，骨折线在旋前圆肌下方，桡骨近段近于中间位，应将远侧骨折端放在旋前旋后中间位，再以手法整复侧方移位。

1）手法复位的技巧

骨折部位及类型关系：如尺、桡骨干上1/3骨折，因尺骨位于皮下，上段较粗，能触摸清楚，可考虑先整复尺骨骨折的移位；如下1/3骨折，因桡骨下段较粗，位于皮下可以触摸清楚，可先整复桡骨骨折的移位；如尺、桡骨的骨折端一个为横行骨折，另一个为斜行骨折，可先整复横行骨折端的移位；如尺、桡骨干中1/3骨折，可考虑同时整复两骨折端的移位，且用牵引加大成角手法整复为好。

在手法整复的过程中，每个步骤均要注意两侧骨折端的骨间膜作用，若骨折端发生并拢成角移位，骨间膜将发生挛缩，要及时将两侧骨折端分开，才有利于骨折端移位的整复对位。

用牵引加压复位手法：术者立于伤侧，先用两手拇指及其他手指纠正两侧骨折端并拢移位，再用两手掌对压纠正两侧骨折端的侧方移位，即可使之复位。骨折移位整复后，在术者未放松加压复位力时，助手即放松一些牵引力，使骨折端相互抵紧，以防再移位，有利于外固定处理，此法适用于尺、桡骨干中1/3或下1/3骨折移位的整复。

用牵引成角复位手法：术者用两手拇指沿尺、桡骨干骨折的致伤方向推顶骨折端，即向骨膜破损的一侧推之成角而复位，同时纠正骨折端的并拢移位，待两拇指将两侧骨折端推顶平整，即将两侧骨折端迅速拉直，即可使之复位，助手稍放松牵引力，使骨折端相互抵紧，以利于外固定处理。

在牵引与对抗牵引的情况下，术者两手拇指及其他手指摸清骨折端的部位，用一手拇指与其他四指对捏于桡骨侧方移位的骨折端，另一手拇指与其他四指对捏于另一骨折端并前后摇动之，同时注意纠正两侧骨折端的靠拢移位，即可使之复位。

2）注意事项

尺、桡骨干上 1/3 部位骨折，因该处肌肉丰厚，骨间隙狭窄，故手法复位较困难。用两拇指与其他手指对捏摸清楚两侧骨折部位，并将两骨折端分别捏住，使之分骨，同时使骨折端复位，可以使尺骨骨折端移位易于整复；而桡骨近侧骨折有旋后移位，远侧骨折有旋前移位，增加了手法复位的困难度，因此在将远侧骨端呈旋后位牵引下，术者用一手拇指将桡骨近侧骨折端向尺骨掌侧推压，另一手将桡骨远侧骨折端向桡骨背侧推压，即可使桡骨骨折移位整复。

如儿童尺、桡骨干青枝骨折向掌侧成角移位，可先包上肢石膏，在石膏固定前，术者用一手掌托抵于掌侧成角部位，再用另一前臂掌侧纵行压在伤臂的背侧，利用术者前臂的生理弯曲用力压迫石膏，纠正尺、桡骨折的成角移位，并恢复患肢的生理弯曲。

3）外固定方法

上肢石膏：在上石膏的同时，要在尺、桡骨前后加压塑形，使尺、桡骨向两侧撑开，以免骨折端发生再移位，石膏固定后立即纵行剖开，以防发生血液循环障碍。若两骨折端或其中一骨折端为不稳定性骨折，上肢石膏加压塑形固定后，还需用铁丝指夹板做手指持续牵引，以维持骨折的对位。术后抬高伤肢，在患者无痛苦的情况下，即可开始全身及伤肢功能锻炼。

夹板固定：在牵引下，前臂敷去瘀消肿药膏，铺薄棉垫，于尺、桡骨干骨折部位的掌侧及背侧分别放一骨垫，并用两条胶布固定。上 1/3 和中 1/3 部位骨折时，于前臂背侧上下端各置放一纸压垫，掌侧骨折部位放置一块纸压垫，施行 3 点挤压维持尺、桡骨干背弓的生理弧度。再将掌侧、背侧、尺侧及桡侧 4 块夹板放妥，并用布带捆扎 4 道，使布带松紧适当，肘关节屈曲 90°，前臂中立位，并用三角巾将伤肢悬吊于胸前，要时时观察，以防捆扎过紧导致肌肉缺血坏死。如有前臂肿胀严重、皮肤条件不佳，或需控制在特定旋转体位者，可用前臂 "U" 形石膏，或用上肢石膏托固定，待伤肢肿胀消退后，应及时更换为上肢石膏加压塑形固定或换用夹板固定。骨折复位后不论用何种外固定，均须严密观察手的血供情况，注意手部皮肤温度、颜色、感觉及手指活动情况等，如伤肢或手疼痛剧烈、肿胀严重，手皮肤青紫或苍白，手指麻木、不能活动和无脉搏，就是肌间隔综合征的先兆，此时应立即放松外固定，必要时行手术探查或切开减压处理。

4）功能锻炼

术后在患者不痛的情况下，开始全身及伤肢的功能锻炼，要充分做手指的伸屈活动及肩关节的活动，并逐渐增加功能锻炼的次数及活动量。

目前，多数人认为对前臂骨折的治疗应持积极手术的态度，保守治疗应仅仅限于移位不显著或者稳定性较好的前臂双骨折，反对反复多次的闭合复位。闭合复位必须满足以下标准才能取得良好的效果：桡骨近端的旋后畸形不得大于30°，尺骨远端的旋转畸形不得大于10°，尺桡骨的成角畸形不得大于10°，桡骨的旋转弓应予以恢复。若不符合此标准而行闭合复位，将会造成明显的功能障碍。

2.切开复位内固定

1）取正常的旋转对线

对于前臂骨折，如果要恢复良好的旋前和旋后活动范围，除重建肢体长度、对位和轴线外，还必须取得正常的旋转对线。因为有旋前和旋后肌的存在，其对成角和旋转有影响，要整复和保持两个平行骨骼的复位比较困难，所以常有畸形愈合和不愈合的情况。由于这些因素，对成人有移位的尺、桡骨干骨折，虽然用闭合复位可能取得成功，但一般仍认为切开复位内固定是最好的治疗方法。肱二头肌和旋后肌通过其止点，对桡骨近侧1/3骨折段施加旋转力。旋前圆肌经远侧止于桡骨干中段，旋前方肌止于桡骨远侧1/4，都具有旋转外力和成角外力。尺骨干骨折主要易受成角应力的影响，因为近端骨块常向桡骨移位。前臂近端的肌肉使闭合复位难以保持。桡骨远端骨折由于旋前方肌的活动和前臂长肌的牵拉，易向尺骨成角。虽然闭合复位可以获得愈合，但如果成角和旋转对线不良没有完全纠正，仍会发生功能障碍使最后的结果不佳。

2）适应证

开放性骨折伤在8 h以内者，或软组织损伤严重者；多发骨折，特别一个肢体多处骨折者；多段骨折或不稳定性骨折，手法复位效果不佳或不能手法维持整复骨折端的对位者；尺、桡骨干上1/3骨折手法复位失败，或难以外固定者；对位不良的陈旧性骨折，手法已不能整复者；火器性骨折，伤口愈合骨折端移位未整复者。

3）切口选择

桡骨干上、中、下1/3骨折，均可选用前臂背侧入路（即Thompson切口），上1/3骨折桡骨背侧切口在腕伸肌、指伸肌间分离，切开部分旋后肌附着处即可暴露桡骨，注意桡神经深支自旋后肌中穿出，切勿损伤；中1/3可选用桡骨背侧切口，将拇长展肌向尺侧牵开，即显露桡骨；下1/3选用桡骨背侧切口，自拇短展肌与拇长伸肌之间显露桡骨，亦可用桡骨掌侧切口（即Henry切口），沿肱桡肌内缘与桡侧腕屈肌之间进入，并向桡侧牵开桡神经，向尺侧牵开尺动脉。尺骨全长均位于皮下，均可直接经尺骨嵴切口，显露尺骨。

4）内固定物的选择

主要为钢板螺钉内固定或髓内钉固定。

二、尺骨单骨折

尺骨单骨折较为少见，多为暴力直接打击或挤压损伤所致，旋转暴力亦可致骨折。尺骨下 1/3 骨折多发，因桡骨完整，有骨间膜相连，骨折移位较少，由于暴力作用方向和旋前方肌的牵拉作用，远侧骨折端可向桡骨掌端移位，该骨折应注意有无桡骨头脱位；下 1/3 骨折伴有较严重的成角和重叠移位者，应注意是否有下尺桡关节脱位，所以 X 线检查应包括上、下尺桡关节，以免漏诊。其多采用手法复位外固定治疗，下 1/3 骨折手法复位时，可将远侧骨折放于旋转前位，放松旋前方肌，以利手法复位和外固定，外固定多用上肢石膏或夹板固定，对极少数复位困难或不稳定性骨折，可考虑行切开复位内固定治疗，宜用髓内钉或钢板螺丝钉内固定。

三、桡骨单骨折

桡骨单骨折亦较少见，可由直接或间接暴力引起。桡骨任何部位均可骨折，但中、下 1/3 骨折多见。治疗以手法复位外固定治疗为主，与尺骨单骨折相同，手法复位困难或失败者或为不稳定性骨折者，可行切开复位内固定治疗，多用钢板螺丝钉或髓内钉内固定，术后处理与尺桡骨双骨折切开复位内固定相同。

四、桡骨干中、下 1/3 骨折伴下尺桡关节脱位

桡骨干中、下 1/3 骨折伴下尺桡关节脱位是一种复合性损伤，被 Campbell 称为"Galeszzi 骨折"。与 Monteggia 骨折－脱位一样，Galeazzi 骨折－脱位也常常漏诊。在桡骨干中、下 1/3 骨折伴移位损伤时必须考虑下尺桡关节有无脱位。儿童的桡骨干中、下 1/3 骨折可以合并尺骨下端骨骺分离，而不发生下尺桡关节脱位，治疗时应注意。

（一）致伤原因及类型

直接暴力和间接暴力均可引起，直接暴力如机器绞伤或直接打击伤，间接暴力如跌倒时手掌着地，都可造成这种骨折。桡骨干骨折端多为横行或短斜行、长斜行；螺旋形及粉碎性者均较少，远侧骨折端易发生重叠移位，并向尺侧靠拢移位，下尺桡关节脱位，严重者可造成三角软骨、下尺桡关节韧带及尺侧副韧带损伤，甚至可能引起尺骨茎突骨折。

（二）临床表现及诊断

患者均有明显外伤史。伤后前臂及腕部疼痛、肿胀、前臂活动受限，前臂桡侧及腕部压痛明显，有时有骨擦音。行 X 线检查可以确诊及了解骨折移位情况，有利于手法复位；拍摄时还应包括腕关节，以免漏诊影响治疗效果。

（三）治疗

1. 手法复位外固定

所采用的麻醉方案、患者的体位、伤肢的适中位置及牵引与对抗牵引的方法，与尺、桡骨干双骨折的手法复位外固定方法相同。助手牵引使前臂为中立位，远侧骨折端稍旋后位，术者用两拇指与其他手指分别对捏桡骨的远近两骨折端，纠正骨折端掌背侧移位，同时向尺桡骨两侧分骨，即可纠正远侧骨折端向尺侧成角移位，使骨折移位完全整复。骨折移位整复后，可行上肢石膏加塑形固定，因桡骨干骨折处常见不稳定型，可在拇指加牵引治疗。

2. 切开复位内固定

用闭合复位和管形石膏固定治疗，效果不佳的案例很多。切开复位内固定适用于骨折端嵌入软组织、手法复位失败、桡骨干骨折畸形愈合或桡骨干骨折不愈合等。对成人可通过前侧 Henry 切口入路，对桡骨干骨折做切开复位和用动力加压钢板做内固定。对桡骨干骨折做坚强的解剖固定，一般可使远端桡尺关节脱位复位。如该关节仍然不稳定，应在前臂旋后位时用一枚克氏针将其临时横穿固定，在 6 周后去除克氏针，并开始做前臂主动旋转活动。桡骨干骨折常因位置过于偏远侧，髓内钉无法固定。

对陈旧性骨折已畸形愈合，而前臂旋转受限及疼痛者，必须手术纠正桡骨畸形，并用钢板螺丝钉内固定加植骨治疗，若旋转功能仍不好，可再行尺骨头切除治疗。

第二章　下肢骨折与损伤

第一节　股骨颈骨折

股骨颈骨折是老年人的常见骨折，占全身骨折的 3.5%。大多数发生于 50 岁以上的人群，年龄低于 50 岁的患者仅占 2%～3%。随着平均寿命的延长，高龄人群普遍存在骨质疏松，不需太大外力即可造成骨折，因此股骨颈骨折的发病率随之增高。另外，随着建筑业及高速公路的发展，高空坠落、重压伤、车祸等事故愈发多见，年轻患者的股骨颈骨折发病率也在上升。

股骨头一半位于髋臼内，包容性好，周围有坚强的韧带及丰厚的软组织，因而关节较稳定。而股骨颈相对较细，由于局部剪力作用，如发生骨折则不易固定。股骨颈骨折后，股骨头血供严重受影响，给治疗带来困难，预后亦差；同时，老年人伤前大部分伴有高血压、糖尿病等慢性疾病，如不采取适当治疗，极易因卧床不起而发生骨折不愈、股骨头缺血性坏死和其他并发症。

一、诊断

（一）临床表现

患者多主诉髋部疼痛，移动患肢时疼痛加剧，叩击大转子及足跟，患髋疼痛明显，腹股沟韧带中点下方常有压痛。股骨颈骨折多数为囊内骨折，髋关节部位较深，关节外有丰富的韧带和肌肉群包围，因此局部外观不易看到肿胀。患侧下肢常呈 45°～60° 外旋畸形，下肢不能活动。患肢缩短，髋外侧三角（Bryant 三角）底边缩短，股骨大转子顶点在髂坐线之上。

（二）辅助检查

1.X 线检查

X 线检查是股骨颈骨折的主要检查方法。对于有些无移位的骨折，在伤后立即拍摄的 X 线正位片上可能看不见骨折线，应加摄髋关节的侧位片。若仍看不见骨折线而又高度怀疑骨折，可等 2～3 周后再拍摄，因此时骨折处部分骨质发生吸收现象，骨折线才会清楚地显示出来。如果临床上怀疑而不能确定骨折，CT 检查可有助于发现隐匿的或病理性股骨颈骨折。MRI 对非创伤性股骨头缺血性坏死改变比较敏感，但对发现急性股骨头血供改变能力有限，可以作为无移位或隐匿骨折的辅助检查。

2. 核医学扫描

核医学扫描包括 ^{99m}Tc– 硫胶体和 ^{99m}Tc– 双膦酸盐扫描，前者能检测骨髓活性并能有效预警股骨头缺血性坏死，后者可评估股骨颈骨不连与缺血性坏死的风险。核医学扫描有助于发现股骨近端的隐匿病变。但核医学扫描有较强辐射，检查时间长，不能作为常规检查。

二、治疗

（一）新鲜基底型骨折

无移位或外展相嵌的股骨颈骨折，即使在绝对卧床条件下，也可因髋部肌肉的张力和下肢的重力而变成有移位的骨折。保守治疗后，骨折移位的发生率是 10% ~ 27%，股骨头缺血性坏死的发生率是 14%，因此，对这类骨折的患者也应争取内固定，除非有手术禁忌证。术后早期可进行不负重功能锻炼，降低并发症发生率和死亡率。若患者及家属不愿手术，可卧硬板床休息，患侧下肢置于外展位，穿防止足外旋的"丁"字鞋，同时嘱咐患者做到"三不"，即不盘腿、不侧卧、不下地；亦可采用皮肤牵引，保持患肢伸直位 8 ~ 12 周。3 个月后行 X 线检查复查，若骨折已愈合，可扶双拐行走。

（二）新鲜内收型骨折或有移位的骨折

不论年龄大小，早期闭合或切开复位及内固定仍是此类股骨颈骨折效果最好的治疗方法。动物实验表明，兔子股骨头完全缺血 6 h，就会造成骨细胞不可逆的损伤；而缺血股骨头的成骨细胞坏死，组织学上一般需 10 d 才能观察到。所以有人提出，股骨颈骨折应属急诊手术，最好在受伤 8 h 以内进行。

切开复位内固定应在闭合复位失败的情况下进行，切开复位可以清除关节囊内的血肿、减少对股骨头血运产生的不良影响，同时使骨折处达到最佳程度复位，有利于骨折愈合，减少股骨头缺血性坏死的可能。切开复位技术一般适用于年轻患者，老年患者应尽可能行闭合复位内固定。内固定术的适用范围可扩大至 70 岁以上活动多、骨密度好的患者，其禁忌证包括：有各种并发症不能耐受手术者、严重骨质疏松或病理性骨折者、患者或家属不愿接受手术等。此类患者可采用卧硬板床、患肢外展、穿防止足外旋的"丁"字鞋的方法保守治疗。

（三）青壮年的新鲜股骨颈骨折

对 50 岁以下的青壮年来说，必然是很大的暴力才会造成股骨颈骨折，其对股骨头、颈部血供破坏较严重，尤其是头下型或经颈型骨折，骨折不易愈合，可能产生股骨头缺血性坏死。因此，可以采用切开复位、多枚螺纹钉或加压固定加股骨颈植骨术。植骨大多采用带肌蒂骨瓣或带血管蒂骨瓣，如股方肌蒂骨瓣、缝匠肌蒂骨瓣或带旋髂深血管的髂骨瓣等。

（四）陈旧性股骨颈骨折及骨折不愈合

股骨颈骨折 3 周以上可视为陈旧性骨折。对股骨颈无吸收或短缩不严重、无明显移位者，可按新鲜骨折处理，在牵引复位后，行闭合或切开复位内固定加植骨。对于股骨颈有吸收但无短缩或未愈的年龄较轻者，可行多枚螺纹钉内固定加植骨；此外，尚可选择股骨转子间内移植骨术、股骨转子下外展截骨术、人工股骨头置换术和全髋关节置换术。截骨术一旦失败，再进行人工股骨头置换等处理就比较困难，因此必须在术前慎重权衡。人工股骨头置换治疗股骨颈骨折不愈合，一般适用于 60 岁以上的患者，也可适当放宽，但患者必须具备以下条件：①髋臼骨质完整，关节面光滑，无明显增生改变；②股骨干骨质无明显萎缩；③当髋臼条件不理想时，尤其存在中度以上骨关节炎者，则需考虑全髋置换。近年来，有对较年轻的患者使用人工股骨头表面置换的案例。

（五）早期股骨头缺血性坏死

关键是早期诊断、早期治疗。股骨颈骨折愈合后，可能再出现髋痛症状，此时 X 线片如有早期股骨头坏死征象，即应考虑股骨头缺血性坏死，在股骨头塌陷之前进行积极治疗。CT 扫描较 X 线，可早期清晰显示硬化区、骨小梁吸收、微骨折及软骨下塌陷。髋关节 MRI 检查能早期发现、早期诊断股骨头缺血性坏死。

1. 非手术治疗

非手术治疗目的是希望缺血坏死的股骨头能够自行修复。可让患者用双拐行走，减少关节负重，防止股骨头塌陷；但缺血坏死的股骨头即使不负重，仍承受相当大的肌肉收缩压力，而易致股骨头塌陷，失去良好的治疗时机。因此，这种方法应仅限用于高龄且没有条件进行手术治疗者，对中青年患者应考虑手术治疗。近年来，高压氧疗法（HBO）取得了较好疗效。

2. 手术治疗

在股骨头塌陷以前，果断采用手术治疗可促进股骨头坏死修复，且有可能获得满意结果。

髓芯减压植骨或金属钽棒植入术：用直径 4 mm 的空心环锯钻入股骨头坏死区，既可取样做病理检查，又可对坏死区减压、促进血液循环。如无环锯，可用长钻头由转子部向股骨头内钻多个孔道。最好在 X 线监视下进行，以保证孔道进入坏死区，达到与活骨区沟通，以利于血管长入和修复的目的。该方法可以有效降低股骨头内压，操作比较简单。

血管束植入术：用末梢小血管束（包括动、静脉及少量疏松结缔组织）移植，由于末梢小动脉、静脉之间有许多微细交通支，可以回流，移植后很快有新生毛细血管长入坏死区，因而可获得较好疗效。血管移植治疗股骨头坏死适用于早期，即 Ficat Ⅰ期、Ficat Ⅱ期。可供移植的血管主要为旋股外血管、旋髂深血管或两者联合植入。

游离植骨术：由大转子下向股骨头内坏死区打通隧道，由胫骨取两条长条骨植入，Bonfiglio 曾报道此法的成功率达 80.2%，但其研究对象大多数为骨折不愈合及股骨头缺血性坏死病例。对骨折愈合后的股骨头坏死，用髂骨条状骨或带血管蒂髂骨条更为合适。

骨髓移植：此法治疗可使髋关节功能明显改善，关节活动范围明显扩大，尤其是外展功能恢复明显，疼痛明显减轻或消失。治疗 4 ~ 12 个月后，X 线片可表现死骨有吸收，坏死区明显减小或消失。

（六）晚期股骨头无菌性坏死

晚期无菌性坏死的股骨头一旦塌陷，无论采用何种方法治疗，均难以恢复髋关节原有功能。可根据塌陷的严重程度采用以下措施。

1. 截骨术

用截骨术将股骨头内收、外展或旋转，使已塌陷的股骨头部分离开负重区、正常关节面到达负重区、改变与增大负重面积，从而改善髋关节功能、减轻症状。为此，术前应拍摄髋关节内收、外展及侧位 X 线片或三维 CT 片，显示出较正常的股骨头部分，作为选择内收、外展、旋转截骨的依据。

2. 异体骨软骨移植

异体骨和软骨取自死亡 6 h 内的供体股骨头，按无菌手术操作，去除软组织，勿损伤软骨面，放入内含抗生素液体的双层消毒瓶中，在 4℃下贮存，72 h 以内使用，不需要免疫处理。

第二节　股骨干骨折

股骨干骨折是临床上最常见的骨折之一，约占全身骨折的 6%，股骨是体内最长、最大的骨骼，且是下肢主要负重骨之一，如果治疗不当将引起下肢畸形及功能障碍。目前股骨干骨折治疗方法较多，必须依骨折部位、类型及患者年龄等选择比较合理的方法治疗。不管选用何种方法治疗，都必须遵循恢复肢体的力线及长度、无旋转、尽量以微创治疗保护骨折局部血供、促进愈合、采用生物学固定方法及早期进行康复的原则。

一、致伤原因、分类与诊断

（一）致伤原因与病理

多数股骨干骨折由强大的直接暴力所致，如撞击、挤压等；一部分由间接暴力所致，如杠杆作用、扭转作用、高处跌落等。前者多引起横行或粉碎性骨折，而后者多引起斜行或螺旋形骨折。儿童的股骨干骨折可能为不全或青枝骨折；成人股骨干骨折后，内出血可达 500 ~ 1 000 mL，出血多者，在骨折数小时后可能出现休克现象。挤压伤所致的股骨干骨折，有引起挤压综合征的可能性。

股骨干上 1/3 骨折时，近侧骨折端因受髂腰肌，臀中、小肌及外旋肌的作用，而产生屈曲、外展及外旋移位；远侧骨折端则向后上、内移位。

股骨干中 1/3 骨折时，骨折端移位无一定规律性，视暴力方向而异，若骨折端尚有接触而无重叠，由于内收肌的作用，骨折会向外成角。

股骨干下 1/3 骨折时，由于膝后方关节囊及腓肠肌的牵拉，远侧骨折端多向后倾斜，有压迫或损伤动、静脉和胫、腓总神经的危险，而骨折近端内收向前移位。

（二）分类

根据骨折的形状可分为以下几种。

1. 横行骨折

大多数由直接暴力引起，骨折线为横行。

2. 斜行骨折

多由间接暴力所引起，骨折线呈斜行。

3. 螺旋形骨折

多是强大的旋转暴力所致，骨折线呈螺旋形。

4. 粉碎性骨折

骨折片在 3 块以上（包括蝶形的），如砸、压伤等。

Winquist 将粉碎性骨折按骨折粉碎的程度分为 4 型。

Ⅰ型：骨片呈小蝶形，对骨折稳定性无影响。

Ⅱ型：碎骨片较大，但骨折的近、远端仍保持 50% 以上的皮质接触。

Ⅲ型：碎骨片较大，骨折的近、远端接触少于 50% 的皮质。

Ⅳ型：节段性粉碎骨折，骨折的近、远端无皮质接触。

5. 青枝骨折

断端没有完全离断，多见于儿童。因骨膜厚，骨质韧性较大，伤时骨折端未全断。

（三）诊断

患者一般有受伤史，伤后肢体剧痛，活动障碍，局部肿胀压痛，有异常活动，患肢短缩，远端肢体常外旋。X 线检查可以帮助诊断。特别重要的是检查股骨粗隆及膝部体征，以免遗漏可能同时存在的其他损伤，如髋关节脱位，膝关节骨折和血管、神经损伤。

二、儿童股骨干骨折的治疗

对于儿童股骨干骨折，儿童在成长期间能自行矫正 15° 以内成角及 2 cm 以内的重叠，骨折愈合快，所以儿童股骨干骨折多采用非手术治疗。

（一）小夹板固定法

对无移位或移位较少的新生儿产伤骨折，可将患肢用小夹板或圆形纸板固定2～3周。对移位较多或成角较大的骨折，可稍行牵引再行固定。因新生儿骨折愈合快，自行矫正能力强，有些移位、成角均可自行矫正。

（二）悬吊皮牵引法

适用于3～4岁以下患儿。将患儿的两下肢用皮肤牵引，两腿同时垂直向上悬吊，其力度以患儿臀部稍稍离床为度。患肢大腿绑夹板固定。为防止骨折向外成角，可使患儿面向健侧躺卧。牵引3～4周后，根据X线片显示的骨愈合情况，去掉牵引。儿童股骨干横行骨折常不能完全牵开而呈重叠愈合。开始虽然患肢短缩，但因骨折愈合期血供活跃，患骨生长加快，年余后二下肢可等长。

（三）水平皮牵引法

适用于5～8岁的患儿，用胶布贴于患肢内、外两侧，再用螺旋绷带包住。患肢放于枕上或小型托马夹板上，牵引重量为2～3 kg。如骨折重叠未能牵开，可用两层螺旋绷带中间夹一层胶布的缠包方法，再加大牵引重量。股骨干上1/3骨折者，应取屈髋、外展、外旋位，使两骨折端对齐。下1/3骨折者，需尽量屈膝，以使膝后关节囊、腓肠肌松弛，减少远侧骨折端向后移位的倾向。注意调整牵引针方向、重量及肢体位置，以防成角畸形。4～6周后可去牵引，X线复查骨愈合情况。

（四）骨牵引法

适用于8～12岁的患儿。因胫骨结节骨骺未闭，为避免损伤，可在胫骨结节下2～3横指处的骨皮质上穿牵引针。牵引重量为3～4 kg，同时用小夹板固定。注意保持双下肢股骨等长，外观无成角畸形即可，患肢位置与皮肤牵引时相同。

三、成人股骨干骨折的治疗

（一）非手术治疗

成人股骨干骨折的非手术治疗——骨牵引疗法，由于需长期卧床，住院时间长且并发症多，目前已逐渐少用，骨牵引现在更多地作为常规的术前准备或在其他治疗前使用。骨科医生同样应熟悉、掌握骨牵引治疗股骨干骨折的操作方法。

骨牵引疗法适用于各类型骨折的治疗，对股骨上及中1/3骨折，可选用胫骨结节牵引；下1/3骨折，可选胫骨结节或股骨髁上牵引。

斜行、螺旋形、粉碎性、蝶形骨折，可于牵引中自行复位，横行骨折需待骨折重叠完全被牵开后才能复位。尤需注意发生"背对背"错位者，应在最后行手法复位。

牵引的要求与注意事项：①将患肢放置于带副架的托马架上或波朗架上，以利膝关节活动及控制远端旋转；②经常测量下肢长度及骨折的轴线；③复位要求为无重叠，无成角，横行移位≤ 1/2 直径，无旋转移位。

治疗期间功能锻炼：从第 2 天开始练习股四头肌收缩及踝关节背伸活动，第 2 周开始练习抬臀，第 3 周两手吊杆，健足踩在床上，收腹，抬臀，使身体大、小腿成一直线，加大髋膝活动范围。从第 4 周开始可扶床架练习站立。待骨折临床愈合，去牵引后逐渐扶拐行走直至 X 线检查示骨折愈合为止。

（二）手术治疗

近年来，随着内固定器械的改进，手术技术的进步，以及人们对骨折治疗观念的改变，股骨干骨折现多采用手术治疗。术者除了必须考虑骨折的部位、类型、软组织损伤的程度，有无合并伤，以及患者的全身情况等因素外，还有两个原则要遵循，一是要有足够强度的内固定材料，支持固定后早期功能锻炼而不至于在骨折愈合前发生内固定器材断裂及失效；二是骨折固定方法上要提倡微创，尽量减少对骨折局部血供的破坏，内固定器材不应有应力集中，且应符合生物固定原则，以促进骨折愈合。

成人长骨干骨折的治疗理论，在 20 世纪 90 年代从坚强内固定（AO）向生物学接骨术（BO）转变，虽然对生物学接骨术还无统一认识，但原则是尽量使骨折愈合按照骨折后生物自然愈合过程来进行。因此生物学接骨术的要点应当包括不剥离或尽少剥离骨外膜，不扩髓，尽量采用髓内固定，以容许骨折上下关节早日活动，提高骨折愈合率。骨外膜和软组织在骨折愈合过程中起主要作用，骨髓内血供也是重要因素。髓内钉固定为轴心固定，其生物力学较骨外钢板偏心固定优越。髓内钉从梅花髓内钉、扩髓髓内锁钉，发展到不扩髓髓内锁钉及现在的髓内扩张自锁钉，更符合生物学接骨术的原则。

1. 钢板螺丝钉固定

手术方法：患者平卧或侧卧，术者于股骨外侧做一切口，将股外侧肌向前掀起，结扎血管穿支，持骨器钳夹住骨折端，依靠向外加大成角及骨膜起子撬拨复位，将钢板放置于股骨后外侧，首先在邻近骨折部位拧入两枚动力加压螺丝钉，然后拧入钢板两端的螺丝钉，再将其余螺丝钉依次拧入。有骨缺损者应行植骨。术后予外固定保护直到骨折愈合。

由于接骨板固定股骨干骨折的抗肌肉牵拉力不足，术后需外固定保护。术中骨膜破坏较多，骨折愈合慢，现较少使用。

2. 髓内钉

梅花钉为第一代髓内钉，固定作用机制为梅花钉与髓内腔壁相互嵌压所产生的摩擦力，从而控制骨折端的旋转与剪切力。因此其绝对适应证为股骨干峡部横行骨折、短斜行或短螺旋形骨折。而针对峡部粉碎、长斜行及长螺旋形骨折以及股骨干远近端骨折，梅花针的抗旋转、抗短缩能力有限。梅花针的进针点为梨状窝，可以通过顺行或逆行穿针固定。由于其抗旋转能力有限，逐渐被锁式髓内钉所替代。锁式髓内钉结构特点为髓内钉具有一定弧度，以适应股骨干前弓结构。另外，其髓内钉近端有一斜向带螺纹孔，螺钉穿过孔固定于粗隆部，螺钉与髓内钉成 150°。在距髓内钉远端 4～8 cm 处，有 2 个无螺纹的水平孔，用以行远端交锁。配套器械为打入器及锁钉导向器，后者用于髓内钉打入后，使斜向螺钉准确穿过螺孔到达小粗隆，另有一套锁钉导向器在影像增强透视下，引导远端锁钉横向交锁。

1）锁式髓内钉的设计及原理

锁式髓内钉保留了普通髓内钉的优点，克服了普通髓内钉的缺点，其作为骨折的内夹板固定在髓腔内，与髓腔内壁相嵌，将骨折处固定于骨干的中轴线上；其力臂从骨折处延伸到骨干两端，较钢板大得多；可闭合穿针，对骨折部位干扰小，髓内钉取出手术也较钢板的损伤小。同时锁式髓内钉亦克服了普通髓内钉手术适应证窄，只适应股骨中 1/3 的横行、短行、短螺形型骨折的缺点，将髓内钉适应证扩大到粉碎性、长螺旋形、长斜行骨折，股骨两端骨折，多段骨折，以及骨缺损等。

对于峡部以外的髓腔宽大部分，锁式髓内钉可通过横穿的锁钉使之与长骨形成一个整体，因此具有最大稳定性。锁式髓内钉远、近端的锁钉尚具有防止短缩和旋转移位、坚强固定的作用，这种固定方式亦称为静力固定。对于横行及短斜行股骨骨折，只需固定远端或近端，另一端不固定，骨折端可以沿髓内钉产生微动及纵向压力，形成嵌插，利于骨折愈合，从而形成动力固定。有些骨折的早期需静力固定，但骨折愈合到一定程度后，可先拔出一端锁钉，改为动力固定。

2）手术操作

仰卧位有利于远侧骨折端横向螺钉打入和对远端旋转的控制。患肢水平位并内收，健侧肢体屈曲或伸展以利于放置影像增强器。锁钉的打入方式与传统方式相似，扩髓直径要超过髓内钉直径 1mm，使骨折对位、对线，并置入导针，然后打入适当长度、粗细的髓内钉。根据骨折的类型选择静力或动力固定模式，将导向器连于打入器上，可以容易使螺丝钉斜向穿过螺孔到达小粗隆部，一般的远端横向螺钉锁定方法为在影像增强器显示下进行，亦可在瞄准器辅助下完成。

3. 股骨髓内扩张自锁钉

术前准备：髓内钉的长度及宽度依据骨折 X 线片及健肢该骨长度而定。长度要求外钉的钉尾部外露于大粗隆间窝上 2 cm，远端达髌骨上缘。髓腔峡部的宽度以外钉的宽度加 2 mm 为内钉侧刃宽度。如果峡部宽度小于 9 mm，则按 9 mm 计算，术中扩髓到 9 mm。

患者取侧卧位，患肢在上，做股外侧切口，自外侧肌间隔向前牵开股外侧肌显露股骨，如有骨折牵引复位床和 C 臂 X 线机，最好闭合穿针，否则切开穿钉。顺行者，先在臀部显露大粗隆间窝，逆行者骨折处稍剥离骨外膜，以能置入髓内钉为限，先置入 9 mm 扩髓器，使其通过峡部，然后以扩髓导针逆行穿入至大粗隆间窝穿出，接髓钉开槽器打入，然后置入外钉达骨折部，复位骨折，将外钉置入至髌骨上缘，再打入一内钉，至远端分叉后，于外钉尾端拧防旋螺帽。

术后不需外固定，第 2 天可行患肢功能锻炼，两周后可扶拐行走并部分负重。

第三节　髌骨骨折

一、髌骨骨折诊治概述

髌骨骨折占全部骨折损伤的 10%，大部分髌骨骨折由直接及间接暴力联合导致。髌骨骨折造成的重要影响为伸膝结构连续性丧失及潜在的髌骨关节失稳。

（一）应用解剖

髌骨略呈三角形，尖端向下，被包埋在股四头肌腱内，其后方是软骨面，与股骨两髁之间软骨面成关节。其下极为粗糙面，在关节外。髌骨后方之软骨面有两条纵嵴，中央嵴与股骨髁滑车的凹陷相适应，并将髌骨后软骨面分为内外两部分，内侧者较厚，外侧者扁宽。内侧嵴又将内侧部分为内侧面及内侧偏面，髌骨下端通过髌骨连于胫骨结节。

髌骨是人体中最大的籽骨，它是膝关节的一个组成部分。切除髌骨后，在伸膝活动中股四头肌肌力减少 30% 左右，因此髌骨能起到保护膝关节、增强股四头肌肌力、伸直膝关节最后 10°～15° 的滑车作用。除不能复位的粉碎性骨折外，应尽量保留髌骨。髌骨后面是完整的关节面，其内外侧分别与股骨内外髁前面形成髌骨关节。在治疗中应尽量使关节面恢复平整，减少髌骨关节炎的发生。横行骨折有移位者，均有股四头肌肌腱扩张部断裂，致股四头肌失去正常伸膝功能，治疗髌骨骨折时，应修复肌腱扩张部的连续性。

（二）发生机制

髌骨骨折为直接暴力和间接暴力所致。直接暴力多为外力直接打击在髌骨上，如撞伤、踢伤等，骨折多为粉碎性，其髌前腱膜及髌两侧腱膜和关节囊多保持完好，骨折移位较小，亦可为横行骨折。间接暴力多为股四头肌猛力收缩，形成牵拉性损伤，如突然滑倒时，膝关节半屈曲位，股四头肌骤然收缩，牵拉髌骨向上，髌韧带固定髌骨下极，而股骨髁部向前顶压髌骨形成支点，三种力量同时作用造成髌骨骨折。间接暴力多造成髌骨横行骨折，移位大，髌前筋膜及两侧扩张部撕裂严重。

（三）分类

1. 无移位的髌骨骨折

约占 20%。

2. 有移位的髌骨骨折

约占 80%。

3. 髌骨横行骨折

髌骨中 1/3、髌骨下 1/3 骨折。

4. 其他

如髌骨粉碎性骨折、髌骨下极粉碎性骨折、髌骨上极粉碎性骨折（较少见）和髌骨纵行骨折。

（四）诊断

髌骨骨折系关节内骨折。骨折后，关节内大量积血，髌前皮下瘀血、肿胀，严重者皮肤可出现水疱。有移位的骨折，可触及骨折端的间隙。患者有明显外伤史，局部有压痛，较易诊断，髌骨正、侧位 X 线片可确诊。对可疑髌骨纵行或边缘骨折，须拍轴位 X 线片证实。边缘骨折多为一侧，而副髌骨多发生在髌骨的外上角，骨块边缘整齐、光滑，多对称存在，可以此鉴别之。

（五）治疗原则

髌骨骨折的治疗，应最大限度地恢复其关节面的形态，力争使骨折解剖复位、关节面平滑，给予较牢固内固定，早期活动膝关节，恢复其功能，防止创伤性关节炎的发生。石膏外固定适用于无移位髌骨骨折，骨折移位较少，关节面不平整轻（分离在 3～4 mm；关节面不平小于 2 mm），伸肌支持带损伤者，不需要手法复位，可抽出关节内积血后包扎，用长腿石膏托或管型固定患肢于伸直位 4～6 周。在此期间可练习股四头肌收缩，去除石膏托后练习膝关节伸屈活动。

（六）预后影响因素

影响髌骨骨折预后的因素如下。

1. 髌骨关节面复位不佳，不平滑

如环形固定或 "U" 形钢丝固定的固定力不够坚强，则在活动中不易保持关节面复位；如固定偏前部，则可使关节面骨折线张开，愈合后易发生髌骨关节炎。

2. 内固定不坚强者

如果内固定不坚固，外固定尚需一定时间，如髌骨骨折愈合较慢，则外固定时间需长达 6 周以上，关节内可发生粘连，妨碍关节活动。因此，髌骨骨折的治疗原则应当是：关节面复位平滑，内固定牢固可靠，骨折愈合快，关节活动早。

（七）手术适应证

髌骨骨折移位超过 2～3 mm，关节面不平整超过 2 mm，合并伸肌支持带撕裂，最好采用手术治疗。其治疗目的是恢复关节面形状，修复伸膝装置并牢固内固定，允许早期活动。

（八）手术入路

髌前做一横弧形切口，弧顶在髌骨下极下 1.0 ~ 1.5 cm，两侧至侧方中点，此切口能充分显露骨折块，观察骨折复位情况及修复伸肌扩张部和滑膜撕裂。根据皮肤擦伤情况，亦可采用膝前正中纵向切口或髌旁外侧切口。切开皮肤及皮下组织向远近端分离，显露髌骨前面、股四头肌腱、髌腱及内外侧扩张部。通过扩张部的撕裂口，彻底清除关节内血肿及碎骨块。用两把大的巾钳将骨折块复位，通过扩张部触摸关节面，反复调整巾钳位置，达到手摸关节面平整，即将巾钳暂时固定，根据骨折情况采用内固定，最后修复扩张部。

二、内固定种类及选择

髌骨骨折的内固定有多种，可分为两类，一类行内固定后仍需一定时间的外固定；另一类内固定比较坚强，不需要外固定。

环形钢丝、Magnuson 钢丝与张力带钢丝固定，不能胜任 2 倍体重负载，在临床上内固定后仍需外固定保护；AO 张力带钢丝固定作用比前者显著增强，有两根克氏针穿入髌骨之中，分担了应力，保持髌骨的稳定，但系一根钢丝环绕两根克氏针，如两针偏离髌骨中心的距离不相等，则钢丝固定的稳定性不佳，致固定失效而产生侧方移位。改良 AO 张力带钢丝的两根克氏针各有 1 根钢丝固定，其固定作用强，不因固定针在髌骨中的位置不对称而失去稳定性，在两钢丝之间不产生扭矩，当负载后即使骨折前面间隙达 0.8 mm，亦不发生骨折移位，说明其稳定性好，由于其负载是 2 倍体重之上，术后不需外固定。

改良张力带钢丝固定方法是用 2 枚 2 mm 的克氏针自髌骨上极穿入，经骨折块由下极穿出，两针位于股骨四头肌腱两侧，并平行，然后用 18 号钢丝，环绕克氏针 4 个尖端固定。北京某医院骨科改良张力带钢丝，将改良张力带钢丝的环形钢丝固定改为 2 根钢丝分别环绕一枚克氏针上下端固定。对于粉碎骨折，还可加用横行或斜行克氏针加钢丝固定。

（一）适应证

适应证包括：①髌骨横行骨折及下极横行骨折；②能复位的髌骨粉碎性骨折及下极粉碎性骨折；③纵行髌骨骨折。

（二）手术入路

髌前做一横弧形切口，凸面向下，切开皮肤、皮下，向上翻开皮瓣，显露骨折线，清除关节腔内、骨折面上的血块，将翻入的骨膜及髌前组织复位回髌骨表面。

（三）固定方法

对于横行骨折，在屈膝 10° 位下，自远侧骨折端骨折面逆行穿出两根直径 1.5 mm 的克氏针，正位上两针各在髌骨中外 1/3 与中内 1/3 交界处，在侧位，针穿过髌骨前后面中点。针自髌腱两侧穿出，至针尾与骨折面相平时，将髌骨骨折复位，用两把特制的大巾钳（或用巾钳）在髌骨两侧上、下夹持，暂时固定。

术者手指通过扩张部裂隙伸入关节腔内，触摸髌骨关节面平整后，将克氏针穿入近侧骨折端，自股四头肌腱穿出。剪断针尾，使针在髌骨上下极各露出 0.5 cm，于上极将针尾折弯成 90°，然后将弯针自前向后转 180°，靠近髌骨上极骨皮质，以防针向下滑出。用 18 号钢丝自克氏针一端后面绕过髌骨前面，再经同一针的另一端后面绕至髌前拉紧，在髌上极扭紧打结。另一针用同样方法固定。缝合髌前组织及扩张部，使患者在手术台上屈膝 90°，检查固定效果。对于粉碎性骨折，不应切开股四头肌腱在髌骨表面的延续部，以免骨折块分离。将粉碎骨折块复位，用克氏针临时贯穿固定，使粉碎性骨折变成为上、下两大块，再同上述横行骨折一样，用改良张力带钢丝固定，此时可拔除临时固定针，如估计拔针后碎块不稳定，也可保留该针，同时加钢丝固定。如系左右的粉碎性骨折或改良张力带钢丝固定后左右方向仍有不稳定者，根据骨折情况，可于内或外，或内外同时斜行打入克氏针固定，也可于两纵行克氏针尾间加横绕钢丝固定、缝合切口，然后包扎。

（四）术后处理

不需要外固定，术后第 2 天即可练习股四头肌等长收缩；对于髌骨横行骨折及下极骨折，练习屈膝的时间在术后 3 ~ 5d，对于粉碎性骨折，在术后 1 ~ 2 周。多数骨折病例在术后 2 周能屈膝 90° 并下地行走。

三、Cable-pin 系统固定

Cable-pin 系统是近年来用于治疗髌骨骨折的一种新的内固定材料，由美国 Zimmer 公司生产，包括半螺纹的骨松质加压螺钉和钢缆两部分。加压螺钉的直径为 4.0 mm，用于治疗髌骨骨折的有长度 35mm、40 mm 两种规格。Cable-pin 系统是基于加压螺钉和钢缆结合的固定原理设计出的新型内固定材料，集中了加压螺钉和钢缆在治疗骨折中的优点，符合生物力学内固定的原则，起到骨内固定和骨外固定的双重作用，还具有固定坚强、手术损伤小、操作简便、并发症少等优点。

（一）适应证

适用于横行髌骨骨折。

（二）手术入路

在髌骨下方做一横弧形切口（或正中纵向切口），暴露骨折端，清除骨折端及关节腔内血凝块与积血，复位骨折端用巾钳临时固定。

（三）固定方法

对于粉碎性骨折，可以将复杂骨折变成简单骨折，予以复位后用克氏针临时维持固定。用 C 形臂 X 线机确认复位满意后，再用 Cable-pin 系统固定。首先用两枚 2.5 mm 克氏针自髌骨下极钻入，平行于髌骨关节面，从髌骨上极钻出，正位与侧位上两枚克氏针的位置与改良张力带钢丝固定方法相同。C 形臂 X 线机透视下克氏针位置满意后，退出克氏针，用专用改锥将 Cable-pin 系统的螺钉部分拧入钻好的孔内。一般髌骨下 1/3 骨折螺钉自下往上拧入，上 1/3 的骨折则自上往下拧入，注意螺纹应越过骨折线，钉尾略埋入骨皮质内，螺钉头端一般不超过上极或下极。然后在髌骨近端（或远端）螺钉的尾部（或螺钉的后方）横行钻一骨隧道，将其中一条钢缆从骨隧道中穿出与另一条钢缆在髌骨前方 8 字交叉。将两条钢缆反向穿过固定夹扣（固定夹扣已预先安放在收紧器上），用收紧器收紧钢缆，用固定夹扣将钢缆固定，剪除多余的钢缆，止血后按层缝合切口。

（四）术后处理

不用外固定。术后 24 h 开始进行股四头肌和膝关节功能锻炼，两周后患者屈膝可达到 90° 并开始下地负重行走。

在使用 Cable-pin 系统过程中，应注意以下几个方面的问题：① Cable-pin 系统要求螺钉前部的螺纹完全通过骨折线，这样才能对骨折断端起加压作用，所以螺钉应从骨折块较小的一边向较大的一边拧入；②螺钉拧入的方向必须垂直于骨折线才能使骨折端加压，否则螺钉加压时，由于剪切力的作用，骨折端易出现横向移位，所以不要求 2 枚螺钉平行进入骨内；③拧入螺钉时注意让钉尾略埋入骨皮质内，使钢缆能更好地贴附骨面，起到加压和张力带作用，同时防止钢缆与钉尾之间形成锐角，避免钢缆和螺钉结合部的断裂，并能防止螺钉的退出；④钻骨隧道时，应注意在 2 枚钉所在平面的尾端或偏螺钉后方的位置，如果过于靠前，则因为髌骨前方的形态，骨隧道的长度会减少，有钢缆拉豁骨道的危险；⑤收紧器收紧钢缆时，两根钢缆应同时收紧，避免两根钢缆收紧力量不平衡而无法完成加压固定的目的。同时还要避免钢缆过度收紧，导致骨折端出现台阶，产生创伤性关节炎。

四、髌骨部分切除

（一）适应证

髌骨部分切除适用于髌骨上、下极的粉碎性骨折。切除较小骨块或骨折粉碎部分，将髌韧带附于髌骨上段，或将股四头肌附于髌骨下段骨块。

（二）手术方法

采用修复骨与韧带或肌腱的手术方法，使髌韧带或股四头肌腱附于髌骨并尽量靠近髌骨软骨关节面，以防暴露骨端于关节内。手术要点为切除小骨块或碎骨块端，保留上段较大骨折块并修整之，在髌韧带贴近软骨面处钻三个骨洞，以备缝合髌韧带附丽。用 7 号丝线穿过髌韧带全层，并通过所钻三个骨洞结扎缝合线。用丝线褥式重叠缝合修复股四头肌腱膜及其两侧扩张部分。缝合时保持膝关节完全伸直。

（三）术后处理

用无菌敷料包扎，长腿石膏伸直位固定 3 周，去石膏后不负重练习关节活动。6 周后扶拐逐渐负重行走，并加强关节活动及股四头肌肌力锻炼。

此法可保全髌骨功能，使韧带附于髌骨，愈合快，并使股四头肌功能得以恢复，无骨折愈合及关节面不平滑的问题。只要准确按上法处理，术后及时进行关节活动及股四头肌锻炼，可以达到愈合后关节活动好、股四头肌肌力强的治疗目的，且因关节面平滑，不会因骨折引起髌骨关节炎。

五、髌骨全切除

（一）适应证

适用于不能复位、不能部分切除的严重粉碎性髌骨骨折。

（二）手术方法

切除粉碎骨块时，应尽量保护其骨膜及股四头肌腱膜。切除后缝合撕裂的扩张部及关节囊，使其恢复到正常松紧度。然后将股四头肌腱下拉与髌腱缝合。不能直接缝合者，可用股四头肌腱翻转修补缝合。在股四头肌腱上做"V"形切口，把切下的腱瓣下翻，修补切除髌骨后新形成的缺损。也可用股外侧肌及股四头肌腱的外侧部的腱膜瓣向下翻转修补切除髌骨处的缺损。术后石膏托固定 4 周，练习膝伸屈活动。

第四节　踝部损伤

一、侧副韧带损伤

踝关节扭伤是日常生活中最易发生的外伤，尤以外侧副韧带扭伤最为多见，但这类损伤迄今尚未受到应有的重视。事实是，严重损伤可使韧带断裂，骨折撕脱，治疗不当可后遗关节不稳，容易反复扭伤，久之，可继发关节粘连或创伤性关节炎，造成功能障碍，因此对其治疗应像对骨折一样重视。

（一）外侧副韧带损伤

1. 分类

外侧副韧带根据损伤程度不同，可分为韧带扭伤和韧带断裂两类。

1）韧带扭伤

韧带遭受过大的牵拉张力使韧带部分撕裂，但韧带并未完全断裂。因此踝关节的稳定性未受到严重影响。主要表现为外踝部肿胀、运动痛等。

治疗：症状轻微者，可用 1% 普鲁卡因局部止痛及弹性绷带包扎制动，限制踝关节内翻、跖屈运动，一般 2 ~ 3 周可以恢复。症状严重者则应行石膏固定。

2）外侧副韧带断裂伤

踝关节突然强力内翻跖屈位着地，外侧副韧带遭受过大的牵拉张力，韧带可断裂。

内翻跖屈位时，距腓前韧带最紧张，断裂的机会也最多。跟腓韧带在内翻时紧张，但跖屈时紧张度不大，断裂机会也较前者少。距腓后韧带仅内翻时稍紧张，一般不易离断。

2. 诊断

外侧副韧带断裂为足部强屈内翻位着地暴力较大所致，局部肿胀及运动痛明显，可出现踝关节松动现象。成人踝关节过度活动者占 4% ~ 6%，可用抽屉试验以鉴别。抽屉试验方法为一手抬脚跟向上，另一手向下压小腿下部，与健侧比较，活动度较大者为阳性。

X 线检查应先摄正、侧位片，检查有无骨折，对无骨折又不能排除韧带断裂的病例，应进一步行内翻加压摄片。方法为在局麻下将踝关节加压，使其跖屈内翻，摄踝关节正位 X 线片，如果距骨倾斜，距骨体关节面与胫骨下关节外侧间隙增宽大于 15°，表示外侧副韧带断裂，一般倾斜度越大，损伤的韧带数也越多。

3. 治疗

对于外侧副韧带断裂，如行单纯石膏固定，断裂的韧带可因回缩、瘢痕形成，不能得到良好愈合，踝关节可松弛无力。早期手术修补可使韧带愈合良好，重建韧带功能。

手术方法：行外踝前下方弧形切口，切开皮肤后清除血肿，即可显露损伤的韧带。将其分离清楚，使足部保持 90° 背伸和轻度外翻位。将断裂韧带两端对齐，用 1 号肠线做 "8" 字间断缝合，术后小腿石膏固定 3 周即可。术时应注意避免损伤足背外侧皮神经。

外侧副韧带未能及时修复，踝关节有松动不稳等症状时，可用腓短肌进行外侧副韧带重建术。Chrisman-Snook 1969 年报道了采用腓骨短肌腱的一半，经腓骨和跟骨上的隧道重建距腓前韧带和跟腓韧带的案例，其认为这种方法既可重建侧副韧带，又可保留腓骨短肌功能，较其他方法好。

（二）内侧副韧带与下胫腓韧带损伤

足外翻暴力一般引起外踝或胫骨下端骨折，韧带多无严重损伤。有少数患者在外翻暴力作用下，亦可发生内侧副韧带和下胫腓韧带断裂。胫腓下关节可分离使踝穴增宽，如不及时治疗，也可后遗关节不稳，并发骨关节炎。

1. 诊断

单纯内侧副韧带及下胫腓副韧带断裂，临床体征常不明显。胫腓骨虽有分离，但X线片上可因两骨重叠，显示不清。踝穴增宽，距骨体与内踝间隙增大明显易见，是诊断的重要标志。

2. 治疗

对三角韧带断裂的治疗应根据韧带损伤程度而定。

1）韧带部分撕裂伤

如果将踝关节复位后，踝穴间隙恢复正常，可采用手法加压，使胫腓骨靠近，包扎塑型良好的小腿石膏，经10～14d待肿胀消退后重新包扎并注意加压，保持胫腓骨正常位置和做好内、外踝塑形，固定6～8周可治愈。

2）合并外踝骨折

复位后，如踝关节内侧间隙大于2 mm，则应修补三角韧带。Clayton通过动物实验证实，断裂韧带回缩后，形成脆弱的瘢痕，抗张强度差；缝合后的韧带则可愈合良好。从解剖部位观察，三角韧带呈水平位排列，不但能防止距骨倾斜，而且可以防止距骨侧向移位，因此断裂后通过手术修补，对恢复三角韧带功能十分必要。

3）内踝前部撕脱骨折合并三角韧带深层断裂（浅层韧带完整）

如果仅行内踝骨折固定，不修补三角韧带深层，距骨仍可侧向移位。因此手术固定内踝时，必须注意有无韧带深层断裂，因其解剖部位深在，且有胫后肌覆盖，必须牵开胫后肌，并切开腱鞘，才能发现断裂的韧带。

三角韧带修补及骨折固定后，如有下胫腓关节分离，可用加压螺丝钉固定下胫腓联合，使胫腓骨靠拢，以恢复正常的踝穴。再用石膏外固定。固定钉应于10周后取出，使踝关节能保持生理性的增宽与缩窄活动，以容纳踝关节在正常活动中距骨体前宽后窄的形态。

对有下胫腓关节分离者，无论单纯石膏外固定或螺丝钉固定后石膏外固定，患肢负重时间均须在术后8周以上，否则下胫腓关节将再次分离，使治疗失败。

二、踝部骨折

踝部骨折是最常见的关节内骨折，约占全身骨折的3.9%，青壮年最易发生。

（一）辅助检查

三个方位的踝关节的X线检查是必需的，包括踝关节的正、侧位和踝关节内旋20° 正位（踝穴位）。腓骨短缩最容易在踝穴位发现，如果胫骨关节面软骨下骨和外踝的软骨下骨线的连接处出现台阶，表明腓骨有短缩。距骨角为79°～87° ，其增大或减小均提示踝穴的移位或不稳定。距骨和胫骨关节面的间隙应与内踝和距骨内侧的关节间隙相同。内侧间隙的增大意味着踝穴的移位。侧位片能反映腓骨骨折的形态、后踝骨折及距骨向前或向后移位。踝关节骨折很少需要 CT 检查。应力位摄片仅应用于充分麻醉的患者并与对侧相比较。

（二）临床表现及诊断

局部肿胀、压痛和功能障碍是踝部骨折的主要临床表现。诊断时，首先应根据外伤史和临床症状以及 X 线片显示的骨折类型，分析造成损伤的机制。不同方向的暴力虽可发生同样的骨折，但其整复和固定方法则不尽相同。例如，外翻可以造成内踝撕脱性骨折，强力距骨压迫也可造成内踝骨折。但仔细研究 X 线片及局部体征，可以发现外翻所致的撕脱骨折，肿胀、疼痛、压痛都限于内踝撕脱部，骨折线多为横行，外踝及外侧副韧带一般无症状，足外翻时内踝痛加剧，内翻时外踝部无疼痛；而内翻所致的内踝骨折，外侧副韧带一般都有严重的撕裂伤，内翻时疼痛显著，外翻时不严重，内踝骨折线多呈斜行。

（三）治疗

对无移位骨折可用小腿石膏固定踝关节于背伸 90° 中立位，1～2 周待肿胀消退石膏松动后，可更换一次，并在铁足蹬保护下锻炼行走。石膏固定时间一般为 6～8 周。

对有移位骨折可手法复位外固定。其原则是沿与受伤机制相反的方向，手法推压移位的骨块使之复位。如为外翻骨折则采取内翻的姿势，足部保持在 90° 背伸位，同时用两手挤压两踝使之复位。内翻骨折者，取足部 90° 背伸位然后外翻整复。合并胫腓骨分离者，用双手对抗挤压踝部，使之复位。三踝骨折时，应先复位内、外踝，再复位后踝。复位后踝时，足先稍向背屈，然后用力将足跟向前推挤，以矫正距骨后移，使之复位。如果后踝骨折片较大，超过关节面的 1/3，因失去距骨的支点而易再错位，可用纱套悬吊牵引法，即用纱套套在足部，近端包在小腿远端，用牵引绳通过滑轮将固定于足上的纱套远端悬吊牵引，利用肢体重量使后踝复位。骨折复位后，小腿石膏固定 6～8 周。

对有胫、腓骨分离的骨折，石膏固定后，患肢负重开始时间应在 8 周以后，以免胫、腓骨负重过早发生分离。

手术复位内固定踝关节骨折的治疗，应要求解剖复位。虽然文献报道手术感染率高达 18%，但对手法复位不能达到治疗要求者，仍多主张手术治疗。

1. 手术适应证

包括：①手法复位失败者；②内翻骨折，内踝骨折块较大，波及胫骨下关节面 1/2 以上者；③外翻外旋型内踝撕脱骨折，尤其内踝中部骨折，骨折整复不良，可能有软组织（骨膜、韧带）嵌入骨折线之间，将发生骨折纤维愈合或不愈合者；④足背强力背伸造成胫骨下关节面前缘有大骨折块；⑤后踝骨折手法复位失败者；⑥三踝骨折手法不易复位者；⑦开放性骨折，经过彻底清创术后；⑧陈旧性骨折，在 1～2 个月以内，骨折对位不良踝关节有移位者；⑨陈旧性骨折，继发创伤性关节炎，影响功能者。

2. 手术原则

踝关节发生骨折的力学机制极为复杂，因此类型较多，不同类型的骨折部位和移位情况，可有很大差异。手术治疗应根据骨折类型，选用不同的方式，一般原则为：①踝穴要求解剖对位；②内固定必须坚强，以便早期功能锻炼；③须彻底清除关节内骨与软骨碎片；④如决定手术应尽早施行，如果延迟，尤其在多次手法操作之后再行手术，关节面不易正确对位，容易影响手术效果。

3. 手术时机

手术的时机取决于软组织的状态，踝关节的理想手术时机是在骨折局部水肿和水疱出现以前。初期的肿胀是由血肿而非水肿引起，切开复位内固定可以减轻血肿，允许手术切口在无张力的情况下关闭。但是多数情况下无法在软组织受到干扰前进行手术。如果有明显的肿胀和水疱，切开复位内固定应延迟到局部软组织恢复正常后，其标志是表面水疱消退，擦伤处的上皮形成，手术部位的皮纹征出现（踝关节内翻或外翻时皮肤皱纹正常），这大概需要 7~10d。这期间，骨折应用轻柔的手法复位，用衬垫良好的石膏托制动，抬高患肢。

4. 手术方法

1）内踝撕脱骨折

如果骨折间隙较大，多伴有软组织嵌入，手法不易复位。手术时，若清除嵌入组织即可达到对位要求，则用螺丝钉固定即可；如果螺丝钉达不到固定要求，可用克氏针与钢丝行"8"字张力带加压固定。但在切开复位时应注意踝穴内上角骨质是否塌陷，如有塌陷则应予整复，并可自邻近胫骨取骨松质填充，然后内固定，否则日后距骨可在踝穴内倾，因而发生创伤性关节炎。

2）外踝骨折

如为横行骨折，可用螺丝钉固定，如腓骨骨折面高于下胫腓联合平面以及骨折面呈斜行，手术时必须注意不使骨折端发生重叠、缩短，否则外踝必然上移。正常解剖位腓骨纵轴与外踝纵轴形成向外开放的角为 15°。如果外踝上移，踝穴会随之增宽，使距骨在踝穴中失去稳定性，这是日后发生创伤性关节炎的重要原因。这类骨折螺丝钉不易达到固定要求，可用普通钢板或加压钢板固定。

3）后踝骨折

如果骨折波及胫骨下端关节面的 1/4 或 1/3，手法复位较为困难且不稳定，一般应开放复位，螺丝钉内固定。若为胫骨下端压缩性骨折，闭合复位就不能达到满意要求，应手术整复并用加压螺丝钉固定。

4）Dupuytren 骨折

下胫腓韧带断裂的同时骨间膜可以向上撕裂至腓骨骨折线以上，同时有三角韧带断裂，下胫腓关节完全分离，手法复位不易成功，可用骨栓横行固定下胫腓关节，并同时修补三角韧带。

下胫腓联合是否需要进一步固定取决于胫腓联合的稳定性。如果下胫腓联合分离，内、外踝骨折通过内固定获得稳定，下胫腓联合可不再内固定。腓骨是否需要进一步固定取决于术中牵拉试验（Cotton 试验），即用骨钳或骨钩拉住腓骨，检查胫腓骨是否有明显的不稳定。此外，术中应在外旋应力下测试，如果内侧关节间隙增大 2 mm 以上，提示不稳定。如果胫腓联合不稳定，需要从腓骨向胫骨固定螺钉。固定在距骨弯曲背屈的情况下进行，螺钉的方向由后向前 25° ~ 30°，平行于胫骨关节面，在不加压解剖复位的情况下使用 3.5 mm 骨皮质螺钉固定。胫腓联合螺钉的取出存在争议，韧带通常需要 6 周时间才会恢复最低强度，可以在完全恢复正常活动前 6 ~ 8 周取出螺钉。如果损伤的内侧结构和胫腓联合均未做韧带修复，建议保留螺钉并完全限制活动到术后 10 ~ 12 周。

5）开放性踝关节骨折

踝关节开放性骨折的特点是踝关节接近地面，伤口污染机会多。踝部软组织覆盖少，血供差，创口多为骨折端自内向外穿破皮肤形成的横行创面，如果清创后直接缝合，皮肤有一定张力，创缘容易发生坏死及感染，所以彻底清创后，必要时应行植皮或转移皮瓣修复创面。

在彻底清创的基础上，对外固定不能达到解剖复位的骨折应以内固定为主，如果为粉碎性骨折，难以用螺丝钉固定，可用克氏针固定。对损伤或污染严重不能内固定的病例，可依赖软组织缝合后的张力和管型石膏，维持骨折对位，肿胀消退后及时更换，以期保持最大限度的功能复位。

6）陈旧性骨折

对陈旧性骨折有内、外踝畸形愈合或下胫腓关节分离者，卢世璧等采用踝关节调整术。方法为经踝部外前切口，在直视下截断畸形愈合的内踝，在胫腓关节上方 3 ~ 5 cm 处横断腓骨，将腓骨向下翻开，暴露下胫腓关节面及踝关节外侧面，清理增生骨质及瘢痕组织，经踝前外侧切口，在直视下将距骨向内推移，使距骨与胫骨下关节面贴合，用螺丝钉固定内踝。用螺栓固定下胫腓关节，并调整踝关节宽度至内外踝与距骨接触为度。

对已有创伤性关节炎、关节功能基本丧失的病例，可行踝关节融合术，如果跗中关节与距跟关节的活动良好，可以代偿踝关节固定后的活动功能，术后步态可接近正常。对青壮年患者，该手术是既可获得稳定又可消除疼痛的治疗方法。关于人工全踝关节置换术，国内外虽然均有报道，但随诊时间均短，尚未得到广泛应用。

第三章 脊柱损伤

第一节 上颈椎损伤

一、寰枕关节脱位

寰枕关节由寰椎侧块的上关节面与枕骨髁组成。对寰枕关节损伤的临床报道较少，因为伤者临床上存活率较低。

（一）损伤机制

寰枕关节脱位主要是车祸和高处坠落伤所致。当头面部遭受突然打击，剪切应力集中于寰枕关节时，可造成寰枕关节脱位。

（二）临床表现

患者大多数立即死亡，幸存者也多有严重的高位颈髓损伤征象。主要表现为四肢瘫痪和呼吸困难。少数只有轻度脊髓损伤或不伴有神经损害者，以局部枕颈部疼痛和活动受限为主要临床表现。

（三）诊断

根据临床表现和颈椎侧位 X 线片可做出诊断。颈椎侧位 X 线片上，正常成人枕齿间距是 4 ~ 5 mm，枕齿间距大于 5 mm 表明寰枕关节脱位或半脱位。

（四）治疗

治疗措施包括寰枕关节的复位及稳定。因为该型损伤严重不稳，所以颈椎牵引是禁忌的。应该立即使用头环架使关节稳定，并要严密监护患者的呼吸和神经状况。由于使用头环架固定时不能确保韧带的愈合，即使在头环架固定中也可发生移位，所以应早期施行枕颈融合手术以稳定寰枕关节。

二、寰椎骨折

寰椎骨折比较少见，占全部颈椎损伤的 2% ~ 4%。

（一）损伤机制

寰椎骨折的主要受伤机制为轴向压缩后伸，多见于高处重物坠落伤或高台跳水时头顶直接撞击池底。垂直暴力作用于头顶向下传导，多使两侧寰椎侧块呈分离状。骨折多发生在寰椎前后弓与其侧块连接处的最薄弱部位。

（二）临床表现

主要表现为颈肌痉挛，枕下区域疼痛，颈部活动受限，头部强迫于前倾位。由于寰椎椎管直径大、骨折后其骨折片离心分离，因此少有神经症状。当第二颈神经根受到压迫时，可出现枕大神经分布区域放射疼痛或感觉障碍。若黄韧带完全断裂，齿突后移压迫脊髓，可造成四肢瘫痪。呼吸困难常常是损伤初期的致命原因。

（三）诊断

患者有明确外伤史，主要表现为后方枕颈处的局部症状。侧位 X 线片可见寰椎前后径增宽，开口位可见寰椎左右径增宽，且与齿突距离双侧往往不对称。双侧侧方位移总和 > 7 mm 者，表示有黄韧带断裂，提示骨折不稳定，易造成严重脊髓损伤。

（四）治疗

对大部分的寰椎骨折可以使用牢固的颈椎支具或头环背心固定治疗。单发的后弓骨折是稳定性骨折，可以用颈围治疗 8 ~ 12 周。对无移位或移位轻微的侧块骨折和 Jefferson 骨折，可使用颈围领固定治疗以预防移位和使骨折愈合。寰椎侧块骨折向外侧移位超过枢椎关节面中线 7 mm 时，应该用头环牵引复位。如果侧块移位严重，可用头环牵引维持 3 ~ 6 周后再改换头环背心。如果复位后立即使用头环背心，有可能发生再移位。

三、寰枢椎脱位

（一）单纯性寰枢椎脱位

1. 损伤机制

1）外伤

颈后外力均可造成寰椎黄韧带断裂而引起寰椎向前脱位。黄韧带断裂所引起的颈髓损伤病死率较高，而临床病例受伤程度多较轻，常见于跌倒、高处坠落等外伤。

2）病理性

儿童多见，多因咽喉慢性炎症造成局部骨质脱钙而引起黄韧带松动、撕脱，逐渐引起寰椎向前脱位。病程发展多缓慢，神经症状也较轻，但受到外伤时易造成严重损伤。此外，类风湿性关节炎或齿状突畸形也可引起寰枢椎脱位。

2. 临床表现

主要表现为有颈椎不稳感、颈部疼痛、斜颈、肌肉痉挛及活动受限。有时可出现枕后疼痛、吞咽困难、发音失常或带有鼻音等。脊髓受压时，则出现相应的症状和体征，如双侧关节脱位，头颈呈向前倾斜体位；一侧关节脱位，则头旋转向健侧，并向患侧倾斜。

3. 诊断

患者有明确的颈部外伤史或儿童有咽喉部慢性炎症。临床表现主要以头颈部失稳为主，并有相应颈髓损伤的症状及体征。开口位 X 线片主要特征表现是枢椎齿突与寰椎两侧块间距不对称。侧位 X 线片能清楚显示齿突和寰枢前弓之间的距离变化。正常侧位像寰齿间距为 2～3 mm；间距大于 4 mm 则怀疑有黄韧带断裂；间距大于 7 mm 可能合并有翼状韧带、齿突尖韧带及副韧带断裂。必要时可行 CT 检查，与寰椎椎弓骨折及上颈椎畸形鉴别。

4. 治疗

寰枢椎半脱位的主要治疗方法包括牵引复位和固定，某些病例几天后可自然复位。通常应用枕颌带牵引，牵引过程中拍片复查，并根据复位情况调整牵引重量和方法。一般 2～3 天即可复位，维持牵引 2 周。

（二）伴有齿突骨折的寰枢椎前脱位

1. 损伤机制

头颈极度屈曲、极度仰伸或剧烈旋转时，可由于寰椎黄韧带、翼状韧带和齿突尖韧带作用而引起齿状突骨折，由于惯性作用，可继发寰枢关节脱位。寰枢椎前脱位多见于颈部过度屈曲。齿突骨折后，由于其与寰椎同时向前移位，使齿突上端与寰椎后弓的距离基本没有改变，因此其压迫颈髓的机会相对后脱位要少些。

2. 临床表现

与单纯性寰枢关节脱位基本相似，但颈髓神经受压发生率相对要低些，程度也较轻。

3. 诊断

有明确的外伤史，多为头颈突然前屈的暴力。临床表现以颈椎局部及神经症状为主。通过摄侧位及开口正位 X 线片或 CT 及 MRI 可对骨折类型、齿突先天发育状态及脊髓受压情况加以判定。

4. 治疗原则

以齿突骨折尽早解剖复位为主。应用颅骨牵引复位后，对轻度移位、复位后对位稳定或无移位的齿突骨折者可采用颅骨牵引，4～6 周后再以头颈胸石膏固定 6～8 周。对移位明显、复位后仍不稳定及陈旧性齿突骨折，多需切开复位内固定。主要方式有后路融合、前路齿突螺钉固定及双侧寰枢椎间关节植骨融合术。

（三）伴有齿突骨折的寰枢椎后脱位

1. 损伤机制

与前脱位相反，本类损伤多为颈椎过伸性损伤。由于齿状突骨折后多向后移位，使得脊髓后方间隙明显减少，从而造成颈髓损伤。

2. 临床表现

与前脱位症状体征基本相似，但头颈部呈仰伸位，与前脱位方向相反。

3. 诊断

患者有明确外伤史，临床表现与前脱位相似，侧位及开口正位 X 线片可显示齿突骨折及移位情况。

4. 治疗

应先行颅骨牵引使齿突复位，而后呈略前屈状态牵引 4 ~ 6 周，再用支具或石膏前屈位固定 2 ~ 3 月。对闭合复位失败者，可采用切开复位、寰枢椎内固定、枕颈融合术或前路齿突螺钉固定。

四、枢椎齿突骨折

（一）损伤机制

头颈部暴力性屈曲、仰伸或旋转引起的齿状突骨折多伴有寰枢椎脱位，而单纯的齿状突骨折则相对少见，约占颈椎骨折总数的 8%。

（二）临床表现

与伴有齿状突骨折的寰枢椎脱位临床症状及体征基本相似，如颈部疼痛、局部有压痛、活动受限及双手托头被迫体位等。不伴有寰枢椎脱位者，一般没有颈髓受压症状，但在搬运等活动过程中可因操作不当而出现不良后果。

（三）诊断

头颈部的外伤主要是颈部症状及头颈被迫体位。开口正位、侧位 X 线片及 CT 可显示骨折线且可帮助医生确认寰椎黄韧带状态。骨折位移大于 5 mm 者容易延迟愈合。

（四）鉴别诊断

主要与先天性齿状突发育不全相鉴别。

（五）治疗

对于Ⅰ型、Ⅱ型、Ⅲ型无移位者，均可采取颅骨牵引或枕颌带牵引，持续牵引 3 ~ 6 周后改为头颈胸石膏固定；而对于伴有移位的Ⅱ型骨折或假关节形成及骨折延迟愈合的Ⅲ型骨折应采取手术治疗。对新鲜骨折多选择细长螺钉内固定；对陈旧骨折不愈合者多采用寰枢椎融合术。

五、枢椎椎弓骨折

枢椎椎弓骨折现多见于交通事故和运动伤者。

（一）损伤机制

暴力作用主要有上颈椎超伸展外力、伸展压缩外力、伸展和牵张外力等，伸展和牵张外力是此类损伤的基本作用机制。外伤引起的枢椎椎弓骨折多见于高速行驶的交通事故和高台跳水意外等。

（二）临床表现

主要有颈部疼痛、压痛、活动受限、吞咽不便、颈部痉挛及头颈不稳、处于被迫体位等。多数患者无颈髓损伤或受压症状。

（三）诊断

患者有外伤史，多由下颌部朝后、上方的暴力所致。主要表现为颈部症状，约15%病例可出现颈髓压迫症状。侧位及斜位X线片可明确显示骨折情况，对于无移位者可行CT检查，骨折线在3mm以内且无成角者为稳定性骨折，骨折线大于3mm伴有向前或向后成角者则为不稳定性骨折。

（四）治疗

Ⅰ型骨折移位轻微者稳定，一般通过12周的牢固颈部支具固定即可愈合。Ⅱ型骨折会向前移位大于3mm，有明显的成角畸形。治疗包括采用颅骨牵引弓或头环行颅骨牵引，使颈部轻度向后伸。头环背心固定不能起到复位和维持复位后位置的作用，采用头环牵引使颈部轻度后伸3~6周，对维持解剖复位是必要的。患者可以通过头环背心制动到伤后3个月。ⅡA型骨折是Ⅱ型骨折的一种变型，鉴别出这型特殊的骨折很重要，因为采用牵引治疗将使第2~3颈椎椎间盘间隔明显变宽，从而导致移位增加，所以其治疗方法为使用头环背心，并在透视下轻度施加压缩力以达到并维持解剖复位，达到解剖复位后，头环背心固定要维持12周，直到愈合为止。Ⅱ型骨折常合并有神经损伤且多需要手术固定。

第二节　下颈椎损伤

下颈椎是指第3~7颈椎，是颈椎损伤最多的部位。各种暴力，包括伸展、屈曲、旋转、压缩和剪切等都可能导致低位颈椎骨折或骨折脱位。下颈椎损伤通常合并不同严重程度的脊髓和神经根损伤。下面根据损伤的解剖部位和损伤机制分别加以叙述。

一、颈椎双侧关节突脱位

颈椎双侧关节突脱位是典型的屈曲性损伤，可发生在第 2 ~ 7 颈椎之间的任何节段，但以第 4 颈椎以下最多见。

（一）损伤机制

当头颈部遭受屈曲暴力作用时，颈椎活动单位的支点位于椎间盘中央偏后部。由于颈椎的小关节突关节面平坦，且与水平面呈 45° 交角，骤然屈曲外力可引起上位颈椎的下关节囊撕裂，关节突翘起。随着外力的惯性和头颅的重力作用，使已移位的下关节突继续向前滑动移位，整个上位椎体也随之前移。作用力消失后，颈椎因颈部肌肉收缩作用呈弹性固定，如果上下关节突关节相互依托，形成顶对顶，即为 "栖息" 状态；如果上位颈椎的下关节突超过了下位颈椎的上关节突，形成背靠背，即为 "交锁" 状态。

（二）临床表现

颈椎疼痛，伸展屈曲和旋转功能受限。头部呈强迫性前倾畸形，颈部肌肉痉挛。压痛广泛，但以脱位部最明显。合并脊髓损伤者则伴有程度不同的瘫痪或神经根疼痛。损伤位置在颈以上者常合并有呼吸窘迫。

（三）影像学表现

X 线片特征为：损伤节段椎体前移的距离至少是椎体前后径的 1/2，上位颈椎的下关节突位于下位颈椎上关节突的顶部或前方，两棘突间隙增大。在前后位 X 线片上小关节并不十分清晰，但钩椎关节紊乱，或二椎体边缘相互重叠。CT 及三维螺旋 CT 可以清楚显示关节突的位置，分清脱位的状态，重建更可以了解上、下颈椎相互间的关系。MRI 可以将受伤部位的脊髓受压情况表现清楚，但对骨折及脱位的显示相比于三维螺旋 CT 没有明显的优势。

（四）诊断

依据受伤的病史、临床表现、X 线片及螺旋 CT 均可以进行诊断，MRI 的进一步检查可以对治疗进行正确的指导。

（五）治疗

急救治疗并保持呼吸道通畅，在全身状况允许的条件下进行下一步治疗。

1. 非手术治疗

颅骨牵引是首选方法。牵引重量从 3 ~ 4 kg 起，逐渐加重牵引重量。每隔 30 min 床边拍摄颈椎侧位片，观察复位情况。同时密切关注血压、脉搏，保持呼吸道通畅也非常重要。在不加重神经症状的条件下，重量可加大至 10 ~ 15 kg。开始时颈椎保持轻度屈曲位（约20°），严防过伸。脱位的关节突牵开后，在肩背部垫一软枕，并将牵引方向改为略伸展。一经复位，立即减轻牵引重量为 2 kg，取略伸展位维持牵引 3 ~ 4 周后用头颈胸石膏固定 3

个月，或持续牵引3个月直至骨折愈合。

2. 手术治疗

1）适应证

在非手术治疗时脊髓损伤症状逐渐加重者，骨折脱位经闭合复位失败者，闭合复位后仍有明显的椎间盘损伤及骨折片突入椎管者等。

2）手术方法

①在颅骨牵引下行后进路复位、减压和固定融合术：气管插管麻醉，患者取俯卧位，头部置于头架上略屈曲位。取后正中切口暴露棘突、椎板和脱位的关节突，将脱位关节突的上关节突做部分切除，用钝骨膜剥离器伸入关节突的下方间隙，在牵引下缓慢撬拨使之复位。复位后颈椎伸展，用钢丝做棘突连环结扎固定并可植骨融合。可以在X线的辅助下进行颈椎的椎弓根内固定，也可以用侧块钢板进行内固定，并做植骨融合。如合并脊髓损伤宜同时做损伤节段椎板切除减压，再固定融合。②前路复位、减压和融合术：准确定位后，将损伤节段的椎间盘切除。在持续颅骨牵引下，用骨膜剥离器伸入椎间隙，以下位椎体作为杠杆支点逐渐加大撬拨力量，用手指推按脱位的椎体使之复位。复位后，如有骨折片突入椎管，应细心挖出。将自体髂骨植入间隙固定融合，并用钛板进行内固定，使骨折脱位的节段间可以早期稳定，也提高了其融合率。

二、单侧关节突关节脱位

单侧关节突关节脱位通常是由屈曲和旋转暴力作用所致。当屈曲和旋转外力同时作用于颈椎时，损伤节段形成向前下方的扭曲暴力，以椎间盘中央偏后为轴心，一侧的上位颈椎下关节突向后旋转，而另一侧下关节突向前方滑动，并可超越下位颈椎的上关节突至其前方，形成"交锁"现象。有时在上下关节突相互撞击时也会发生骨折。

（一）临床表现

单纯损伤只表现为颈部的局部症状，如疼痛、强迫性头颈倾斜畸形、伸屈和旋转功能受限。合并神经根刺激或压迫者，表现为该神经根分布区域皮肤过敏、疼痛或感觉减退。脊髓损伤者表现为相应的四肢瘫痪、下肢瘫痪或部分瘫痪。

（二）影像学表现

X线片征象：X线片征象是诊断的关键。侧位X线片典型征象为脱位椎体向前移位的距离为椎体前后径的1/3，至多不超过1/2，脱位椎体平面的关节突关系丧失。前后位X线片显示脱位颈椎的棘突偏离中央，向小关节脱位的一侧偏移。斜位X线片可清楚显示小关节脱位或"交锁"现象，有时还会发现关节突小骨折片。CT及三维螺旋CT能更清楚地显示各种关系，MRI可以显示脊髓的受压情况及椎管内的出血状态。

（三）诊断

依据明显的外伤病史、临床症状、影像学检查明确诊断。

（四）治疗

颅骨牵引和枕颌带牵引是最常用的复位方法。牵引时，颈椎略呈屈曲位（20°），牵引重量为 5 ~ 6 kg，可逐渐增大，但至多不超过 10 kg，以免损伤或加重神经损伤。为便于复位，有时可将脱位侧的肩背略为垫高，使损伤节段轻度侧曲，使脱位的小关节突牵开。与双侧关节突脱位一样，在整个复位过程中要密切注意全身情况的变化，并每隔 0.5 ~ 1.0 h 床边拍片复查。

复位后，应用 1 ~ 2 kg 重量维持牵引约 3 ~ 4 周，再以头颈的石膏固定 3 个月。复位失败者适用手术治疗，手术治疗的方法和前面提到的一样。

三、颈椎前半脱位

损伤多发生在成年人，偶尔见于小儿。这种损伤多半隐匿，易漏诊或误诊。

（一）损伤机制

屈曲性损伤暴力较小，作用力尚不足以引起双侧关节突关节脱位，也不能导致椎体压缩性骨折。当头部受到屈曲外力作用，受力作用节段的二椎体前方的应力为压应力，而颈椎的后部的应力为张应力。以椎间盘中央偏后为轴心，椎体前部为支点，张应力侧的关节囊、棘间韧带、黄韧带，甚至后纵韧带等撕裂。外力持续作用导致上位颈椎的两下关节突向前滑动并分离移位。外力作用终止后，因颈部肌肉收缩作用，已半脱位的关节又缩回原位；但也可能因关节囊的嵌顿或小骨折片的阻碍，保持半脱位状态。

（二）临床表现

颈椎前半脱位的症状比较轻，主要表现在局部。颈部疼痛，头颈伸屈和旋转功能受限；颈部肌肉痉挛，头颈呈前倾僵硬状；损伤节段的棘突和棘间隙压痛，椎前侧也有压痛。即使有神经症状也不严重，有时为神经根受刺激症状。严重者也会出现脊髓损伤的相应症状和体征。

（三）影像学检查

X 线片可能无异常征象。如果小关节仍维持在半脱位状态，侧位片可显示关节突的排列异常。应用伸屈动力性摄片以显示损伤节段的不稳定。相邻椎体所形成角大于 11° 即提示不稳，或椎体移动距离大于 3.5 mm 同样表示不稳。CT 及三维螺旋 CT 可以发现脱位的异常状况，而 MRI 可以显示局部关节的韧带损伤以及局部的骨质、脊髓的损伤情况。

（四）诊断

依据外伤病史、临床表现、影像学检查可以进行明确的诊断。

（五）治疗

牵引通常可以复位，但不必使用颅骨牵引，枕颌带牵引就足以复位。牵引取颈椎正中位，重量 2～3 kg，持续 3～7 d 即可。复位后减轻牵引重量至 1.0～1.5 kg，持续 3 周后以头颈胸石膏固定，为期 2～3 月。

也有学者主张手法复位，但必须谨慎操作以防加重损伤。如果后期损伤节段仍表现不稳定，过伸过屈侧位 X 线片有明确失稳表现，应进行颈前路椎间盘摘除和自体骨植骨融合；若有脊髓压迫，应扩大减压和植骨融合，并进行内固定以求早期稳定，提高融合率。

四、单纯楔形压缩骨折

过屈暴力及垂直压缩外力同时作用，导致受力节段椎体相互挤压，引起椎体楔形骨折。这种损伤多见于第 4 颈椎和第 5 颈椎。

（一）损伤机制

上下颈椎的终板相互挤压，致受力大的椎体前部皮质变扁并成直角，随之受累椎体的前缘松质骨也同时变狭窄，垂直高度将减小。除椎体骨折外，后结构的小关节也可能有骨折，后复合韧带也一并撕裂。如果压缩骨折的部位仅限于椎体前部，则椎管形态不会改变，脊髓不至于受到损伤，但有时压缩骨折会合并椎间盘损伤并向后方突出压迫椎管。

（二）临床表现

临床主要表现为局部症状。疼痛和运动功能受限，有时头颈部呈前倾僵直状态。合并神经压迫者会出现相应的临床症状。

（三）影像学检查

侧位 X 线片显示损伤椎体髓部压缩，整个椎体呈楔形，有时可见小关节骨折。CT 及三维螺旋 CT 能更清楚地显示有无骨折的移位等。通过 MRI 可以更清楚地了解有无脊髓的受压、骨折的受损程度，早期 X 线片及 CT 不能显示的骨折也可通过 MRI 显示出来。

（四）诊断

依据外伤史、临床表现、影像学检查明确诊断。

（五）治疗

轻度压缩者，可直接应用头颈胸石膏或石膏颈领固定；楔形变明显者，可采用枕颌带牵引，颈椎略呈伸展位 20°～30°，减轻前方压力，力图复位，并使后结构复位愈合。压缩的脊椎复位困难，而结构的修复对其稳定十分重要。牵引 3 周后，用头颈胸石膏或颈领固定 2～3 月。拆除石膏后，逐步进行颈部功能训练。

五、垂直压缩性（爆裂性）骨折

这是一种严重的颈椎椎体损伤。CT 机问世后，椎体爆裂性骨折横断层面的病变得到了了进一步的认识。

（一）损伤机制

颈椎在中立位时，突然受到来自垂直方向暴力打击，通常从头顶传递到寰枕关节和下颈椎，可以造成寰椎爆裂性骨折，也可引起下颈椎爆裂性骨折。暴力自上而下垂直通过椎间盘，引起椎体破裂。骨折片可向四周分离移位，前后纵韧带破裂。

（二）临床表现

颈部疼痛和运动功能丧失，压痛广泛，损伤脊椎的棘突和前方的椎体压痛明显。神经根受压，出现肩臂和手部麻木、疼痛或感觉过敏。脊髓损伤多比较严重，甚至脊髓完全性损伤，在损伤平面以下感觉、运动和括约肌功能障碍；第 4 颈椎损伤则表现为严重呼吸困难。

（三）影像学检查

X 线片表现：X 线片特征是诊断的重要根据。侧位 X 线片显示椎体粉碎性骨折，骨折片向前突出颈椎前缘弧线，向后进入椎管。颈椎生理弯曲消失。正位片提示椎体压缩性骨折。CT 扫描横断层面，可清楚显示椎体爆裂形态和分离移位情况，尤其能显示椎体内骨折片的大小和位置。MRI 可显示脊髓的受压情况，以及脊髓的损害情况。

（四）诊断

依据外伤史、临床表现、影像学检查明确诊断。

（五）治疗

此型损伤多较严重。经急救和合并伤处理后，应施行颅骨牵引，纠正成角畸形，力图恢复颈椎的正常排列，但突入椎管内的骨折片经牵引很难复位。因此，多数学者主张应在患者全身状况允许的条件下行手术治疗。因为这种类型损伤所造成的脊髓压迫来自椎管前方的骨折片，所以应取颈前进路，显露损伤的椎体前部，将粉碎的椎体骨片，特别是突入椎管的骨片逐一清除；骨折椎体上下的椎间盘，包括软骨板也必须挖出。取自体髂骨，长度略长于减压的上下长度，颈椎牵引略加大，将移植骨嵌入其间隙，然后用钛板进行内固定，早期稳定并提高其骨的融合率。采用颈托维持 3 个月。如神经功能有恢复可以早期下床活动。

这种急诊手术，必须有充分的术前准备和必要的手术条件。应纠正患者的水、电解质平衡紊乱，务必保证呼吸道通畅。因为是新鲜损伤，术中出现问题可能较多，应予及时解决。

六、椎板骨折

颈椎椎板骨折比较少见。骨折常发生在关节突后至棘突之间，由颈椎受过伸外力，使椎板受到撞击所致，多发生于有颈椎退行性变的老年人。如果原有明显颈椎退变及退变性椎管狭窄，椎板骨折片陷入椎管将会引起脊髓损伤。典型的侧位 X 线片可显示椎板断裂，而在前后位不易显示。可应用枕颌带牵引治疗，取正中位，重量不宜太大，以 2~3 kg 为度。牵引 2~3 周，即可应用头颈胸石膏固定或颈颌固定，如果合并脊髓压迫，经造影或 CT 扫描证实骨折片进入椎管时，应施行手术减压，取颈后进路，暴露棘突和椎板，切除骨折的椎板，摘除椎管内的骨折片。

七、棘突骨折

单纯棘突骨折比较少见，有时合并椎体或其他附件骨折。颈椎及胸椎棘突较长，易发生骨折。常见于铲土工和矿工，故亦称"铲土工骨折"。

（一）骨折机制

由于颈椎过屈所致。当头颈部被重物打击，使颈椎骤然屈曲时，在力作用点之下的棘突和肌肉强烈对抗性牵拉，造成棘突撕脱骨折。铲土工在挥动铁铲时，如用力突然和过猛，使肩胛肌剧烈收缩并与斜方肌等的收缩不协调，可引起棘突骨折。可以是一个或两个颈椎骨折。

（二）临床表现

主要表现为颈后部的疼痛，可能有皮下的瘀斑，神经损伤的表现极少见。

（三）影像学检查

X 线片征象：典型 X 线片表现为侧位 X 线片显示棘突骨折，骨折线自上斜向下方。骨折棘突向下方移位并可与上位棘突分离。CT、MRI 可以进一步检查有无其他方面的损伤。

（四）诊断

依据外伤病史、临床表现、影像学检查可明确诊断。

（五）治疗

骨折移位者，应用枕颌带牵引，取颈椎略伸展位，牵引目的在于放松颈部肌肉，并使骨折恢复对位，因此，牵引力宜在 2~3 kg。复位后即可用颈托固定。无移位者，可直接应用颈颌固定 2~3 月至骨折愈合。

八、颈椎后脱位

颈椎后脱位实际上是过伸性损伤的一种类型，由以过伸性为主的暴力作用所致，既有损伤节段的后脱位，也可伴有骨折。常见于中老年人，损伤多发于第4颈椎到第6颈椎节段。

（一）损伤机制

头颈部直接遭到打击和高处坠落伤是常见的损伤原因。由于颈椎正常生理前凸，伸展暴力作用时，在前凸的顶部自后向前产生一个水平的剪切力，该力与伸展力共同作用致上位颈椎向后移位，而下位颈椎向前移位，这种移位可不发生骨折。如果暴力继续作用，后结构的棘突和关节突相互挤压可引起骨折，并在该部形成力的支点，导致前纵韧带和椎间盘撕裂，并可累及后纵韧带，破裂的椎间盘向后凸进椎管。

（二）临床表现

颈部疼痛及运动功能受限是主要的局部症状。神经症状根据脊髓和神经根损伤程度，可表现为四肢或部分肢体瘫痪等。

（三）影像学检查

X线片征象：在颈椎损伤暴力消失一刹那，因肌肉收缩，脱位的颈椎可能恢复正常排列，故在普通X线片可表现正常。后结构可能发现小骨折片。在伸屈动力性侧位片，损伤节段显示明显不稳，尤其在伸位片，上位椎体后移，这一点与屈曲性损伤不一样。CT可更清楚地显示各结构之间的关系，MRI可显示出脊髓有无受压及损害。

（四）诊断

依据外伤病史、临床表现、影像学检查可早期诊断。

（五）治疗

损伤初期以非手术治疗为主。一般采用枕颌带牵引，取正中位，牵引重量为1.5~2.0kg，牵引时间为2~3周，再采用颈领固定2~3月。

后期治疗应视颈椎稳定情况和脊髓损伤状况决定。经非手术治疗或未经任何治疗而表现出颈椎不稳并伴有脊髓压迫者，应予手术减压并施植骨融合术。手术入路的选择应根据压迫在前方或后方而决定。如果临床难以确定，则行椎管造影检查或颈椎MRI检查。

第四章 骨科康复基础评定

第一节 姿势评定与策略

一、姿势评定

姿势评定是对患者的静态观察，是全身查体的重要组成部分，通过姿势评定可以获得有关患者基本身体结构的大量信息。正常的姿势是由平衡、强壮、灵活的肌肉，完整无损的韧带，活动自如的筋膜，健康且功能完全的关节以及平衡的重力线和良好的姿势习惯来维持的。姿势的改变可继发于结构的异常、关节的退变、重心的改变、不良的姿势习惯。姿势不良可造成过度的应力和劳损，导致某些肌肉相应缩短，造成功能的减退。

评定时要求患者脱去外衣，显露受检查部位，房间内灯光分布要均匀，不能存在阴影，患者站立在评定室中央，双脚分开 15 cm，分别从正面、背面、侧面进行观察，评定可自上向下或自下向上进行。

姿势评定的目的是通过观察或测量被评定对象，了解有无姿势异常，为治疗方案提供客观依据，同时判断治疗效果。

（一）观察法

1. 侧面观察

正常情况：足底应显示正常足弓，舟骨结节位于 Feiss 线（内踝至第 1 跖趾关节的连线）上。膝关节有 0° ~ 5° 的屈曲，髋关节屈曲应在 0° 。骨盆排列应是髂前上棘与髂后上棘位于同一平面上，形成一个正常的前倾。髂前上棘与耻骨联合位于同一垂直面上，自髂后上棘至耻骨支的后—前骨盆角是 30° 。脊柱呈正常的前后弯曲，腰椎及颈椎前凸，胸椎后凸，胸椎后凸的顶点不应超过颈椎前凸最深点后方 5 cm。胸廓呈光滑的轮廓，无突出及塌陷。肩关节无前移或变圆，耳屏位于肩峰突起的垂直线上。

异常情况：足弓消失，舟骨结节位于 Feiss 线之下。膝关节可呈屈曲挛缩或膝反屈。注意髂前上棘与髂后上棘的相对位置，如果髂前上棘升高，则提示骨盆后倾或髋骨向后旋转，骨盆后倾将引起腰椎前凸的减少或平背甚至摆动背；髂后上棘相对较高，提示骨盆前倾或髋骨向前旋转，骨盆前倾将加大腰椎前凸。侧面观察躯干可了解有无圆背或胸椎后凸变平，是否有老年 Dowager 驼背。注意肩的姿势体位，是否有圆肩畸形。

2. 后面观察

正常情况：正常人群中，跟骨中点连线与跟腱垂直。足尖朝外 8°～10° 角，双侧内踝等高。胫骨无弯曲，腘窝等高。双膝呈 13°～18° 角外翻，大转子及臀皱襞等高，双侧骨盆等高，髂后上棘位于同一水平。脊椎无侧弯，双侧肩胛骨与脊柱应等距且平贴于胸壁。双侧肩胛冈水平及肩胛下角等高，双肩等高。优势手一侧可表现出肩低及相应的髋高。头颈应正直无侧方倾斜。

异常情况：自足开始，观察足是否为扁平足，扁平足的度数，是否有马蹄足。观察跟骨是否存在内、外翻。注意腓肠肌是否萎缩。注意胫骨的长度，是否胫骨长短不一。检查膝关节是否有内、外翻及过度后伸畸形。注意两侧腓骨头的高度差异，如有不同提示胫腓骨的解剖长度有差异。注意髋关节的排列，屈度增加可继发于髋的屈曲挛缩。可行髋关节屈曲挛缩试验（Thomas 试验）检验髋屈肌的长度。观察是否存在过度的髋内、外旋，核查大转子的相对高度。高度不同可继发于股骨在长度上的结构差异。检查骨盆，将手置于髂嵴上观察其相对高度，高度不同可继发于骨盆的旋转，或结构性、功能性短腿等。将手置于髂后上棘并注意其相应高度，高度的变化可继发于骨盆的旋转或下肢长度的差异。观察脊柱，首先注意软组织是否存在萎缩肌或痉挛区域，其可继发于应力集中的节段或围绕功能障碍的区域。注意皮肤皱褶的差异，其可反映脊椎的侧凸和旋转。注意棘突的排列，背部是否正直或存在侧弯或后突。如果存在侧弯，应注意胸廓形状及侧方隆起。观察患者能否站直或向前、后弯曲。观察两侧肩胛骨，是否与脊柱等距，是否等高，有无过度的内收或外展，是否有翼状肩胛，观察冈上肌、冈下肌肌腹及位于肩胛骨上的大、小圆肌是否有萎缩。肩袖损伤可引起冈上肌、冈下肌的失用性萎缩。观察斜方肌上部是否肥大或萎缩。观察上肢，患者双上肢姿势体位是否一样，一侧肢体是否过度离开躯干或过度内、外旋，其可继发于肌肉的短缩和不平衡。观察头、颈的姿势，头部是否前倾、旋转或侧屈。

3. 前面观察

正常情况：足趾尖应有朝外的 80°～100° 角，双足内侧纵弓对称，舟状骨结节应位于 Feiss 线上。胫骨应正直无弯曲，膝关节有 13°～18° 的外翻（正常 Q 角），髌骨应位于前方，腓骨头应等高，双侧骨盆应等高，双侧髂前上棘应在同一水平。胸廓应对称，肋骨或胸骨不应有突起或塌陷。双肩等高，斜方肌对称。双臂对称等高，旋转角度相同，双肘提携角相同，头和颈应正直，无旋转或侧倾。正常的颌骨姿势应是双唇相触，但放松时在上下牙齿之间有一小缝，舌应在上牙后居于硬腭上。

异常情况：自足开始，注意有否锤状趾、拇外翻。观察内侧纵弓，趾甲着色是否异常。注意胫骨是否存在弯曲或旋转，患者可能存在胫骨扭转，注意腓骨头相应高度。注意髌骨有否倾斜，注意有无膝内翻或膝外翻。注意股四头肌有无萎缩。观察髋关节，是否存在过度的内、外旋转，是否存在一侧髋的屈曲。注意股骨大转子的高度，将手放于髂嵴上并检查下肢长度的差异。将手指放于髂前上棘处，注意它们是否对称，相应变化可继发于骨盆的旋转、结构性或功能性下肢长度差。观察胸廓，注意呼吸时是否对称，观察肋骨和胸骨，是否一侧胸锁关节或肩锁关节高于另一侧，是否存在一侧肩分离，患者是否有胸部凹陷、胸部隆凸或桶状胸。观察上肢，双侧上肢姿势位置是否相同，是否一侧上肢远离躯干或保持过度内、外旋，其可继发于肌肉短缩和不平衡。是否头处于前倾位，是否存在斜颈且伴头向一侧弯曲及旋转。

4. 坐姿

站在身后观察其坐姿。从后注意观察头颈、躯干及骨盆的排列差别。

（二）铅垂线测量法

如果观察发现姿势异常，可以通过铅垂线测量法了解有无脊柱侧弯。具体方法：患者站立，用一个铅垂线从枕骨隆突的中点下垂，如果铅垂线不经过臀中沟，则表示有脊柱侧弯。如果姿势异常但铅垂线经过臀中沟，则表示脊柱侧弯的代偿完全。

（三）放射影像学评定

对怀疑有脊柱侧弯的患者，应建议做 X 线检查（怀孕妇女除外）。拍摄直立位从第 1 胸椎到第 1 骶椎的正、侧位片，在 X 线片上测量脊柱侧弯的角度。

二、人体测量

包括身高和体重、肢体长度和围度以及躯干围度测量几个方面。

（一）身高、体重

身高测定：患者自然站立，不穿鞋，测量从头顶到足跟的垂直距离，结果以 cm 为单位。
体重测定：患者不穿鞋，自然站立在测试秤上，读出体重数，结果以 kg 为单位。

（二）肢体长度测量

1. 上肢长度测量

患者坐位或站立位，上肢自然垂于身体一侧。

总长度：相对长度为第 7 颈椎至中指尖的距离；绝对长度为肩峰至中指尖的距离。

上臂长度：相对长度为肩峰到尺骨鹰嘴的距离；绝对长度为肩峰到肱骨外上髁的距离。

前臂长度：相对长度为肱骨内上髁到尺骨茎突的距离；绝对长度为尺骨鹰嘴到尺骨茎突或桡骨小头到桡骨茎突的距离。

2. 下肢长度测量

患者仰卧，骨盆摆正，如一侧畸形，则健侧下肢应放在与患侧下肢相同的位置上。

总体长度：相对长度为脐至内踝尖的距离；绝对长度为髂前上棘到内踝尖的距离。正常两侧相差不到 1 cm。

大腿长度：相对长度为髂前上棘到股骨外侧髁的长度；绝对长度是股骨大转子顶点到膝关节外侧平面的距离。

小腿长度：为胫骨平台内侧上缘到内踝尖的距离；或腓骨小头到外踝下缘的距离。

（三）肢体围度（周径）测量

1. 上肢围度测量

患者取坐位或站立位，上肢在体侧自然下垂。

上臂围度：用皮尺绕肱二头肌肌腹或上臂最隆起处一周，其结果即为上臂周径，一般在用力屈肘时和上肢下垂放松时各测量 1 次。

前臂围度：用皮尺在前臂最粗处测量。

2. 下肢围度测量

分别测量大腿围度和小腿围度。

大腿围度：患者取仰卧位，大腿肌肉放松，从髌骨上缘向大腿中段量一距离（一般取髌骨上极向上 10 cm 或 15 cm），然后测量其周径。

小腿围度：患者取仰卧位，屈膝，双足平放于床上，用皮尺在小腿最粗处测量。

（四）躯体围度的测量

1. 胸围

患者取坐位或站立位，上肢在体侧自然下垂。用皮尺测量通过乳头上方和肩胛骨下角下方的围度（绕胸部一周）。对乳房较大的女性，可在乳头稍高的地方测量。测量应在平静呼气末和吸气末时进行。

2. 腹围

患者取坐位或站立位，上肢在体侧自然下垂。用皮尺通过脐部绕腹部一周。

3. 臀围

患者取站立位，双侧上肢在体侧自然下垂。测量股骨大转子和髂前上棘连线中间臀部最粗处的围度。

第二节　关节活动范围测量

关节活动范围（ROM）是指关节的远端向着或离开近端运动，远端骨所达到的新位置与开始位置之间的夹角，即远端骨所移动的度数。关节活动范围测量即是测量远端骨所移动的角度，而不是两骨之间所构成的夹角。

一、测量所使用的仪器设备

（一）通用量角器

由一个圆形或半圆形的刻度盘和两条臂（分别称为固定臂和移动臂）构成，固定臂与刻度盘相连接，不可移动，移动臂的一端与刻度盘的中心相连接，可以移动。通用量角器主要用来测量四肢关节的活动范围。

（二）指关节测量仪器

指关节活动范围可用小型半圆形量角器测量，也可以用直尺测量手指外展或屈曲的距离，或用两脚分规测量拇指外展（即虎口开大）程度。

（三）电子量角器

固定臂和移动臂为2个电子压力传感器，刻度盘为液晶显示器。显示器可以与固定臂和移动臂固定在一起，也可以通过连接线与2条臂相连。电子量角器重复性好，使用方便，精确度优于通用量角器。

（四）脊柱活动范围测量

可以用专用的背部活动范围测量计或电子量角器来测量脊柱的屈伸活动范围，也可以通过测量患者直立位向前弯腰、向后伸腰，以及向两侧屈曲时中指指尖与地面的距离来评定脊柱的活动范围。

二、不同仪器的测量方法

（一）通用量角器

使用时将量角器的轴心与关节的运动轴心对齐，固定臂与关节近端骨的长轴平行，移动臂与关节远端骨的长轴平行并随之移动，移动臂所移动的弧度即为该关节的活动范围。

（二）电子量角器

使用时将固定臂和移动臂的电子压力传感器与肢体的长轴重叠，并用固定胶带（双面胶）将其固定在肢体表面，液晶显示器显示出来的数字即为该关节的活动范围。

（三）指关节测量

可以采用测角器、直尺或分规测量。

1. 半圆形量角器测量

测量掌指关节活动范围时，将量角器的固定臂放在掌骨远端，移动臂放在近端指骨上，并随之移动；测量指间关节时，量角器的两端分别放在指骨关节的近端和远端，移动臂随远端骨移动，所移动的角度即为该关节的活动范围。

2. 直尺测量

测量手指外展活动范围时，将直尺横放在相邻手指的远端，测量手指外展的最大距离，以 cm 为单位；测量手指屈曲活动范围时，将直尺放在测量手指与手掌之间，测量屈曲手指指尖到手掌的垂直距离，以 cm 为单位。

3. 两脚分规测量拇指外展

先将两脚分规放在拇指和示指指尖，测量两指之间的最大距离，再在直尺上测出距离，以 cm 为单位。

（四）脊柱活动范围测量

可以测量背部活动范围或测量指尖与地面距离。

1. 背部活动范围测量计

将测量计放在拟测量活动范围的脊柱节段的棘突上，随着背部向前屈曲，测量计上显示的度数即为该节段的屈曲角度。

2. 测量指尖与地面距离

患者双脚分开与肩同宽，分别向前弯腰、向后伸腰，以及向两侧屈曲。通过测量中指指尖与地面的距离来评定脊柱的整体活动范围，以 cm 为单位。

三、测量注意事项

明确关节的活动范围。

熟悉关节的解剖位 / 中立位和关节的运动方向。

熟练掌握各关节测量时固定臂、移动臂、轴心的具体规定。

同一对象应由专人测量，每次测量应取相同位置，用同一种量角器可便于比较。

第三节　肌力与肌张力评定

一、肌力评定

肌力是肌肉在收缩或紧张时所表现出来的力量。肌肉最大收缩时产生的最大张力，称为肌肉的绝对肌力，以肌肉最大收缩时能负荷的重量来表示。

（一）手法肌力评定

通常采用手法肌力检查法来判断肌肉的力量。手法肌力检查是检查者用自己的双手，凭借自身的技能和判断力，根据现行的标准或普遍认可的标准，通过观察肢体主动运动的范围以及感觉肌肉收缩的力量，来确定所检查肌肉或肌群的肌力是否正常并评定其等级的一种检查方法。

（二）定量肌力检查

定量肌力检查需要借助设备来完成，如电子测力计、电子握力计、等速测力计等。

1. 手握力

用握力计测定。检查时患者站立或坐位，上肢放在体侧，屈肘 90°，前臂和腕中立位，手握住握力计的手柄用最大力握。重复 2~3 次，取最大值。检查时避免用上肢其他肌群来代偿。结果以握力指数判定，握力指数 = 手握力（kg）/体重（kg）× 100，大于 50 为正常（男、女相同）。

2. 手捏力

用捏力计测试。检查时拇指分别与其他手指相对用最大力捏压捏力计，重复 2~3 次，取最大值。捏力主要反映拇对掌肌和其他四指屈曲肌的肌力，正常值约为握力的 30%。

3. 背肌力

可用拉力计测背肌力。检查时，双脚站在拉力计上，双膝伸直，双手握住手柄两端，调整好手柄的高度（平膝），然后伸腰用力向上拉把手。结果以拉力指数判定。拉力指数 = 拉力（kg）/体重（kg）× 100，正常标准为男 150~300，女 100~150。

患有腰部疾病的患者做拉力测定常可使症状加重，故此法不适用于腰痛患者，可用背肌耐力测定来代替，方法如下：患者俯卧位，双手放在头后部，上身抬起，计算能保持这一姿势的时间，60s 以上为正常水平。

4. 等速肌力测试

需要借助于特定的等速测试仪来测试。等速运动是在整个运动过程中运动速度（角速度）保持不变的一种肌肉收缩的运动方式。等速仪器内部有特制的结构使运动的角速度保持恒定，可以记录不同运动速度下、不同关节活动范围内，某个关节周围拮抗肌群的肌肉峰力矩、爆发力、耐力、功率、达到峰力矩的时间、角度、标准位置和标准时间下的力矩、屈/伸比值、双侧同名肌肉的力量相差值、肌力占体重的百分比等一系列数据，这些数据除了等速肌力测试外，其他测试方法均难以获得。

二、肌张力评定

（一）量表评定法

上下肢肌张力增高或降低对上肢和手的精细动作和下肢行走功能有明显影响，因此，对神经损伤后的上下肢功能评定应包括肌张力及肌痉挛的评定。

1. 临床肌张力分级

一般按对关节进行被动运动时所感受的阻力进行肌张力及肌痉挛状态的评价。通常将肌张力分为以下几个等级（表4-1）。

表4-1　肌张力分级评定表

等级	肌张力	标准
0	软瘫	被动活动肢体无反应
1	低张力	被动活动肢体反应减弱
2	正常	被动活动肢体反应正常
3	轻、中度增高	被动活动肢体有阻力反应
4	重度增高	被动活动肢体有持续性阻力反应

2. 髋内收肌群张力分级评定表

该量表是评定髋内收肌群张力的特异性量表，主要用于内收肌张力高的患者治疗前后肌张力改变的评定，包括0~4级（表4-2）。

表4-2　髋内收肌群张力分级评定表

等级	标准
0	肌张力不增加
1	肌张力增加，髋关节在一个人的帮助下很容易外展到45°
2	髋关节在一个人的帮助下稍许用力可以外展到45°
3	髋关节在一个人的帮助下中度用力可以外展到45°
4	需要2个人才能将髋关节外展到45°

3. 潘氏试验

按照脊髓损伤患者每小时双下肢痉挛出现的频率，评定患者痉挛的程度。有利于治疗的前后对比（表4-3）。

表4-3　潘氏试验分级标准

等级	标准
0	无痉挛
1	轻度痉挛，可由刺激引起
2	每小时痉挛出现1次
3	每小时痉挛出现＞1次
4	每小时痉挛出现＞10次

4. 每天痉挛频率量表

适用于每天的痉挛频率评定，而非每小时的评定（表4-4）。

表 4-4 每天痉挛频率量表

等级	标准
0	无痉挛
1	每天有 1 次痉挛
2	每天有 1 ~ 5 次痉挛
3	每天有 5 ~ 9 次痉挛
4	每天有 10 次以上痉挛

5.踝关节痉挛评定

踝关节痉挛评定评分标准如下所述。

跟腱反射：患者仰卧位，髋外展，膝屈曲。检查者使患者踝关节稍背伸，保持胫后肌群有一定的张力，用叩诊锤叩击跟腱。0分：无反射；1分：反射减弱；2分：反射正常；3分：反射活跃；4分：反射亢进。

踝跖屈肌肌群张力：患者仰卧位，下肢伸直，放松，检查者全范围背伸患者踝关节，感觉其阻力。0分：无阻力（软瘫）；2分：阻力降低（低张力）；4分：正常阻力；6分：阻力轻到中度增加，尚可完成踝关节全范围的被动活动；8分：阻力明显增加，不能或很难完成踝关节全范围的被动活动。

踝阵挛：患者仰卧位，下肢放松，膝关节稍屈曲，检查者手托患者足底快速被动背伸踝关节，观察踝关节有无节律性的屈伸动作。1分：无阵挛；2分：阵挛 1 ~ 2 次；3分：阵挛 2 次以上；4分：阵挛持续，超过 30 s。

结果判断：将上述 3 项的总分相加，7 分及以下无痉挛，8 ~ 9 分轻度痉挛；10 ~ 12 分中度痉挛；13 ~ 16 分重度痉挛。

（二）痉挛的客观评定方法

1.神经电生理评定方法

一般认为，上运动神经元损伤后，脊髓因失去上位中枢的控制而导致节段内运动神经元和中间神经元的活性改变，以致相应电生理改变。临床上常用肌电图的 F 波、H 反射、T 反射（腱反射）等电生理指标来反映脊髓节段内 α 运动神经元、γ 运动神经元、闰绍细胞及其他中间神经元的活性。这为评价痉挛的节段性病理生理机制提供依据，也是选择治疗方法的基础。

评价 α 运动神经元功能：首选 F 波检查法。具体方法为，患者仰卧，用波宽 0.5 ms 的方波超强刺激正中神经、尺神经、腓神经和胫神经的远端，用表面双电极分别在拇短展肌、小指展肌、足趾伸肌和拇短屈肌记录 F 波振幅（F_{max}）（所有振幅均取峰 – 峰值）、潜伏期和 M 波振幅、计算 F_{max}/M_{max}。痉挛侧 F 波波幅的均值、最大值及 F_{max}/M_{max} 值均增高且时限延长。痉挛时 F 波参数有复杂的改变。

评价 γ 运动神经元功能：可采用跟腱反射和 H 反射最大波幅比值（T_{amp}/H_{amp}）来测定。痉挛侧 T_{amp}/H_{amp} 值增加，即 γ 运动神经元活性增强。

H 反射：可评价闰绍细胞活性。

2. 生物力学评定方法

应用等速装置进行痉挛量化评定，通常有 2 种方法。

借助等速装置描记重力摆动试验进行痉挛量化评定。具体方法：受试者取坐位或卧位，检查者抬起受试者小腿至膝关节伸直，然后突然松手，让受试者小腿在重力作用下自然摆动直至停止，同时采用等速运动测试仪记录摆动曲线，分析 5 个量化评定指标，即第 1 次摆动膝关节的屈曲角度、摆动次数、摆动时间、放松指数及幅度比。痉挛摆动曲线最突出的特点是第 1 次摆动幅度显著减小，关节屈伸角度减小，第 1 摆动波的升支和降支都缩短且降支更明显，严重者第 1 摆动波高度低于第 2 摆动波。

应用等速装置控制运动速度，以被动牵张方式完成类似阿什沃思量表的痉挛量化指标。具体方法：使用等速装置使肢体在预定角速度和关节活动范围内完成伸膝被动运动，同时记录被动运动过程中的阻力力矩并测试不同角速度下的伸膝被动阻力力矩。

第四节　平衡与协调评定

一、平衡评定基础

（一）与平衡有关的概念

1. 平衡

自然界的平衡是指物体受到来自各个方向的作用力的合力为 0，使物体处于一种稳定的状态。人体的平衡比自然界物体的平衡要复杂得多，是指身体所处在的一种姿势状态，或是指在运动或受到外力作用时自动调整并维持姿势稳定性的一种能力。

2. 姿势

姿势是指躯体的一种非强制性、无意识状态下的自然状态，从人体力学方面来说，是指身体各个器官，尤其是骨骼、肌肉以及神经系统互相关联所构成的一种状态。

3. 支撑面

支撑面是指人体在各种体位下（卧、坐、站立、行走）所依靠的接触面。站立时的支撑面是指包括两足底在内的两足之间的区域。为了保持平衡，人体重心（COG）必须垂直地落在支撑面的范围内。支撑面的大小直接影响身体的平衡。当身体的重心落在支撑面内人体就保持平衡，反之，重心落在支撑面之外时就失去平衡。

4. 协调

协调又称为共济，与平衡密切相关，是指人体准确控制运动的能力，包括按照一定的方向和节奏，采用适当的力量和速度，达到准确的目标等几个方面。

（二）平衡的分类

1. 静态平衡

静态平衡指的是人体或人体某一部位处于某种特定的姿势，例如坐或站等姿势时保持稳定的状态。

2. 动态平衡

动态平衡包括两个方面。

自动态平衡，指的是人体在进行各种自主运动，例如由坐到站或由站到坐等各种姿势间的转换运动时，能重新获得稳定状态的能力。

动态平衡，指的是人体对外界干扰，例如推、拉等产生反应，恢复稳定状态的能力。

（三）平衡反应及其形成规律

1. 平衡反应

平衡反应是指当平衡状态改变时，机体恢复原有平衡或建立新平衡的过程，包括反应时间和运动时间。反应时间是指从平衡状态的改变到出现可见运动的时间；运动时间是指从出现可见运动到动作完成、建立新平衡的时间。

2. 平衡反应的形成

通常在出生后 6 个月时形成俯卧位平衡反应，7~8 月形成仰卧位和坐位平衡反应，9~12 月形成蹲起平衡反应，12~21 月形成站立平衡反应。

3. 特殊平衡反应

除了一般的平衡反应之外，尚有两种特殊平衡反应。

保护性伸展反应，是指当身体受到外力作用而偏离原支撑点时，身体所发生的一种平衡反应，表现为上肢和（或）下肢伸展，其作用在于支持身体，防止摔倒。

跨步及跳跃反应，是指当外力使身体偏离支撑点或在意外情况下，为了避免摔倒或受到损伤，身体顺着外力的方向快速跨出一步，以改变支撑点、建立新平衡的过程，其作用是通过重新获取新的平衡来保护自己避免受到伤害。

平衡反应使人体不论在卧位、坐位、站立位均能保持稳定的状态或姿势，是一种自主反应，受大脑皮质控制，属于高级水平的发育性反应。人体可以根据需要进行有意识的训练，以提高或改善平衡能力，例如体操运动员和舞蹈杂技演员的平衡能力明显高于普通人群。各种原因引起平衡能力受损后，通过积极的治疗和平衡训练，可以使平衡功能得到改善或恢复。

（四）平衡的维持机制

维持人体平衡需要三个环节的参与：感觉输入，中枢整合，运动控制。此外前庭系统、视觉调节系统、身体本体感觉系统、大脑平衡反射调节、小脑共济协调系统以及肌群的力量在人体平衡功能的维持上都起到了重要作用。

1. 感觉输入

正常情况下，人体通过视觉、躯体感觉、前庭感觉的输入来感知站立时身体所处的位置和与地球引力及周围环境的关系。因此，适当的感觉输入，特别是躯体感觉、前庭感觉和视觉信息对平衡的维持和调节具有前馈和反馈的作用。

视觉系统：由视网膜所收集到的信息经过视觉通路传入到视中枢，提供了周围环境及身体运动和方向的信息。在视觉环境静止不动的情况下视觉系统能准确感受环境中物体的运动以及眼睛和头部的视空间定位。如果躯体感觉受到干扰或破坏，此时身体直立的平衡状态就主要是通过视觉系统来保持。视觉系统通过颈部肌肉的收缩使头部保持向上直立的位置和保持水平视线来使身体保持或恢复到原来的直立位，从而获得新的平衡。如果去除或阻断视觉输入（如闭眼、戴眼罩或在黑暗的环境中），此时，姿势的稳定性要比睁眼站立时显著下降，这也是视觉障碍者或老年人出现平衡能力降低的原因之一。

躯体感觉：与平衡维持有关的躯体感觉包括皮肤感觉（触、压觉）和本体觉。在维持身体平衡和姿势的过程中，与支撑面相接触的皮肤的触觉，压力感受器向大脑皮质传递有关体重的分布情况和身体重心的位置，分布于肌肉、关节及肌腱等处的本体感受器（属于螺旋状感觉神经末梢）收集随支持面而变化的信息（如根据面积、硬度、稳定性以及表面平整度等而出现的有关身体各部位的空间定位和运动方向），经深感觉传导通路向上传递。正常人站立在固定的支撑面上时，足底皮肤的触觉、压觉和踝关节的本体觉输入起主导作用，当足底皮肤和下肢本体觉输入完全消失时（如外周神经病变），人体失去了感受支持面情况的能力，姿势的稳定性就会受到影响，需要其他感觉特别是视觉的输入。如果此时闭目站立，由于同时失去了躯体和视觉的感觉输入，身体就会出现倾斜、摇晃的情况，并容易摔倒。

前庭系统：包括三个半规管感知的人体角加速度运动，椭圆囊、球囊（耳石器）感知的瞬时直线加速运动及与直线重力加速有关的头部位置改变的信息，经中脑的第Ⅷ对颅神经（位听神经）进入脑干。头部的旋转刺激了前庭系统中两个感受器。其一为半规管内的壶腹嵴（运动位置感受器），能感受头部在三维空间中的运动角加（减）速度变化而引起的刺激。其二为前庭迷路内的椭圆囊斑和球囊斑，感受静止时的地心引力和直线加（减）速度的变化引起的刺激。在躯体感觉和视觉系统正常的情况下，前庭冲动在控制人体重心位置上的作用很小。只有当躯体感觉和视觉信息输入均不存在（被阻断）或输入不准确发生冲突时，前庭系统的感觉输入在维持平衡的过程中才变得至关重要。

2. 中枢整合

三种感觉信息输入后在包括脊髓、前庭核、内侧纵束、脑干网状结构、小脑及大脑皮质等多级平衡觉神经中枢中进行整合加工，并形成运动的方案。当体位或姿势变化时，为了判断人体重心的准确位置和支持面情况，中枢神经系统将三种感觉信息进行整合，迅速判断何种感觉所提供的信息是有用的，何种感觉所提供的信息是相互冲突的，从中选择出那些提供准确定位信息的感觉输入，忽略错误的感觉输入。

3. 运动控制

中枢神经系统在对多种感觉信息进行分析整合后下达运动指令，运动系统以不同的协同运动模式控制姿势变化，将身体重心调整回到原来的范围内或重新建立新的平衡。当平衡发生变化时，人体可以通过三种调节机制或姿势性协同运动模式来应变，包括踝调节、髋调节及跨步调节机制。

踝调节：是指人体站在比较坚固和较大的支持面上，受到较小的外界干扰（如较小的推力）时，身体重心以踝关节为轴进行前后转动或摆动（类似钟摆运动），以调整重心，保持身体的稳定性。

髋调节：正常人站立在较小的支持面上（小于双足面积），受到较大的外界干扰时，稳定性明显降低，身体前后摆动幅度增大。为了减少身体摆动使重心重新回到双足的范围内，人体通过髋关节的屈伸活动来调整身体重心和保持平衡。

跨步调节：当外力干扰过大，使身体的摇动进一步增加，重心超出其稳定极限，髋调节机制不足以应对平衡的变化时，人体启动跨步调节机制，自动地向用力方向快速跨出或跳跃一步，来重新建立身体重心支撑点，为身体重新确定稳定站立的支持面，避免摔倒。

此外，前庭神经系统内侧纵束向头部投射影响眼肌运动，经前庭脊髓通路向尾端投射维持躯干和下肢肌肉兴奋性，经运动纤维传出的冲动调整梭内肌纤维的紧张性；而经运动纤维发放的冲动调整骨骼肌的收缩，使骨骼肌保持适当的肌张力，能支撑身体并能抗重力运动，但又不会阻碍运动。交互神经支配或抑制可以使人体能保持身体某些部位的稳定，同时有选择性地运动身体的其他部位，产生适宜的运动，完成大脑所制定的运动方案，其中静态平衡需要肌肉的等长运动，动态平衡需要肌肉的等张运动。上述几方面的共同作用结果，使得人体保持平衡或处于稳定的状态。

二、平衡评定方法

（一）评定目的与评定内容

1. 评定目的

平衡评定主要是了解患者是否存在平衡功能障碍，找出引起平衡障碍的原因，确定是否需要进行治疗（如药物治疗或康复治疗），重复评定以了解治疗手段是否有效，预测患者可能发生跌倒的危险性。对任何引起平衡功能障碍疾病的患者及特殊相关人群都有必要进行平衡评定，其主要有以下几种：①中枢神经系统损害患者，如脑外伤、脑血管意外、帕金森病、多发性硬化、小脑疾病、脑肿瘤、脑瘫、脊髓损伤等。②耳鼻喉科疾病、各种眩晕症患者。③骨科疾病或损伤患者，如骨折及骨关节疾病、截肢、关节置换，影响姿势与姿势控制的颈部与背部损伤以及各种运动损伤，肌肉疾病及外周神经损伤等。④其他人群，如老年人、运动员、飞行员及宇航员。

2. 评定内容

静止状态下：在不同体位时均能保持平衡，睁、闭眼时能维持姿势稳定，在一定时间内能对外界变化做出必要的姿势调整反应。

运动状态下：能精确地完成运动，并能完成不同速度的运动（包括加速和减速），运动后能回到初始位置，或保持新的体位平衡。如在不同体位下伸手取物。

动态支撑面内：当支撑面发生移动时能保持平衡。例如在行驶的汽车或火车中行走。

姿势反射：当身体处在不同体位时，由于受到外力（如推力或拉力）而发生移动，机体建立新平衡的反应时间和运动时间。

3. 评定方法

包括临床评定和实验室评定两个方面。临床评定以观察和量表为主，实验室评定主要采用仪器检测。

（二）临床评定

1. 观察法

跪位平衡反应：受试者取跪位，检查者将其上肢向一侧牵拉，使其倾斜。阳性者头部和躯干上部出现向中线的调整，被牵拉一侧出现保护性反应，对侧上、下肢伸展并外展。阴性者头部和躯干上部未出现向中线的调整，被牵拉一侧和另一侧上、下肢未出现上述反应或仅身体的某一部分出现阳性反应。

坐位平衡反应：受试者坐在椅子上，检查者将其上肢向一侧牵拉。阳性者头部和躯干上部出现向中线的调整，被牵拉一侧出现保护性反应，另一侧上、下肢伸展并外展。阴性者头部和躯干上部未出现向中线的调整，被牵拉一侧和另一侧上、下肢未出现上述反应或仅身体的某一部分出现阳性反应。

站立位平衡检查：受试者双足并拢直立，观察受试者在睁、闭眼时身体摇摆的情况，又称为"闭目直立检查法"。单腿直立检查法：要求受试者单腿直立，观察其睁、闭眼情况下维持平衡的时间长短，最长维持时间为 30 s。强化闭目直立检查法：要求受试者两足一前一后、足尖接足跟直立，观察其睁、闭眼时身体的摇摆，最长维持时间为 60 s。

跨步平衡反应：受试者取站立位，检查者向左、右、前、后方向推动受试者身体。阳性者脚快速向侧方、前方、后方跨出一步，头部和躯干出现调整。阴性者不能维持平衡而快速跨出一步，头部和躯干不出现调整。

其他：包括检查受试者在活动状态下能否保持平衡。例如坐、站立时移动身体；在不同条件下行走，包括脚跟碰脚趾、足跟行走、足尖行走、走直线、侧方走、倒退走、走圆圈、绕过障碍物行走等。

2.Brunel 平衡量表

Brunel 平衡量表是布鲁内尔大学的 Tyson 等于 2003 年专门设计的用于脑卒中患者的量表，最初共 14 个项目，后又对此量表进行研究改良，去掉多余的两项，因此于 2004 年报道并应用于临床的 Brunel 平衡量表共包括 12 个项目，分为坐位平衡、站立平衡和行走功能三大部分，分别有 3、3、6 个项目，根据患者的完成情况计分，每通过 1 个项目计 1 分，不通过计 0 分，满分 12 分。Brunel 平衡量表具有简便性、灵活性、敏感性和可分析性等特点，因而可广泛应用于脑卒中患者的平衡功能评定（表 4-5）。

表 4-5 Brunel 平衡量表

项目	动作要领	评估标准
坐位计时	坐位，无他人帮助，无后背支持，上肢可扶支撑台	维持平衡时间 ≥ 30 s
独坐举臂	坐位，无他人帮助，无后背支持，健臂全范围上举、放下	15 s 内完成次数 ≥ 3 次
独坐取物	坐位，无后背支持，平举健臂，伸手向前取物	取物距离 ≥ 7 cm
站立计时	站立位，无他人帮助，上肢可扶支撑台	维持平衡时间 ≥ 30 s
站立举臂	站立位，无上肢或他人帮助，健臂全范围上举，放下	15 s 内完成次数 ≥ 3 次
站立取物	站立位，无上肢或他人帮助，平举健臂，伸手向前取物	取物距离 ≥ 5 cm
跨步站立	站立位，无上肢或他人帮助，健足前跨，使健足足跟超过患足足尖水平	维持平衡时间 ≥ 30 s
辅助步行	无他人帮助，仅在助行器辅助下步行 5 m	完成时间 ≤ 1 min
跨步重心转移	站立位，无上肢或他人帮助，患足前跨，使其足跟位于健足足尖前，重心在患腿和健腿间充分转移	15 s 内完成次数 ≥ 3 次
无辅助步行	无助行器或他人辅助，独立步行 5 m	完成时间 ≤ 1 min
轻踏台阶	站立位，无上肢或他人帮助，患腿负重，健足踏上、踏下 10 cm 台阶	15 s 内完成次数 ≥ 2 次
上下台阶	站立位，无上肢或他人帮助，健足踏上 10 cm 台阶，患足跟上，然后健足踏下台阶，患足收回	15 s 内完成次数 ≥ 1 次

注：项目由易到难递进，从患者能力可达到的某项目开始评估，当其不能通过某项目时，评估结束；每项目可以评估 3 次，通过得 1 分，3 次均不通过得 0 分，总分 12 分。

（三）实验室检测

平衡测试仪是近年来国际上发展较快的能定量评定平衡能力的一种测试工具，其种类包括 Balance Performance Monitor（BPM）、Balance Master、Smart Balance、Equitest 等。这一类仪器采用高精度的压力传感器和电子计算机技术，整个系统由受力平台（压力传感器）、显示器、电子计算机及专用软件构成。受力平台可以记录身体的摇摆情况并将记录到的信号转化成数据输入计算机，计算机在应用软件的支持下，对接收到的数据进行分析，实时描记压力中心在平板上的投影与时间的关系曲线，其结果以数据及图的形式显示，故也称平衡测试仪为计算机动态姿势图（CDP）。

平衡测试仪的评定项目主要包括以下几个方面：①静态平衡测试。在睁眼、闭眼，外界视动光的刺激下，测定人体重心平衡状态，主要参数包括重心位置，重心移动路径总长度和平均移动速度，左右向（x轴向）和前后向（y轴向）重心位移平均速度，重心摆动功率谱，睁眼、闭眼重心参数比值等。静态平衡测试仅对静力时压力中心的变化情况进行描述和分析，可以此了解平衡功能，但不能将影响平衡功能的三个感觉系统完全分别开来进行研究。②动态平衡测试。被测试者运动躯体跟踪计算机显示屏上的视觉目标，保持重心平衡；或者在被测试者无意识的状态下，支撑面突然发生移动（如前后水平方向，前上、后上倾斜），了解机体感觉和运动器官对外界环境变化的反应以及大脑感知觉的综合能力。动态平衡测试的测试内容主要有感觉整合测试（SOT）、运动控制测试（MCT）、应变能力测试（ADT）和稳定性测试（LOS）等。动态平衡测试可以将影响平衡功能的视觉、前庭觉和本体感觉三个感觉系统分开来进行研究，从而能够进一步确定引起平衡障碍的原因并指导治疗。目前在国外临床上较常用的动态平衡测试仪主要有 Balance Master 和 Equitest，两者不但可以对平衡功能进行静态、动态测试，而且可以对具有平衡功能障碍的患者进行训练治疗。

平衡测试仪不仅可以定量评定平衡功能，还可以明确平衡功能损害的程度和类型，有助于制定治疗和康复措施，评价治疗和康复效果，因此临床应用范围广泛。

三、协调功能评定

（一）协调的维持与异常类型

1. 协调的维持

中枢神经系统中参与协调控制的部位主要有小脑、基底节、脊髓后索。

2. 协调障碍类型

协调障碍又称为共济失调。根据中枢神经系统中不同的病变部位分为小脑性共济失调、基底节共济失调和脊髓后索共济失调。

3. 评定目的

评定协调主要是判断有无协调障碍，为制定治疗方案提供客观依据。

（二）评定方法

主要是观察被测试对象在完成指定的动作时是否直接、精确，时间是否正常，在动作的完成过程中有无辨距不良、震颤或僵硬，增加速度或闭眼时有无异常。评定时还需要注意共济失调是一侧性还是双侧性，什么部位最明显（头、躯干、上肢、下肢），睁眼、闭眼有无差别。

1. 上肢协调检测

主要侧重于评定手部的协调性。常用以下几种方法。

轮替试验：被测试对象双手张开，一手向上，一手向下，交替转动；也可以一侧手在对侧手背上交替转动。

指鼻试验：被测试对象用自己的示指先接触自己的鼻尖，再去接触检查者的示指。检查者通过改变自己示指的位置，来评定被测试对象在不同平面内完成该试验的能力。

指－指试验：检查者与被测试对象相对而坐，将示指放在被测试对象面前，让其用示指去接触检查者的示指。检查者通过改变示指的位置来评定被测试对象对方向、距离改变的应变能力。

拇指对指试验：被测试对象拇指依次与其他四指相对，速度可以由慢渐快。

示指对指试验：被测试对象双肩外展 90°，伸肘，再向中线运动，双手示指相对。

握拳试验：被测试对象双手握拳，伸开。可以同时进行或交替进行（一手握拳，一手伸开），速度可以逐渐增加。

拍膝试验：被测试对象一侧用手掌、对侧握拳拍膝；或一侧手掌在同侧膝盖上做前后移动，对侧握拳在膝盖上做上下运动。

旋转试验：被测试对象双侧上肢屈肘 90°，前臂同时或交替旋前、旋后。

2. 下肢协调检测

常用以下几种方法。

跟－膝－胫试验：被测试对象仰卧，抬起一侧下肢，先将足跟放在对侧下肢的膝盖上，再沿着胫骨前缘向下推移。

拍地试验：被测试对象足跟触地，脚尖抬起做拍地动作，可以双脚同时或分别做。

第五节　临床步态分析

步行是指通过双足的交互动作移行机体的人类特征性活动。步态是人类步行的行为特征。正常步行并不需要思考，然而步行的控制十分复杂，包括中枢命令、身体平衡和协调控制、下肢各关节和肌肉的协同运动以及上肢和躯干的姿态等。

一、正常步态的基本构成

在进行步态分析之前，应了解正常步态及其相关知识，以便对正常和异常步态模式进行比较和分析。正常步态是人体在中枢神经系统控制下通过骨盆、髋、膝、踝和足趾的一系列活动形成的，此时躯干基本保持在两足之间的支撑面上。正常步态具有稳定性、周期性、方向性、协调性以及个体差异性，当人体产生某些疾病时，步态特征会有明显改变。

（一）基本参数

步态分析中常用的基本参数包括步长、步幅、步宽、足角、步频、步速、步行周期、步行时相，其中步长、步频和步速是步态分析中最常用的三大要素。

步长：一侧足跟着地到紧接着的对侧足跟着地所行进的距离，又称为单步长，通常用 cm 为单位。正常人平地行走时步长为 50 ~ 80 cm。

步幅：一侧足跟着地到该侧足跟再次着地所行进的距离，又称为跨步长，通常为步长的 2 倍。

步宽：在行走中左、右两足间的距离称为步宽，通常以足跟中点为测量参考点，通常用 cm 为单位，健全人步宽为（8 ± 3.5）cm。

足角：在行走中人体前进的方向与足的长轴所形成的夹角称为足角，通常用°为单位，健全人足角约为 6.75°。

步频：行走中每分钟迈出的步数称为步频，又称步调，通常用步（steps）/min 为单位。健全人步频通常是 95 ~ 125 steps/min。双人并肩行走时，一般是短腿者步频大于长腿者。

步速：行走时单位时间内在行进的方向上整体移动的直线距离称为步速，即行走速度。通常用 m/min 为单位。一般健全人行走的速度为 65 ~ 95 m/min。

步行周期：在行走时一侧足跟着地到该侧足跟再次着地的过程被称为一个步行周期，其耗时通常用 s 为单位。一般成人的步行周期为 1.00 ~ 1.32 s。

步行时相：行走中每个步行周期都包含着一系列典型姿位的转移，人们通常把这种典型姿位变化划分出一系列时段，称之为步行时相，一个步行周期可分为支撑相和摆动相。一般用该时相所占步行周期的百分数来表达，有时也用 s 为单位。

（二）步行周期

步行周期是行走步态的基本功能单元，承担着支撑相的承重（包括双足支撑相和单足支撑相）和摆动相下肢向前移动的功能。正常的步行周期及各时相发生过程一般描述如下。

1. 支撑相

支撑相是指下肢接触地面和承受重力的时间，占步态周期的 60%。支撑相大部分时间是单足支撑。双足支撑是步行的最大特点。在一个步行周期中，当一侧下肢完成足跟抬起到足尖向下蹬踏离开地面的时期内，另一侧下肢同时进行足跟着地和全足底着地动作，所以产生了双足同时着地的阶段，一般占一个步行周期的 20%。此阶段的长短与步行速度有关，速度越快，双足支撑相就越短，当由走变为跑时，双足支撑相变为零。双足支撑相的消失，是走和跑的转折点。

支撑相早期：指支撑相开始阶段，包括首次触地和承重反应，占步行周期的10%~12%。首次触地，是指足跟接触地面的瞬间，下肢向前运动减速，落实足进入支撑相的位置，是支撑相异常最常见的时期。承重反应，是指首次触地之后重心由足跟向全足转移的过程。

支撑相中期：指支撑相中间阶段。此时支撑足全部着地，对侧足处于摆动相，是唯一单足支撑全部重力的时相，正常步速下占步行周期的38%~40%。主要功能是保持膝关节稳定，控制胫骨向前惯性运动，为下肢向前推进做准备。

支撑相末期：指下肢主动加速蹬离的阶段，开始于足跟抬起，结束于足离地，占步行周期的10%~12%。此阶段身体重心向对侧下肢转移，因此又称为摆动前期。在缓慢步行时可以没有蹬离，而只是足趾离开地面。

2. **摆动相**

摆动相是指足在步行中始终与地无接触的阶段，通常指从一侧下肢的足尖离地，到同侧足跟着地的阶段，一般占一个步行周期的40%。

摆动相早期：指足刚离开地面的阶段，主要的动作为足廓清和屈髋带动屈膝，加速肢体向前摆动，占步行周期的13%~15%。

摆动相中期：指迈步的中间阶段，足廓清仍是主要动作，占步行周期的10%。

摆动相末期：指迈步即将结束，足在落地之前的阶段，主要动作是下肢向前运动减速，准备足着地的姿势，占步行周期的15%。

二、正常步态的运动学变化

（一）正常步行周期中的关节活动

在正常行走过程中，身体各部分关节按一定的次序移动，如双下肢必须交替支撑和摆动，下肢各关节特别是髋、膝、踝关节的屈曲运动，身体的重心（正常位于第2骶椎前约1 cm处）沿一复杂的螺旋形曲线向前运动，骨盆周期性左右旋转、左右倾斜及侧向移动，而上肢与同侧下肢成相反方向的摆动。

（二）主要肌肉的活动

步行的动力主要来源于下肢及躯干的肌肉作用，在一个步行周期中，肌肉活动具有保持平衡、吸收震荡、加速、减速和推动肢体运动的功能。

竖脊肌：为背部深层肌，纵列于脊柱两侧，下起骶骨、髂骨，上止于椎骨、肋骨、枕骨，作用为使脊柱后伸，头后仰和维持人体于直立姿势。在步行周期支撑相初期和末期，竖脊肌活动达到高峰，以确保行走时躯干保持正直。

臀大肌：为髋关节伸肌，收缩活动始于摆动相末期，并于支撑相中期即足底全面与地面接触时达到高峰。在摆动相后期臀大肌收缩，其目的在于使向前摆动的大腿减速，约在步行周期完成85%时，大腿的运动方向改变为向后，成为下一个步行周期的准备动作。在支撑相，臀大肌起稳定骨盆、控制躯干向前、维持髋关节于伸展位的作用。

髂腰肌：为髋关节屈肌，髋关节于足跟离地至足趾离地期间伸展角度达到峰值（10°～15°）。为对抗髋关节伸展，从支持相中期开始至足趾离地前，髂腰肌呈离心性收缩，最终使髋关节在支撑相末期由伸展转为屈曲。髂腰肌第二次收缩活动始于摆动相初期，使髋关节屈曲，以保证下肢向前摆动。

股四头肌：这是全身最大的肌肉。其中股直肌起于髂前下棘，股内侧肌、外侧肌分别起自股骨粗线内、外侧唇，股中间肌起自股骨体的前面。股四头肌收缩活动始于摆动相末期，至支撑相负重期达最大值。此时其作为膝关节伸肌，产生离心性收缩以控制膝关节屈曲度，从而使支撑相中期免于出现因膝关节过度屈曲而跪倒的情况。在步行周期中，股四头肌的第二个较小的收缩活动见于足跟离地后，足趾离地后达峰值，此时它具有双重作用：其一，作为髋关节屈肌，提拉起下肢进入摆动相；其二，作为膝关节伸肌，通过离心性收缩来限制和控制小腿在摆动相初、中期向后的摆动，从而使下肢向前摆动成为可能。

缝匠肌：全身最长的肌肉，起于髂前上棘，经大腿的前面，斜向下内，止于胫骨上端的内侧面，作用为屈髋关节和屈膝关节，并使已屈的膝关节旋内。在支撑相末期和摆动相初期，作用为屈膝、屈髋，在摆动相末期和支撑相初期，使膝关节旋内。

腘绳肌：包括股二头肌、半腱肌、半膜肌，均起于坐骨结节，跨越髋、膝两个关节，分别止于腓骨头和胫骨粗隆内下方、胫骨内侧，作用为伸髋屈膝。主要收缩活动始于摆动相末期，足跟着地时达到活动高峰并持续到支撑相。在摆动相末期，作为屈膝肌，腘绳肌离心性收缩使小腿向前的摆动减速，以配合臀大肌的收缩活动（使大腿向前摆动减速），为足跟着地做准备。足跟着地时及着地后，腘绳肌又作为伸髋肌，协助臀大肌伸髋，同时通过稳定骨盆，防止躯干前倾。

胫前肌：起自胫骨外侧面，止于内侧楔骨内侧面和第1跖骨底，作用为伸踝关节（背屈），使足内翻。足跟着地时，胫前肌离心性收缩以控制踝关节跖屈度，防止在足放平时出现足前部拍击地面的情况。足趾离地时，胫前肌收缩，再次控制或减少此时踝关节的跖屈度，保证足趾在摆动相能够离开地面，使足离地动作顺利完成。

小腿三头肌：包括腓肠肌和比目鱼肌，起于股骨的内、外侧踝，以跟腱止于跟结节，作用为屈踝关节和屈膝关节。腓肠肌在行走、跑、跳中提供推动力，而比目鱼肌富含较不易疲劳的Ⅱ型纤维，主要与站立时小腿与足之间的稳定有关。在支撑相，能固定踝关节和膝关节，以防止身体向前倾斜。

三、正常步态的动力学变化

正常步态的动力学是对运动或使关节和肢体运动的力的分析。尽管可以通过运动学原理分析下肢在行走过程中的力的变化，但客观和定量的信息只能通过仪器的测量和分析获得。

（一）步行中的动力学改变

人体在行走过程中承受着来自地面的地反作用力和力矩。地反作用力分为垂直分力、前后分力和侧向分力，此外还有扭矩。

一个步行周期中的垂直分力在支撑相的变化有两个高峰值和一个低谷值。由于足跟着地有一个冲量，增加了垂直分力，所以进入支撑相中期后，单足支撑力会迅速达到体重的110%～125%，这个第一高峰值位于步行周期的12%左右，即对侧足离地瞬间使重心迅速转到支撑足，且重心升高，有向上的加速度，才会出现第一高峰值。步速越快，冲量越大，峰值越高。随着身体前移，膝关节伸直使身体重心提到最高点且通过支撑腿，但此时向上的加速度为零，则地面反作用力等于体重。然后重心开始降低，有向下的加速度，使地面反作用力降低。到最低点即低谷时的地面反作用力约为体重的75%，其位置大约是步行周期的30%。在足跟离地前，重心虽然继续降低，但向下的加速度没有了，所以垂直分力开始增加。随着身体前移，支撑腿的足跟离地及前足蹬地会使重心提高，出现向上的加速度造成第二高峰值。蹬地力越大峰值越高，其位置接近对侧腿的足跟着地（步行周期的50%）之前。然后垂直力迅速降低到足趾离地时的零，此时位置在步行周期的62%左右。

前后分力在步行周期中也有着显著的变化，如当足跟着地的一瞬间，足的向前运动被地面的摩擦力阻止，产生了向后的分力。但迅速转为向前的分力，这是由于对侧腿的足跟离地及蹬地使身体前移，而此时虽然支撑腿不动，但由于重心是在支撑腿的后方向前移动，必然使支撑腿被动地受到向前的摩擦力而产生向前的剪切力。其峰值在步行周期的位置和垂直分力的第一峰值位置相近，即对侧足的足趾离地时（步行周期的12%左右）。随着重心转到支撑足并继续前移，该分力逐渐减少直至支撑腿的足跟离地瞬间（步行周期的34%左右），分力为零。此时支撑腿开始蹬地，变被动腿为主动腿，使向后的摩擦力产生向后的分力。当支撑腿蹬地到出现垂直力的第二高峰值时，其向后的分力也达到最大值（步行周期的50%左右）。然后逐渐减少到足趾离地时的零。

正如前后分力一样，侧向分力在一个步行周期中也发生着明显的变化。当足跟外侧着地瞬间后立即足外翻，则受到向内的摩擦力产生的向内分力，当前足着地后（步行周期的7%左右），由于对侧腿的蹬地使重心向前和向外移动，而支撑腿不动，致使支撑腿受到向前和向外的摩擦力，产生了向前和向外的分力，一直到支撑腿离地。

一个步行周期中的扭矩变化也是显而易见的，当足跟外侧着地后立即足外翻且胫骨内旋，峰值时刻为前足着地时（步行周期的 7% 左右），直到足跟离地（步行周期的 34% 左右），身体重心超过支撑腿后，胫骨外旋以保持身体能直线前进。

（二）正常行走状态的动力学区别

静态站立时，地面反作用力（F）等于体重（G）。走路时人的重心在不断地上下移动，双支撑相时重心最低，相当于以双腿为边步长为底的等腰三角形的高。而摆动相中期的重心最高，相当于腿长（实际上还要加一个常量）。根据牛顿第二定律 $F=ma$，此时的地面反作用力就等于体重再加上或减去人的质量与上下运动的加速度的乘积。所以走路时地面的最大反作用力相当于体重的 110%～125%，即走路时 $F=1.10～1.25G$。该加速度的产生是靠后足蹬地实现的，走得越快加速度越大，蹬地力也越大。中长跑时最大蹬地力约 $4G$，短跑是 $5G$，跳远是 $6G$，跳高是 $8G$。可见足部承受的重量远远大于体重。

四、步行中的能量消耗

（一）影响步行能量消耗的决定因素

人体正常的步行是消耗能量最小的节律性的、平滑的移动。这种高效的转移是通过最大限度地控制身体重心的改变来实现的。正常人的身体重心位于解剖位的第 2 骶椎前面。随着步行进程的推进，重心沿着一条正弦曲线做规律性的上下、左右移动。重心上下移动所消耗的能量要大于水平移动所需要的能量，移动幅度越大，消耗的能量就越多。

人体在行走过程中，通过水平面上的骨盆旋转、冠状面上的骨盆倾斜和移动，以及髋、膝、踝等关节的屈伸和旋转变化，控制身体重心的变化。在双支撑相，骨盆在水平面的旋转，可以减小负重下肢迈步时所需要的重心上抬幅度；在单支撑相，非负重侧的骨盆下降，使得支撑相中期身体重心的最高位置有所降低；在摆动相，通过身体重心向承重腿转移和股骨与胫骨自然的内翻，使两足在前进中靠拢，减少骨盆的侧向移位。另外，髋、膝、踝等关节的屈伸和旋转运动使重心垂直移动进一步减少，如在单支撑相，踝关节从足跟着地时的背屈到全足负重时有控制的跖屈以及膝关节的少量屈曲可以有效地减少重心上升的幅度；在双支撑相，通过加大踝关节跖屈的角度和伸展髋关节，能有效地使重心由最低点上升。

如果没有身体各个部分的有机协调和配合，人体行走过程中重心转移的幅度将会大大增加，甚至达到正常值的两倍，能量的消耗也就大大增加。

（二）步行的能量消耗

步行过程中的能量消耗除与身体重心的转移幅度有关外，还与心肺功能、患者的心情和气候等因素有关。通常步行中能量的消耗用每分钟消耗的能量（kJ）表示，最直接的计算方法是测量步行过程中的耗氧量。由于在步行的同时进行气体分析较麻烦，加上在次极量运动水平上氧耗与心率有线性关系，而测心率远较进行气体分析简单、方便，因此 Burdett 等建议用生理能耗指数（PCI）为指标来估计能耗。生理能耗指数等于步行时心率减去静息时心率，然后除以步行速度（m/min）。PCI 越大，表明步行能耗越大。步行效率的高低常用每千克体重每行走 1 m 所耗的能量（J）表示，即 J/（m·kg）。据测定，正常舒适地行走时，此值在 3.347 J/（m·kg）左右，如数值高于此值，则步行效率明显降低。

测 PCI 的具体方法：先让患者取坐位休息 10 min，测出基础心率，然后让患者沿每圈长 25 m 的 8 字形路线走 10 圈，测定完成每圈所需的时间（min）和每圈之末时的心率（次/min），走完后仍坐下休息，测心率直至返回基础心率，如不能返回则测在 10 min 时的心率，并以后两者中的最低者为静息时的心率；将每圈距离除以走完每圈所需时间即得出每圈的速度，求出 10 圈的平均速度即为步行速度；求出 10 圈末心率的平均值即为步行时心率，这样就可计算出 PCI 了。正常成人 PCI 平均为 0.35 次 /m，范围为 0.2 ~ 0.55 次 /m；青少年为 0.15 ~ 0.65）次 /m。

五、步态分析方法

步态分析是利用力学原理和人体解剖、生理学知识对人体行走状态进行客观的定性和（或）定量分析。步态分析的目的是通过临床观察和（或）实验室分析来发现步态异常、制定治疗方案、评价步态训练效果，同时可以对行走功能的机制进行深入研究。步态分析方法包括临床定性分析和实验室定量分析。

（一）临床定性分析

一般是由康复医师或治疗师用肉眼观察患者的行走过程，然后根据所得印象或按照一定的观察项目逐项评定的结果对步态进行分析得出结论。临床定性分析包括观察法、测量法和行走能力评定三部分内容。

1. 观察法

一般采用自然步态，嘱患者以自然、习惯的姿势和速度在测试场地来回步行数次，检查者从前方、后方和侧方反复观察，分别观察支撑相和摆动相步态模式的特征，并注意进行两侧的对比。在此基础上，可以要求患者加快步速，减少足接触面（踞足或足跟步行）或步宽（两足沿中线步行）以凸显异常；也可以通过增大接触面或给予支撑（足矫形垫或矫形器）以改善异常，从而协助评定。测试场地面积至少为 6 m × 8 m，场地内光线要充足，让被检查者尽可能地少穿衣服，以便能够清晰地观察。

需要观察的内容包括：步行节律、稳定性、流畅性、对称性、重心偏移、手臂摆动、关节姿态、患者神态与表情、辅助装置（矫形器、助行器）的作用等。

1）四期分析法

在步态分析中最常用的是步行时相四期分析法，四期即两个双支撑相、一个单支撑相、一个摆动相。健康人平地步行时的理想状态是左右对称的，两个双支撑相大致相等，约各占步行周期 12% 时间；支撑相占步行周期 60%～62%（包括单、双支撑相）的时间，摆动相占步行周期 38%～40% 的时间。各时相的长短与步行速度直接相关。行走快时，双支撑相减小，跑时双支撑相消失。当一侧下肢有疾病时，往往由于患腿不能负重，而倾向于健侧负重，患侧支撑相所占时间相对减少，健侧支撑相所占的时间会相对增加。

2）RLA 八分法

这是由美国加州 Rancho Los Amigos 康复医院的步态分析实验室提出的。它在传统步态时相分期的基础上，利用步态分析棍图处理技术全面系统地强化了视觉观察分析技术，如在一个步行周期中求出八个典型动作姿位点，即支撑初期、负重反应期、支撑中期、支撑末期、摆动前期、摆动初期、摆动中期、摆动末期。

支撑初期：足跟着地，髋关节屈曲约 30°，膝关节完全伸直，踝关节处于中立位；地面反作用力位于髋的前面，为维持平衡和髋稳定，臀大肌和腘绳肌收缩，踝关节因受地面反作用力的影响而增加伸肌运动，此时因为腘绳肌的拮抗而使踝关节呈现中立位。

负重反应期：由足跟着地逐渐过渡到全足着地，此时地面反作用力在髋关节前方，髋关节必须进行向心性收缩以克服屈髋；随着膝关节的地面反作用力由前方转变为后方，产生了一个外在的屈膝力矩，诱发股四头肌进行离心性收缩，出现屈膝 20° 的情况；踝关节由于地面反作用力在其后方，外在的屈力矩诱发踝背屈的离心性收缩，使踝关节呈现跖屈约 10°。

支撑中期：髋关节逐渐由屈曲过渡到伸直，此时地面反作用力通过髋关节以消除髋伸肌的收缩；膝关节由屈曲逐渐伸展，其地面反作用力由后方转移至前方，股四头肌由被动的离心性收缩变为主动的向心性收缩；踝关节的地面反作用力在其前方，踝跖屈肌离心性收缩以对抗外在的踝背屈力矩。

支撑末期：躯干由中立位变为前倾位，髋关节的地面反作用力在其后方，被动性地产生伸髋，约 10°；膝关节的地面反作用力稍微后移，被动地屈膝；当足跟离地时，踝前方的地面反作用力产生的踝背屈力矩诱发踝跖屈，此时踝跖屈肌肉的活动已从离心性收缩转为向心性收缩。

摆动前期：此时为向前摆动下肢做准备，地面反作用力在髋关节和膝关节后方，髂腰肌、臀中肌和股直肌（髋部）呈向心性收缩，股直肌在膝关节处呈离心性收缩；踝的地面反作用力在其前方，踝跖屈肌肉持续向心性收缩，约 20°。

摆动初期：肢体向前摆动，此时地面反作用力位于髋、膝后方，屈髋肌的持续向心性收缩使屈髋角度加大，腘绳肌收缩使膝屈曲约 65°；踝的地面反作用力位于其前方，踝背屈肌向心性收缩使踝背屈。

摆动中期：下肢因惯性力的推动得以继续向前摆动，使髋被动地屈曲，肢体的重力诱发膝关节被动地伸展，踝背屈肌持续地运动使踝关节保持于中立位。

摆动末期：下肢由摆动转向足跟着地，此时要求屈髋速度下降、伸膝以及踝由跖屈过渡到中立位，因此股四头肌强力地离心性收缩以控制屈髋速度并伸膝，踝背屈肌收缩以保证踝关节处于中立位。

与传统的步态分析方法相比，RLA八分法具有以下特点：①观察顺序由远端到近端，即从足、踝关节观察开始，依次评定膝关节，髋关节、骨盆及躯干；先观察矢状面，再从冠状面观察患者的行走特征；在观察一个具体关节或部位时，将首次着地作为评定的起点，按照步行周期发生的顺序进行仔细地观察。②观察内容包括47种常见的异常步态的临床表现，检查者可以根据每一个关节或部位在步行周期中的表现对照表中提示的内容逐一分析，发现患者在步行中存在何种表现以及出现异常的时相。

2. 行走能力评定

常用的评定方法有功能性独立测量（FIM）、Nelson步行功能评定等。

1）功能独立性测量

以患者行走独立的程度，对辅助器具的需求以及他人给予帮助的量为依据。根据行走的距离和辅助量两个方面按照7分制的原则进行评分。

1分：完全帮助，即患者仅完成不足12.5 m的步行距离，需要2人的帮助。

2分：大量帮助，即患者至少独立完成步行距离12.5～24.5 m，仅需要1人帮助。

3分：中等量帮助，即步行时需要他人轻轻地上提患者身体，患者独立完成步行距离应在25～39 m。

4分：最小量帮助，即步行时需要他人轻轻地用手接触或偶尔帮助，患者至少独立完成步行距离37.5 m。

5分：监护，即可以步行50 m，但需要他人的监护、提示及做行走前的准备工作。患者不能独立步行50 m，但在没有他人帮助的情况下，不管是否使用辅助器具，均能步行50 m到达室内生活功能区。

6分：有条件的独立，即患者可独立步行50 m，但是需要使用辅助器具，如下肢矫形器、假肢、特殊改制的鞋、手杖、步行器等，行走耗时比正常时间长并需要考虑安全因素。

7分：完全独立，即不用辅助设备或用具，在合理的时间内至少能安全地步行50 m。

2）Nelson步行功能评定

它通过对患者静态负重能力、动态重量转移和基本的步行效率三个方面进行分析，判断患者的步行能力，是一种半定量性质的评定方法，适用于轻到中度步行功能障碍的患者。

静态负重能力分析：为安全起见，一般在平行杠内进行。患者双足站，先看在平行杠内能否正常地站立，看能否维持30 s（这是稳定所必需的时间），如有必要，可让患者扶杠，但扶杠只能用来保持稳定而不能用来负重，而且扶杠要在记录中注明；健足站，记录单足站立的时间，因为步行需要至少能站 6 s，时间更长对步行不一定必要，但表明下肢有等长收缩的耐力；患足站，与上面一样记录单足站立的时间。

动态重量转移分析：检查患者能否迅速地将重心从一侧肢体转移到另一侧肢体。检查者先在平行杠内示范，如迅速地走 8 步，完成 4 个完整的双侧往返的体重转移，然后让患者尽可能快地照着做。用秒表测第 1 次提足到第 8 次提足的时间。为证明提足充分，提足时事先放于足下的纸应能自由地抽出。一般不能扶杠，如扶杠要在记录中注明。

基本的步行效率分析：先让患者在平行杠内尽快地行走 6 m，记录时间和步数。来回各 1 次，取平均值，如有必要可扶杠，但要注明。然后让患者在杠外用或不用手杖走 6 m。来回各 1 次，记录两次的总时间取平均值，步数也是这样计算。

（二）实验室定量分析

实验室定量分析包括运动学分析和动力学分析。

1. 运动学分析

主要观察步态的距离和时间参数特征，如步长、跨步长、步频、支撑相和摆动相时间及其在步行周期中分别所占比例、步行速度，以及步行中各关节角度的变化或位移、肢体的运动速度及加速度等。

2. 动力学分析

主要观察某种步态特征进行成因学分析，如人体的重力、地面反作用力、关节力矩、肌肉的拉力等力的分析及人体代谢性能量与机械能转换与守恒等的分析。动力学分析需要科技含量高的设备，如 Vicon 系统，其价格昂贵、分析过程较复杂，多用于步态的研究工作。

3. 步态分析系统组成

目前国际上较先进的步态分析系统由以下部分组成：①摄像机。一般配备 4～6 台，带有红外线发射源，固定于步态实验室的不同位置。②反光标记点。小球状，粘贴在关节部位。③测力台。用来测量行走时地面的反作用力。④表面肌电图。电极放在检测肌肉的表面，动态观察步行过程中的肌电变化。⑤计算机分析系统。对摄像机、测力台和表面肌电图所采集到的数据进行三维分析，提供各种参数和图形。

六、骨科常见异常步态

步行周期中任何骨、关节、肌肉以及神经的改变，都可能导致步态异常，甚至引起病理步态，影响人们正常的工作、学习和生活。

（一）截瘫步态

多见于脊髓损伤。T_{10} 以下截瘫患者，通过训练，借助手杖、支具等可达到功能性步行，但损伤较重患者，双下肢可因肌张力高而始终保持伸直，行走时可出现剪刀步，甚至足着地时伴有踝阵挛，而使行走更困难。

（二）臀大肌步态

臀大肌是主要的伸髋及脊柱稳定肌，在足触地时控制重心向前。肌力下降时其作用改由韧带支持及棘旁肌代偿，导致在支撑相早期臀部突然后退，中期腰部前凸，以保持重力线在髋关节之后。臀大肌步态表现为仰胸、挺腰、凸肚，腘绳肌可以部分代偿臀大肌，但是外周神经损伤时，腘绳肌与臀大肌的神经支配往往同时受损。臀大肌步态表现出支撑相躯干前后摆动显著增加，类似鹅行姿态，因此又称鹅步。

（三）臀中肌步态

患者在支撑相早期和中期骨盆向患侧下移超过 5°，髋关节向患侧凸，患者肩和腰出现代偿性侧弯，以增加骨盆稳定度。患侧下肢相对过长，所以在摆动相膝关节和踝关节屈曲增加，以保证地面廓清。典型的步态特征表现为鸭步。

（四）屈髋肌无力步态

屈髋肌是摆动相主要的加速肌，其肌力降低造成摆动相肢体行进缺乏动力，只有通过躯干在支撑相末期向后，摆动相早期突然向前摆动来进行代偿，患侧步长明显缩短。

（五）股四头肌无力步态

股四头肌是控制膝关节稳定的主要肌肉，股四头肌无力使支撑相早期膝关节必须处于过伸位，用臀大肌保持股骨近端位置，用比目鱼肌保持股骨远端位置，从而保持膝关节稳定。膝关节过伸导致躯干前屈，产生额外的膝关节后向力矩。长期处于此状态将极大地增加膝关节韧带和关节囊负荷，导致损伤和疼痛。

（六）踝背屈肌无力步态

踝背屈肌无力步态又称跨阈步态。足下垂患者为使足尖离地，将患肢抬得很高，犹如跨越旧式门槛的姿势，见于腓总神经麻痹患者。在足触地后，由于踝关节不能控制跖屈，所以支撑相早期缩短，迅速进入支撑相中期。严重时患者在摆动相出现足下垂，导致下肢功能性过长，往往以过分屈髋屈膝代偿（上台阶步态），同时支撑相早期由全脚掌或前脚掌先接触地面。

（七）腓肠肌／比目鱼肌无力步态

表现为踝关节跖屈控制障碍，支撑相末期延长和下肢推进力降低，导致非受累侧骨盆前向运动延迟，步长缩短，同时患侧膝关节屈曲力矩增加，导致膝关节屈曲和膝塌陷步态。

（八）短腿步态

如一侧下肢缩短超过 3 cm，患腿支撑期可见同侧骨盆及肩下沉，摆动期则有患足下垂。

（九）疼痛步态

各种原因引起患腿负重时疼痛，患者尽量缩短患腿的支撑期，使对侧下肢跳跃式摆动前进，步长缩短，又称短促步。

第五章　骨科常见疾病术后康复

第一节　上肢骨折术后康复

一、锁骨骨折术后康复

（一）系统康复原则

1. 康复目标

锁骨骨折康复目标主要是避免肩关节僵硬，促进骨折早期愈合和上肢功能恢复。

住院期间的康复目标：维持骨折断端稳定，减少并发症发生。

出院后的康复目标：促进骨折早期愈合和上肢功能恢复。

2. 康复过程的原则与方法

康复原则：在不影响骨折端稳定、骨折愈合的情况下逐渐行全身、肩部、上肢的功能锻炼。

康复方法：①握拳练习；②屈伸肘关节；③肩部肌肉等长收缩功能锻炼；④后伸肩关节锻炼；⑤肩关节内收、外旋、前屈、后伸、外展、上举等肌肉等张功能锻炼。

（二）术后早期住院康复

1. 术后 4 天以内康复要点

疼痛控制：一般锁骨骨折手法整复或手术后疼痛较轻，患者能够忍受，但如果出现严重疼痛，应给予非甾体类抗炎药，如尼美舒利、布洛芬、萘丁美酮胶囊、双氯芬酸钠缓释胶囊等，若仍不能止痛，可以选用镇痛泵或阿片类止痛药物。

手法整复固定后双侧腋窝应加棉垫适当保护，固定时松紧要适当，保持肩关节后伸，避免太紧出现腋神经及腋动、静脉挤压。注意观察患肢的感觉循环情况，锁骨后下方为锁骨下动脉和静脉，邻近臂丛神经，而臂丛神经控制上肢的感觉和运动功能。

治疗后患者卧床时应将患侧肩胛骨区垫高，不用枕头，保持双肩后伸位。

固定早期，应进行手部、肘部功能锻炼，具体方法为握拳、屈伸肘关节，保持肩部后伸挺胸状态。

2. 术后 4 天至 2 周后出院

患者卧床时继续将患侧肩胛骨区垫高，不用枕头，保持双肩后伸位。

手法整复固定后双侧腋窝应加棉垫适当保护，固定时松紧要适当，保持肩关节后伸情况，避免太紧出现腋神经及腋窝动静脉挤压。

固定早期，继续进行手部、肘部功能锻炼，具体方法为握拳、屈伸肘关节，保持肩部后伸挺胸状态。

上肢保持后伸位，挺胸，可逐渐下床活动，恢复全身功能，增强心肺功能。

（三）术后居家康复

居家康复时应当重视家庭环境的改造，以便患者恢复日常活动和工作能力。

1. 有氧运动训练

握拳锻炼：整复固定后、手术后均可以进行手部握拳功能锻炼，逐渐增加锻炼强度。

前臂屈伸功能锻炼：术后 2~6 周可在上臂下垂位行前臂屈伸锻炼，可以进行前臂肌肉等张及等长训练。

腕部功能锻炼：术后 2~6 周可行腕部背伸、掌屈、左右摆掌功能锻炼。

肩部功能锻炼：术后 2~4 周可行三角肌、冈上肌外展等长收缩功能锻炼，行肩关节被动外展、屈曲运动，2~6 周行肩部后伸、外旋等长功能锻炼，4~8 周行肩部钟摆样活动锻炼，前屈、后伸等张功能锻炼。

全身活动：在术后 2 周后逐渐进行，在减少锁骨运动的情况下，逐渐进行全身行走、慢跑等功能锻炼。

术后 8~12 周：拍片证实骨折线模糊、断端明显骨痂形成后，可以逐渐加大肩关节活动范围，逐渐增加肩关节周围肌肉的抗阻力锻炼，可行肩关节搭肩式、爬墙式、扩胸式等功能锻练。

术后 4~6 周：可以适当进行负重锻炼，单手负重不超过 2 kg。8~12 周，负重可以逐渐增加，但要视上肢肌力恢复情况而定。

2. 关节功能维持

锁骨骨折后要按照腕关节—肘关节—肩关节的顺序进行功能锻炼及功能的康复。

术后 2 周内即可进行腕关节的功能训练，逐渐增加不负重活动范围，并达到正常活动范围。

术后 2 周开始行肘关节功能活动，4 周达到正常活动范围，6 周后可进行肘关节力量性康复锻炼。

术后 2 周开始肩关节周围肌肉对抗性等长收缩锻炼，4 周开始肩关节小重量负重，并进行肩关节钟摆样活动，恢复前屈、后伸关节活动范围，6 周后进行内收外展功能锻炼，恢复内收外展活动范围，8 周后逐渐增加上举功能锻炼，逐渐恢复肩胛带骨之间的协调活动。

12周后逐渐达到肩关节正常活动范围。恢复肩锁关节、胸锁关节、喙锁关节、盂肱关节、肩胛胸壁关节等的正常活动范围。

（四）康复过程中的注意事项

1. 避免锁骨下动静脉、神经损伤

骨折复位过程中，根据骨折情况，应避免向下用力过度，刺激或压迫锁骨下动静脉、神经。

2. 预防骨折断端再次错位

早期活动可以减少周围肌肉粘连，上肢功能恢复较快，但是幅度过大可能造成复位后的骨折断端再次错位。因此在康复锻炼过程中，要避免肩关节过早内收、上抬，促进锁骨断端稳定。

3. 骨折不愈合或延迟愈合

非手术治疗后锁骨断端不愈合率相对较低，仅为0.1%～0.8%。而手术治疗后骨折不愈合率可高达3.7%。因此，不管是非手术治疗还是手术治疗，在维持断端一定应力的情况下，都应避免断端过度活动，断端过度活动是出现断端不愈合或延迟愈合的重要原因。手术时应避免局部骨膜过度剥离造成的局部血供变差，从而影响愈合时间。

4. 避免拔针或者断板

拔针或者断板多见于不当的大范围活动。在骨折临床愈合早期，钢针或钢板的固定力量是有限的。非正常范围的活动，可能造成钢针或钢板在断端附近应力集中，出现拔针、断针或断板事件。

5. 肩关节的僵硬

肩关节固定时间过长容易造成肩关节活动减少，出现肩部周围肌肉粘连，肩关节僵硬，活动受限。这是功能锻炼过晚造成的。

6. 迟发性神经损伤

骨折本身、复位时手法粗暴、手术时断端剥离过度、断端碎骨清理不干净、骨折断端畸形愈合均可造成断端骨痂生长过多，胸廓出口狭窄，压迫或刺激臂丛神经，出现一系列上肢症状。

二、肱骨干骨折术后康复

（一）系统康复原则

1. 康复目标

主要有以下几条：保护肱骨干骨折手法复位或手术复位后的位置，减轻局部疼痛及炎症反应，避免断端分离，促进骨折早期愈合，促进脱位早日稳定，避免肩关节及肘关节僵硬，促进肩部肌肉力量及活动度的恢复，促进上肢功能恢复。

住院期间的康复目标：维持骨折端位置稳定，减轻疼痛及炎症反应，减少并发症的发生。

出院后的康复目标：逐渐增加肩关节及肘关节的活动度，避免骨折再次错位或再次脱位，避免骨折端分离，促进骨折早期愈合，促进上肢功能恢复，避免肩周炎的发生。

2. 康复的原则与方法

康复原则：在不影响骨折端稳定、骨折愈合的情况下逐渐行上肢、肩部、全身的功能锻炼。

康复方法：①握拳练习；②屈伸肘关节；③肩部肌肉等长收缩功能锻炼；④肩关节六方向（内收、外旋、前屈、后伸、外展、上举下垂）肌肉等张功能锻炼。

（二）术后早期住院康复

1. 术后 4 天以内康复要点

疼痛控制：一般肱骨干手法整复或手术后疼痛较轻，患者可以忍受，也可适当给予非甾体抗炎药，如布洛芬、萘丁美酮胶囊、双氯芬酸钠缓释胶囊等，也可静脉滴注消炎止痛药。

手法整复固定或手术后应用上肢悬吊带悬吊上肢，避免早期上肢下垂引起的断端分离。如果上臂肌肉力量较差、骨折断端粉碎性骨折，可佩戴上肢外展支架。

固定 3 天内患肢以制动休息为主，肩部可以配合肌肉收缩功能锻炼。

固定早期（3 天至 1 周），可以进行手腕部功能锻炼，具体方法为握拳、腕关节屈伸、侧偏等功能锻炼。若配合外展支架固定，在外展支架的保护下，可逐渐开始进行肩部上抬及放下锻炼，幅度不要过大，以外展支架 5 cm 以内为宜；在外展支架的保护下适当进行肘关节屈伸锻炼。

选用专用上肢悬吊带固定时将患肢屈肘 90°，前臂中立位，将支撑带套在前臂及上臂，再用悬吊带固定上肢，并在前臂与胸前之间加衬垫，避免上臂过度内旋。

选用小夹板固定时，应及时检查夹板松紧程度，避免影响上肢的血液循环，也避免骨突处出现压疮。

此型骨折复位要求较低，但要注意矫正成角畸形和旋转移位，应灵活选择压力垫。早期康复时要避免旋转上臂，避免断端分离、骨折端成角畸形等情况发生。

2. 术后 1 ~ 2 周至出院

站立位可以行手部、腕部、肩部肌肉收缩功能锻炼，可以于平卧位在康复师指导下行肩部被动外展活动锻炼，主动进行肌肉等长收缩锻炼，以被动锻炼为主，主动锻炼为辅。

在上肢悬吊或保持外展位的情况下可逐渐下床活动，恢复全身功能，增强心肺功能。下床行走时避免肩部摆动、上臂旋转及上臂肌肉强烈收缩。

定期检查，及时调整，避免畸形的发生。

（三）术后居家康复

居家康复时应当重视家庭环境的改造，促进骨折断端生长，以便患者恢复日常活动和工作能力。

1. 有氧运动训练

握拳锻炼：肱骨干骨折手法整复固定、手术后均可以进行手部握拳功能锻炼，逐渐增加锻炼强度。

腕部功能锻炼：肱骨干骨折手法整复固定、手术后均可以行腕部背伸、掌屈、左右摆掌功能锻炼。

前臂屈伸功能锻炼：手法整复固定后 3 ~ 6 周可以被动活动肘关节，进行前臂及上臂主动性肌肉等长收缩功能锻炼。使用外展支架者，可以在 4 周后逐渐降低外展支架高度。

肩部功能锻炼：手术切开复位内固定者可以在 4 周后停止使用外展支架，手法整复者 4 ~ 6 周后逐渐停止使用外展支架，如果出现断端分离、骨折较为严重时，稍延缓上肢外展支架的去除时间。2 ~ 4 周行三角肌、冈上肌外展等长收缩功能锻炼，行肩关节被动外展、屈伸运动，在外固定架保护情况下适当加大上肢抬高及落下幅度，在一定范围内行主动外展锻炼。3 ~ 6 周行肩部后伸、前屈、外展等张功能锻炼，6 ~ 8 周骨折断端产生明显骨痂后可以进行内旋、外旋、上举、内收等主动和被动活动锻炼；8 周后行肩部钟摆样活动锻炼。

全身活动：在 2 周后逐渐进行行走等全身功能锻炼。

加大肩关节活动：8 周后，拍片证实骨折线模糊、断端形成明显骨痂后，可以逐渐加大肩关节活动范围。逐渐增加肩关节、肘关节周围肌肉的抗阻力锻炼。

负重锻炼：8 周前避免上肢负重，8 周后，断端形成明显骨痂后，可以适当进行负重锻炼，单手负重不超过 1 kg。逐渐增加负重力量，若出现断端分离等情况，如断端骨折线清晰，则推迟锻炼及负重时间。

2. 关节功能维持

肱骨干骨折后要首先恢复手部、腕部关节功能，肘关节及肩关节功能恢复时间应在 4 ~ 6 周后进行。

术后 2 周内即可进行腕关节的功能训练，逐渐增加不负重活动范围，并达到正常活动范围。

术后 4 ~ 6 周开始行肘关节功能活动，8 周达到正常活动范围，12 周内开始进行肘关节力量康复性锻炼。

术后 4 ~ 6 周开始肩关节周围肌肉对抗性等长收缩锻炼，6 周开始进行前屈，后伸等功能锻炼，恢复前屈、后伸关节活动范围，8 周后进行内旋外旋、上举、内收外展等主、被动活动锻炼；逐渐增加肩关节钟摆样活动，恢复肩关节活动范围，避免肩关节粘连，12 周后逐渐增加肩关节各方向功能锻炼范围，逐渐达到正常活动范围，并逐渐开始进行负重性、力量恢复性锻炼。

（四）康复过程中的注意事项

1. 避免桡神经损伤

骨折及复位过程中，均可能造成桡神经损伤，故在复位过程中应避免用力过度，复位后加压包扎时、固定后均应严密观察桡神经功能情况，及时调整处理。如果出现神经损伤，应在早期手术时探查，并应观察 3 个月，3 个月后神经恢复较差，应进一步手术探查并处理。

2. 预防骨折延迟愈合或不愈合

骨折延迟愈合或不愈合常发生在中下段肱骨干骨折，其主要原因为肱骨干滋养动脉的损伤、肱骨断端分离、手法整复暴力粗糙、断端软组织嵌入、手术不恰当、剥离过度等，因此应在治疗过程中及时观察。

三、前臂骨折术后康复

（一）系统康复原则

1. 康复目标

主要包括保护前臂骨折手法复位或手术复位后的位置，减轻局部疼痛及炎症反应，避免前臂筋膜间室综合征，促进骨折早期愈合，避免肩关节及肘关节僵硬，促进肩部肌肉力量及活动度的恢复，促进上肢功能恢复。

住院期间的康复目标：维持骨折断端位置稳定，减轻疼痛及炎症反应，减少并发症的发生。

出院后的康复目标：逐渐增加肩关节及肘关节的活动度，避免再次骨折错位或再次脱位，避免骨折断端移位，促进骨折早期愈合，促进上肢功能恢复。

2. 康复过程的原则与方法

康复原则：在不影响骨折断端稳定、骨折愈合的情况下逐渐行上肢、肩部、全身的功能锻炼。

康复方法包括：①握拳、摆掌练习；②屈伸肘关节；③肩关节六方向（内收、外旋、前屈、后伸、外展、上举下垂）肌肉等长功能锻炼；④肩部肌肉等张收缩功能锻炼；⑤肘关节屈伸活动功能锻炼；⑥前臂旋转活动锻炼。

（二）术后早期住院康复

1. 术后 1 周以内康复要点

疼痛控制：一般前臂手法整复或手术后疼痛较轻，患者可以忍受，可适当给予非甾体抗炎药，也可静脉给予消炎镇痛类药，必要时予阿片类镇痛药。

肿胀控制：前臂骨折后常出现筋膜间室综合征，因此手法复位或手术后应根据损伤情况和上肢肿胀情况，应用消肿镇痛类药物。

手法整复固定或手术后应用悬吊带悬吊患肢，避免早期上肢活动引起的断端再次移位。严格控制前臂旋转活动。

固定3天内患肢以制动休息为主，肩部可以配合进行肌肉收缩功能锻炼，配合手部轻微活动。

固定早期（3天至1周），可以进行手、腕部功能锻炼，具体方法为握拳、摆掌、屈腕、伸腕、侧偏等。避免前臂、腕部、手部的旋转活动。

选用小夹板固定时，应及时检查夹板松紧程度，避免影响上肢的血液循环，避免骨突处出现压疮。

2. 术后1～2周至出院

站立位可以行手部、腕部、肩部肌肉收缩功能锻炼，平卧位可以在康复医师指导下行肩部被动外展、前屈、后伸活动锻炼，主动进行肌肉收缩等长锻炼，以被动锻炼为主，主动锻炼为辅。

上肢悬吊或保持前臂屈曲90°中立位的情况下可逐渐下床活动，恢复全身功能，增加心肺功能。下床行走时避免肩部摆动、前臂旋转及前臂肌肉强烈收缩。

定期检查，及时调整，避免畸形的发生。

（三）术后居家康复

1. 有氧运动训练

早期上肢功能锻炼过程中，禁止前臂旋转活动，保持前臂中立位，在限制前臂旋转活动的同时，可以适当增加其他关节、肌肉锻炼范围。

手部锻炼：前臂骨折手法整复固定、手术后均可以进行手部功能锻炼，主要锻炼方法有手部握拳、摆掌、伸掌、五指外展内收，避免手腕部旋转，逐渐增加锻炼强度。

腕部锻炼：肘部骨折及脱位手法整复固定、手术后在维持前部中立位情况下可以进行腕部功能锻炼，主要锻炼方法有腕部掌屈、背伸、桡偏、尺偏，3周后逐渐增加锻炼强度。腕部锻炼期间避免旋转腕部。

肩部锻炼：2周后肘关节固定在屈肘90°前臂中立位。3～4周行三角肌、冈上肌外展等长收缩功能锻炼，行肩关节被动外展、屈曲运动。在康复医师指导下行肩关节的内收外展、下落、前屈后伸被动功能锻炼，以及肩部肌肉的等长及等张收缩功能锻炼。4～8周行肩部内旋、外旋等张功能锻炼，旋转过程中，维持前臂的中立位，可以进行肩部钟摆样活动锻炼。

肘部锻炼：在3～6周将前臂石膏托调整为夹板固定，肘关节活动范围主要为被动屈伸活动，锻炼中维持前臂中立位，6～8周后逐渐进行肘关节主动肌肉等长及等张功能锻炼，8～12周后行前臂旋转功能锻炼。

全身活动：在 1 周后行行走、慢跑等功能锻炼。

肘关节活动：6~12 周后，拍片证实骨折线模糊，断端明显骨痂形成后，可以逐渐加大肘关节屈伸活动范围和肘关节周围肌肉的抗阻力锻炼。

负重锻炼：8~12 周后，可以适当进行负重锻炼，单手负重不超过 2 kg。负重可以逐渐增加，但要看上肢肌力恢复情况。

2. 关节功能维持

固定 2 周内即可进行腕及手部各关节的功能训练，逐渐增加不负重活动范围，4 周达到正常活动范围。

手术后 2 周内开始行肩关节功能活动，6 周肩关节逐渐达到正常活动范围，8 周后开始肩关节力量康复性锻炼。

治疗后 4 周开始调整前臂石膏固定为夹板外固定，适当进行被动肘关节屈曲活动，6 周后进行关节周围肌肉对抗性等长收缩锻炼；8 周后进行肘关节屈伸功能训练，增大屈伸活动范围；8~12 周后逐渐增加前臂旋转功能锻炼，肘关节屈伸活动逐渐达到正常活动范围。

拍片显示前臂骨折线仍清晰、骨痂生长较少者，应缩短各关节活动时间并缩小活动范围，推迟去掉或调换外固定的时间。

（四）康复过程中的注意事项

1. 避免前臂筋膜间室综合征

筋膜间室综合征常发生在损伤后 24~48 h，粗暴的手法整复、严重损伤后要严密观察肢体血液循环、感觉等情况，避免出现前臂严重肿胀，避免晚期出现缺血性肌挛缩的情况。

2. 预防骨折延迟愈合或不愈合

常发生在中下段前臂骨折。其主要原因为前臂滋养动脉的损伤、尺桡骨骨间膜的损伤、手法整复暴力粗糙、断端软组织嵌入、手术不恰当、剥离过度等，应在治疗过程中及时观察。

第二节　下肢骨折术后康复

一、股骨颈骨折术后康复

（一）系统康复原则

1. 康复的目标

最大限度恢复髋关节负重功能，保护股骨颈骨折手术后的位置，减轻局部疼痛及炎症反应，恢复髋关节活动度，促进骨折早期愈合，避免股骨头坏死。

住院期间的康复目标：维持手术后骨折断端位置稳定，减轻疼痛及炎症反应，减少并发症发生。

出院后的康复目标：逐渐恢复髋关节的活动度，避免再次骨折错位，促进骨折早期愈合，避免股骨头坏死，最大限度地恢复下肢功能。

2. 康复的原则与方法

康复原则：维持股骨颈骨折手术后位置稳定，促进骨折愈合。逐渐恢复髋关节负重及运动功能。

康复方法：①深吸气、呼气；②引体屈臂；③仰卧起坐；④抬起臀部；⑤勾脚蹦腿；⑥屈膝屈髋；⑦下肢旋转摆动；⑧直腿抬高；⑨空蹬绷腿。

（二）术后早期住院康复

1. 术后 7d 以内康复要点

消除肿胀，维持患肢外展 10° ~ 15° 中立位，穿"丁"字鞋。下肢及膝关节两侧可用沙袋或枕头固定，避免患肢内收。

疼痛控制：一般股骨颈骨折或脱位手术后疼痛较轻，如果患者不能够忍受疼痛，可以适当给予非甾体抗炎药或镇痛泵，或阿片类镇痛药。

手术后 1d 即可指导患者行平卧位双上肢扩胸及深呼吸功能锻炼、健侧下肢抗阻力锻炼，每天 3 次，每次以不诱发患处疼痛等不适症状为度。

手术 1d 后行股四头肌等长收缩功能锻炼，行踝关节背伸跖屈功能锻炼，每次收缩保持 3 ~ 6 s，放松同等时间，适应后适当增加保持时间。

手术 3d 后行髋、膝关节持续被动屈伸运动（使用 CPM 机），关节活动范围从小到大，一般从 30° 活动范围开始，幅度逐渐增加。避免主动屈膝屈髋活动。

2. 术后 1 ~ 2 周至出院

卧床时继续保持患肢外展中立位姿势，继续进行平卧位双上肢扩胸及深呼吸功能锻炼。

手术 1 周后继续行股四头肌等长收缩功能锻炼，加强踝关节背伸跖屈功能锻炼，每次收缩保持 10 s，放松同等时间，适应后适当增加保持时间。

继续行髋、膝关节持续被动屈伸运动（使用 CPM 机），关节活动范围逐渐增加。

患者体位可以为坐位、半卧位、平卧位，禁忌侧卧位。1 ~ 2 周后开始鼓励患者行足、踝、膝关节主动屈伸功能锻炼。

（三）术后居家康复

居家康复应当重视全身功能及下肢负重功能的恢复，改善患者生活环境，以利于患者恢复日常活动和工作能力。

1. 有氧运动训练

继续进行平卧位双上肢扩胸及深呼吸、健侧下肢抗阻力运动等功能锻炼。

继续行股四头肌等长收缩功能锻炼，加强踝关节背伸跖屈功能锻炼。逐渐增加勾脚绷腿锻炼。

患者体位可以为坐位、半卧位、平卧位、站立位，禁忌侧卧位。2周后嘱患者扶双拐站立锻炼，逐渐负重，恢复下肢负重功能。

2～4周继续髋膝关节持续主、被动屈伸运动（使用CPM机），活动范围从小到大，一般从30°活动范围开始，达到90°，避免超过90°。

2～4周后，可行床上臀部上抬、患肢水平外展、髋部后伸训练，按"被动—助力—主动"顺序进行。主要目的是增加臀大肌、腘绳肌、臀中肌及阔筋膜张肌肌力。

2～4周可以借助助行器进行行走训练，根据内固定情况，选择不同的助行器进行训练，双下肢及助行器的移动顺序为先助行器及患肢，再健肢。若扶双拐则行连续行走、上下楼梯训练，顺序为先双拐及患肢，再健肢。

4～6周后继续行髋膝关节屈伸功能锻炼，继续行直腿抬高，髋部外展锻炼，幅度逐渐增大，避免内收、内旋患肢。

6～8周逐渐增加负重力度，双拐力量逐渐减小；练习坐位、双小腿下垂训练。加大髋关节外展平移活动范围，避免内旋、内收活动。逐渐加大股四头肌训练，可行股四头肌抗阻力收缩功能锻炼。

8～12周后练习逐渐去除双拐，双下肢负重力量逐渐恢复增大；增加股四头肌抗阻力训练。适当进行髋关节内收、外展、前屈、后伸功能锻炼。

12～14周后，根据不同股骨颈骨折类型及固定的坚固程度，逐渐恢复到正常的负重行走。可以进行下蹲、马步等训练。

2. 关节功能维持

股骨颈骨折后要按照踝关节—膝关节—腰部关节—髋关节的顺序进行功能康复锻炼。

踝关节恢复：手术后3天开始进行踝关节屈伸、内收外展功能活动，2周后达到正常活动范围。

膝关节恢复：手术后1～2周行膝关节被动屈伸活动，2～4周关节屈伸活动范围逐渐达到90°；4～6周后膝关节屈伸活动范围达到90°以上；6～8周后膝关节基本达到正常活动范围。

腰部关节恢复：手术后1～2周行腰部关节坐起、躺下前屈后伸活动；2～4周关节活动度恢复一半；6～12周后恢复正常活动范围。

髋关节恢复：手术后2～4周行髋关节主被动屈伸活动，关节屈伸活动范围逐渐达到50°；4～6周后髋关节屈伸活动范围达到90°，外展到达30°，在此期间应尽量避免内收训练；6~8周开始髋关节内收、内旋、外旋训练；12周后逐渐达到正常活动范围，屈曲应在90°范围内进行。

（四）康复过程中的注意事项

股骨颈骨折的主要并发症是延迟愈合、不愈合及股骨头坏死。股骨颈骨折出现延迟愈合或不愈合的重要原因是干骺端滋养动脉的损伤导致骨折端血供变差，愈合速度也会下降。股骨颈骨折后，股骨头周围血管明显受到破坏，特别是头下型骨折时，干骺端滋养动脉供血破坏，圆韧带动脉血供变差后，非常容易出现股骨头缺血性坏死。因此在康复过程中，应避免局部严重肿胀和股骨颈的剪切力刺激。正规的功能锻炼是避免骨折延迟愈合及股骨头坏死的重要措施。

二、股骨干骨折术后康复

（一）系统康复原则

1. 康复目标

最大限度恢复下肢负重功能，保护股骨干骨折手术后的位置，减轻局部疼痛及炎症反应，促进骨折早期愈合，避免股骨干不愈合或延迟愈合。

住院期间的康复目标：维持手术后骨折断端位置稳定，减轻疼痛及炎症反应，减少并发症。

出院后的康复目标：避免再次骨折错位，促进骨折早期愈合，逐渐恢复下肢负重功能，避免畸形愈合、延迟愈合或不愈合。

2. 康复的原则与方法

康复原则：维持股骨干骨折手术后位置稳定，促进骨折愈合。逐渐恢复下肢负重及运动功能。

康复方法：①深吸气、呼气；②屈臂引体；③仰卧起坐；④抬起臀部；⑤勾脚绷腿；⑥屈膝屈髋；⑦下肢旋转摆动；⑧直腿抬高；⑨空蹬绷腿。

（二）术后早期住院康复

1. 术后7天以内康复要点

消除肿胀，维持患肢外展10°~15°中立位，避免患肢旋转，下肢两侧可用沙袋或枕头固定。

疼痛控制：一般股骨干骨折手术后疼痛较轻，如果患者不能够忍受疼痛，可以适当给予非甾体抗炎药、镇痛泵或吗啡阿片镇痛药。

手术后1d即可指导患者行平卧位双上肢扩胸及深呼吸功能锻炼、健侧下肢抗阻力锻炼，每天3次，每次以不诱发患处疼痛等不适症状为度。

手术1天后行股四头肌等长收缩功能锻炼，行踝关节背伸跖屈功能锻炼，行勾脚绷腿锻炼，每次收缩保持3～6s，放松同等时间，适应后适当增加保持时间。

手术3天后行髋膝关节持续被动屈伸运动（使用CPM机），关节活动范围从小到大，一般从30°活动范围开始，幅度逐渐增加。避免主动屈膝屈髋活动。

2. 术后1～2周至出院

继续进行平卧位双上肢扩胸及深呼吸功能锻炼。

手术1周后继续行股四头肌等长收缩功能锻炼，加强踝关节背伸跖屈功能锻炼，每次收缩保持10s，放松同等时间，适应后适当增加保持时间。

继续行髋膝关节持续被动屈伸运动（使用CPM机），关节活动范围逐渐增加。

1～2周开始行足、踝、膝、髋关节屈伸功能锻炼。

（三）术后居家康复

居家康复应当重视全身功能的康复，以及下肢负重功能的恢复，改善患者生活环境，以利于患者恢复日常活动和工作能力。

1. 有氧运动训练

继续进行平卧位双上肢扩胸及深呼吸、双下肢抗阻力等功能锻炼。

继续行股四头肌等长收缩功能锻炼，加大踝关节背伸跖屈功能锻炼。逐渐增加勾脚绷腿锻炼。

2周后嘱患者扶双拐站立锻炼，逐渐负重，恢复下肢负重功能。

2～4周开始足、髋、膝关节屈伸功能锻炼，活动范围一般从30°开始，逐渐达到90°。

2～4周后可行床上臀部上抬、患肢水平外展内收、髋部后伸训练，主要是增加臀大肌、腘绳肌、臀中肌及阔筋膜张肌肌力。

2～4周可以借助助行器进行行走训练。

4～6周后继续行髋、膝关节屈伸功能锻炼，继续行直腿抬高、髋部外展和内收锻炼，幅度逐渐增大。

6～8周逐渐加重负重力度，双拐支撑力量逐渐减小；逐渐进行下肢内旋外旋、内收外展活动。

8～12周后练习逐渐去除双拐，双下肢负重力量逐渐增大。

2. 关节功能维持

股骨干骨折后要按照踝关节—髋膝关节的顺序进行功能康复锻炼。

踝关节恢复：手术后3d开始进行踝关节屈伸、内收外展功能活动，2周后达到正常活动范围。

髋、膝关节恢复：手术后1～2周行髋、膝关节被动屈伸活动；2～4周关节屈伸活动范围逐渐达到90°，逐渐进行髋、膝关节主动屈伸功能锻炼；4～6周后髋、膝关节屈伸活动范围达到 90° 以上；6 ~ 8 周后达到正常活动范围。

三、髌骨骨折术后康复

（一）系统康复原则

1. 康复目标

最大限度恢复膝关节屈伸活动功能，保护髌骨骨折手术后的位置，减缓膝关节退变。

住院期间的康复目标：维持手术后骨折断端位置稳定，减轻膝关节肿胀，减轻疼痛及炎症反应。

出院后的康复目标：逐渐恢复膝关节屈伸活动度，避免再次骨折错位，促进骨折早期愈合。

2. 康复的原则与方法

康复原则：维持髌骨骨折手术后的位置稳定，促进骨折愈合。逐渐恢复膝关节屈伸活动功能。

康复方法：①深吸气呼气、引体屈臂；②仰卧起坐；③空蹬自行车；④勾脚绷腿；⑤空蹬绷腿；⑥下肢旋转摆动；⑦悬空屈腿；⑧直腿抬高；⑨屈髋屈膝，外展内收。

（二）术后早期住院康复

1. 术后 7 天以内康复要点

消除膝关节肿胀，膝关节手术后用弹力绷带固定，抬高患肢 20° ~ 30° 以增加患肢静脉回流。

疼痛控制：适当选择非甾体类抗炎镇痛药应用，避免膝关节疼痛，有利于早期开始恢复性功能锻炼。

手术后 1d 即可指导患者行平卧位双上肢扩胸及深呼吸功能锻炼、健侧下肢抗阻力锻炼；每天 3 次，每次以不诱发患处疼痛等不适症状为度。

手术 3d 后行患肢股四头肌等长收缩功能锻炼，行踝关节背伸跖屈功能锻炼，每次收缩保持 3 ~ 6 s，放松也是同等时间，适应后应适当增加保持时间。

手术 3d 后行髋膝关节持续被动屈伸运动（使用 CPM 机），关节活动范围从小到大，活动范围一般从 40° 开始，每天增加 5°，幅度逐渐增加。每天 2 次，每次 1 h。

2. 术后 1 ~ 2 周至出院

卧床时继续保持患肢抬高，继续进行平卧位双上肢扩胸及深呼吸功能锻炼。

手术 1 周后继续行股四头肌等长收缩功能锻炼，加强踝关节背伸跖屈功能锻炼，每次收缩保持 10 s，放松同等时间，适应后适当增加保持时间。

继续行髋膝关节持续被动屈伸运动（使用 CPM 机），关节活动范围逐渐增加。

1~2周开始鼓励患者行足、踝、髋关节屈伸功能锻炼。开始坐于床边，下肢悬垂于床边，逐渐伸直膝关节的锻炼。

（三）术后居家康复

居家康复应当重视全身功能的康复、下肢负重功能及下肢行走功能的恢复，改善患者生活环境，以利于患者恢复日常活动和工作能力。

1. 有氧运动训练

继续进行平卧位双上肢扩胸及深呼吸、健侧下肢抗阻力等功能锻炼。

继续行股四头肌等长收缩功能锻炼，加强踝关节背伸、跖屈功能锻炼。逐渐增加勾脚锻炼。

2~4周继续髋膝关节持续被动屈伸运动（使用 CPM 机），活动范围从小到大，一般从40°开始，逐渐达到90°。进行主动屈伸髋膝关节活动。

2~4周后可行床上臀部上抬、患肢水平外展内收、髋部后伸训练，主要目的为增加臀大肌、腘绳肌、臀中肌及阔筋膜张肌肌力。髋关节活动范围逐渐增加，达到90°。

2周后嘱患者扶双拐站立锻炼，逐渐负重，也可借助助行器进行行走训练。

对髌骨可以行左右上下推动练习，每天 10 次，每次 3 min，避免髌股关节面粘连。

恢复下肢负重功能。4~6周后继续行正常范围内的髋膝关节主、被动屈伸功能锻炼，继续行直腿抬高、髋部外展内收锻炼，幅度逐渐增大。

6~8周逐渐增加负重力度，双拐支撑力量逐渐减小，增加患肢抗阻力训练。逐渐去除双拐，平路行走。

8~12周后练习去除双拐，上下楼负重练习。

2. 关节功能维持

髌骨骨折后要按照踝关节—髋关节—膝关节的顺序进行关节功能恢复锻炼。

踝关节恢复：手术后 3d 开始踝关节屈伸、内收外展功能活动，1周后达到正常活动范围。

髋关节恢复：手术后 1~2 周行髋关节主、被动屈伸活动，2~4周关节屈伸活动范围逐渐达到90°；4~6周后髋关节活动范围到达正常。

膝关节恢复：手术后 1~2 周开始行膝关节被动屈伸活动，一般第 1 周屈曲约 60°，第 2 周约 90°，2~4周开始膝关节主动屈伸活动，4~6周后膝关节屈伸活动范围达到90°以上，屈伸功能基本恢复正常。6~8周后膝关节主被动屈伸活动达到正常活动范围。

（四）康复过程中的注意事项

髌骨骨折属于关节内骨折。骨折后膝关节肿胀较为明显，手术时应注意关节面的恢复。在髌骨骨折的恢复过程中，应注意膝股关节功能的锻炼，可以选择不负重的主、被动屈伸锻炼以恢复膝关节屈伸活动功能，减缓膝关节髌骨关节面的退变。

四、踝部损伤术后康复

（一）系统康复原则

1.康复目标

通过术后五个阶段的康复，使患者恢复正常的关节活动度，恢复正常的步态，逐渐过渡到跑步练习，并最终达到可以完全参加体育活动和高水平的活动，完全恢复患者踝关节的正常功能。

2.康复原则和方法

踝关节扭伤患者的术后康复应尽早开始，包括步态训练、患者的教育及家庭训练计划等。术后早期，患者不能下床负重活动的，应中立位石膏固定6周。术后6周内，患者可以在拐杖或助行器辅助下下床活动。正式的康复治疗要在6周后去除石膏才可以进行，做恢复踝关节活动范围的练习，以及加强踝两侧的肌肉力量、保护踝关节稳定的练习和恢复本体感觉的练习。站立蹲起、提踵及前足高站提踵是不可缺少的康复运动方法。一般2~3个月即可参加体育活动。

（二）术后早期住院康复

此为康复第一阶段（术后0~2周，最大限度保护期）。

术后最初阶段，康复的目标是为患者的踝关节创造一个良好的恢复环境。医生要向患者交代制动和严格保护患侧踝关节，在日常生活中不能频繁使用患侧肢体，并避免突然运动，要求患者全程戴石膏或支具，应采取仰卧位，并在患肢下垫枕，这可以减轻疼痛和患肢肿胀。本阶段的主要康复目的是保护手术修复部位，减轻疼痛和炎症反应，行趾间关节及趾跖关节背伸功能锻炼。要求患者术区常规使用冰袋外敷（15~20 min/h），有解痉、镇痛、降低炎症反应的作用。术后第1天即可主动活动趾间关节及趾跖关节。

（三）术后居家康复

居家康复应当重视家庭环境的改造，以利于患者恢复日常生活和工作能力，踝关节扭伤韧带修复手术后更需要一个长期的过程，告知患者术后康复需要的时间、术后活动的限制，制订训练计划，包括各康复阶段的康复内容和注意事项。

1.康复第二阶段（2~6周）

患者手术结束，即要求患者卧床抬高患肢，尽早消除肿胀。要求患者行患肢足趾跖屈、背伸功能锻炼及患肢膝关节功能锻炼。这样既可促进血液循环，防止下肢深静脉血栓形成，又可以锻炼肌肉收缩，防止患肢肌肉萎缩，同时进行上肢和躯干的有氧肌力锻炼，为以后患者下床负重活动做好充分准备。术后第4周开始，要求患者在家中进行踝关节主动活动度练习,但应限制中立位以外的跖屈和外翻,在术后 6 周以后才允许有跖屈和内翻动作。

2. 康复第三阶段(6～8 周)

患者在本阶段康复后要重获关节活动度,逐步内翻和跖屈,达到 75% 的功能性活动度,在平地上无辅助状态下恢复正常步态。

1)主动关节活动度练习

(1)背伸踝关节

方法:直腿端坐,保持足垂直于支持面,向上主动背伸踝关节至极限,维持 10 s,然后缓慢回到原位 5 s,每天 15 次。

(2)跖屈踝关节

方法:直腿端坐,保持足垂直于支持面,向下主动屈曲踝关节至极限,维持 10 s,然后缓慢回到原位 5 s,每天 15 次。

(3)外翻踝关节

方法:直腿端坐,保持足垂直于支持面,足向外侧滑动同时踝关节向外翻至极限,维持 10 s,然后缓慢回到原位 5 s,每天 15 次。

(4)内翻踝关节

方法:直腿端坐,保持足垂直于支持面,足向内侧滑动同时踝关节向内翻至极限,维持 10 s,然后缓慢回到原位 5 s,每天 15 次。

2)柔韧性练习

柔韧性练习关系着关节活动幅度的大小,柔韧性的好坏直接影响完成踝关节各种动作的质量和技术水平的提高,柔韧性的提高不仅取决于关节软骨、关节囊、韧带的弹性和伸展性等方面的改变,而且也取决于对抗肌之间的协调性,以及神经系统对肌肉的收缩、放松的调节。柔韧性练习有助于放松腿部肌肉,减轻跟腱和踝关节周围肌肉的张力,改善其生物力学特性,增强踝关节稳定性,进而防止再次损伤。

(1)提踵练习

站在台阶边缘以足趾部支撑提踵,提高到最高位置时暂停一下,然后慢慢降低脚跟,降到台阶以下时用最快速度提踵,提踵的幅度越大越好,然后按照慢下快上的节律练习,并不断地增加下降幅度。

(2)主动和被动牵拉练习

即柔韧性练习,其有助于放松腿部肌肉,减轻跟腱和踝关节周围肌肉的张力,改善其生物力学特性,增强踝关节稳定性,进而防止再次损伤。

腓肠肌和比目鱼肌训练:直腿端坐,对折毛巾套在脚掌踩趾根部,缓慢拉毛巾背曲踝关节,直至腓肠肌上半部分伸展(绷紧)。一旦能站立可尝试手扶墙的伸展训练。将受伤足放在正常足后方,足趾均朝向前。保持足跟不离地,并保持受伤腿始终伸直。缓慢屈曲健腿的膝关节，直至患腿的腓肠肌伸展。练习在伸展位保持 20～30 s。每周练习 7d，每天每项练习重复 10 次 / 组，做 3 组。

3）步态训练

在水槽中或水下踏车上进行水疗，是一种安全有效地改善关节活动度和恢复步态的方法。

4）肌力练习

（1）等长练习

外翻肌、内翻肌、背伸肌和跖屈肌练习，用橡皮筋提供阻力，抵抗阻力牵拉，每组 5～12 次，每次 3 组以上，每日 3～5 次。

（2）等张练习

用脚推挤平铺在地面的毛巾，等张肌力练习在本阶段开始进行，练习要借助橡皮筋、踝部重量块等，患者应在无痛和不出现肿胀的情况下进行可耐受的练习。

5）本体感觉恢复

踝关节是人体下肢的三大关节之一，其稳定性和灵活性是人体完成站立、行走、下蹲、跑跳等动作的基本保障，也是本体感觉与平衡功能的综合反映。通过本体感觉训练可增加踝关节稳定性，降低踝关节发生再损伤的风险，促进踝关节损伤后功能康复。本体感觉的缺失会导致患者容易摔倒并影响姿势控制，因此康复过程应尽早进行本体感觉训练。家庭训练时可制作平板，用平板压于不锈钢小碗上，患者站于平板上，两手抓住两侧门框保护。这样可以增强人体对踝关节的本体感觉，恢复和提高踝关节平衡能力和协调性，巩固和提高踝关节的活动度，强健肌肉和韧带。

3. 康复第四阶段（8～12 周）

患者在本阶段康复后要恢复全范围的关节活动度，在支具保护下可以下床独立活动，在台阶和不平稳平面上恢复正常无痛的步态，维持整个身体的良好状态，并开始功能性往复运动，由慢跑逐渐过渡到快跑练习。

第一，继续关节活动度练习。加强关节背伸和跖屈活动度练习，家庭训练可用一滚筒（在家可用普通水桶即可）来练习。患者取坐位，足蹬滚筒，使滚筒前、后来回滚动，不仅可锻炼患者背伸、跖屈活动度，并可锻炼踝部往复性功能。加强患者内外翻活动度练习：家庭训练可用一滚动平板来练习，患者取坐位，用一平板压于未充足气的篮球上，篮球放于平板中心，患者双足放于平板上，并使篮球与平板接触点位于两足中间，用足蹬平板两侧并来回摇摆，以此锻炼患者内翻及外翻活动度。本阶段增加上下台阶练习，要求下台阶踝关节背伸达到 25°，上台阶踝关节要达到跖屈 20°。第二，继续踝关节柔韧性训练并坚持腓肠肌和比目鱼肌牵伸练习。第三，继续进行踝关节本体感觉训练，可以继续上一阶段平衡板练习，并增加睁眼、闭眼单足站立练习。缓慢地左右或前后摆动身体，努力控制踝关节保持稳定，维持 10 s 或以上，可练习 5 min。也可单足在平衡床上跳跃，努力保持身体平衡。第四，继续进行踝关节肌力训练并重点加强内外翻肌力训练。第五，本阶段开始往复性训练并增加双足跳跃及单足跳跃练习。训练以不引起疼痛或轻微疼痛为宜。

4. 康复第五阶段（12 ~ 16 周）

本阶段的目标是解决残余的活动度问题，使肌力和柔韧性达到正常水平，恢复患者完全的劳动能力和完全的体育活动能力。

进一步加强肌力训练。

强化往复运动能力，开始进行双足跳绳练习，并逐渐过渡到单足跳绳训练。

本阶段加入耐力训练，并从慢跑逐渐过渡到快速跑。

（四）康复过程中的注意事项

预防感染。康复早期，注意保持伤口干洁，两天换药 1 次，术后 14 天拆线，康复活动中，动作轻柔，活动幅度适当，避免伤口张力过大影响伤口愈合及缝合的韧带再次断裂。

重视踝关节本体感觉恢复及关节稳定性练习，避免踝关节反复扭伤。

术后 6 周内要石膏固定保护踝部，避免缝合的韧带再次断裂。

康复过程中每个阶段都不能超过限定的活动范围及应用禁止的活动方式，如术后 8 周内避免过度内翻或跖屈。

第三节　脊柱损伤术后康复

一、系统康复原则

（一）康复目标

住院期间的康复目标：保持脊柱的稳定性，减少对脊髓的压迫，预防呼吸道、尿路感染，压疮及静脉血栓等并发症。

出院后的康复目标：恢复日常生活及工作能力。

（二）康复过程的原则与方法

康复原则：康复锻炼应遵循早期、循序渐进的原则。

康复方法：脊柱损伤术后康复要根据患者的损伤平面及手术方式，与患者家属共同制订锻炼计划，并监督完成，告诉患者康复训练是促进肢体功能恢复的重要措施，需要较长时间，且他人无法替代，以充分调动患者的积极性，使其主动配合护理工作，使患者的功能损害减少到最小，尽早回归社会。

二、术后早期住院康复

（一）术后 1 天以内

生命体征观察：术后应保持脊柱水平，使患者平卧于木板床上，测体温、脉搏、呼吸、血压，每 30 min 一次，注意患者反应，认真检查各管道位置，观察双下肢感觉及运动情况，保证液体或血顺利输入。

注意伤口渗血情况，保持敷料清洁干燥：伤口常规放置一次性输血器做负压引流，期间要保持通畅，防止压迫、脱落，注意观察引流物的颜色、量的变化；倾倒引流物时应钳紧引流管，防止气体和液体倒流，并在恢复引流袋呈负压状态时再与引流管连接。

防压疮：患者回病房先平卧 2 h 后，酌情每 2~4 h 轴型翻身一次；翻身时脊柱要保持平直，勿屈曲，扭转，每次体位改变 90°，避免拖、拉、推，应将患者抬起，翻身后对截瘫患者要取舒适卧位，并用滑石粉按摩受压部位，注意保持床铺清洁、无渣屑皱褶。

防尿路感染：应每天清洁、消毒尿道口 2 次，保持导尿管通畅，注意尿色及尿量的变化。能自行排尿者术后 3 h 排尿后拔除导尿管。

防肺部感染：术后应尽早开始呼吸功能锻炼，鼓励多咳嗽，辅助排痰。

（二）术后 2 天至 1 周

关节保护和训练：适时正确的功能锻炼对保持关节灵活性、促进全身神经肌肉系统的功能恢复有重要作用。术后第 2 天就应立即开始全身各关节的主被动活动，每天 1~2 次，每次 15 min，每一关节在各轴向活动若干次即可，避免关节挛缩。进行被动活动时注意动作轻柔、缓慢、有节奏，活动范围应达到最大生理范围。

腰背肌功能锻炼：对于胸腰椎骨折，术后第 2 天，疼痛减轻后，患者可仰卧在硬板床上，用头部、双肘及足跟撑起全身，使背部尽力腾空，每天练习 4~5 次。

术后 1 周至出院（2 周）进行三点支撑法功能锻炼。1 周后患者将双臂置于胸部，用头部及足跟撑在床上，抬起臀部进行腰背肌功能锻炼。练习中应避免脊柱前屈及旋转。

三、术后居家康复

（一）燕子点水法

2 周后，出院回家，俯卧位抬头挺胸，双臂后伸，使胸部离开床面，两下肢过伸，向上跷起离开床面，呈燕子点水样，保持 1~2 min。每天 2~4 次。

（二）四点或五点支撑法

也就是拱桥法，4 周后，患者用双手及双足撑在床上，全身腾空呈一拱桥状。初期练习时，患者头部可支撑床面，待腿部力量改善后可将头部抬高。

（三）被动和主动站立

对大多数患者来讲，站立是一个更现实的目标，站立能给脊髓损伤患者带来许多好处，包括预防下肢挛缩、减少骨质疏松、刺激循环、减少痉挛、改善肾功能、预防泌尿系统感染及压疮的发生，还可增强食欲。

（四）主动运动

悬吊练功两步法，即利用单杠和门框做攀悬动作及引体向上，时间长短视上肢耐力而定。

参考文献

[1] 戴春宏 . 现代骨科疾病诊治与术后康复 [M]. 北京：科学技术文献出版社，2020.

[2] 胡龙 . 骨科疾病诊断与治疗 [M]. 北京：科学技术文献出版社，2018.

[3] 黄健 . 骨科疾病手术治疗及术后康复 [M]. 长春：吉林科学技术出版社，2014.

[4] 黄瑞鹏 . 现代创伤骨科诊断与治疗 [M]. 长春：吉林科学技术出版社，2015.

[5] 江深河，宋涛，孙华景 . 实用骨科临床检查与诊断技术 [M]. 长春：吉林科学技术出版社，2018.

[6] 李超 . 脊柱手术学操作要点与技巧 [M]. 北京：人民军医出版社，2015.

[7] 李久芬 . 骨骨折术后的分级运动康复研究 [D]. 广州：广州中医药大学，2019.

[8] 刘西纺 . 创伤骨科术后康复策略 [M]. 北京：科学技术文献出版社，2018.

[9] 罗卓荆 . 骨科加速康复手册 [M]. 西安：第四军医大学出版社，2019.

[10] 吕艳杰，李旭，赵娟 . 脊柱结核的 MRI 表现分析 [J]. 中国医疗器械信息，2021，27（11）: 55–56+164.

[11] 毛华晋 . 微创技术在创伤骨科临床治疗中的应用效果探讨 [J]. 中国继续医学教育，2021，13（21）: 119–122.

[12] 邱宏伟 . 实用临床骨科疾病诊断与治疗 [M]. 北京：科学技术文献出版社，2016.

[13] 宋洁富 . 骨科手术技术与临床实践 [M]. 北京：科学技术文献出版社，2019.

[14] 魏星 . 临床创伤骨科诊断及治疗 [M]. 北京：中国科学技术出版社，2013.

[15] 姚勇 . 骨科疾病诊断与治疗 [M]. 天津：天津科学技术出版社，2018.

[16] 叶启彬，匡正达，陈扬，等 . 脊柱外科新进展 [M]. 北京：中国协和医科大学出版社，2019.

[17] 易刚 . 肱二头肌长头肌腱肌腱固定术的解剖学、生物力学研究 [D]. 泸州：西南医科大学，2020.

[18] 尹朱丹 . 关节镜下肩袖修补术后康复锻炼方案的构建 [D]. 南京：南京中医药大学，2021.

[19] 张新潮 . 创伤骨科手术治疗与术后康复 [M]. 北京：科学技术文献出版社，2016.

[20] 张雨 . 踝部骨折术后运动康复的临床研究 [D]. 南昌：南昌大学，2012.

[21] 周玮，潘炜，罗中林 . 现代骨科诊断治疗 [M]. 北京：中医古籍出版社，2013.

[22] 卓晓晖 . 基于骨折病例的植骨材料力学性能研究 [D]. 秦皇岛：燕山大学，2020.

取 $x_0 = 0.5$,计算结果列于表 2.4:

表 2.4　牛顿法算例

k	0	1	2	3
x_k	0.5	0.445042	0.444236	0.444236

所以 $x^* \approx 0.4442$.

2.4.3　大范围收敛性

一般来说,牛顿迭代法对初值的要求较高,需要初值 x_0 足够靠近 x^* 才能保证收敛. 若要保证初值在较大范围内也收敛,还需要对 $f(x)$ 加一些条件. 下面我们不加证明地给出这方面的一个充分条件.

定理 2.6[3]　设函数 $f(x)$ 在区间 $[a,b]$ 上存在二阶连续导数,且满足条件:

(1) $f(a)f(b) < 0$;

(2) 当 $x \in [a,b]$ 时,$f'(x) \neq 0$;

(3) 当 $x \in [a,b]$ 时,$f''(x)$ 保号;

(4) $a - \dfrac{f(a)}{f'(a)} \leqslant b$, $b - \dfrac{f(b)}{f'(b)} \geqslant a$,

则对任意初值 $x_0 \in [a,b]$,由牛顿迭代公式产生的序列 $\{x_k\}$ 二阶收敛到 $f(x) = 0$ 在区间 $[a,b]$ 上的唯一根 x^*.

该定理中,条件(1)和(2)保证了 $f(x) = 0$ 在 $[a,b]$ 上存在唯一根 x^*;条件(3)保证了曲线 $f(x)$ 在 $[a,b]$ 上是上凸曲线或下凸曲线;条件(4)保证了当 $x_k \in [a,b]$ 时有 $x_{k+1} \in [a,b]$. 因而保证迭代过程可一直进行下去.

例 2.10　试给出用牛顿迭代法求平方根 $\sqrt{c}$(其中 $c > 0$)的迭代公式,并用它求 $\sqrt{135.607}$,精确至 7 位有效数字.

解　设 $f(x) = x^2 - c$,则 $f(x) = 0$ 的正根 x^* 就是 $\sqrt{c}$.其牛顿迭代公式为

$$x_{k+1} = x_k - \frac{f(x_k)}{f'(x_k)} = x_k - \frac{x_k^2 - c}{2x_k} = \frac{1}{2}\left(x_k + \frac{c}{x_k}\right), \quad k = 0,1,2,\cdots.$$

$$(2.27)$$

因此对 $c = 135.607$,利用迭代格式(2.27)可以求 $\sqrt{135.607}$.我们取 $x_0 = 12$,计算结果列于表 2.5:

表 2.5　牛顿法求平方根

k	0	1	2	3
x_k	12	11.65029167	11.64504304	11.64504186

因而 $\sqrt{135.607} \approx 11.64504.$

与精确值 $\sqrt{135.607} = 11.64504186$ 相比较,可知牛顿迭代法只需迭代 3 次就能达到精度要求.

下面我们来分析一下迭代格式(2.27)的收敛性. 对任意的正数 $\varepsilon(0 < \varepsilon < \sqrt{c})$, 令 $M(\varepsilon) = \varepsilon - \dfrac{f(\varepsilon)}{f'(\varepsilon)}$,易知 $M = \dfrac{1}{2}\left(\varepsilon + \dfrac{c}{\varepsilon}\right)$. 考虑区间 $[\varepsilon, M]$.

(1) 因为

$$f(\varepsilon) = \varepsilon^2 - c < 0, \quad f(M) = \left[\frac{1}{2}\left(\varepsilon + \frac{c}{\varepsilon}\right)\right]^2 - c > c - c = 0,$$

所以 $f(\varepsilon)f(M) < 0$;

(2) 当 $x \in [\varepsilon, M]$ 时,$f'(x) = 2x > 0$;

(3) 当 $x \in [\varepsilon, M]$ 时,$f''(x) = 2 > 0$;

(4) $\varepsilon - \dfrac{f(\varepsilon)}{f'(\varepsilon)} = M, \ M - \dfrac{f(M)}{f'(M)} = \dfrac{1}{2}\left(M + \dfrac{c}{M}\right) > \sqrt{c} > \varepsilon.$

显然定理 2.6 中的 4 个条件均满足,因此对任意 $x_0 \in [\varepsilon, M(\varepsilon)]$,牛顿迭代格式(2.27)收敛. 又由于 $\lim\limits_{\varepsilon \to 0^+} \varepsilon = 0, \lim\limits_{\varepsilon \to 0^+} M(\varepsilon) = +\infty$,所以对任意的 $x_0 \in (0, +\infty)$, 必有 $\varepsilon > 0$ 使得 $x_0 \in [\varepsilon, M(\varepsilon)]$. 因而对任意初值 $x_0 \in (0, +\infty)$,牛顿迭代格式(2.27)均是收敛的.

我们也可以直接验证牛顿迭代公式(2.27)对任意初值 $x_0 \in (0, +\infty)$ 都是收敛的. 事实上,由式(2.27)可得

$$x_{k+1} - \sqrt{c} = \frac{1}{2x_k}(x_k - \sqrt{c})^2, \quad x_{k+1} + \sqrt{c} = \frac{1}{2x_k}(x_k + \sqrt{c})^2,$$

两式相除得到

$$\frac{x_{k+1} - \sqrt{c}}{x_{k+1} + \sqrt{c}} = \left(\frac{x_k - \sqrt{c}}{x_k + \sqrt{c}}\right)^2, \quad \text{递推可得} \quad \frac{x_k - \sqrt{c}}{x_k + \sqrt{c}} = \left(\frac{x_0 - \sqrt{c}}{x_0 + \sqrt{c}}\right)^{2^k}.$$

令 $r = \dfrac{x_0 - \sqrt{c}}{x_0 + \sqrt{c}}$,于是 $\dfrac{x_k - \sqrt{c}}{x_k + \sqrt{c}} = r^{2^k}$,解得 $x_k - \sqrt{c} = 2\sqrt{c}\,\dfrac{r^{2^k}}{1 - r^{2^k}}.$

对任意 $x_0 \in (0, +\infty)$,总有 $|r| < 1$,所以当 $k \to \infty$ 时 $x_k \to \sqrt{c}$.这说明对任意初值 $x_0 \in (0, +\infty)$,迭代格式(2.27)都是收敛的.

2.4.4 割线法

牛顿迭代法的收敛速度快,但是每迭代一次,除需计算 $f(x_k)$ 的值外,还要计算 $f'(x_k)$ 的值. 如果 $f(x)$ 比较复杂,计算 $f'(x_k)$ 的工作量就可能很大. 为了避免计算导数值,我们用差商来代替导数.

设经过 k 次迭代后,欲求 x_{k+1}.用 $f(x)$ 在 x_k, x_{k-1} 两点的差商

$$\frac{f(x_k) - f(x_{k-1})}{x_k - x_{k-1}}$$

来代替牛顿迭代公式(2.24)中的导数值 $f'(x_k)$,于是我们得到如下迭代公式:

$$x_{k+1} = x_k - \frac{f(x_k)}{f(x_k) - f(x_{k-1})}(x_k - x_{k-1}), \quad k = 1, 2, 3, \cdots. \quad (2.28)$$

这一公式的几何意义是过 $A(x_k, f(x_k)), B(x_{k-1}, f(x_{k-1}))$ 两点作割线 AB,其点斜式方程为

$$y = f(x_k) + \frac{f(x_k) - f(x_{k-1})}{x_k - x_{k-1}}(x - x_k), \quad (2.29)$$

这条割线与 x 轴交点的横坐标就是由迭代公式(2.28)定义的 x_{k+1}(参见图 2.4).因此,称迭代公式(2.28)为**割线公式**.

使用割线公式(2.28)求根 x^* 时,需要提供 2 个初始值 x_0 和 x_1.当 x_0 和 x_1 足够靠近 x^* 时,由割线公式产生的序列是收敛的.对于单根,理论上可以证明其收敛阶为 $\frac{\sqrt{5}+1}{2}$.

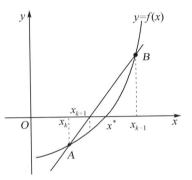

图 2.4　割线法的几何意义

例 2.11　用割线法求方程

$$3x - \sin x - \cos x = 0$$

在 0.5 附近的根,精确至 4 位有效数字.

解　记

$$f(x) = 3x - \sin x - \cos x.$$

取 $x_0 = 0.4, x_1 = 0.6$,割线公式为

$$x_{k+1} = x_k - \frac{f(x_k)}{f(x_k) - f(x_{k-1})}(x_k - x_{k-1}), \quad k = 1, 2, 3, \cdots,$$

计算结果列于表 2.6:

表 2.6　割线法算例

k	x_k	$f(x_k)$
0	0.4	-0.110479
1	0.6	0.410022
2	0.442451	-0.00450770
3	0.444164	-0.00018136
4	0.444236	5.68048×10^{-7}
5	0.444235	

所以 $x^* \approx 0.4442$.

从上例可知,割线法的收敛速度还是很快的. 其收敛速度比牛顿法略慢些,但它避免了求导数,而且每迭代 1 次,只要求 1 次 $f(x)$ 的值,计算工作量比牛顿法少.

2.5 代数方程求根的劈因子法

实系数代数方程除了有实根外,还可能有复根,而实际问题中有时需要我们去求一对共轭复根. 这一节介绍一种既可求复根也可求重根的方法 —— **劈因子法**.

设有 n 次多项式

$$f(x) = a_0 x^n + a_1 x^{n-1} + \cdots + a_{n-1} x + a_n.$$

若能从 $f(x)$ 中分离出一个二次因式

$$w^*(x) = x^2 + u^* x + v^*,$$

使得 $f(x) = w^*(x) p^*(x)$,其中 $p^*(x)$ 是一个 $(n-2)$ 次多项式,因 $w^*(x) = 0$ 是一个二次代数方程,它有复根或重根都十分容易计算,这样就可求得 $f(x)$ 的一对根. 现在的关键是如何求得这个二次因式 $w^*(x)$.

我们的思想方法是给出一个初始的二次式

$$w(x) = x^2 + ux + v,$$

用一种迭代格式,使其逐步逼近精确因式 $w^*(x)$.

用 $w(x)$ 除 $f(x)$,记商为 $p(x)$,因为 $w(x)$ 不一定是精确二次因式,所以一般其余式不为 0. 显然此余式为 x 的一次式 $r = r_0 x + r_1$,即有

$$f(x) = p(x) w(x) + r_0 x + r_1. \tag{2.30}$$

式中,$p(x)$ 是 x 的 $(n-2)$ 次多项式,其系数依赖于 $w(x)$ 中系数 u, v 的值,所以 $p(x)$ 是 u, v 的函数;同理 r_0, r_1 亦是 u, v 的函数,设 $r_0 = r_0(u, v)$,$r_1 = r_1(u, v)$. 如果 $(r_0, r_1) \approx (0, 0)$,则 $w(x)$ 就是满足一定精度要求的二次因式. 一般地,

$$(r_0, r_1) \neq (0, 0).$$

于是要修正 u, v,使 u 成为 $u + \Delta u$,v 成为 $v + \Delta v$,并希望

$$\begin{cases} r_0(u + \Delta u, v + \Delta v) = 0, \\ r_1(u + \Delta u, v + \Delta v) = 0. \end{cases} \tag{2.31}$$

如果能设法求出 $\Delta u, \Delta v$,使式(2.31)成立,则这时求得的二次因式

$$w^*(x) = x^2 + (u + \Delta u) x + (v + \Delta v) = x^2 + u^* x + v^*$$

就是从 $f(x)$ 分离出来的一个二次因式. 于是问题转化为如何求解方程组(2.31).

方程组(2.31)是一个关于 $\Delta u, \Delta v$ 为未知数的非线性方程组. 与解单个方程的牛顿法相同,可以用泰勒展开式使其线性化,然后解线性方程组. 设 $\Delta u, \Delta v$ 很小,把方程组(2.31)中两式分别在 (u, v) 展开,并略去二阶小量得到近似方程组

$$\begin{cases} r_0 + \dfrac{\partial r_0}{\partial u}\Delta u + \dfrac{\partial r_0}{\partial v}\Delta v = 0, \\ r_1 + \dfrac{\partial r_1}{\partial u}\Delta u + \dfrac{\partial r_1}{\partial v}\Delta v = 0. \end{cases} \tag{2.32}$$

解方程组(2.32),即可求得 $\Delta u, \Delta v$. 但该方程组中的系数和常数项各是什么呢?显然,方程组(2.32)中 r_0 和 r_1 由式(2.30)给出,下面求 4 个系数 $\dfrac{\partial r_0}{\partial u}, \dfrac{\partial r_1}{\partial u}, \dfrac{\partial r_0}{\partial v}$ 和 $\dfrac{\partial r_1}{\partial v}$.

将式(2.30)两边对 v 求偏导数,得

$$0 = p(x) + \frac{\partial p(x)}{\partial v}w(x) + \frac{\partial r_0}{\partial v}x + \frac{\partial r_1}{\partial v},$$

移项得

$$-p(x) = \frac{\partial p(x)}{\partial v}w(x) + \frac{\partial r_0}{\partial v}x + \frac{\partial r_1}{\partial v}. \tag{2.33}$$

即用 $w(x)$ 除 $-p(x)$,所得余式的系数为 $\dfrac{\partial r_0}{\partial v}$ 和 $\dfrac{\partial r_1}{\partial v}$.

将式(2.30)两边对 u 求偏导数,得

$$0 = xp(x) + \frac{\partial p(x)}{\partial u}w(x) + \frac{\partial r_0}{\partial u}x + \frac{\partial r_1}{\partial u},$$

移项得

$$-xp(x) = \frac{\partial p(x)}{\partial u}w(x) + \frac{\partial r_0}{\partial u}x + \frac{\partial r_1}{\partial u}. \tag{2.34}$$

即用 $w(x)$ 除 $-xp(x)$,所得余式的系数为 $\dfrac{\partial r_0}{\partial u}$ 和 $\dfrac{\partial r_1}{\partial u}$.

综上所述,只要做 3 次多项式的除法(见式(2.30),(2.33)和(2.34)),就可得到方程组(2.32).当其系数矩阵的行列式

$$\Delta = \begin{vmatrix} \dfrac{\partial r_0}{\partial u} & \dfrac{\partial r_0}{\partial v} \\ \dfrac{\partial r_1}{\partial u} & \dfrac{\partial r_1}{\partial v} \end{vmatrix} \neq 0$$

时,即可解方程组(2.32)得到 $\Delta u, \Delta v$,于是有修正的二次因式

$$w(x) = x^2 + (u + \Delta u)x + (v + \Delta v).$$

如果用此二次式求方程的根,其精度还不满足要求,按照同样的方法,可以继续进行修正,直到所求的根满足精度要求为止.

用上述方法求一对共轭复根(也可以是一对实根)的方法称为**劈因子法**.劈因子法等价于求解方程组的牛顿迭代法,其收敛速度是比较快的.

例 2.12 用劈因子法求方程

$$f(x) = x^4 + x^3 + 5x^2 + 4x + 4 = 0$$

的一对复根.

解　取 $w_0(x) = x^2 + 0.8x + 0.8$ 作为近似的二次因式，求解过程如下：

$$
\begin{array}{r}
1 + 0.2 + 4.04 \\
1 + 0.8 + 0.8 \left|\; 1 \;+\; 1 \;+\; 5 \;+\; 4 \;+\; 4 \right. \\
1 \;+\; 0.8 \;+\; 0.8 \\
\hline
0.2 \;+\; 4.2 \;+ 4 \\
0.2 \;+\; 0.16 + 0.16 \\
\hline
4.04 + 3.84 \;\; + 4 \\
4.04 + 3.232 \;+ 3.232 \\
\hline
(r_0, r_1) \longrightarrow \boxed{0.608 + 0.768}
\end{array}
$$

$$
\begin{array}{r}
-1 + 0.6 \\
1 + 0.8 + 0.8 \left|\; - \;1 \;-\; 0.2 \;-\; 4.04 \;+\; 0 \right. \\
- \;1 \;-\; 0.8 \;-\; 0.8 \\
\hline
\left(\dfrac{\partial r_0}{\partial v}, \dfrac{\partial r_1}{\partial v}\right) \longrightarrow \boxed{0.6 - 3.24} \;+\; 0 \\
0.6 \;+\; 0.48 + 0.48 \\
\hline
\left(\dfrac{\partial r_0}{\partial u}, \dfrac{\partial r_1}{\partial u}\right) \longrightarrow \boxed{-3.72 - 0.48}
\end{array}
$$

把求得的 6 个量代入方程组(2.32)，得

$$
\begin{cases}
0.608 - 3.72\Delta u + 0.6\Delta v = 0, \\
0.768 - 0.48\Delta u - 3.24\Delta v = 0,
\end{cases}
$$

解得 $\Delta u = 0.19697$，$\Delta v = 0.20786$. 故得修正后的二次因式为

$$
\begin{aligned}
w_1(x) &= x^2 + (0.8 + 0.19697)x + 0.8 + 0.20786 \\
&= x^2 + 0.99697x + 1.00786.
\end{aligned}
$$

事实上，$f(x)$ 有一个精确的二次因式为

$$w^*(x) = x^2 + x + 1,$$

两者比较可知迭代效果还是很好的. 求解 $w_1(x) = 0$ 可得一对共轭复根为

$$x_{1,2} = -0.49849 \pm 0.87142i,$$

而求解 $w^*(x) = 0$ 得到的精确解为

$$x_{1,2}^* = -0.5000 \pm 0.8660i.$$

关于代数方程求根问题还有其它方法，需要时可以参考有关教材.

2.6 应用实例:任一平面与螺旋线全部交点的计算

1994 年美国大学生数学建模竞赛试题:帮助一家生物技术公司设计、证明、编程检验一种"实时"算法,即计算处于一般位置(即处于任何地方、任何指向)的平面和螺旋线的全部交点.

本题的难点在于以下两点:

(1) 求出全部交点,这实际上隐含了准确地计算出交点的个数;

(2) 实时地求出来,要求算法快,这在交点很多的情况下似乎很难办到.

2.6.1 数学模型

取螺旋线的轴为 z 轴,x 轴通过螺旋线上一点.这样螺旋线和平面的方程可分别写为

$$\begin{cases} x = r\cos\theta, \\ y = r\sin\theta, \\ z = h\theta, \end{cases} \tag{2.35}$$

$$Ax + By + Cz = D. \tag{2.36}$$

式中,r 为螺旋线的半径;h 为螺距的 $\dfrac{1}{2\pi}$;θ 为向径与 x 轴的夹角;A,B,C,D 为任意实常数(只有 3 个独立),且 $A^2 + B^2 + C^2 \neq 0$.

理论上,将式(2.35)和式(2.36)联立求解即可求出全部交点.但这是包含 4 个未知数 x,y,z 和 θ 的非线性方程组,试图直接构造出快速的求解方法是困难的,所以还应根据具体的问题做进一步简化.

若 $A = 0, B = 0$,此时式(2.36)为

$$Cz = D,$$

即所给平面与 xOy 平面平行.显然此时平面和螺旋线有唯一的交点.易得交点的坐标为 $\left(r\cos\dfrac{D}{Ch}, r\sin\dfrac{D}{Ch}, \dfrac{D}{C} \right)$.

现考虑 $A^2 + B^2 \neq 0$ 的情形.将式(2.35)代入式(2.36)得

$$Ar\cos\theta + Br\sin\theta + Ch\theta = D,$$

或

$$r\sqrt{A^2 + B^2}\,(\cos\theta\cos\psi - \sin\theta\sin\psi) + Ch\theta = D, \tag{2.37}$$

其中

$$\cos\psi = \frac{A}{\sqrt{A^2 + B^2}}, \quad \sin\psi = -\frac{B}{\sqrt{A^2 + B^2}}.$$

令

$$\varphi = \theta + \psi, \quad a = -\frac{Ch}{r\sqrt{A^2 + B^2}}, \quad b = \frac{D + Ch\psi}{r\sqrt{A^2 + B^2}},$$

则式(2.37)变为

$$\cos\varphi = a\varphi + b. \tag{2.38}$$

这样就将求含 4 个未知量的方程组的解简化为求 1 个特殊的非线性方程的解,并且方程(2.38)的解 φ 与方程组(2.35)和(2.36)的解 θ 只相差 1 个已知常数.

方程(2.38)的解为直线 $y = a\varphi + b$ 与余弦曲线 $y = \cos\varphi$ 交点的横坐标.

不妨设 $a \geqslant 0$.否则令 $\tilde{\varphi} = -\varphi$,则 $\cos\tilde{\varphi} = (-a)\tilde{\varphi} + b, -a \geqslant 0$.

若 $a = 0$,则式(2.38)变为

$$\cos\varphi = b. \tag{2.39}$$

当 $|b| > 1$ 时,方程(2.39)无解,即螺旋线和平面没有交点.此时平面(2.36)和螺旋线(2.35)的轴相平行,两者之间的距离大于 r.当 $b = 1$ 时,方程(2.39)有无穷多解: $\varphi = 2k\pi, k \in \mathbf{Z}$.当 $b = -1$ 时,方程(2.39)有无穷多解: $\varphi = (2k+1)\pi, k \in \mathbf{Z}$. 当 $|b| < 1$ 时,式(2.39)有无穷多解:

$$\varphi = 2k\pi \pm \arccos b, \quad k \in \mathbf{Z}. \tag{2.40}$$

下面仅讨论式(2.38)当 $a > 0$ 时解的情况.

2.6.2 关于交点个数的讨论

性质 1 方程(2.38)的根均在区间 $\left[\dfrac{-1-b}{a}, \dfrac{1-b}{a}\right]$ 内,且当 $\cos\dfrac{1-b}{a} = 1$ 时 $\dfrac{1-b}{a}$ 为方程(2.38)的根,当 $\cos\dfrac{1+b}{a} = -1$ 时 $\dfrac{-1-b}{a}$ 为方程(2.38)的根.

证明 若 φ 为方程(2.38)的根,则

$$|a\varphi + b| = |\cos\varphi| \leqslant 1,$$

由此得 $\dfrac{-1-b}{a} \leqslant \varphi \leqslant \dfrac{1-b}{a}$.

记

$$f(\varphi) = a\varphi + b - \cos\varphi.$$

当 $\cos\dfrac{1-b}{a} = 1$ 时, $f\left(\dfrac{1-b}{a}\right) = a\dfrac{1-b}{a} + b - 1 = 0$,故 $\dfrac{1-b}{a}$ 为方程(2.38)的根;

当 $\cos\dfrac{1+b}{a} = -1$ 时, $f\left(\dfrac{-1-b}{a}\right) = a\dfrac{-1-b}{a} + b + 1 = 0$,故 $\dfrac{-1-b}{a}$ 为方程(2.38)的根.

性质 2 (1)当 $a > 1$ 时,方程(2.38)有唯一的单根 $\varphi^* \in \left[\dfrac{-1-b}{a}, \dfrac{1-b}{a}\right]$;

(2) 当 $a=1$ 且 $\sin b \neq 1$ 时,方程(2.38)有唯一的单根 $\varphi^* \in [-1-b, 1-b]$;

(3) 当 $a=1$ 且 $\sin b=1$ 时,方程(2.38)有唯一的三重根 $\varphi^* = -b$.

证明 (1) 记 $f(\varphi) = a\varphi + b - \cos\varphi$,则

$$f'(\varphi) = a + \sin\varphi.$$

因 $f(-\infty) = -\infty, f(+\infty) = +\infty$,且当 $x \in (-\infty, +\infty)$ 时 $f'(\varphi) > 0$,故 $f(\varphi) = 0$ 在 $(-\infty, +\infty)$ 内有唯一的单根 φ^*,又由性质 1 知 $\varphi^* \in \left[\dfrac{-1-b}{a}, \dfrac{1-b}{a}\right]$.

(2) 当 $a=1$ 时,记 $f(\varphi) = \varphi + b - \cos\varphi$,则

$$f'(\varphi) = 1 + \sin\varphi.$$

因 $f(-\infty) = -\infty, f(+\infty) = +\infty$,且当 $x \in (-\infty, +\infty)$ 时 $f'(\varphi) \geqslant 0$,故 $f(\varphi) = 0$ 在 $(-\infty, +\infty)$ 内有唯一根 φ^*,再次根据性质 1 知 $\varphi^* \in [-1-b, 1-b]$.

若 φ^* 是重根,则必有

$$f(\varphi^*) = \varphi^* + b - \cos\varphi^* = 0, \tag{2.41}$$

$$f'(\varphi^*) = 1 + \sin\varphi^* = 0. \tag{2.42}$$

由式(2.42)得

$$\sin\varphi^* = -1, \quad \cos\varphi^* = 0,$$

又由式(2.41)得

$$\varphi^* + b = 0 \quad \text{或} \quad \varphi^* = -b,$$

于是

$$\sin b = \sin(-\varphi^*) = -\sin\varphi^* = 1.$$

因而当 $a=1$ 且 $\sin b \neq 1$ 时,方程(2.38)的根 φ^* 一定是单根.

(3) 当 $a=1$ 且 $\sin b=1$ 时,容易验证 $\varphi^* = -b$ 是方程组

$$\begin{cases} f(\varphi) = \varphi + b - \cos\varphi = 0, \\ f'(\varphi) = 1 + \sin\varphi = 0, \\ f''(\varphi) = \cos\varphi = 0 \end{cases}$$

的根,但

$$f'''(\varphi^*) = -\sin\varphi^* = 1 \neq 0,$$

因而 $\varphi^* = -b$ 是方程(2.38)的三重根.

性质 3 当 $0 < a < 1$ 时,方程(2.38)最多有两个重根,分别为

$$\varphi_1 = (-b + \sqrt{1-a^2})/a, \quad \varphi_2 = (-b - \sqrt{1-a^2})/a,$$

且重数为 2. 若 φ_1 为二重根,则它为最大根;若 φ_2 为二重根,则它为最小根.

证明 记

$$f(\varphi) = a\varphi + b - \cos\varphi,$$

则方程(2.38)有重根 φ^* 的充要条件是 φ^* 满足

$$f(\varphi^*) = a\varphi^* + b - \cos\varphi^* = 0, \quad f'(\varphi^*) = a + \sin\varphi^* = 0.$$

由以上两式得到

$$\sin^2\varphi^* + \cos^2\varphi^* = a^2 + (a\varphi^* + b)^2 = 1,$$

即 φ^* 是一元二次方程

$$a^2\varphi^2 + 2ab\varphi + (a^2 + b^2 - 1) = 0 \qquad (2.43)$$

的根. 根据代数知识, 一元二次方程最多有两个根, 故方程(2.38)最多有两个重根. 容易看出式(2.43)恰有两个根, 分别为

$$\varphi_1 = (-b + \sqrt{1 - a^2})/a, \quad \varphi_2 = (-b - \sqrt{1 - a^2})/a.$$

此外, 方程(2.38)没有重数大于 2 的根. 若 φ^* 是一个重数大于 2 的根, 则 φ^* 必须满足

$$\begin{cases} f(\varphi^*) = a\varphi^* + b - \cos\varphi^* = 0, \\ f'(\varphi^*) = a + \sin\varphi^* = 0, & (2.44) \\ f''(\varphi^*) = \cos\varphi^* = 0. & (2.45) \end{cases}$$

由式(2.45)可知 $\sin\varphi^* = 1$ 或 $\sin\varphi^* = -1$, 再由式(2.44)可知 $|a| = 1$, 这与条件 $0 < a < 1$ 矛盾. 因而方程(2.38)最多有两个重根, 且重数为 2.

下面再证明若是重根, 则它一定是最大根或最小根.

不妨设在切点处, 直线在余弦线的上方与之相切. 因为余弦函数 $\cos\varphi$ 的拐点是 $\cos\varphi = 0$ 的点, 故余弦线在水平轴上方的一个波形是凸函数. 根据凸函数的性质, 余弦线这一波全在切线的下方, 包括这一波的最高点也在切线下方. 也就是说, 余弦函数在 $\varphi = 2k\pi$ 处达到最大值 1, 而直线函数在 $\varphi = 2k\pi$ 处的值大于 1. 由于直线的斜率 $a > 0$, 直线是严格单调上升的, 且当 $\varphi > 2k\pi$ 时直线上各点函数值始终大于 1, 余弦线上各点的函数值始终不超过 1, 因而直线与余弦线不会再有交点, 故切点(的横坐标)即方程(2.38)的重根是方程(2.38)的最大根.

类似可证在切点处, 若直线在余弦线的下方与之相切, 则切点(的横坐标)即方程(2.38)的重根为方程(2.38)的最小根.

性质 4 方程(2.38)的根的个数一定是 $\left[\dfrac{2}{a\pi}\right] - 1, \left[\dfrac{2}{a\pi}\right], \left[\dfrac{2}{a\pi}\right] + 1$ 及 $\left[\dfrac{2}{a\pi}\right] + 2$ 中的一个(不计根的重数), 其中 $[x]$ 是取整函数(即当 $n \leqslant x < n+1$ 时, $[x] = n$).

证明 设

$$\frac{-1-b}{a} = m\pi + \theta\pi, \quad m \text{ 为整数}, \ 0 \leqslant \theta < 1,$$

$$\frac{2}{a} = l\pi + \eta\pi, \quad l \text{ 为整数}, \ 0 \leqslant \eta < 1,$$

则

$$\frac{1-b}{a} = \frac{-1-b}{a} + \frac{2}{a} = (m+l)\pi + (\theta + \eta)\pi.$$

此时区间 $\left[\dfrac{-1-b}{a},\dfrac{1-b}{a}\right]$ 为下列诸区间的并:

$$I_0 = \left[(m+\theta)\pi, (m+1)\pi\right],$$
$$I_1 = \left((m+1)\pi, (m+2)\pi\right],$$
$$I_2 = \left((m+2)\pi, (m+3)\pi\right],$$
$$\vdots$$
$$I_{l-1} = \left((m+l-1)\pi, (m+l)\pi\right],$$
$$I_l = \left((m+l)\pi, (m+l)\pi+(\theta+\eta)\pi\right].$$

根据方程(2.38)的根的个数是直线 $y = a\varphi+b$ 与余弦函数 $y = \cos\varphi$ 交点的个数,可作如下断言:

(1) 当 $0 < \theta < 1, 0 < \eta < 1$ 时,方程(2.38) 在 $I_1, I_2, \cdots, I_{l-1}$ 上各有且仅有 1 个根,在 I_0 上最多有 1 个根,在 I_l 上最多有 2 个根.

(2) 当 $\theta = 0$ 时,若 $m\pi$ 为方程(2.38) 的根,则方程(2.38) 在 I_0 上有 2 个根;若 $m\pi$ 不是式(2.38) 的根,则方程(2.38) 在 I_0 上有且仅有 1 个根. 此时

$$I_l = \left((m+l)\pi, (m+l)\pi+\eta\pi\right].$$

再分两种情况:

① $\eta \neq 0$,方程(2.38) 在 $I_1, I_2, \cdots, I_{l-1}$ 上均有且仅有 1 根,在 I_l 上至多有 1 根.

② $\eta = 0, I_l$ 为单点集 $I_l = \{(m+l)\pi\} \subset I_{l-1}$. 方程(2.38) 在 $I_1, I_2, \cdots, I_{l-2}$ 上分别有且仅有 1 个根. 此时,若 $(m+l)\pi$ 为方程(2.38) 的根,则方程(2.38) 在 I_{l-1} 上有 2 个根;若 $(m+l)\pi$ 不是方程(2.38) 的根,则方程(2.38) 在 I_{l-1} 上有且仅有 1 个根.

综合以上各种情况,方程(2.38) 根的个数为 $l-1, l, l+1, l+2$ 四数之一. 注意到 $l = \left[\dfrac{2}{a\pi}\right]$,即得所要结论.

2.6.3 根的求法

基于上一节的讨论,我们可以求出方程(2.38) 的所有根. 分以下几种情况:

(1) 当 $a > 1$ 时,方程(2.38) 有唯一的根 φ^*. 将方程(2.38) 改写为

$$\varphi = \frac{1}{a}(\cos\varphi - b),$$

记

$$\Phi(\varphi) = \frac{1}{a}(\cos\varphi - b).$$

易知当 $\varphi \in \left[\dfrac{-1-b}{a}, \dfrac{1-b}{a}\right]$ 时,$\Phi(\varphi) \in \left[\dfrac{-1-b}{a}, \dfrac{1-b}{a}\right]$,且 $|\Phi'(\varphi)| \leqslant \dfrac{1}{a} < 1$. 因而取 $\varphi_0 \in \left[\dfrac{-1-b}{a}, \dfrac{1-b}{a}\right]$,利用迭代格式

$$\varphi_{k+1} = \frac{1}{a}(\cos\varphi_k - b), \quad k = 0, 1, 2, \cdots,$$

所得序列 $\{\varphi_k\}$ 均收敛于 φ^*.

（2）当 $a = 1$ 且 $\sin b = 1$ 时，方程（2.38）有唯一的根 $\varphi^* = -b$.

（3）当 $a = 1$ 且 $\sin b \neq 1$ 时，由于

$$f(\varphi) = \varphi - b - \cos\varphi$$

是一个单调上升函数，故可用二分法求出方程（2.38）在区间 $[-1-b, 1-b]$ 内的唯一的根.

（4）当 $0 < a < 1$ 时，先检验 $\varphi_1 = (-b + \sqrt{1-a^2})/a$ 是否为方程（2.38）的二重根，如果是，则 φ_1 是方程（2.38）的最大根；再检验 $\varphi_2 = (-b - \sqrt{1-a^2})/a$ 是否是方程（2.38）的二重根，如果是，则 φ_2 是方程（2.38）的最小根. 除了 φ_1 和 φ_2 之外，方程（2.38）的根全为单根. 下面我们从区间 $\left[\dfrac{-1-b}{a}, \dfrac{1-b}{a}\right]$ 的中点 $-\dfrac{b}{a}$ 出发，分别向左右两个方向依次求出所有的根. 步骤如下：

① 首先找 k，使得

$$k\pi \leqslant -\frac{b}{a} < (k+1)\pi,$$

求出方程（2.38）在 $[k\pi, (k+1)\pi)$ 上的根 $\tilde{\varphi}$.

② 用向右推进的方法求出方程（2.38）所有大于 $\tilde{\varphi}$ 的根. 假设我们已经求出了方程（2.38）在区间 $[(k+m-1)\pi, (k+m)\pi)$ 上的根. 如果 $a(k+m)\pi + b \geqslant 1$，则当 $\varphi > (k+m)\pi$ 时方程（2.38）无根，即已求出了最大根（当 $a(k+m)\pi + b = 1$ 时，$(k+m)\pi$ 即为方程（2.38）的最大根）；如果 $a(k+m)\pi + b < 1$，则继续求方程（2.38）在区间 $[(k+m)\pi, (k+m+1)\pi)$ 上的根.

③ 用向左推进的方法求出方程（2.38）所有小于 $\tilde{\varphi}$ 的根. 假设已经求出了方程（2.38）在区间 $((k-l)\pi, (k-l+1)\pi]$ 上的根. 如果 $a(k-l)\pi + b \leqslant -1$，则当 $\varphi < (k-l)\pi$ 时，方程（2.38）无根，即已求出了最小根（当 $a(k-l)\pi + b = -1$ 时，$(k-l)\pi$ 即为方程（2.38）的最小根）；如果 $a(k-l)\pi + b > -1$，则继续求方程（2.38）在区间 $((k-l-1)\pi, (k-l)\pi]$ 上的根.

牛顿法的收敛速度是二阶的，比二分法快得多，但牛顿法的收敛是有条件的. 依据上述步骤在各个区间上求根时，根据方程（2.38）的特点，可以先用二分法将含根区间缩小一半，则所得含根区间的两个端点处的余弦函数值一个为 0，另一个为 $+1$ 或 -1；然后以连接余弦线上这两个点的弦与直线 $a\varphi + b = 0$ 的交点的横坐标作为初值，用牛顿法求方程（2.38）在该区间上的根.

2.6.4 根的个数趋于无穷时的"实时"求交点方法

上面我们给出了每一个根的求法，求根的计算工作量与根的个数成正比. 但当

根的个数趋于无穷时,想要像上面一样达到"实时"计算是不可能的.

这似乎是一个无法克服的矛盾,但我们发现造成这一现象的原因是 $a \to 0^+$,而当 $a = 0(|b| < 1)$ 时,方程(2.38)的求解并不困难. 如式(2.40)所示,这些无穷多个根可以分成两组:

$$2k\pi + \arccos b, \quad 2k\pi - \arccos b, \quad k \in \mathbf{Z},$$

每一组中相邻两根之间的距离为 2π.

当 $a \to 0^+$ 时,$f(\varphi) = a\varphi + b - \cos\varphi$ 是一个准周期函数. 如果将 $f(\varphi) = 0$ 的根按从小到大的顺序排列,然后按奇数序号及偶数序号将这些根分成两组,则每一组中相邻两个根之间的距离也接近于 2π. 事实上,若 φ^* 为方程(2.38)的根,即

$$f(\varphi^*) = a\varphi^* + b - \cos\varphi^* = 0,$$

则

$$\begin{aligned}
f(\varphi^* + 2\pi) &= a(\varphi^* + 2\pi) + b - \cos(\varphi^* + 2\pi) \\
&= a\varphi^* + b - \cos\varphi^* + 2a\pi \\
&= 2a\pi \approx 0,
\end{aligned}$$

即 $\varphi^* + 2\pi$ 为方程(2.38)的近似根.

工程中对于所求之根是有一定精度要求的,若仅用于实时控制,精度要求相对来说就低一些. 下面给出偶数序号根的求法(奇数序号根的求法类似). 我们先求出其中一个根 φ^*,然后按照准周期的性质得到近似根

$$\varphi^* + 2\pi, \quad \varphi^* + 4\pi, \quad \cdots, \quad \varphi^* + 2m\pi,$$

将 $\varphi^* + 2m\pi$ 用牛顿法进行校正(即取初值 $\varphi^* + 2m\pi$,用牛顿法迭代一两次),得到更加精确的值 $\tilde{\varphi}^*$,并用 $\tilde{\varphi}^*$ 代替 $\varphi^* + 2m\pi$;接着再用准周期的性质得到近似根

$$\tilde{\varphi}^* + 2\pi, \quad \tilde{\varphi}^* + 4\pi, \quad \cdots, \quad \tilde{\varphi}^* + 2m\pi,$$

然后用牛顿法进行校正以改进 $\tilde{\varphi}^* + 2m\pi$,得 $\tilde{\tilde{\varphi}}$. 如此继续.

以上是向右推进计算出所有大于 φ^* 的根. 类似地,可以从 φ^* 出发,向左推进计算出所有小于 φ^* 的根.

上面 m 的选取依赖于精度 ε 及 a 的大小. 当 ε 固定时,如果 a 很小,可取很大的 m(m 反比于 a).

综上所述,我们可以得到如下结论:在根的精度要求一定的情况下,当根的个数较少时,求根的计算工作量与根的个数成正比;当 $a \to 0^+$ 时,求根的计算工作量几乎不变(am 不变). 根的精度要求越高,则计算工作量也越大. 因此在根的精度要求不太高时,用上述求根方法完全可以达到"实时"计算的目的.

小 结

对于非线性方程 $f(x) = 0$ 用数值方法求根时,首先要求出有根区间,而且对于局部收敛的迭代格式,这个区间要尽可能小. 在讨论各种方法的有效性时,主要

考察这些方法的收敛速度和计算工作量.

本章讨论的各种方法,除二分法仅限于求实根外,其它方法只要作适当处理,均可用于求复根.二分法简单直观,特别适合于为局部收敛的迭代公式提供好的初值;牛顿法具有较快的收敛速度,但对初值的选取要求较高;割线法虽然比牛顿法收敛得慢些,但它的计算工作量比牛顿法少,每迭代 1 步,只需计算 1 次 $f(x)$ 的值,特别当 $f'(x)$ 的计算比较复杂时,割线法更能显示出优越性.

对于实系数多项式方程的求根,利用秦九韶法求 $f(x_k)$ 及 $f'(x_k)$,然后用牛顿迭代公式是方便的.对于求 $f(x)=0$ 的共轭复根或二重根,劈因子法是很合适的,只是初始因子选择比较困难,计算量也稍大些.

复 习 思 考 题

1. 什么叫二分法?二分法的优点是什么?如何估计误差?

2. 什么是不动点迭代法?它的收敛条件和误差估计式是什么?

3. 埃特金加速法的处理思想是什么?它具有什么优点?

4. 牛顿迭代格式是什么?它是怎样得出的?割线法与牛顿法各有什么优缺点?

5. 劈因子法的基本思想是什么?它有什么优缺点?

习 题 2

1. 证明命题 2.1.

2. 设函数 $f(x)$ 在 $[a,b]$ 上存在 n 阶连续导数,且在 $[a,b]$ 内有 $(n+1)$ 个互异的零点,证明:$f^{(n)}(x)$ 在 $[a,b]$ 内至少有 1 个零点.

3. 证明方程 $1-x-\sin x=0$ 在 $[0,1]$ 内有且只有 1 个根. 使用二分法求其误差不大于 0.5×10^{-3} 的根需要迭代多少次(不必求根)?

4. 用二分法求方程 $2e^{-x}-\sin x=0$ 在区间 $[0,1]$ 内的根,精确到 3 位有效数字.

5. 分析代数方程 $f(x)=x^3-x-1=0$ 实根的分布情况,并用不动点迭代法求出该方程的全部实根,精确至 3 位有效数字.

6. (1) 试用不动点迭代法的理论证明:对于任意 $x_0\in[0,4]$,由迭代格式
$$x_{k+1}=\sqrt{2+x_k},\quad k=0,1,2,\cdots$$
得到的序列 $\{x_k\}_{k=0}^{\infty}$ 均收敛于同一个数 x^*;

(2) 能否断定对任意 $x_0\in[0,+\infty)$,由上述迭代得到的序列也收敛于 x^*?

7. 已知 x^* 是方程 $f(x)=0$ 在区间 $[a,b]$ 内的根,$x_k\in[a,b]$ 是 x^* 的近似值,且 $m=\min\limits_{a\leqslant x\leqslant b}|f'(x)|\neq0$,求证:$|x_k-x^*|\leqslant\dfrac{|f(x_k)|}{m}$.

8. 设 x^* 是 $\varphi(x)$ 在 $[a,b]$ 内的不动点,且对任意 $x\in[a,b]$ 有 $0\leqslant\varphi'(x)\leqslant1$,试证:对任意 $x\in[a,b]$,有 $\varphi(x)\in[a,b]$.

9. 要求方程 $x^3 - x^2 - 1 = 0$ 在 $x_0 = 1.5$ 附近的根, 现将其改写为如下 4 种不同的等价形式:

$$x = 1 + \frac{1}{x^2}, \quad x = \sqrt[3]{1 + x^2}, \quad x = \sqrt{x^3 - 1}, \quad x = \frac{1}{\sqrt{x - 1}},$$

并构造相应的迭代格式:

$$x_{k+1} = 1 + \frac{1}{x_k^2}, \quad x_{k+1} = \sqrt[3]{1 + x_k^2}, \quad x_{k+1} = \sqrt{x_k^3 - 1}, \quad x_{k+1} = \frac{1}{\sqrt{x_k - 1}}.$$

试分析这些迭代格式的收敛性. 选其中一种收敛速度最快的迭代格式求方程的根, 精确至 4 位有效数字.

10. 设 $f(x) \in C^2[a, b]$, 且 $x^* \in (a, b)$ 是 $f(x) = 0$ 的单根, 证明: 迭代格式

$$x_{k+1} = x_k - \frac{f(x_k)}{f(x_k) - f(x_0)}(x_k - x_0), \quad k = 1, 2, 3, \cdots$$

是局部收敛的.

11. 写出用牛顿迭代法求方程 $x^m - a = 0$ 的根 $\sqrt[m]{a}$ 的迭代公式 (其中 $a > 0$), 并计算 $\sqrt[5]{235.4}$ (精确至 4 位有效数字). 试分析在什么范围内取初值 x_0 可保证牛顿法收敛.

12. 考虑求解方程 $x^2 + 2x - 3 = 0$ 的牛顿迭代格式

$$x_{k+1} = x_k - \frac{x_k^2 + 2x_k - 3}{2x_k + 2}, \quad k = 0, 1, 2, \cdots.$$

证明: 当 $x_0 \in (-\infty, -1)$ 时 $\lim_{k \to +\infty} x_k = -3$, 当 $x_0 \in (-1, +\infty)$ 时 $\lim_{k \to +\infty} x_k = 1$.

(提示: 应用定理 2.6 并参照例 2.10)

13. 用割线法求方程 $x^3 - 2x - 5 = 0$ 在 $x_0 = 2$ 附近的根, 取 $x_0 = 2, x_1 = 2.2$, 计算到 4 位有效数字.

14. 对于复变量 $z = x + iy$ 的复值函数 $f(z)$, 应用牛顿法

$$z_{k+1} = z_k - \frac{f(z_k)}{f'(z_k)}$$

时为避免复数运算, 需分出实部和虚部. 设

$$z_k = x_k + iy_k, \quad f(z_k) = A_k + iB_k, \quad f'(z_k) = C_k + iD_k,$$

证明:

$$x_{k+1} = x_k - \frac{A_k C_k + B_k D_k}{C_k^2 + D_k^2}, \quad y_{k+1} = y_k + \frac{A_k D_k - B_k C_k}{C_k^2 + D_k^2}.$$

15. 用劈因子法求方程

$$f(x) = x^4 - 3x^3 + 20x^2 + 44x + 54 = 0$$

在 $x_0 = 2.5 + 4.5i$ 附近的根.

3 线性方程组数值解法

3.1 问题的提出

求解线性方程组的问题不但在工程技术中常被涉及,而且计算方法的其它分支(如样条插值函数、求解偏微分方程的差分方法及有限元方法等)的研究也往往归结为此类问题,因此这是一个应用相当广泛的课题.

设有线性方程组

$$\begin{cases} a_{11}x_1 + a_{12}x_2 + \cdots + a_{1n}x_n = b_1, \\ a_{21}x_1 + a_{22}x_2 + \cdots + a_{2n}x_n = b_2, \\ \vdots \qquad \vdots \qquad \qquad \vdots \qquad \vdots \\ a_{n1}x_1 + a_{n2}x_2 + \cdots + a_{nn}x_n = b_n, \end{cases} \tag{3.1}$$

其中,a_{ij}, b_i 为已知常数,x_i 为待求的未知量$(i, j = 1, 2, \cdots, n)$. 若记

$$A = \begin{bmatrix} a_{11} & a_{12} & \cdots & a_{1n} \\ a_{21} & a_{22} & \cdots & a_{2n} \\ \vdots & \vdots & & \vdots \\ a_{n1} & a_{n2} & \cdots & a_{nn} \end{bmatrix}, \quad x = \begin{bmatrix} x_1 \\ x_2 \\ \vdots \\ x_n \end{bmatrix}, \quad b = \begin{bmatrix} b_1 \\ b_2 \\ \vdots \\ b_n \end{bmatrix},$$

则式(3.1)可写成矩阵形式 $Ax = b$.

有时也把式(3.1)写成增广矩阵的形式,即

$$\bar{A} = (A \, b) = \begin{bmatrix} a_{11} & a_{12} & \cdots & a_{1n} & b_1 \\ a_{21} & a_{22} & \cdots & a_{2n} & b_2 \\ \vdots & \vdots & & \vdots & \vdots \\ a_{n1} & a_{n2} & \cdots & a_{nn} & b_n \end{bmatrix}. \tag{3.2}$$

方程组(3.1)的第 i 个方程对应于增广矩阵式(3.2)的第 i 行.

在线性代数课程里我们已经知道:如果矩阵 A 是非奇异的,即 $\det(A) \neq 0$,则方程组(3.1)有唯一解,并且可用克莱姆(Cramer)法则将解表示出来,即

$$x_i = \frac{D_i}{D}, \quad i = 1, 2, \cdots, n.$$

其中,x_i 为解向量 x 的第 i 个分量;$D = \det(A)$;D_i 是用 b 代替 A 的第 i 列后所得矩阵的行列式. 本章始终假设 A 为实的非奇异矩阵.

克莱姆法则虽是解方程组的一种直接方法,但计算量是很大的. 对于一个 n 阶方程组,需要计算$(n+1)$个 n 阶行列式,而一个 n 阶行列式采用展成代数余子式之

和的方法来计算,需做 $n!$ 次乘法,因此共需做 $(n+1)!$ 次乘法运算. 如果 $n=20$,则 $(n+1)! \approx 5.109 \times 10^{19}$. 这个工作量在每秒可作千万亿次运算的计算机上完成也需要 14.2 小时. 因而此方法是不实用的,必须研究其它数值方法.

关于线性代数方程组的解法一般分为两类. 一类是直接法,就是在没有舍入误差的情况下通过有限步四则运算求得方程组准确解的方法. 由于实际计算中舍入误差是客观存在的,因而使用此类方法其实只能得到近似解. 目前较实用的直接法是古老的高斯消去法的变形,即主元素消去法及矩阵的三角分解法,它们都是目前计算机上常用的有效方法.

另一类是迭代法,就是先给出一个解的初始近似值,然后按一定的法则逐步求出解的各个更准确的近似值,也即是用某种极限过程逐步逼近准确解的方法. 目前常用的迭代法有雅可比迭代法、高斯-赛德尔迭代法以及逐次超松弛法和梯度法. 由于课时限制,在此只介绍前两种方法.

对于中等规模的 n 阶($n < 100$)线性方程组,由于直接法的准确性和可靠性,成为经常被选用的方法;对于较高阶的方程组,特别是对某些偏微分方程离散化后得到的大型稀疏方程组,由于直接法的计算代价较高,使得迭代法更具竞争力.

3.2 高斯消去法

3.2.1 三角方程组的解法

形如

$$\begin{cases} u_{11}x_1 + u_{12}x_2 + u_{13}x_3 + \cdots + u_{1n}x_n = y_1, \\ \quad u_{22}x_2 + u_{23}x_3 + \cdots + u_{2n}x_n = y_2, \\ \quad\quad \ddots \quad\quad\quad\quad\quad \vdots \\ \quad\quad\quad u_{n-1,n-1}x_{n-1} + u_{n-1,n}x_n = y_{n-1}, \\ \quad\quad\quad\quad\quad\quad\quad u_{nn}x_n = y_n \end{cases} \tag{3.3}$$

的方程组称为上三角方程组,写成矩阵形式为 $Ux = y$,其中

$$U = \begin{bmatrix} u_{11} & u_{12} & \cdots & u_{1,n-1} & u_{1n} \\ & u_{22} & \cdots & u_{2,n-1} & u_{2n} \\ & & \ddots & \vdots & \vdots \\ & & & u_{n-1,n-1} & u_{n-1,n} \\ & & & & u_{nn} \end{bmatrix}$$

称为上三角矩阵.

如果 $\det(U) \neq 0$,即 $u_{ii} \neq 0 (i=1,2,\cdots,n)$,则方程组(3.3)有唯一解. 从方程组(3.3)的最后一个方程,得到 $x_n = y_n/u_{nn}$;将其代入到方程组(3.3)的倒数第二

个方程,得到

$$x_{n-1} = (y_{n-1} - u_{n-1,n}x_n)/u_{n-1,n-1}.$$

一般地,设已求得 $x_n, x_{n-1}, \cdots, x_{i+1}$,则由方程组(3.3)的第 i 个方程,可得

$$x_i = \left(y_i - \sum_{j=i+1}^{n} u_{ij}x_j\right)/u_{ii}, \quad i = n-1, n-2, \cdots, 1.$$

上述求解方程组(3.3)的过程称为**回代过程**. 所需乘除法运算次数为

$$M_1 = \sum_{i=1}^{n}(n-i+1) = \frac{n(n+1)}{2},$$

加减法运算次数为

$$S_1 = \sum_{i=1}^{n}(n-i) = \frac{n(n-1)}{2},$$

3.2.2 高斯消去法

上三角方程组的求解方法很简单. 因此,对于一般的方程组(3.1),若能通过同解变换将其化为上三角方程组(3.3)这种特殊形式,则求解方程组(3.1)的问题也就自然解决了. 以下介绍的高斯(Gauss)消去法就实现了这一想法. 高斯消去法在线性代数课程中已学习过,这里再次提及是想在此基础上对该法做些改进.

为了表达高斯消去法的一般计算过程,记原线性方程组(3.1)或式(3.2)为

$$\bar{\boldsymbol{A}}^{(0)} = \begin{bmatrix} a_{11}^{(0)} & a_{12}^{(0)} & \cdots & a_{1n}^{(0)} & a_{1,n+1}^{(0)} \\ a_{21}^{(0)} & a_{22}^{(0)} & \cdots & a_{2n}^{(0)} & a_{2,n+1}^{(0)} \\ \vdots & \vdots & & \vdots & \vdots \\ a_{n1}^{(0)} & a_{n2}^{(0)} & \cdots & a_{nn}^{(0)} & a_{n,n+1}^{(0)} \end{bmatrix}, \tag{3.4}$$

其中

$$a_{ij}^{(0)} = a_{ij}, \quad a_{i,n+1}^{(0)} = b_i, \quad 1 \leqslant i, j \leqslant n.$$

第 1 步消元:设 $a_{11}^{(0)} \neq 0$(如果 $a_{11}^{(0)} = 0$,则第 1 列中一定有一个不为零的元素,将该元素所在行与第 1 行相交换),利用 $a_{11}^{(0)}$ 将 $\bar{\boldsymbol{A}}^{(0)}$ 第 1 列对角线以下的元素消为零,即将 $\bar{\boldsymbol{A}}^{(0)}$ 的第 1 行乘以 $-l_{i1}(l_{i1} = a_{i1}^{(0)}/a_{11}^{(0)})$,加到第 i 行上去($i = 2, 3, \cdots, n$),得到式(3.4)的同解方程组

$$\bar{\boldsymbol{A}}^{(0)} \xrightarrow[\substack{r_2 + (-l_{21})r_1 \\ r_3 + (-l_{31})r_1 \\ \vdots \\ r_n + (-l_{n1})r_1}]{} \begin{bmatrix} a_{11}^{(0)} & a_{12}^{(0)} & \cdots & a_{1n}^{(0)} & a_{1,n+1}^{(0)} \\ 0 & a_{22}^{(1)} & \cdots & a_{2n}^{(1)} & a_{2,n+1}^{(1)} \\ 0 & a_{32}^{(1)} & \cdots & a_{3n}^{(1)} & a_{3,n+1}^{(1)} \\ \vdots & \vdots & & \vdots & \vdots \\ 0 & a_{n2}^{(1)} & \cdots & a_{nn}^{(1)} & a_{n,n+1}^{(1)} \end{bmatrix} \equiv \bar{\boldsymbol{A}}^{(1)},$$

其中

$$a_{ij}^{(1)} = a_{ij}^{(0)} - l_{i1}a_{1j}^{(0)}, \quad 2 \leqslant i \leqslant n, 2 \leqslant j \leqslant n+1; \tag{3.5}$$

符号 $r_i + (-l_{i1})r_1$ 表示对 $\overline{\boldsymbol{A}}^{(0)}$ 的第 i 行进行变换,将第 1 行的 $(-l_{i1})$ 倍加到该行.

一般地,设已对式 (3.4) 作了 $(k-1)$ 步消元,得到式 (3.4) 的同解方程组为

$$\overline{\boldsymbol{A}}^{(k-1)} = \begin{bmatrix} a_{11}^{(0)} & a_{12}^{(0)} & \cdots & a_{1,k-1}^{(0)} & a_{1k}^{(0)} & \cdots & a_{1n}^{(0)} & a_{1,n+1}^{(0)} \\ 0 & a_{22}^{(1)} & \cdots & a_{2,k-1}^{(1)} & a_{2k}^{(1)} & \cdots & a_{2n}^{(1)} & a_{2,n+1}^{(1)} \\ \vdots & & & \vdots & \vdots & & \vdots & \vdots \\ 0 & 0 & \cdots & a_{k-1,k-1}^{(k-2)} & a_{k-1,k}^{(k-2)} & \cdots & a_{k-1,n}^{(k-2)} & a_{k-1,n+1}^{(k-2)} \\ 0 & 0 & \cdots & 0 & a_{kk}^{(k-1)} & \cdots & a_{kn}^{(k-1)} & a_{k,n+1}^{(k-1)} \\ 0 & 0 & \cdots & 0 & a_{k+1,k}^{(k-1)} & \cdots & a_{k+1,n}^{(k-1)} & a_{k+1,n+1}^{(k-1)} \\ \vdots & \vdots & & \vdots & \vdots & & \vdots & \vdots \\ 0 & 0 & \cdots & 0 & a_{nk}^{(k-1)} & \cdots & a_{nn}^{(k-1)} & a_{n,n+1}^{(k-1)} \end{bmatrix}.$$

第 k 步消元:设 $a_{kk}^{(k-1)} \neq 0$(若 $a_{kk}^{(k-1)} = 0$,则第 k 列 $a_{kk}^{(k-1)}$ 下方元素中至少有一个元素不为 0,将该元素所在行与第 k 行相交换),利用 $a_{kk}^{(k-1)}$,将 $\overline{\boldsymbol{A}}^{(k-1)}$ 的第 k 列对角线以下的元素消为零,即将 $\overline{\boldsymbol{A}}^{(k-1)}$ 的第 k 行乘以 $-l_{ik}$ $(l_{ik} = a_{ik}^{(k-1)}/a_{kk}^{(k-1)})$,加到第 i 行上去 $(i = k+1, k+2, \cdots, n)$,得到式 (3.4) 的同解方程组

$$\overline{\boldsymbol{A}}^{(k-1)} \xrightarrow[\substack{r_{k+1}+(-l_{k+1,k})r_k \\ r_{k+2}+(-l_{k+2,k})r_k \\ \vdots \\ r_n+(-l_{nk})r_k}]{} \begin{bmatrix} a_{11}^{(0)} & a_{12}^{(0)} & \cdots & a_{1k}^{(0)} & a_{1,k+1}^{(0)} & \cdots & a_{1n}^{(0)} & a_{1,n+1}^{(0)} \\ 0 & a_{22}^{(1)} & \cdots & a_{2k}^{(1)} & a_{2,k+1}^{(1)} & \cdots & a_{2n}^{(1)} & a_{2,n+1}^{(1)} \\ \vdots & & & \vdots & \vdots & & \vdots & \vdots \\ 0 & 0 & \cdots & a_{kk}^{(k-1)} & a_{k,k+1}^{(k-1)} & \cdots & a_{kn}^{(k-1)} & a_{k,n+1}^{(k-1)} \\ 0 & 0 & \cdots & 0 & a_{k+1,k+1}^{(k)} & \cdots & a_{k+1,n}^{(k)} & a_{k+1,n+1}^{(k)} \\ 0 & 0 & \cdots & 0 & a_{k+2,k+1}^{(k)} & \cdots & a_{k+2,n}^{(k)} & a_{k+2,n+1}^{(k)} \\ \vdots & \vdots & & \vdots & \vdots & & \vdots & \vdots \\ 0 & 0 & \cdots & 0 & a_{n,k+1}^{(k)} & \cdots & a_{n,n}^{(k)} & a_{n,n+1}^{(k)} \end{bmatrix}$$

$$\equiv \overline{\boldsymbol{A}}^{(k)},$$

其中

$$a_{ij}^{(k)} = a_{ij}^{(k-1)} - l_{ik}a_{kj}^{(k-1)}, \quad k+1 \leqslant i \leqslant n, \ k+1 \leqslant j \leqslant n+1. \qquad (3.6)$$

通常称 l_{ik} 为消元因子,称 $a_{kk}^{(k-1)}$ 为主元.

上述作法直至第 $(n-1)$ 步做完,得到式 (3.4) 的同解方程组

$$\overline{\boldsymbol{A}}^{(n-1)} = \begin{bmatrix} a_{11}^{(0)} & a_{12}^{(0)} & \cdots & a_{1,n-1}^{(0)} & a_{1n}^{(0)} & a_{1,n+1}^{(0)} \\ & a_{22}^{(1)} & \cdots & a_{2,n-1}^{(1)} & a_{2n}^{(1)} & a_{2,n+1}^{(1)} \\ & & \ddots & \vdots & \vdots & \vdots \\ & & & a_{n-1,n-1}^{(n-2)} & a_{n-1,n}^{(n-2)} & a_{n-1,n+1}^{(n-2)} \\ & & & & a_{nn}^{(n-1)} & a_{n,n+1}^{(n-1)} \end{bmatrix}. \qquad (3.7)$$

若记

$$U = \begin{bmatrix} a_{11}^{(0)} & a_{12}^{(0)} & \cdots & a_{1n}^{(0)} \\ & a_{22}^{(1)} & \cdots & a_{2n}^{(1)} \\ & & \ddots & \vdots \\ & & & a_{nn}^{(n-1)} \end{bmatrix}, \quad y = \begin{bmatrix} a_{1,n+1}^{(0)} \\ a_{2,n+1}^{(1)} \\ \vdots \\ a_{n,n+1}^{(n-1)} \end{bmatrix},$$

则式 (3.7) 可写为

$$Ux = y,$$

再由第 3.2.1 节介绍的回代过程即可求得 x.

由式 (3.4) 约化为式 (3.7) 的过程称为高斯消去法的**消元过程**.

由式 (3.5) 和式 (3.6) 可知: 第 k 步消元所需乘除法的运算次数为

$$(n-k)^2 + 2(n-k) = (n-k+2)(n-k),$$

加减法的运算次数为

$$(n+1-k)(n-k) = (n-k+1)(n-k).$$

因而消元过程总运算量: 乘除法次数为

$$M_2 = \sum_{k=1}^{n-1}(n-k+2)(n-k) = \sum_{k=1}^{n-1}(n-k)^2 + 2\sum_{k=1}^{n-1}(n-k)$$

$$= \frac{(n-1)n(2n-1)}{6} + 2\frac{(n-1)n}{2} = \frac{n^3}{3} + \frac{n^2}{2} - \frac{5n}{6},$$

加减法次数为

$$S_2 = \sum_{k=1}^{n-1}(n-k+1)(n-k) = \sum_{k=1}^{n-1}(n-k)^2 + \sum_{k=1}^{n-1}(n-k)$$

$$= \frac{(n-1)n(2n-1)}{6} + \frac{(n-1)n}{2} = \frac{n^3}{3} - \frac{n}{3}.$$

高斯消去法分为消元和回代两个过程, 于是高斯消去法的总运算量: 乘除法次数为

$$M = M_1 + M_2 = \frac{n^3}{3} + n^2 - \frac{n}{3},$$

加减法次数为

$$S = S_1 + S_2 = \frac{n^3}{3} + \frac{n^2}{2} - \frac{5n}{6}.$$

由于在计算机运算中, 做一次乘除法运算所花费的时间大大超过做一次加减法运算所需的时间, 因此估计某个方法的运算量时, 往往只需估计乘除法运算次数. 高斯消去法的乘除法运算量为 $\left(\frac{n^3}{3} + n^2 - \frac{n}{3}\right)$ 次, 又当 n 很大时有 $n^{p+1} \gg n^p$, 故往往略去 n 的低次幂项, 这样高斯消去法的运算量为 $\frac{n^3}{3}$ 数量级.

取 $n = 20$, 通过计算可知高斯消去法需做 3060 次乘除法运算, 而克莱姆法则需做 5.109×10^{19} 次乘法运算. 相比之下, 高斯消去法的运算量小得多.

在实际问题中经常遇到两类线性方程组,一类其系数矩阵是严格对角占优的,另一类其系数矩阵是对称正定的.

定义 3.1 设

$$A = \begin{bmatrix} a_{11} & a_{12} & \cdots & a_{1n} \\ a_{21} & a_{22} & \cdots & a_{2n} \\ \vdots & \vdots & \ddots & \vdots \\ a_{n1} & a_{n2} & \cdots & a_{nn} \end{bmatrix} \in \mathbf{R}^{n \times n}.$$

如果

$$| a_{ii} | > \sum_{\substack{j=1 \\ j \neq i}}^{n} | a_{ij} |, \quad i = 1, 2, \cdots, n,$$

则称 A 为按行严格对角占优矩阵;如果

$$| a_{jj} | > \sum_{\substack{i=1 \\ i \neq j}}^{n} | a_{ij} |, \quad j = 1, 2, \cdots, n,$$

则称 A 为按列严格对角占优矩阵.

定义 3.2 设

$$A = \begin{bmatrix} a_{11} & a_{12} & \cdots & a_{1n} \\ a_{21} & a_{22} & \cdots & a_{2n} \\ \vdots & \vdots & \ddots & \vdots \\ a_{n1} & a_{n2} & \cdots & a_{nn} \end{bmatrix} \in \mathbf{R}^{n \times n}.$$

如果

$$a_{ij} = a_{ji}, \quad 1 \leqslant i, j \leqslant n,$$

且对任意 $x \in \mathbf{R}^n, x \neq 0$,有$(x, Ax) > 0$,则称 A 是对称正定的.

高斯消去法得以顺利进行的条件是 $a_{kk}^{(k-1)} \neq 0 (k=1,2,\cdots,n-1)$. 需要指出的是,当线性方程组的系数矩阵是按行(或按列)严格对角占优矩阵或对称正定矩阵时,在进行高斯消元过程中总能保证 $a_{kk}^{(k-1)} \neq 0 (k=1,2,\cdots,n)$,因此可直接使用高斯消去法求解.

例 3.1 用高斯消去法解线性方程组

$$\begin{bmatrix} 2 & 2 & -1 \\ 1 & -1 & 0 \\ 4 & -2 & -1 \end{bmatrix} \begin{bmatrix} x_1 \\ x_2 \\ x_3 \end{bmatrix} = \begin{bmatrix} -4 \\ 0 \\ -6 \end{bmatrix}.$$

解 因为

$$\begin{bmatrix} 2 & 2 & -1 & -4 \\ 1 & -1 & 0 & 0 \\ 4 & -2 & -1 & -6 \end{bmatrix} \xrightarrow[r_3 + (-2)r_1]{r_2 + (-\frac{1}{2})r_1} \begin{bmatrix} 2 & 2 & -1 & -4 \\ 0 & -2 & \frac{1}{2} & 2 \\ 0 & -6 & 1 & 2 \end{bmatrix}$$

$$\xrightarrow{r_3+(-3)r_2} \begin{bmatrix} 2 & 2 & -1 & -4 \\ 0 & -2 & \dfrac{1}{2} & 2 \\ 0 & 0 & -\dfrac{1}{2} & -4 \end{bmatrix},$$

从而得到同解的三角方程组为

$$\begin{cases} 2x_1 + 2x_2 - x_3 = -4, \\ \quad -2x_2 + \dfrac{1}{2}x_3 = 2, \\ \qquad\qquad -\dfrac{1}{2}x_3 = -4, \end{cases}$$

通过回代过程解得 $x_3 = 8, x_2 = 1, x_1 = 1$.

3.2.3 追赶法

在样条函数的计算、微分方程数值求解中常遇到如下形式的线性方程组:

$$\begin{bmatrix} b_1 & c_1 & & & & \\ a_2 & b_2 & c_2 & & & \\ & a_3 & b_3 & c_3 & & \\ & & \ddots & \ddots & \ddots & \\ & & & a_{n-1} & b_{n-1} & c_{n-1} \\ & & & & a_n & b_n \end{bmatrix} \begin{bmatrix} x_1 \\ x_2 \\ x_3 \\ \vdots \\ x_{n-1} \\ x_n \end{bmatrix} = \begin{bmatrix} d_1 \\ d_2 \\ d_3 \\ \vdots \\ d_{n-1} \\ d_n \end{bmatrix}, \tag{3.8}$$

其系数矩阵是三对角的,且其元素满足:

① $|b_1| > |c_1| > 0$;

② $|b_i| \geqslant |a_i| + |c_i|$ 且 $a_i c_i \neq 0, i = 2,3,\cdots,n-1$;

③ $|b_n| > |a_n| > 0$.

利用方程组(3.8)的特点,应用高斯消去法求解时,每步消元只需消去一个元素. 其消元过程为

$$\begin{cases} \beta_1 = b_1, \ y_1 = d_1, \\ l_i = \dfrac{a_i}{\beta_{i-1}}, \ \beta_i = b_i - l_i c_{i-1}, \ y_i = d_i - l_i y_{i-1}, \quad i = 2,3,\cdots,n, \end{cases} \tag{3.9}$$

得到同解的三角方程组为

$$\begin{bmatrix} \beta_1 & c_1 & & & & y_1 \\ & \beta_2 & c_2 & & & y_2 \\ & & \ddots & \ddots & & \vdots \\ & & & \beta_{n-1} & c_{n-1} & y_{n-1} \\ & & & & \beta_n & y_n \end{bmatrix},$$

回代过程为

$$\begin{cases} x_n = y_n/\beta_n, \\ x_i = (y_i - c_i x_{i+1})/\beta_i, \quad i = n-1, n-2, \cdots, 1. \end{cases} \tag{3.10}$$

这种把三对角方程组(3.8)的解用递推公式(3.9)和(3.10)表示出来的方法,被形象化地叫作**追赶法**. 因为式(3.9)是关于下标 i 由小到大的递推公式,所以被称为追的过程;而式(3.10)是关于下标 i 从大到小的递推公式,所以被称为赶的过程.

用追赶法解方程组(3.8)仅需 $(5n-4)$ 次的乘除法运算和 $(3n-3)$ 次的加减法运算. 在用计算机计算时只需用 4 个一维数组存贮 $a_i, b_i, c_i, d_i (i = 1, 2, \cdots, n)$. 按公式(3.9)顺序计算 l_i, β_i, y_i,并将 l_i, β_i, y_i 分别存放在 a_i, b_i, d_i 所占用的存贮单元里;最后按公式(3.10)计算出的 x_i 存放在 y_i 所占用的存贮单元里.

3.2.4　列主元高斯消去法

前面已指出高斯消去法必须在条件 $a_{kk}^{(k-1)} \neq 0 (k = 1, 2, \cdots, n-1)$ 下才能进行. 现在还需指出的是,即使 $a_{kk}^{(k-1)} \neq 0$,但当 $|a_{kk}^{(k-1)}|$ 和 $|a_{ik}^{(k-1)}| (k+1 \leqslant i \leqslant n)$ 相比很小时也是不适用的. 因为在第 k 步消元时,需将 $\overline{A}^{(k-1)}$ 的第 k 行乘以 $(-l_{ik})$ 倍加到第 i 行,如果第 k 行的元素 $(a_{k,k+1}^{(k-1)}, a_{k,k+2}^{(k-1)}, \cdots, a_{k,n+1}^{(k-1)})$ 有误差 $(\varepsilon_{k+1}, \varepsilon_{k+2}, \cdots, \varepsilon_{n+1})$,则该误差将放大 $(-l_{ik})$ 倍传到 $\overline{A}^{(k)}$ 的第 i 行. 消元因子 $l_{ik} = a_{ik}^{(k-1)}/a_{kk}^{(k-1)}$ 的绝对值很大,由此将带来舍入误差的严重增长.

解决这个问题的方法之一是选列主元. 设已作 $(k-1)$ 步消元得到

$$\overline{A}^{(k-1)} = \begin{bmatrix} a_{11}^{(0)} & a_{12}^{(0)} & \cdots & a_{1k}^{(0)} & \cdots & a_{1n}^{(0)} & a_{1,n+1}^{(0)} \\ & a_{22}^{(1)} & \cdots & a_{2k}^{(1)} & \cdots & a_{2n}^{(1)} & a_{2,n+1}^{(1)} \\ & & \ddots & \vdots & & \vdots & \vdots \\ & & & a_{kk}^{(k-1)} & \cdots & a_{kn}^{(k-1)} & a_{k,n+1}^{(k-1)} \\ & & & a_{k+1,k}^{(k-1)} & \cdots & a_{k+1,n}^{(k-1)} & a_{k+1,n+1}^{(k-1)} \\ & & & \vdots & & \vdots & \vdots \\ & & & a_{nk}^{(k-1)} & \cdots & a_{nn}^{(k-1)} & a_{n,n+1}^{(k-1)} \end{bmatrix}.$$

在进行第 k 步消元之前,先选出第 k 列对角线及以下元素中绝对值最大者[①],即确定 t,使得

$$|a_{t,k}^{(k-1)}| = \max_{k \leqslant i \leqslant n} |a_{ik}^{(k-1)}|.$$

如果 $t > k$,将 $\overline{A}^{(k-1)}$ 的第 t 行和第 k 行互相交换$(r_t \leftrightarrow r_k)$,则元素 $a_{tk}^{(k-1)}$ 成为新的主对角元 $a_{kk}^{(k-1)}$,其余元素也均以交换后的位置来表示,即

[①]如果有几个元素同为绝对值最大者,约定取第 1 次出现的那个绝对值最大者.

$$\overline{A}^{(k-1)} \xrightarrow{r_t \leftrightarrow r_k} \begin{bmatrix} a_{11}^{(0)} & a_{12}^{(0)} & \cdots & a_{1k}^{(0)} & \cdots & a_{1n}^{(0)} & a_{1,n+1}^{(0)} \\ & a_{22}^{(1)} & \cdots & a_{2k}^{(1)} & \cdots & a_{2n}^{(1)} & a_{2,n+1}^{(1)} \\ & & \ddots & \vdots & & \vdots & \vdots \\ & & & a_{kk}^{(k-1)} & \cdots & a_{kn}^{(k-1)} & a_{k,n+1}^{(k-1)} \\ & & & a_{k+1,k}^{(k-1)} & \cdots & a_{k+1,n}^{(k-1)} & a_{k+1,n}^{(k-1)} \\ & & & \vdots & & \vdots & \vdots \\ & & & a_{nk}^{(k-1)} & \cdots & a_{nn}^{(k-1)} & a_{n,n+1}^{(k-1)} \end{bmatrix}.$$

然后按高斯消去法进行第 k 步消元. 这种方法称为**列主元高斯消去法**. 此时消元因子

$$|l_{ik}| = \left| \frac{a_{ik}^{(k-1)}}{a_{kk}^{(k-1)}} \right| \leqslant 1, \quad i = k+1, k+2, \cdots, n,$$

一般能保证舍入误差不扩散, 因此这个方法基本上是稳定的.

例 3.2 用列主元高斯消去法解线性方程组

$$\begin{bmatrix} 2 & 2 & -1 \\ 1 & -1 & 0 \\ 4 & -2 & -1 \end{bmatrix} \begin{bmatrix} x_1 \\ x_2 \\ x_3 \end{bmatrix} = \begin{bmatrix} -4 \\ 0 \\ -6 \end{bmatrix}.$$

解 因为

$$\begin{bmatrix} 2 & 2 & -1 & -4 \\ 1 & -1 & 0 & 0 \\ 4 & -2 & -1 & -6 \end{bmatrix} \xrightarrow{r_1 \leftrightarrow r_3} \begin{bmatrix} 4 & -2 & -1 & -6 \\ 1 & -1 & 0 & 0 \\ 2 & 2 & -1 & -4 \end{bmatrix}$$

$$\xrightarrow[r_3 - \frac{1}{2}r_1]{r_2 - \frac{1}{4}r_1} \begin{bmatrix} 4 & -2 & -1 & -6 \\ 0 & -\frac{1}{2} & \frac{1}{4} & \frac{3}{2} \\ 0 & 3 & -\frac{1}{2} & -1 \end{bmatrix} \xrightarrow{r_2 \leftrightarrow r_3} \begin{bmatrix} 4 & -2 & -1 & -6 \\ 0 & 3 & -\frac{1}{2} & -1 \\ 0 & -\frac{1}{2} & \frac{1}{4} & \frac{3}{2} \end{bmatrix}$$

$$\xrightarrow{r_3 + \frac{1}{6}r_2} \begin{bmatrix} 4 & -2 & -1 & -6 \\ 0 & 3 & -\frac{1}{2} & -1 \\ 0 & 0 & \frac{1}{6} & \frac{4}{3} \end{bmatrix},$$

得到同解三角方程组为

$$\begin{cases} 4x_1 - 2x_2 - x_3 = -6, \\ 3x_2 - \frac{1}{2}x_3 = -1, \\ \frac{1}{6}x_3 = \frac{4}{3}, \end{cases}$$

通过回代过程易得 $x_3 = 8, x_2 = 1, x_1 = 1$.

同样需要指出的是,系数矩阵为对称正定阵或按行(或按列)严格对角占优阵的方程组按高斯消去法计算是数值稳定的,因而也就不必选主元. 该结论证明从略,但此结论是重要的.

除去选主元及行交换,列主元高斯消元法的运算量和高斯消去法是相同的.

若要同时求解 m 个系数矩阵相同的线性方程组

$$Ax^{(1)} = b^{(1)}, \quad Ax^{(2)} = b^{(2)}, \quad \cdots, \quad Ax^{(m)} = b^{(m)} \quad (3.11)$$

的解,可形成如下增广矩阵

$$(A\ b^{(1)}\ b^{(2)}\ \cdots\ b^{(m)}),$$

对其实施列主元高斯消去过程得到

$$(U\ y^{(1)}\ y^{(2)}\ \cdots\ y^{(m)}),$$

再通过回代过程分别求解 m 个三角方程组

$$Ux^{(1)} = y^{(1)}, \quad Ux^{(2)} = y^{(2)}, \quad \cdots, \quad Ux^{(m)} = y^{(m)},$$

即得式(3.11)的解 $x^{(1)}, x^{(2)}, \cdots, x^{(m)}$.

3.3　矩阵的直接分解及其在解方程组中的应用

3.3.1　矩阵分解的紧凑格式

上节中介绍的 Gauss 消去法,其消元过程共有 $(n-1)$ 步,依次将增广矩阵 $\overline{A}^{(0)}$ 变换到 $\overline{A}^{(n-1)}$. 从矩阵运算的观点,第 1 步消元实质上相当于用矩阵

$$L_1 = \begin{bmatrix} 1 & & & & \\ -l_{21} & 1 & & & \\ -l_{31} & 0 & 1 & & \\ \vdots & \vdots & \vdots & \ddots & \\ -l_{n1} & 0 & 0 & \cdots & 1 \end{bmatrix}$$

左乘以 $\overline{A}^{(0)}$,即

$$L_1\overline{A}^{(0)} = \overline{A}^{(1)};$$

第 k 步消元,相当于用矩阵

$$L_k = \begin{bmatrix} 1 & & & & & & & \\ 0 & 1 & & & & & & \\ \vdots & \vdots & \ddots & & & & & \\ 0 & 0 & \cdots & 1 & & & & \\ 0 & 0 & \cdots & -l_{k+1,k} & 1 & & & \\ 0 & 0 & \cdots & -l_{k+2,k} & 0 & 1 & & \\ \vdots & \vdots & & \vdots & \vdots & \vdots & \ddots & \\ 0 & 0 & \cdots & -l_{nk} & 0 & 0 & \cdots & 1 \end{bmatrix}$$

左乘 $\overline{A}^{(k-1)}$，即

$$L_k \overline{A}^{(k-1)} = \overline{A}^{(k)}.$$

因而有

$$L_{n-1} L_{n-2} \cdots L_1 \overline{A}^{(0)} = \overline{A}^{(n-1)},$$

即

$$L_{n-1} L_{n-2} \cdots L_1 (A \ b) = (U \ y). \tag{3.12}$$

容易验证

$$L_k^{-1} = \begin{bmatrix} 1 & & & & & & & \\ 0 & 1 & & & & & & \\ \vdots & \vdots & \ddots & & & & & \\ 0 & 0 & \cdots & 1 & & & & \\ 0 & 0 & \cdots & l_{k+1,k} & 1 & & & \\ 0 & 0 & \cdots & l_{k+2,k} & 0 & 1 & & \\ \vdots & \vdots & & \vdots & \vdots & \vdots & \ddots & \\ 0 & 0 & \cdots & l_{nk} & 0 & 0 & \cdots & 1 \end{bmatrix},$$

$$L_1^{-1} L_2^{-1} \cdots L_{n-1}^{-1} = \begin{bmatrix} 1 & & & & & \\ l_{21} & 1 & & & & \\ l_{31} & l_{32} & 1 & & & \\ \vdots & \vdots & \vdots & \ddots & & \\ l_{n-1,1} & l_{n-1,2} & l_{n-1,3} & \cdots & 1 & \\ l_{n1} & l_{n2} & l_{n3} & \cdots & l_{n,n-1} & 1 \end{bmatrix}.$$

令 $L = L_1^{-1} L_2^{-1} \cdots L_{n-1}^{-1}$，再用 L 左乘式 (3.12)，得

$$(A \ b) = L(U \ y).$$

于是

$$A = LU, \tag{3.13}$$

其中 L 为单位下三角矩阵，U 为上三角矩阵.

这种将矩阵 A 分解为简单矩阵的乘积形式称为矩阵分解. 称分解式 (3.13) 为矩阵的 **LU 分解**. 可以证明这种分解是唯一的. 这里我们需要指出的是，该分解可以不必借助于消元过程，而由 A 的元素及递推关系直接定出 L, U 的元素.

设 $A = \begin{bmatrix} a_{11} & a_{12} & \cdots & a_{1n} \\ a_{21} & a_{22} & \cdots & a_{2n} \\ \vdots & \vdots & \ddots & \vdots \\ a_{n1} & a_{n2} & \cdots & a_{nn} \end{bmatrix}$，则 $A = LU$ 为如下形式：

$$A = \begin{bmatrix} 1 & & & & & & & \\ l_{21} & 1 & & & & & & \\ l_{31} & l_{32} & 1 & & & & & \\ \vdots & \vdots & \vdots & \ddots & & & & \\ l_{i-1,1} & l_{i-1,2} & l_{i-1,3} & \cdots & 1 & & & \\ l_{i1} & l_{i2} & l_{i3} & \cdots & l_{i,i-1} & 1 & & \\ \vdots & \vdots & \vdots & & \vdots & \vdots & \ddots & \\ l_{n1} & l_{n2} & l_{n3} & \cdots & l_{n,i-1} & l_{ni} & \cdots & 1 \end{bmatrix}$$

$$\cdot \begin{bmatrix} u_{11} & u_{12} & u_{13} & \cdots & u_{1,j-1} & u_{1j} & \cdots & u_{1n} \\ & u_{22} & u_{23} & \cdots & u_{2,j-1} & u_{2j} & \cdots & u_{2n} \\ & & u_{33} & \cdots & u_{3,j-1} & u_{3j} & \cdots & u_{3n} \\ & & & \ddots & \vdots & \vdots & & \vdots \\ & & & & u_{j-1,j-1} & u_{j-1,j} & \cdots & u_{j-1,n} \\ & & & & & u_{jj} & \cdots & u_{jn} \\ & & & & & & \ddots & \vdots \\ & & & & & & & u_{nn} \end{bmatrix}, \qquad (3.14)$$

其中,L 与 U 的元素待定.

根据矩阵乘法法则,先比较等式两边第 1 行及第 1 列元素,有

$$a_{1j} = u_{1j}, \quad j = 1,2,\cdots,n,$$

所以

$$u_{1j} = a_{1j}, \quad j = 1,2,\cdots,n. \qquad (3.15)$$

再由

$$a_{i1} = l_{i1} u_{11}, \quad i = 2,3,\cdots,n,$$

得

$$l_{i1} = \frac{a_{i1}}{u_{11}}, \quad i = 2,3,\cdots,n. \qquad (3.16)$$

因此由 A 的第 1 行元素 $a_{1j}(j=1,2,\cdots,n)$ 及第 1 列元素 $a_{i1}(i=2,3,\cdots,n)$ 可以求得矩阵 U 的第 1 行元素 $u_{1j}(j=1,2,\cdots,n)$ 及 L 的第 1 列元素 $l_{i1}(i=2,3,\cdots,n)$.

设已定出 U 的第 1 行到第 $(k-1)$ 行的元素

$$\begin{bmatrix} u_{11} & u_{12} & u_{13} & \cdots & u_{1,k-1} & u_{1k} & \cdots & u_{1n} \\ & u_{22} & u_{23} & \cdots & u_{2,k-1} & u_{2k} & \cdots & u_{2n} \\ & & u_{33} & \cdots & u_{3,k-1} & u_{3k} & \cdots & u_{3n} \\ & & & \ddots & \vdots & \vdots & & \vdots \\ & & & & u_{k-1,k-1} & u_{k-1,k} & \cdots & u_{k-1,n} \end{bmatrix}$$

与 L 的第 1 列到第 $(k-1)$ 列的元素

$$\begin{bmatrix} 1 & & & & \\ l_{21} & 1 & & & \\ l_{31} & l_{32} & 1 & & \\ \vdots & \vdots & \vdots & \ddots & \\ l_{k-1,1} & l_{k-1,2} & l_{k-1,3} & \cdots & 1 \\ l_{k1} & l_{k2} & l_{k3} & \cdots & l_{k,k-1} \\ \vdots & \vdots & \vdots & & \vdots \\ l_{n1} & l_{n2} & l_{n3} & \cdots & l_{n,k-1} \end{bmatrix}.$$

现在来确定上三角阵 U 的第 k 行元素 $u_{kj}(j=k,k+1,\cdots,n)$ 与下三角阵 L 的第 k 列元素 $l_{ik}(i=k+1,k+2,\cdots,n)$. 比较式(3.14)两边第 k 行与第 k 列剩下的元素. 由于 $a_{kj}(j\geqslant k)$ 是矩阵 L 的第 k 行向量

$$(l_{k1},l_{k2},\cdots,l_{k,k-1},1,0,\cdots,0)$$

与 U 的第 j 列向量

$$(u_{1j},u_{2j},\cdots,u_{k-1,j},u_{kj},\cdots,u_{jj},0,\cdots,0)^{\mathrm{T}}$$

的内积,因此有

$$a_{kj}=\sum_{q=1}^{n}l_{kq}u_{qj}=\sum_{q=1}^{k-1}l_{kq}u_{qj}+u_{kj}, \quad j=k,k+1,\cdots,n,$$

所以

$$u_{kj}=a_{kj}-\sum_{q=1}^{k-1}l_{kq}u_{qj}, \quad j=k,k+1,\cdots,n. \tag{3.17}$$

同理,由

$$a_{ik}=\sum_{q=1}^{n}l_{iq}u_{qk}=\sum_{q=1}^{k-1}l_{iq}u_{qk}+l_{ik}u_{kk}, \quad i=k+1,k+2,\cdots,n,$$

得

$$l_{ik}=\frac{a_{ik}-\sum_{q=1}^{k-1}l_{iq}u_{qk}}{u_{kk}}, \quad i=k+1,k+2,\cdots,n. \tag{3.18}$$

式(3.17)和(3.18)就是 LU 分解的一般计算公式,其结果与高斯消去法所得结果完全一样,但它却避免了中间过程的计算,所以称为 A 的直接分解公式.

为便于记忆,可将 L,U 的元素写在一起,形成如图 3.1 所示紧凑格式. 依据该图,可以按行号和列号逐步定出 U,L 的元素. 第 1 步,由公式(3.15)与(3.16)可知 $u_{1j}=a_{1j}(j=1,2,\cdots,n)$,故 U 的第 1 行元素与 A 的第 1 行元素完全相同;而由 $l_{i1}=a_{i1}/u_{11}(i=2,3,\cdots,n)$,只需将 A 的第 1 列元素都除以 u_{11} 即得 L 的第 1 列相应的元素. 以下各步,可由公式(3.17)与(3.18)求得 U,L 的其余元素,其中 U 的元素 u_{kj} 等于对应 A 的元素 a_{kj} 减去一个内积,此内积是图中 u_{kj} 左边 L 的同行元素

$l_{kq}(q=1,2,\cdots,k-1)$ 与上边 U 的同列元素 $u_{qj}(q=1,2,\cdots,k-1)$ 相应的乘积之和;计算 L 的元素 l_{ik} 与计算 U 的元素的方法相同,只是最后还需除以同列 U 的对角元 u_{kk}. 由于 U,L 的元素是按 1 行 1 列,2 行 2 列,$\cdots$ 逐步定出的,因此内积所含 U 和 L 的元素都是已知的.

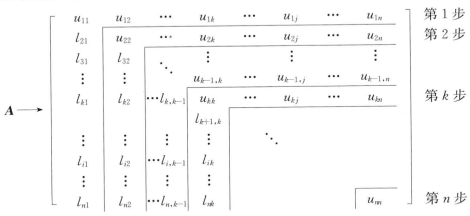

图 3.1　LU 分解的紧凑格式

解方程组时,对于右端项 b,也可不必经过中间过程而按紧凑格式所示的方法直接得出 y. 这是因为
$$Ly=b,$$
所以
$$y_1=b_1,$$
$$y_k=b_k-\sum_{q=1}^{k-1}l_{kq}y_q,\quad k=2,3,\cdots,n.$$
该公式与公式(3.17)很相似.

若将 b 作为增广矩阵 $\overline{A}=(A\,b)$ 的最后一列元素,那么可对 $\overline{A}$ 作 LU 分解,b 也作相应运算,且仍在最后一列,而分解后的最后一列即为 y. 此时有
$$u_{kj}=a_{kj}-\sum_{q=1}^{k-1}l_{kq}u_{qj},\quad j=k,k+1,\cdots,n,n+1.$$

很明显,将 A 的 LU 分解写成紧凑格式后,求 L,U 及 y 的元素时不必死记公式,而只需按上述规律逐步计算即可,因此紧凑格式很适合于在电子计算机上运行. 同时,由于 L,U 及 y 的元素逐个求出时 A 及 b 的相应元素已不起作用,因此在电子计算机上求解时可将 L,U 及 y 的元素分别存放在 A 及 b 的相应位置上,以节省存贮单元. 虽然式(3.17)和(3.18)中求和个数是变动的,但仍是作内积,这对于编写程序是极方便的. 综上所述,紧凑格式在方程组的直接解法中极为重要.

例 3.3　将线性方程组

$$\begin{bmatrix} 2 & 2 & -1 \\ 1 & -1 & 0 \\ 4 & -2 & -1 \end{bmatrix} \begin{bmatrix} x_1 \\ x_2 \\ x_3 \end{bmatrix} = \begin{bmatrix} -4 \\ 0 \\ -6 \end{bmatrix}$$

的系数矩阵作 LU 分解,并求方程的解.

解 增广矩阵为 $\begin{bmatrix} 2 & 2 & -1 & -4 \\ 1 & -1 & 0 & 0 \\ 4 & -2 & -1 & -6 \end{bmatrix}$,LU 分解的紧凑格式为

$$\begin{bmatrix} 2 & 2 & -1 & -4 \\ \frac{1}{2} & -2 & \frac{1}{2} & 2 \\ 2 & 3 & -\frac{1}{2} & -4 \end{bmatrix},$$

所以系数矩阵的三角分解为

$$A = \begin{bmatrix} 1 & 0 & 0 \\ \frac{1}{2} & 1 & 0 \\ 2 & 3 & 1 \end{bmatrix} \begin{bmatrix} 2 & 2 & -1 \\ 0 & -2 & \frac{1}{2} \\ 0 & 0 & -\frac{1}{2} \end{bmatrix},$$

等价的三角方程组为

$$\begin{bmatrix} 2 & 2 & -1 \\ 0 & -2 & \frac{1}{2} \\ 0 & 0 & -\frac{1}{2} \end{bmatrix} \begin{bmatrix} x_1 \\ x_2 \\ x_3 \end{bmatrix} = \begin{bmatrix} -4 \\ 2 \\ -4 \end{bmatrix},$$

用回代法解得 $x_3 = 8, x_2 = 1, x_1 = 1$.

3.3.2 改进平方根法

在第 3.2.2 节中已指出,当方程组的系数矩阵对称正定时,可以直接用高斯消去法,也就是说对称正定矩阵保证能直接作 LU 分解. 下面来研究此时 L 与 U 的元素间的关系.

由 LU 分解公式

$$u_{1i} = a_{1i}, \quad i = 1, 2, \cdots, n,$$
$$l_{i1} = a_{i1}/a_{11}, \quad i = 2, 3, \cdots, n,$$

因为 A 对称,即

$$a_{i1} = a_{1i}, \quad i = 2, 3, \cdots, n,$$

可得

$$l_{i1} = \frac{a_{1i}}{u_{11}} = \frac{u_{1i}}{u_{11}}, \quad i = 2, 3, \cdots, n.$$

若已得到第 1 步至第 $(k-1)$ 步的 L 与 U 的元素有如下关系式：

$$l_{ij} = \frac{u_{ji}}{u_{jj}}, \quad j = 1, 2, \cdots, k-1, \ i = j+1, j+2, \cdots, n,$$

即

对于第 k 步, 由式(3.17)及式(3.18)得

$$u_{ki} = a_{ki} - \sum_{q=1}^{k-1} l_{kq} u_{qi} = a_{ki} - \sum_{q=1}^{k-1} \frac{u_{qk} u_{qi}}{u_{qq}}, \quad i = k, k+1, \cdots, n,$$

及

$$l_{ik} = \frac{a_{ik} - \sum\limits_{q=1}^{k-1} l_{iq} u_{qk}}{u_{kk}} = \frac{a_{ki} - \sum\limits_{q=1}^{k-1} \frac{u_{qi} u_{qk}}{u_{qq}}}{u_{kk}} = \frac{u_{ki}}{u_{kk}}, \quad i = k+1, k+2, \cdots, n.$$

由此可知, 对一切 $k = 1, 2, \cdots, n-1$ 和 $i = k+1, \cdots, n$ 均有 $l_{ik} = \frac{u_{ki}}{u_{kk}}$ 成立.

综上可得如下结论: 若 A 为对称正定矩阵, 则 A 一定能直接作 LU 分解, 且

$$l_{ik} = \frac{u_{ki}}{u_{kk}}, \quad k = 1, 2, \cdots, n-1, \ i = k+1, k+2, \cdots, n.$$

这就是说, 若 A 为对称正定矩阵, 则其单位下三角阵 L 的元素不必按式(3.18)求得, 而只需将求得的 U 的第 k 行元素除以 u_{kk}, 即得相应 L 的第 k 列元素. 如此就节省了求 L 中各元素的工作, 计算量几乎减少了一半. 记

$$D = \begin{bmatrix} u_{11}^{-1} & & & \\ & u_{22}^{-1} & & \\ & & \ddots & \\ & & & u_{nn}^{-1} \end{bmatrix}, \quad Q = D^{\frac{1}{2}} U,$$

则有 $A = Q^{\mathrm{T}}Q$. 故称上述分解方法为**改进平方根法**. 利用该方法并将求解过程写成紧凑格式的形式, 那么写出 L, U 中各元素是极其方便的.

3.3.3 列主元三角分解法

与列主元消去法相对应的是列主元三角分解法.

设方程组 $Ax = b$, 对其增广矩阵 $\bar{A} = (A\, b)$ 作 LU 分解已完成了 $(k-1)$ 步, 此时有

$$
\bar{A} \longrightarrow
\begin{bmatrix}
u_{11} & \cdots & u_{1,k-1} & u_{1k} & \cdots & u_{1n} & u_{1,n+1} \\
l_{21} & \cdots & u_{2,k-1} & u_{2k} & \cdots & u_{2n} & u_{2,n+1} \\
\vdots & & \vdots & \vdots & & \vdots & \vdots \\
l_{k-1,1} & \cdots & u_{k-1,k-1} & u_{k-1,k} & \cdots & u_{k-1,n} & u_{k-1,n+1} \\
l_{k1} & \cdots & l_{k,k-1} & a_{kk} & \cdots & a_{kn} & a_{k,n+1} \\
\vdots & & \vdots & \vdots & & \vdots & \vdots \\
l_{n1} & \cdots & l_{n,k-1} & a_{nk} & \cdots & a_{nn} & a_{n,n+1}
\end{bmatrix}.
$$

下面使用公式 (3.17) 及 (3.18) 进行第 k 步分解. 为了避免用小量 u_{kk} 作除数(甚至有可能 $u_{kk} = 0$), 引进量

$$
s_i = a_{ik} - \sum_{q=1}^{k-1} l_{iq}u_{qk}, \quad i = k, k+1, \cdots, n,
$$

于是 $u_{kk} = s_k$. 比较

$$
|s_i|, \quad i = k, k+1, \cdots, n
$$

的大小. 若

$$
\max_{k \leqslant i \leqslant n} |s_i| = |s_t|^{①},
$$

取 s_t 作为 u_{kk}. 将变换后的矩阵 $\bar{A}$ 的第 t 行与第 k 行元素互换, 且元素的足码也相应改变, 即将 (i, j) 位置的新元素仍记为 l_{ij} 或 a_{ij}. 于是

$$
u_{kk} = s_k, \quad s_k \ \text{即交换前的} \ s_t,
$$
$$
l_{ik} = s_i/s_k, \quad i = k+1, k+2, \cdots, n.
$$

此时

$$
|l_{ik}| \leqslant 1, \quad i = k+1, k+2, \cdots, n.
$$

由此继续进行第 k 步分解.

例 3.4 对例 3.3 中的线性方程组用列主元三角分解法求解.

解 因为 $\bar{A} = \begin{bmatrix} 2 & 2 & -1 & -4 \\ 1 & -1 & 0 & 0 \\ 4 & -2 & -1 & -6 \end{bmatrix}$, 此时 $s_1 = 2, s_2 = 1, s_3 = 4$, 又

---

① 如果有几个元素同为绝对值最大者, 约定取第 1 次出现的那个绝对值最大者.

$$|s_3| = \max\{|s_1|, |s_2|, |s_3|\},$$

故需将第 3 行和第 1 行互换,然后作第 1 步分解,有

$$\bar{A} \xrightarrow{r_3 \leftrightarrow r_1} \begin{bmatrix} 4 & -2 & -1 & -6 \\ 1 & -1 & 0 & 0 \\ 2 & 2 & -1 & -4 \end{bmatrix}$$

$$\longrightarrow \begin{bmatrix} 4 & -2 & -1 & -6 \\ \frac{1}{4} & -1 & 0 & 0 \\ \frac{1}{2} & 2 & -1 & -4 \end{bmatrix}.$$

此时 $s_2 = -1 - \frac{1}{4} \times (-2) = -\frac{1}{2}$,$s_3 = 2 - \frac{1}{2} \times (-2) = 3$,由于 $|s_3| > |s_2|$,

故需将第 3 行和第 2 行互换,然后进行分解. 即

$$\bar{A} \xrightarrow{r_3 \leftrightarrow r_2} \begin{bmatrix} 4 & -2 & -1 & -6 \\ \frac{1}{2} & 2 & -1 & -4 \\ \frac{1}{4} & -1 & 0 & 0 \end{bmatrix}$$

$$\longrightarrow \begin{bmatrix} 4 & -2 & -1 & -6 \\ \frac{1}{2} & 3 & -\frac{1}{2} & -1 \\ \frac{1}{4} & -\frac{1}{6} & 0 & 0 \end{bmatrix} \longrightarrow \begin{bmatrix} 4 & -2 & -1 & -6 \\ \frac{1}{2} & 3 & -\frac{1}{2} & -1 \\ \frac{1}{4} & -\frac{1}{6} & \frac{1}{6} & \frac{4}{3} \end{bmatrix}.$$

等价的三角方程组为

$$\begin{bmatrix} 4 & -2 & -1 \\ 0 & 3 & -\frac{1}{2} \\ 0 & 0 & \frac{1}{6} \end{bmatrix} \begin{bmatrix} x_1 \\ x_2 \\ x_3 \end{bmatrix} = \begin{bmatrix} -6 \\ -1 \\ \frac{4}{3} \end{bmatrix},$$

用回代法解得 $x_3 = 8, x_2 = 1, x_1 = 1$.

3.4 向量范数和矩阵范数

为了下面学习线性方程组的迭代解法并研究其收敛性,本节简要介绍一下向

量范数和矩阵范数,分别用于描述向量和矩阵的大小.

3.4.1　向量范数

对于空间直角坐标系 $\mathbf{R}^3$ 中的任意向量 $\boldsymbol{x} = (x_1, x_2, x_3)^{\mathrm{T}}$,其长度为

$$| \boldsymbol{x} | = \sqrt{x_1^2 + x_2^2 + x_3^2}.$$

它满足如下 3 个条件:

① 对任意 $\boldsymbol{x} \in \mathbf{R}^3$,$| \boldsymbol{x} | \geqslant 0$,$| \boldsymbol{x} | = 0$ 当且仅当 $\boldsymbol{x} = \mathbf{0}$;

② 对任意常数 $c \in \mathbf{R}$ 和任意 $\boldsymbol{x} \in \mathbf{R}^3$,有 $| c\boldsymbol{x} | = | c | | \boldsymbol{x} |$;

③ 对任意 $\boldsymbol{x} \in \mathbf{R}^3$,$\boldsymbol{y} \in \mathbf{R}^3$,有 $| \boldsymbol{x} + \boldsymbol{y} | \leqslant | \boldsymbol{x} | + | \boldsymbol{y} |$.

以上 3 个条件分别称为向量长度的非负性、齐次性和三角不等式. 将向量长度的概念加以推广,便得到向量范数.

用 $\mathbf{R}^n$ 表示所有实的 n 维列向量 $\boldsymbol{x} = (x_1, x_2, \cdots, x_n)^{\mathrm{T}}$ 组成的实线性空间.

定义 3.3　设 $f(\boldsymbol{x}) = \| \boldsymbol{x} \|$ 是定义在 $\mathbf{R}^n$ 上的实值函数,若它满足以下条件:

① 对任意 $\boldsymbol{x} \in \mathbf{R}^n$,$\| \boldsymbol{x} \| \geqslant 0$,$\| \boldsymbol{x} \| = 0$ 当且仅当 $\boldsymbol{x} = \mathbf{0}$(非负性);

② 对任意常数 $c \in \mathbf{R}$ 和任意 $\boldsymbol{x} \in \mathbf{R}^n$,$\| c\boldsymbol{x} \| = | c | \| \boldsymbol{x} \|$(齐次性);

③ 对任意 $\boldsymbol{x}, \boldsymbol{y} \in \mathbf{R}^n$,$\| \boldsymbol{x} + \boldsymbol{y} \| \leqslant \| \boldsymbol{x} \| + \| \boldsymbol{y} \|$(三角不等式),

则称 $\| \cdot \|$ 为 $\mathbf{R}^n$ 上的**向量范数**.

类似地,也可以定义 $\mathbf{C}^n$ 上的向量范数.

最常用的是如下三种向量范数:

① 向量的 1-范数:$\| \boldsymbol{x} \|_1 = \sum_{i=1}^{n} | x_i |$;

② 向量的 2-范数:$\| \boldsymbol{x} \|_2 = \sqrt{\sum_{i=1}^{n} x_i^2}$;

③ 向量的 ∞-范数:$\| \boldsymbol{x} \|_\infty = \max_{1 \leqslant i \leqslant n} | x_i |$.

例如 $\boldsymbol{x} = (2, -1, 2)^{\mathrm{T}} \in \mathbf{R}^3$,有 $\| \boldsymbol{x} \|_1 = 5$,$\| \boldsymbol{x} \|_2 = 3$,$\| \boldsymbol{x} \|_\infty = 2$.

容易验证 $\mathbf{R}^n$ 中的 3 种范数 $\| \cdot \|_1$,$\| \cdot \|_2$ 和 $\| \cdot \|_\infty$ 之间有如下关系:

$$\| \boldsymbol{x} \|_2 \leqslant \| \boldsymbol{x} \|_1 \leqslant \sqrt{n} \| \boldsymbol{x} \|_2,$$

$$\| \boldsymbol{x} \|_\infty \leqslant \| \boldsymbol{x} \|_2 \leqslant \sqrt{n} \| \boldsymbol{x} \|_\infty,$$

$$\| \boldsymbol{x} \|_\infty \leqslant \| \boldsymbol{x} \|_1 \leqslant n \| \boldsymbol{x} \|_\infty.$$

应用向量范数可以自然地给出 $\mathbf{R}^n$ 中两个向量间的距离.

定义 3.4　设向量 $\boldsymbol{x}, \boldsymbol{y} \in \mathbf{R}^n$,称 $\| \boldsymbol{x} - \boldsymbol{y} \|$ 为 $\boldsymbol{x}$ 和 $\boldsymbol{y}$ 之间的**距离**. 这里 $\| \cdot \|$ 可以是 $\mathbf{R}^n$ 上任何一种向量范数.

有了距离的概念,我们便可以考虑线性方程组 $\boldsymbol{Ax} = \boldsymbol{b}$ 的数值解 $\bar{\boldsymbol{x}}$ 和准确解 $\boldsymbol{x}^*$ 之间的接近程度. 如果 $\| \boldsymbol{x}^* - \bar{\boldsymbol{x}} \|$ 是小的,则说两者接近. 若还需要考虑 $\boldsymbol{x}^*$ 本身

的大小,我们可以研究相对误差

$$\frac{\|\boldsymbol{x}^* - \bar{\boldsymbol{x}}\|}{\|\boldsymbol{x}^*\|} \quad \text{或} \quad \frac{\|\boldsymbol{x}^* - \bar{\boldsymbol{x}}\|}{\|\bar{\boldsymbol{x}}\|}.$$

3.4.2 矩阵范数

用 $\mathbf{R}^{n \times n}$ 表示所有 n 阶实矩阵

$$\boldsymbol{A} = \begin{bmatrix} a_{11} & a_{12} & \cdots & a_{1n} \\ a_{21} & a_{22} & \cdots & a_{2n} \\ \vdots & \vdots & & \vdots \\ a_{n1} & a_{n2} & \cdots & a_{nn} \end{bmatrix}$$

组成的实线性空间.下面引入 $\mathbf{R}^{n \times n}$ 上的矩阵范数.

定义 3.5 设 $g(\boldsymbol{A}) = \|\boldsymbol{A}\|$ 是定义在 $\mathbf{R}^{n \times n}$ 上的实值函数,若它满足以下条件:

① 对任意矩阵 $\boldsymbol{A} \in \mathbf{R}^{n \times n}$,$\|\boldsymbol{A}\| \geqslant 0$,当且仅当 $\boldsymbol{A}$ 为零矩阵 $\boldsymbol{O}$ 时 $\|\boldsymbol{A}\| = 0$;

② 对任意常数 $c \in \mathbf{R}$ 和任意矩阵 $\boldsymbol{A} \in \mathbf{R}^{n \times n}$,$\|c\boldsymbol{A}\| = |c|\|\boldsymbol{A}\|$;

③ 对任意矩阵 $\boldsymbol{A} \in \mathbf{R}^{n \times n}$ 和 $\boldsymbol{B} \in \mathbf{R}^{n \times n}$,有 $\|\boldsymbol{A} + \boldsymbol{B}\| \leqslant \|\boldsymbol{A}\| + \|\boldsymbol{B}\|$,

则称 $\|\boldsymbol{A}\|$ 为矩阵 $\boldsymbol{A}$ 的范数.

由于线性代数中经常需要做矩阵与向量的乘法运算以及矩阵与矩阵的乘法运算,为此我们引进矩阵的算子范数.

定义 3.6 设 $\boldsymbol{A} \in \mathbf{R}^{n \times n}$,$\|\cdot\|$ 是 $\mathbf{R}^n$ 上的任一向量范数,称

$$\max_{\|\boldsymbol{x}\|=1} \|\boldsymbol{A}\boldsymbol{x}\|$$

为矩阵 $\boldsymbol{A}$ 的**算子范数**,记作 $\|\boldsymbol{A}\|$,即

$$\|\boldsymbol{A}\| = \max_{\|\boldsymbol{x}\|=1} \|\boldsymbol{A}\boldsymbol{x}\|. \tag{3.19}$$

可以证明由式(3.19)定义的矩阵算子范数除了满足矩阵范数的 3 个必要条件外,还满足:

④ 对任意向量 $\boldsymbol{x} \in \mathbf{R}^n$,$\boldsymbol{A} \in \mathbf{R}^{n \times n}$,有

$$\|\boldsymbol{A}\boldsymbol{x}\| \leqslant \|\boldsymbol{A}\|\|\boldsymbol{x}\|; \tag{3.20}$$

⑤ 对任意矩阵 $\boldsymbol{A} \in \mathbf{R}^{n \times n}$,$\boldsymbol{B} \in \mathbf{R}^{n \times n}$,有 $\|\boldsymbol{A}\boldsymbol{B}\| \leqslant \|\boldsymbol{A}\|\|\boldsymbol{B}\|$.

我们把式(3.20)称为矩阵范数和向量范数相容.本书讨论的矩阵范数均为矩阵算子范数,简称为矩阵范数.

常用的是如下三种矩阵范数:

$$\|\boldsymbol{A}\|_\infty = \max_{\|\boldsymbol{x}\|_\infty=1} \|\boldsymbol{A}\boldsymbol{x}\|_\infty,$$

$$\|\boldsymbol{A}\|_1 = \max_{\|\boldsymbol{x}\|_1=1} \|\boldsymbol{A}\boldsymbol{x}\|_1,$$

$$\|\boldsymbol{A}\|_2 = \max_{\|\boldsymbol{x}\|_2=1} \|\boldsymbol{A}\boldsymbol{x}\|_2,$$

分别称为矩阵的 ∞-范数,1-范数,2-范数. 可以证明

$$\|\boldsymbol{A}\|_\infty = \max_{1 \leqslant i \leqslant n} \sum_{j=1}^n |a_{ij}|, \quad \|\boldsymbol{A}\|_1 = \max_{1 \leqslant j \leqslant n} \sum_{i=1}^n |a_{ij}|, \quad \|\boldsymbol{A}\|_2 = \sqrt{\rho(\boldsymbol{A}^{\mathrm{T}}\boldsymbol{A})},$$

其中 $\rho(\boldsymbol{B})$ 为矩阵 $\boldsymbol{B}$ 的谱半径,即

$$\rho(\boldsymbol{B}) = \max\{|\lambda| \mid |\lambda\boldsymbol{I} - \boldsymbol{B}| = 0\}.$$

例 3.5 设 $\boldsymbol{A} = \begin{bmatrix} 1 & -3 \\ -1 & 2 \end{bmatrix}$,求 $\|\boldsymbol{A}\|_\infty$,$\|\boldsymbol{A}\|_1$ 及 $\|\boldsymbol{A}\|_2$.

解 根据已知条件,可得

$$\|\boldsymbol{A}\|_\infty = \max\{1+|-3|, |-1|+2\} = 4,$$
$$\|\boldsymbol{A}\|_1 = \max\{1+|-1|, |-3|+2\} = 5.$$

又 $\boldsymbol{A}^{\mathrm{T}}\boldsymbol{A} = \begin{bmatrix} 1 & -1 \\ -3 & 2 \end{bmatrix}\begin{bmatrix} 1 & -3 \\ -1 & 2 \end{bmatrix} = \begin{bmatrix} 2 & -5 \\ -5 & 13 \end{bmatrix}$,则 $\boldsymbol{A}^{\mathrm{T}}\boldsymbol{A}$ 的特征方程为

$$|\lambda\boldsymbol{I} - \boldsymbol{A}^{\mathrm{T}}\boldsymbol{A}| = \begin{vmatrix} \lambda - 2 & 5 \\ 5 & \lambda - 13 \end{vmatrix} = 0,$$

可得特征值为

$$\lambda_1 = \frac{15 + \sqrt{221}}{2}, \quad \lambda_2 = \frac{15 - \sqrt{221}}{2},$$

因而

$$\|\boldsymbol{A}\|_2 = \sqrt{\rho(\boldsymbol{A}^{\mathrm{T}}\boldsymbol{A})} = \sqrt{\frac{15 + \sqrt{221}}{2}} \approx 3.864.$$

矩阵范数与矩阵的谱半径之间有如下关系:

定理 3.1 设 $\boldsymbol{A} \in \mathbf{R}^{n\times n}$,$\|\cdot\|$ 为任一矩阵范数,则 $\rho(\boldsymbol{A}) \leqslant \|\boldsymbol{A}\|$.

证明 设 λ 为 $\boldsymbol{A}$ 的按模最大的特征值,$\boldsymbol{x}$ 为相对应的特征向量,则有

$$\boldsymbol{A}\boldsymbol{x} = \lambda\boldsymbol{x} \quad \text{且} \quad \rho(\boldsymbol{A}) = |\lambda|.$$

(1) 若 λ 是实的,则 $\boldsymbol{x}$ 也是实的. 又

$$\|\lambda\boldsymbol{x}\| = \|\boldsymbol{A}\boldsymbol{x}\|,$$

而

$$\|\lambda\boldsymbol{x}\| = |\lambda|\|\boldsymbol{x}\|, \quad \|\boldsymbol{A}\boldsymbol{x}\| \leqslant \|\boldsymbol{A}\|\|\boldsymbol{x}\|,$$

所以

$$|\lambda|\|\boldsymbol{x}\| \leqslant \|\boldsymbol{A}\|\|\boldsymbol{x}\|.$$

由于 $\|\boldsymbol{x}\| \neq 0$,两边除以 $\|\boldsymbol{x}\|$ 得到 $|\lambda| \leqslant \|\boldsymbol{A}\|$,故 $\rho(\boldsymbol{A}) \leqslant \|\boldsymbol{A}\|$.

(2) 当 λ 是复数时,则一般来说 $\boldsymbol{x}$ 也是复的. 定义 $\mathbf{C}^n$ 上的范数,类似可以证明上述结论也是成立的.

定理证毕.

由定理 3.1 知,矩阵的任一范数可以作为矩阵特征值的上界.

3.5　迭代法

本节将介绍线性方程组的另一类解法 —— 迭代法. 由于它具有保持迭代矩阵不变的特点, 因此特别适用于求解大型稀疏系数矩阵的方程组.

3.5.1　迭代法及其收敛性

方程组迭代法的基本思想和方程求根的迭代法思想相似, 即对于线性方程组

$$Ax = b, \tag{3.21}$$

其中

$$A = \begin{bmatrix} a_{11} & a_{12} & \cdots & a_{1n} \\ a_{21} & a_{22} & \cdots & a_{2n} \\ \vdots & \vdots & & \vdots \\ a_{n1} & a_{n2} & \cdots & a_{nn} \end{bmatrix}, \quad x = \begin{bmatrix} x_1 \\ x_2 \\ \vdots \\ x_n \end{bmatrix}, \quad b = \begin{bmatrix} b_1 \\ b_2 \\ \vdots \\ b_n \end{bmatrix},$$

将它变形成同解方程组

$$x = Bx + f, \tag{3.22}$$

建立迭代公式

$$x^{(k+1)} = Bx^{(k)} + f, \quad k = 0, 1, 2, \cdots, \tag{3.23}$$

给定初始向量 $x^{(0)}$ 后, 按此迭代公式得出解向量序列 $\{x^{(k)}\}$.

下面我们给出向量序列收敛的定义.

定义 3.7　设 $x^{(0)}, x^{(1)}, x^{(2)}, \cdots$ 是 $\mathbf{R}^n$ 中一向量序列, $c \in \mathbf{R}^n$ 是一个常向量. 若

$$\lim_{k \to \infty} \| x^{(k)} - c \| = 0,$$

则称向量序列 $\{x^{(k)}\}_{k=0}^{\infty}$ 收敛于 c, 并记为 $\lim_{k \to \infty} x^{(k)} = c$.

如果由式(3.23)得到的向量序列 $\{x^{(k)}\}$ 收敛于 x^*, 对式(3.23)的两边取极限, 得到

$$x^* = Bx^* + f,$$

即 x^* 为方程组(3.22)的解, 从而也为方程组(3.21)的解.

这种通过式(3.23)构造解向量序列 $\{x^{(k)}\}$ 从而得出解 x^* 的方法称为方程组的**迭代解法**. 矩阵 B 称为**迭代矩阵**. 上述解向量序列也称为迭代序列. 如果迭代序列收敛, 则称**迭代法收敛**, 否则称**迭代法发散**. 关于迭代格式(3.23), 我们有如下结论:

定理 3.2(充分条件判别法)　给定方程组(3.22), 如果 $\| B \| < 1$, 则

(1) 方程组(3.22)有唯一解 x^*;

(2) 对任意初始向量 $x^{(0)} \in \mathbf{R}^n$, 迭代格式(3.23)收敛于 x^*, 且有

$$\| x^* - x^{(k+1)} \| \leqslant \| B \| \| x^* - x^{(k)} \|, \quad k = 0, 1, 2, \cdots;$$

（3）$\| \boldsymbol{x}^* - \boldsymbol{x}^{(k)} \| \leqslant \dfrac{\| \boldsymbol{B} \|}{1 - \| \boldsymbol{B} \|} \| \boldsymbol{x}^{(k)} - \boldsymbol{x}^{(k-1)} \|$，$k = 1,2,3,\cdots$；

（4）$\| \boldsymbol{x}^* - \boldsymbol{x}^{(k)} \| \leqslant \dfrac{\| \boldsymbol{B} \|^k}{1 - \| \boldsymbol{B} \|} \| \boldsymbol{x}^{(1)} - \boldsymbol{x}^{(0)} \|$，$k = 1,2,3,\cdots$．

证明　（1）要证方程组（3.22）有唯一解 $\boldsymbol{x}^*$，只要证明它的齐次方程组

$$\boldsymbol{x} = \boldsymbol{B}\boldsymbol{x} \tag{3.24}$$

只有零解．设方程组（3.24）有非零解 $\bar{\boldsymbol{x}}$，则有 $\bar{\boldsymbol{x}} = \boldsymbol{B}\bar{\boldsymbol{x}}$，两边取范数，得到

$$\| \bar{\boldsymbol{x}} \| = \| \boldsymbol{B}\bar{\boldsymbol{x}} \| \leqslant \| \boldsymbol{B} \| \| \bar{\boldsymbol{x}} \|.$$

由于 $\| \bar{\boldsymbol{x}} \| \neq 0$，两边约去 $\| \bar{\boldsymbol{x}} \|$，得到 $\| \boldsymbol{B} \| \geqslant 1$．这与条件 $\| \boldsymbol{B} \| < 1$ 矛盾，因而方程组（3.22）存在唯一解 $\boldsymbol{x}^* \in \mathbf{R}^n$，使得

$$\boldsymbol{x}^* = \boldsymbol{B}\boldsymbol{x}^* + \boldsymbol{f}. \tag{3.25}$$

（2）将式（3.23）和式（3.25）相减得

$$\boldsymbol{x}^* - \boldsymbol{x}^{(k+1)} = \boldsymbol{B}(\boldsymbol{x}^* - \boldsymbol{x}^{(k)}),$$

两边取范数得

$$\| \boldsymbol{x}^* - \boldsymbol{x}^{(k+1)} \| \leqslant \| \boldsymbol{B} \| \| \boldsymbol{x}^* - \boldsymbol{x}^{(k)} \|, \quad k = 0,1,2,\cdots, \tag{3.26}$$

递推可得

$$\| \boldsymbol{x}^* - \boldsymbol{x}^{(k)} \| \leqslant \| \boldsymbol{B} \|^k \| \boldsymbol{x}^* - \boldsymbol{x}^{(0)} \|, \quad k = 0,1,2,\cdots.$$

因而对任意 $\boldsymbol{x}^{(0)} \in \mathbf{R}^n$，有 $\lim\limits_{k\to\infty} \boldsymbol{x}^{(k)} = \boldsymbol{x}^*$．

（3）由式（3.23）可得

$$\boldsymbol{x}^{(k+1)} - \boldsymbol{x}^{(k)} = (\boldsymbol{B}\boldsymbol{x}^{(k)} + \boldsymbol{f}) - (\boldsymbol{B}\boldsymbol{x}^{(k-1)} + \boldsymbol{f}) = \boldsymbol{B}(\boldsymbol{x}^{(k)} - \boldsymbol{x}^{(k-1)}),$$

两边取范数，得

$$\| \boldsymbol{x}^{(k+1)} - \boldsymbol{x}^{(k)} \| \leqslant \| \boldsymbol{B} \| \| \boldsymbol{x}^{(k)} - \boldsymbol{x}^{(k-1)} \|, \quad k = 1,2,3,\cdots. \tag{3.27}$$

另一方面，由

$$\boldsymbol{x}^* - \boldsymbol{x}^{(k)} = \boldsymbol{x}^* - \boldsymbol{x}^{(k+1)} + \boldsymbol{x}^{(k+1)} - \boldsymbol{x}^{(k)},$$

得

$$\| \boldsymbol{x}^* - \boldsymbol{x}^{(k)} \| \leqslant \| \boldsymbol{x}^* - \boldsymbol{x}^{(k+1)} \| + \| \boldsymbol{x}^{(k+1)} - \boldsymbol{x}^{(k)} \|.$$

应用式（3.26）及（3.27）得

$$\| \boldsymbol{x}^* - \boldsymbol{x}^{(k)} \| \leqslant \| \boldsymbol{B} \| \| \boldsymbol{x}^{(k)} - \boldsymbol{x}^* \| + \| \boldsymbol{B} \| \| \boldsymbol{x}^{(k)} - \boldsymbol{x}^{(k-1)} \|,$$

由此易知

$$\| \boldsymbol{x}^* - \boldsymbol{x}^{(k)} \| \leqslant \dfrac{\| \boldsymbol{B} \|}{1 - \| \boldsymbol{B} \|} \| \boldsymbol{x}^{(k)} - \boldsymbol{x}^{(k-1)} \|, \quad k = 1,2,\cdots.$$

（4）对上式的右端反复应用式（3.27），得到

$$\| \boldsymbol{x}^* - \boldsymbol{x}^{(k)} \| \leqslant \dfrac{\| \boldsymbol{B} \|^k}{1 - \| \boldsymbol{B} \|} \| \boldsymbol{x}^{(1)} - \boldsymbol{x}^{(0)} \|, \quad k = 1,2,\cdots.$$

定理证毕.

该定理的证明和第 2 章中定理 2.1 的证明是非常类似的.

上述定理的条件 $\|\boldsymbol{B}\| < 1$ 较强. 下面给出迭代法收敛的基本定理,其证明需要用到线性代数中 Jordan 型的有关理论[4],这里从略.

定理 3.3(充要条件判别法) 给定方程组(3.22),则迭代格式(3.23)对任意的初值 $\boldsymbol{x}_0$ 都收敛的充要条件为 $\rho(\boldsymbol{B}) < 1$.

例 3.6 用迭代法解线性方程组

$$\begin{cases} x_1 + 0.5x_2 = 0.5, \\ 0.5x_1 + x_2 = -0.5. \end{cases} \tag{3.28}$$

解 将方程组(3.28)写成如下等价线性方程组

$$\begin{cases} x_1 = -0.5x_2 + 0.5, \\ x_2 = -0.5x_1 - 0.5, \end{cases}$$

得迭代格式

$$\begin{cases} x_1^{(k+1)} = -0.5x_2^{(k)} + 0.5, \\ x_2^{(k+1)} = -0.5x_1^{(k)} - 0.5. \end{cases} \tag{3.29}$$

它的迭代矩阵为

$$\boldsymbol{B}_1 = \begin{bmatrix} 0 & -0.5 \\ -0.5 & 0 \end{bmatrix},$$

显然 $\|\boldsymbol{B}_1\|_\infty = 0.5$,因此由定理 3.2 可知迭代格式(3.29)是收敛的. 取迭代初值 $x_1^{(0)} = 0, x_2^{(0)} = 0$,所得迭代序列 $\boldsymbol{x}^{(k)}$ 列于表 3.1:

表 3.1 迭代格式(3.29)计算结果

k	0	1	2	3	4	5
$x_1^{(k)}$	0	0.5	0.75	0.875	0.9375	0.9688
$x_2^{(k)}$	0	-0.5	-0.75	-0.875	-0.9375	-0.9688
k	6	7	8	9	10	$\cdots$
$x_1^{(k)}$	0.9844	0.9922	0.9961	0.9981	0.9991	$\cdots$
$x_2^{(k)}$	-0.9844	-0.9922	-0.9961	-0.9981	-0.9991	$\cdots$

而方程组(3.28)的精确解为 $x_1^* = 1, x_2^* = -1$.

若将式(3.28)中两方程的次序交换,可得

$$\begin{cases} 0.5x_1 + x_2 = -0.5, \\ x_1 + 0.5x_2 = 0.5, \end{cases}$$

再写成如下等价线性方程组

$$\begin{cases} x_1 = -2x_2 - 1, \\ x_2 = -2x_1 + 1, \end{cases}$$

得迭代格式

$$\begin{cases} x_1^{(k+1)} = -2x_2^{(k)} - 1, \\ x_2^{(k+1)} = -2x_1^{(k)} + 1. \end{cases} \tag{3.30}$$

它的迭代矩阵为

$$\boldsymbol{B}_2 = \begin{bmatrix} 0 & -2 \\ -2 & 0 \end{bmatrix},$$

易知 $\|\boldsymbol{B}_2\|_\infty = \|\boldsymbol{B}_2\|_1 = \|\boldsymbol{B}_2\|_2 = 2$，故不能由定理 3.2 判断迭代格式 (3.30) 是收敛还是发散. 又因为 $\boldsymbol{B}_2$ 的特征值为 ± 2，故 $\rho(\boldsymbol{B}_2) = 2$，由定理 3.3 可知迭代格式 (3.30) 是发散的.

仍取迭代初值为 $x_1^{(0)} = 0, x_2^{(0)} = 0$，所得迭代序列 $\{\boldsymbol{x}^{(k)}\}$ 列于表 3.2：

表 3.2　迭代格式 (3.30) 计算结果

k	0	1	2	3	4	5	6	7	$\cdots$
$x_1^{(k)}$	0	-1	-3	-7	-15	-31	-63	-127	$\cdots$
$x_2^{(k)}$	0	1	3	7	15	31	63	127	$\cdots$

由这个例子可知，将方程组 (3.21) 改写为同解的方程组 (3.22) 使 $\rho(\boldsymbol{B}) < 1$，是应用迭代法求解线性代数方程组的关键. 下面我们假设方程组 (3.21) 的系数矩阵 $\boldsymbol{A}$ 的对角元 $a_{ii} \neq 0 (i = 1, 2, \cdots, n)$，介绍两种常用的迭代法.

3.5.2　雅可比迭代法

由方程组 (3.21) 的第 i 个方程解出 $x_i (i = 1, 2, \cdots, n)$，得到一个同解的方程组

$$\begin{cases} x_1 = \dfrac{1}{a_{11}} (-a_{12} x_2 - a_{13} x_3 - \cdots - a_{1n} x_n + b_1), \\ x_2 = \dfrac{1}{a_{22}} (-a_{21} x_1 - a_{23} x_3 - \cdots - a_{2n} x_n + b_2), \\ \quad\vdots \\ x_n = \dfrac{1}{a_{nn}} (-a_{n1} x_1 - a_{n2} x_2 - \cdots - a_{n,n-1} x_{n-1} + b_n), \end{cases}$$

构造相应的迭代公式为

$$\begin{cases} x_1^{(k+1)} = \dfrac{1}{a_{11}} (-a_{12} x_2^{(k)} - a_{13} x_3^{(k)} - \cdots - a_{1n} x_n^{(k)} + b_1), \\ x_2^{(k+1)} = \dfrac{1}{a_{22}} (-a_{21} x_1^{(k)} - a_{23} x_3^{(k)} - \cdots - a_{2n} x_n^{(k)} + b_2), \\ \quad\vdots \\ x_n^{(k+1)} = \dfrac{1}{a_{nn}} (-a_{n1} x_1^{(k)} - a_{n2} x_2^{(k)} - \cdots - a_{n,n-1} x_{n-1}^{(k)} + b_n). \end{cases} \tag{3.31}$$

取初始向量 $\boldsymbol{x}^{(0)} = (x_1^{(0)}, x_2^{(0)}, \cdots, x_n^{(0)})^{\mathrm{T}}$，利用式 (3.31) 反复迭代可以得到一个向量序列 $\{\boldsymbol{x}^{(k)}\}$. 称式 (3.31) 为**雅可比 (Jacobi) 迭代格式**，称用此迭代格式求解方程组的方法为**雅可比迭代法**.

若记①

$$L = \begin{bmatrix} 0 & & & & \\ a_{21} & 0 & & & \\ \vdots & \vdots & \ddots & & \\ a_{n-1,1} & a_{n-1,2} & \cdots & 0 & \\ a_{n1} & a_{n2} & \cdots & a_{n,n-1} & 0 \end{bmatrix},$$

$$D = \begin{bmatrix} a_{11} & & & & \\ & a_{22} & & & \\ & & \ddots & & \\ & & & a_{n-1,n-1} & \\ & & & & a_{nn} \end{bmatrix}, \quad U = \begin{bmatrix} 0 & a_{12} & \cdots & a_{1,n-1} & a_{1n} \\ & 0 & \cdots & a_{2,n-1} & a_{2n} \\ & & \ddots & \vdots & \vdots \\ & & & 0 & a_{n-1,n} \\ & & & & 0 \end{bmatrix},$$

则

$$A = L + D + U,$$

即将 A 分解为一个严格下三角矩阵、一个对角矩阵和一个严格上三角矩阵之和. 容易写出雅可比迭代格式的矩阵表示形式为

$$x^{(k+1)} = -D^{-1}(L+U)x^{(k)} + D^{-1}b,$$

它的迭代矩阵

$$J = -D^{-1}(L+U)$$

称为**雅可比迭代矩阵**.

用定理 3.3 来判断雅可比迭代格式是否收敛,需要考虑 J 的特征方程

$$|\lambda I - J| = 0, \quad 即 \quad |\lambda I + D^{-1}(L+U)| = 0.$$

上式又可以写成

$$|D^{-1}||L+\lambda D+U| = 0,$$

由于 $|D^{-1}| \neq 0$,所以

$$|L+\lambda D+U| = 0.$$

上式左端为将系数矩阵 A 的对角元同乘以 λ 后所得新矩阵的行列式.

例 3.7   用雅可比迭代法求解线性方程组

$$\begin{cases} 10x_1 - 2x_2 - x_3 = 3, \\ -2x_1 + 10x_2 - x_3 = 15, \\ -x_1 - 2x_2 + 5x_3 = 10, \end{cases}$$

并分析迭代格式的收敛性.

解   相应的雅可比迭代格式为

—————————
①本节中的记号 L 和 U 的含义与第 3.3 节中的不同.

$$\begin{cases} x_1^{(k+1)} = (2x_2^{(k)} + x_3^{(k)} + 3)/10, \\ x_2^{(k+1)} = (2x_1^{(k)} + x_3^{(k)} + 15)/10, \\ x_3^{(k+1)} = (x_1^{(k)} + 2x_2^{(k)} + 10)/5. \end{cases}$$

取迭代初值 $x_1^{(0)} = x_2^{(0)} = x_3^{(0)} = 0$,按此迭代格式进行计算,结果列于表 3.3：

表 3.3　雅可比迭代法算例

k	$x_1^{(k)}$	$x_2^{(k)}$	$x_3^{(k)}$
0	0	0	0
1	0.3000	1.5000	2.0000
2	0.8000	1.7600	2.6600
3	0.9180	1.9260	2.8640
4	0.9716	1.9700	2.9540
5	0.9894	1.9897	2.9823
6	0.9963	1.9961	2.9938
7	0.9986	1.9986	2.9977
8	0.9995	1.9995	2.9992
9	0.9998	1.9998	2.9998

容易验证方程组的准确解为 $x_1^* = 1, x_2^* = 2, x_3^* = 3$. 从表 3.3 可以看出,当迭代次数增加时,迭代结果越来越接近精确解,于是

$$x_1^{(9)} = 0.9998, \quad x_2^{(9)} = 1.998, \quad x_3^{(9)} = 2.998$$

可以作为所给方程组的近似解.

迭代矩阵 $\boldsymbol{J}$ 的特征方程为

$$\begin{vmatrix} 10\lambda & -2 & -1 \\ -2 & 10\lambda & -1 \\ -1 & -2 & 5\lambda \end{vmatrix} = 0,$$

展开得到 $(10\lambda + 2)(50\lambda^2 - 10\lambda - 3) = 0$,解得

$$\lambda_1 = -\frac{1}{5}, \quad \lambda_2 = \frac{1+\sqrt{7}}{10}, \quad \lambda_3 = \frac{1-\sqrt{7}}{10},$$

于是 $\rho(\boldsymbol{J}) = \dfrac{1+\sqrt{7}}{10} \approx 0.3646 < 1$. 因而雅可比迭代格式是收敛的.

3.5.3　高斯-赛德尔迭代法

仔细研究雅可比迭代法就会发现,在逐个求 $\boldsymbol{x}^{(k+1)}$ 的分量时,当计算到 $x_i^{(k+1)}$ 时,分量 $x_1^{(k+1)}, \cdots, x_{i-1}^{(k+1)}$ 都已求得,但却被束之高阁,而仍用旧分量 $x_1^{(k)}, x_2^{(k)}, \cdots,$ $x_n^{(k)}$. 直观地看,新计算出的分量比旧的要准确些,故设想一旦新分量已求出,马上

就用其代替旧分量,亦即在雅可比迭代法中求 $x_i^{(k+1)}$ 时,用 $x_1^{(k+1)}$,$x_2^{(k+1)}$,$\cdots$,$x_{i-1}^{(k+1)}$ 分别代替 $x_1^{(k)}$,$x_2^{(k)}$,$\cdots$,$x_{i-1}^{(k)}$. 这就是**高斯-赛德尔(Gauss-Seidel)迭代法**.

高斯-赛德尔迭代格式如下:

$$\begin{cases} x_1^{(k+1)} = \dfrac{1}{a_{11}}(-a_{12}x_2^{(k)} - a_{13}x_3^{(k)} \cdots - a_{1n}x_n^{(k)} + b_1), \\[2mm] x_2^{(k+1)} = \dfrac{1}{a_{22}}(-a_{21}x_1^{(k+1)} - a_{23}x_3^{(k)} - \cdots - a_{2n}x_n^{(k)} + b_2), \\[2mm] \qquad \vdots \\[1mm] x_i^{(k+1)} = \dfrac{1}{a_{ii}}(-a_{i1}x_1^{(k+1)} - a_{i2}x_2^{(k+1)} - \cdots - a_{i,i-1}x_{i-1}^{(k+1)} \\[2mm] \qquad\qquad - a_{i,i+1}x_{i+1}^{(k)} - \cdots - a_{in}x_n^{(k)} + b_i), \\[2mm] \qquad \vdots \\[1mm] x_n^{(k+1)} = \dfrac{1}{a_{nn}}(-a_{n1}x_1^{(k+1)} - a_{n2}x_2^{(k+1)} - \cdots - a_{n,n-1}x_{n-1}^{(k+1)} + b_n), \end{cases}$$

其矩阵表示形式为

$$\boldsymbol{x}^{(k+1)} = \boldsymbol{D}^{-1}(-\boldsymbol{L}\boldsymbol{x}^{(k+1)} - \boldsymbol{U}\boldsymbol{x}^{(k)} + \boldsymbol{b}).$$

现将 $\boldsymbol{x}^{(k+1)}$ 显式化,有

$$(\boldsymbol{D} + \boldsymbol{L})\boldsymbol{x}^{(k+1)} = -\boldsymbol{U}\boldsymbol{x}^{(k)} + \boldsymbol{b},$$

可得

$$\boldsymbol{x}^{(k+1)} = -(\boldsymbol{D} + \boldsymbol{L})^{-1}\boldsymbol{U}\boldsymbol{x}^{(k)} + (\boldsymbol{D} + \boldsymbol{L})^{-1}\boldsymbol{b}.$$

令

$$\boldsymbol{G} = -(\boldsymbol{D} + \boldsymbol{L})^{-1}\boldsymbol{U}, \quad \boldsymbol{g} = (\boldsymbol{D} + \boldsymbol{L})^{-1}\boldsymbol{b},$$

则得

$$\boldsymbol{x}^{(k+1)} = \boldsymbol{G}\boldsymbol{x}^{(k)} + \boldsymbol{g}.$$

此即高斯-赛德尔迭代法的矩阵表示形式,其中 $\boldsymbol{G}$ 称为高斯-赛德尔迭代矩阵.

用定理 3.3 判断高斯-赛德尔迭代公式是否收敛,需考虑 $\boldsymbol{G}$ 的特征方程

$$|\lambda \boldsymbol{I} - \boldsymbol{G}| = 0,$$

即

$$|\lambda \boldsymbol{I} + (\boldsymbol{D} + \boldsymbol{L})^{-1}\boldsymbol{U}| = 0.$$

上式又可以写成

$$|(\boldsymbol{D} + \boldsymbol{L})^{-1}| \, |\lambda(\boldsymbol{D} + \boldsymbol{L}) + \boldsymbol{U}| = 0,$$

由于 $|(\boldsymbol{D} + \boldsymbol{L})^{-1}| \neq 0$,所以

$$|\lambda(\boldsymbol{D} + \boldsymbol{L}) + \boldsymbol{U}| = 0.$$

上式左端为将 $\boldsymbol{A}$ 的对角线及对角线以下的元素同时乘以 λ 所得新矩阵的行列式.

高斯-赛德尔迭代法的一个优点是只需要一组工作单元用来存放近似值,而每次迭代的计算量与雅可比迭代法相同.

例 3.8 用高斯-赛德尔迭代法求解例 3.7 中的线性方程组,并分析迭代格式的收敛性.

解 例 3.7 中所给线性方程组的高斯-赛德尔迭代格式为

$$\begin{cases} x_1^{(k+1)} = (2x_2^{(k)} + x_3^{(k)} + 3)/10, \\ x_2^{(k+1)} = (2x_1^{(k+1)} + x_3^{(k)} + 15)/10, \\ x_3^{(k+1)} = (x_1^{(k+1)} + 2x_2^{(k+1)} + 10)/5. \end{cases}$$

取迭代初值 $x_1^{(0)} = x_2^{(0)} = x_3^{(0)} = 0$,按此迭代格式进行计算,结果列于表 3.4:

表 3.4 高斯-赛德尔迭代法算例

k	$x_1^{(k)}$	$x_2^{(k)}$	$x_3^{(k)}$
0	0	0	0
1	0.3000	1.5600	2.6840
2	0.8804	1.9445	2.9539
3	0.9843	1.9923	2.9938
4	0.9978	1.9989	2.9991
5	0.9997	1.9999	2.9990

高斯-赛德尔迭代矩阵 $\boldsymbol{G}$ 的特征方程为

$$\begin{vmatrix} 10\lambda & -2 & -1 \\ -2\lambda & 10\lambda & -1 \\ -\lambda & -2\lambda & 5\lambda \end{vmatrix} = 0,$$

即 $\lambda(500\lambda^2 - 54\lambda - 2) = 0$,解得

$$\lambda_1 = 0, \quad \lambda_2 = \frac{27 + \sqrt{1729}}{500}, \quad \lambda_3 = \frac{27 - \sqrt{1729}}{500},$$

于是 $\rho(\boldsymbol{G}) = \dfrac{27 + \sqrt{1729}}{500} \approx 0.1372 < 1$. 因而高斯-赛德尔迭代格式收敛.

对于两类特殊的线性方程组,有如下收敛结果:

定理 3.4(充分条件判别法) 对于线性方程组 $\boldsymbol{Ax} = \boldsymbol{b}$,若

(1) $\boldsymbol{A}$ 为按行(或按列)严格对角占优阵,则雅可比迭代法和高斯-赛德尔迭代法均收敛;

(2) $\boldsymbol{A}$ 为对称正定阵,则高斯-赛德尔迭代法收敛.

由于例 3.7 所给方程组的系数矩阵 $\boldsymbol{A}$ 为按行(或按列)严格对角占优阵,因此根据定理 3.4 很容易得出雅可比迭代法和高斯-赛德尔迭代法均收敛.

小 结

本章主要讨论线性方程组的直接解法和迭代法.

直接解法的重点是列主元高斯消去法和列主元三角分解法.从代数的角度看,

三角分解法和高斯消去法本质上是一样的,但从实际计算来看是不同的.若在三角分解法中采用"双精度累加"计算和式 $\sum\limits_{q=1}^{m} l_{iq} u_{qk}$,则三角分解法得到的解的精度比高斯消去法高.

选列主元的目的是为了控制计算过程中舍入误差的增长,减少舍入误差的影响.一般说来,列主元高斯消去法及列主元三角分解法是稳定的算法,更稳定的算法是完全选主元的方法,但它的工作量太大,因此通常我们只采用上述两种方法.

对于一些特殊类型的方程组,可用特殊方法求解.例如系数矩阵是三对角矩阵,可用追赶法求解;系数矩阵是对称正定矩阵,可用改进平方根法求解.这些方法都是很实用的方法.

迭代法是一类重要的方法,它能充分利用系数矩阵的稀疏性,减少内存占用量,而且程序简单;缺点是计算量大,同时还有收敛性方面的问题需要讨论.

关于迭代法,本章主要介绍了雅可比迭代法和高斯-赛德尔迭代法.这两种迭代法每迭代一步均是做一次矩阵和向量的乘法运算,但前者需要两组工作单元分别存放 $x^{(k)}$ 和 $x^{(k+1)}$,而后者只需一组工作单元.对于同一个线性方程组,这两种方法可能同时收敛,也可能同时发散,也可能其一收敛而另一发散.当二者皆收敛时,一般说来高斯-赛德尔迭代法比雅可比迭代法收敛快.实际中更多使用的是逐次超松弛迭代法,限于学时,本书未作介绍,有兴趣的读者可参考文献[3]～[7].

关于迭代法的收敛性的判别,本章介绍了一个充要条件判别法(定理 3.3)和两个充分条件判别法(定理 3.2 和定理 3.4),应根据系数矩阵或迭代矩阵的特点灵活运用.需注意的是,充分条件只能用作收敛性的判别,若充分条件不满足,并不能断定迭代格式发散.

复 习 思 考 题

1. 追赶法适用于何种类型的方程组?它是怎么从高斯消去法演变过来的?

2. 为什么要采用列主元高斯消去法?它是怎么从高斯消去法演变过来的?

3. 改进平方根法适用于何种类型的方程组?怎样通过紧凑格式的方法来记忆改进平方根法?

4. 如何充分利用矩阵的 LU 分解求解两个系数矩阵相同的方程组 $Ax = b_1$,$Ay = b_2$(其中 b_2 依赖于 x)?体会 A 的直接分解法比高斯消去法优越的原因.

5. 写出雅可比迭代法和高斯-赛德尔迭代法的迭代公式.它们各有什么特点?

6. 雅可比迭代法和高斯-赛德尔迭代法的矩阵表示形式是什么?为什么要研究它们的矩阵表示形式?

7. 判别迭代法收敛的充分必要条件及充分条件各是什么?

8. 雅可比迭代法和高斯-赛德尔迭代法的收敛性的各种判别条件是什么?

习 题 3

1. 用高斯消去法解下列线性方程组:

(1) $\begin{cases} 2x_1 - x_2 + 3x_3 = 1, \\ 4x_1 + 2x_2 + 5x_3 = 4, \\ x_1 + 2x_2 \quad = 7; \end{cases}$
(2) $\begin{cases} 11x_1 - 3x_2 - 2x_3 = 3, \\ -23x_1 + 11x_2 + x_3 = 0, \\ x_1 + 2x_2 + 2x_3 = -1. \end{cases}$

2. 用追赶法求解线性方程组

$$\begin{cases} 2M_0 + M_1 = -5.5200, \\ \dfrac{5}{14}M_0 + 2M_1 + \dfrac{9}{14}M_2 = -4.3144, \\ \dfrac{3}{5}M_1 + 2M_2 + \dfrac{2}{5}M_3 = -3.2664, \\ \dfrac{3}{7}M_2 + 2M_3 + \dfrac{4}{7}M_4 = -2.4287, \\ M_3 + 2M_4 = -2.1150. \end{cases}$$

3. 用列主元高斯消去法解第 1 题所给方程组.

4. 设 $a_{11} \neq 0$,经高斯消去法的第 1 步将 $\boldsymbol{A}$ 化为 $\begin{bmatrix} a_{11} & \boldsymbol{\alpha}_1 \\ \boldsymbol{0} & \boldsymbol{A}_1 \end{bmatrix}$. 试证:若 $\boldsymbol{A}$ 是严格对角占优的,则 $\boldsymbol{A}_1$ 也是严格对角占优的.

5. 设 $\boldsymbol{L}_k = \begin{bmatrix} 1 & & & & & \\ & \ddots & & & & \\ & & 1 & & & \\ & & -l_{k+1,k} & 1 & & \\ & & \vdots & & \ddots & \\ & & -l_{nk} & & & 1 \end{bmatrix}$,证明:

$$\boldsymbol{L}_k^{-1} = \begin{bmatrix} 1 & & & & & \\ & \ddots & & & & \\ & & 1 & & & \\ & & l_{k+1,k} & 1 & & \\ & & \vdots & & \ddots & \\ & & l_{nk} & & & 1 \end{bmatrix}.$$

6. 设

$$\boldsymbol{L}_1 = \begin{bmatrix} 1 & & & \\ -l_{21} & 1 & & \\ -l_{31} & & 1 & \\ -l_{41} & & & 1 \end{bmatrix}, \quad \boldsymbol{L}_2 = \begin{bmatrix} 1 & & & \\ & 1 & & \\ & -l_{32} & 1 & \\ & -l_{42} & & 1 \end{bmatrix}, \quad \boldsymbol{L}_3 = \begin{bmatrix} 1 & & & \\ & 1 & & \\ & & 1 & \\ & & -l_{43} & 1 \end{bmatrix},$$

证明：$L_1^{-1}L_2^{-1}L_3^{-1} = \begin{bmatrix} 1 & & & \\ l_{21} & 1 & & \\ l_{31} & l_{32} & 1 & \\ l_{41} & l_{42} & l_{43} & 1 \end{bmatrix}$.

7. 将矩阵 $\boldsymbol{A} = \begin{bmatrix} 1 & 0 & 2 & 0 \\ 0 & 1 & 1 & 1 \\ 2 & 0 & -1 & 1 \\ 0 & 0 & 1 & 1 \end{bmatrix}$ 作 LU 分解.

8. 用 LU 紧凑格式分解法求解线性方程组

$$\begin{bmatrix} 5 & 7 & 9 & 10 \\ 6 & 8 & 10 & 9 \\ 7 & 10 & 8 & 7 \\ 5 & 7 & 6 & 5 \end{bmatrix} \begin{bmatrix} x_1 \\ x_2 \\ x_3 \\ x_4 \end{bmatrix} = \begin{bmatrix} 1 \\ 1 \\ 1 \\ 1 \end{bmatrix}.$$

9. 用改进平方根法求解线性方程组

$$\begin{cases} 4x_1 - 2x_2 - 4x_3 = 10, \\ -2x_1 + 17x_2 + 10x_3 = 3, \\ -4x_1 + 10x_2 + 9x_3 = -7. \end{cases}$$

10. 统计用改进平方根法解 n 阶线性方程组 $\boldsymbol{Ax} = \boldsymbol{b}$($\boldsymbol{A}$ 是实对称正定矩阵)所需的乘除法次数和加减法次数.

11. 用列主元三角分解法求解线性方程组

$$\begin{cases} -x_1 + 2x_2 - 2x_3 = -1, \\ 3x_1 - x_2 + 4x_3 = 7, \\ 2x_1 - 3x_2 - 2x_3 = 0. \end{cases}$$

12. 设 $\boldsymbol{x} = (1, -2, 3)^{\mathrm{T}}$，计算 $\|\boldsymbol{x}\|_\infty$，$\|\boldsymbol{x}\|_1$ 和 $\|\boldsymbol{x}\|_2$.

13. 设 $\boldsymbol{A} = \begin{bmatrix} 1 & 1 & 0 \\ 2 & 2 & -3 \\ 5 & 4 & 1 \end{bmatrix}$，求 $\|\boldsymbol{A}\|_\infty$，$\|\boldsymbol{A}\|_1$ 和 $\|\boldsymbol{A}\|_2$.

14. 设

$$\boldsymbol{A} = \begin{bmatrix} 3 & 1 & 1 \\ -1 & 1 & 1 \\ 1 & 2 & 1 \end{bmatrix}, \quad \boldsymbol{x} = \begin{bmatrix} -1 \\ 3 \\ 2 \end{bmatrix},$$

计算 $\|\boldsymbol{x}\|_\infty$，$\|\boldsymbol{A}\|_\infty$ 及 $\|\boldsymbol{Ax}\|_\infty$，并比较 $\|\boldsymbol{Ax}\|_\infty$ 和 $\|\boldsymbol{A}\|_\infty \|\boldsymbol{x}\|_\infty$ 的大小.

15. 设 $\boldsymbol{A} \in \mathbf{R}^{n \times n}$，$\boldsymbol{B} \in \mathbf{R}^{n \times n}$ 均为非奇异矩阵，证明：

$$\|\boldsymbol{A}^{-1} - \boldsymbol{B}^{-1}\| \leqslant \|\boldsymbol{A}^{-1}\| \|\boldsymbol{B}^{-1}\| \|\boldsymbol{A} - \boldsymbol{B}\|.$$

16. 给定线性方程组

$$\begin{bmatrix} 1 & -2 & 2 \\ -1 & 1 & -1 \\ -2 & -2 & 1 \end{bmatrix} \begin{bmatrix} x_1 \\ x_2 \\ x_3 \end{bmatrix} = \begin{bmatrix} -12 \\ 0 \\ 10 \end{bmatrix}.$$

（1）写出雅可比迭代格式和高斯-赛德尔迭代格式；

（2）证明雅可比迭代法收敛而高斯-赛德尔迭代法发散；

（3）给定 $x^{(0)} = (0,0,0)^T$，用迭代法求出该方程组的解，精确到

$$\| x^{(k+1)} - x^{(k)} \|_\infty \leqslant \frac{1}{2} \times 10^{-3}.$$

17. 给定线性方程组

$$\begin{bmatrix} 2 & 1 & 1 \\ 1 & 1 & 1 \\ 1 & 1 & 2 \end{bmatrix} \begin{bmatrix} x_1 \\ x_2 \\ x_3 \end{bmatrix} = \begin{bmatrix} 0 \\ 3 \\ 1 \end{bmatrix}.$$

（1）写出雅可比迭代格式和高斯-赛德尔迭代格式；

（2）证明雅可比迭代法发散而高斯-赛德尔迭代法收敛；

（3）取 $x^{(0)} = (0,0,0)^T$，用迭代法求出该方程组的解，精确到

$$\| x^{(k+1)} - x^{(k)} \|_\infty \leqslant \frac{1}{2} \times 10^{-3}.$$

18. 给定线性方程组

$$\begin{cases} 5x_1 & -x_2 & -x_3 & -x_4 = -4, \\ -x_1 + 10x_2 & -x_3 & -x_4 = 12, \\ -x_1 & -x_2 + 5x_3 & -x_4 = 8, \\ -x_1 & -x_2 & -x_3 + 10x_4 = 34, \end{cases}$$

判断雅可比迭代格式和高斯-赛德尔迭代格式的收敛性.

19. 试解释为什么高斯-赛德尔迭代矩阵 $G = -(D+L)^{-1}U$ 至少有 1 个特征根为零.

20. 给定线性方程组

$$\begin{cases} a_{11}x_1 + a_{12}x_2 = b_1, \\ a_{21}x_1 + a_{22}x_2 = b_2, \end{cases}$$

其中 $a_{11} \neq 0, a_{22} \neq 0$. 证明：解此方程组的雅可比迭代法和高斯-赛德尔迭代法同时收敛或同时发散；如果收敛，高斯-赛德尔迭代法比雅可比迭代法收敛快.

4 矩阵的特征值及特征向量的计算

4.1 问题的提出

在数学和物理中,很多问题都需要计算矩阵的特征值及其特征向量. 在线性代数中我们知道,求矩阵

$$A = \begin{bmatrix} a_{11} & a_{12} & \cdots & a_{1n} \\ a_{21} & a_{22} & \cdots & a_{2n} \\ \vdots & \vdots & & \vdots \\ a_{n1} & a_{n2} & \cdots & a_{nn} \end{bmatrix}$$

的特征值,就是求代数方程

$$\varphi(\lambda) = |\lambda I - A| = \begin{vmatrix} \lambda - a_{11} & -a_{12} & \cdots & -a_{1n} \\ -a_{21} & \lambda - a_{22} & \cdots & -a_{2n} \\ \vdots & \vdots & & \vdots \\ -a_{n1} & -a_{n2} & \cdots & \lambda - a_{nn} \end{vmatrix} = 0 \qquad (4.1)$$

的根. $\varphi(\lambda)$ 是关于 λ 的 n 次多项式,可以写成

$$\varphi(\lambda) = \lambda^n + c_1 \lambda^{n-1} + \cdots + c_{n-1}\lambda + c_n = 0. \qquad (4.2)$$

式中, $c_i(i=1,2,\cdots,n)$ 取决于矩阵 A 中的元素. 称 $\varphi(\lambda)$ 是矩阵 A 的特征多项式;称 $\varphi(\lambda) = 0$ 为矩阵 A 的特征方程,它有 n 个根(包括重根),这些根称为 A 的特征根或特征值.

当 λ 是 A 的特征值时,相应的方程组

$$(\lambda I - A)x = 0 \qquad (4.3)$$

的非零解 x 称为矩阵 A 对应于特征值 λ 的特征向量.

求矩阵特征值及特征向量的问题是线性代数中的一个重要课题. 从式(4.2)和式(4.3)看,它只是代数方程求根及线性方程组求解的问题. 但当 A 的阶数较高时,把式(4.1)化成式(4.2)时就比较复杂,而直接求解式(4.2)往往也有困难. 另外,实际问题中的具体要求也有不同,有些只要求矩阵 A 的按模最大特征值及其相应的特征向量(代数中称模最大的特征值为主特征值,其模称为谱半径),有些则要求全部特征值及其特征向量. 根据这两种不同要求,矩阵的特征值及特征向量的计算方法也大体上分成两种类型. 本章就此两种类型介绍其中最常用的三种方法,即幂法、雅可比法和 QR 法.

4.2　按模最大与最小特征值的求法

幂法及反幂法都是一种迭代法. 幂法用来计算实矩阵 A 的按模最大的特征值及相应的特征向量；当零不是特征值时，反幂法用来求按模最小的特征值及相应的特征向量. 下面分别介绍幂法及反幂法.

4.2.1　幂法

设 n 阶矩阵 A 有 n 个线性无关的特征向量 $x_1, x_2, \cdots, x_n$，它们所对应的特征值分别为 $\lambda_1, \lambda_2, \cdots, \lambda_n$，并按模的大小排列，即有 $|\lambda_1| \geqslant |\lambda_2| \geqslant \cdots \geqslant |\lambda_n|$. 下面分两种情况来讨论.

（1）$|\lambda_1| > |\lambda_2| \geqslant \cdots \geqslant |\lambda_n|$

在此情况下，当 A 是实矩阵时，显然 λ_1 和 x_1 均是实的.

任取初始向量 v_0，由假设矩阵 A 有 n 个线性无关的特征向量，所以任何一个 n 维向量都可以由它们线性表示，即有

$$v_0 = \alpha_1 x_1 + \alpha_2 x_2 + \cdots + \alpha_n x_n, \tag{4.4}$$

并设 $\alpha_1 \neq 0$. 现在从 v_0 出发作一系列迭代：$v_{k+1} = A v_k (k = 0, 1, 2, \cdots)$，即得一向量序列，并把式（4.4）代入，又由 $A x_k = \lambda_k x_k$，可得下列算式：

$$\begin{aligned}
v_1 &= A v_0 = A(\alpha_1 x_1 + \alpha_2 x_2 + \cdots + \alpha_n x_n) \\
&= \alpha_1 \lambda_1 x_1 + \alpha_2 \lambda_2 x_2 + \cdots + \alpha_n \lambda_n x_n, \\
v_2 &= A v_1 = A^2 v_0 = \alpha_1 \lambda_1^2 x_1 + \alpha_2 \lambda_2^2 x_2 + \cdots + \alpha_n \lambda_n^2 x_n, \\
&\qquad\qquad\qquad\qquad \vdots \\
v_k &= A^k v_0 = \alpha_1 \lambda_1^k x_1 + \alpha_2 \lambda_2^k x_2 + \cdots + \alpha_n \lambda_n^k x_n.
\end{aligned}$$

上式也可写成

$$v_k = \lambda_1^k \left[\alpha_1 x_1 + \alpha_2 \left(\frac{\lambda_2}{\lambda_1} \right)^k x_2 + \cdots + \alpha_n \left(\frac{\lambda_n}{\lambda_1} \right)^k x_n \right].$$

同理有

$$v_{k+1} = \lambda_1^{k+1} \left[\alpha_1 x_1 + \alpha_2 \left(\frac{\lambda_2}{\lambda_1} \right)^{k+1} x_2 + \cdots + \alpha_n \left(\frac{\lambda_n}{\lambda_1} \right)^{k+1} x_n \right].$$

因为

$$|\lambda_i| < |\lambda_1|, \quad i = 2, 3, \cdots, n,$$

所以

$$\lim_{k \to \infty} \left(\frac{\lambda_i}{\lambda_1} \right)^k = 0, \quad i = 2, 3, \cdots, n,$$

从而得

$$v_{k+1} \approx \lambda_1 v_k. \tag{4.5}$$

式(4.5)说明向量 v_{k+1} 和 v_k 近似线性相关,其中常数 λ_1 就是模最大的特征值. 具体求 λ_1 时,可以取

$$\frac{(v_{k+1})_j}{(v_k)_j} \approx \lambda_1,$$

其中 $(v_k)_j$ 表示向量 v_k 的第 j 个分量,而这时 v_k 和 v_{k+1} 只相差一个比例常数,因此都可以作为 λ_1 所对应的特征向量.

用上述方法计算模最大的特征值及相应的特征向量,主要是求矩阵 A 的幂 A^k 与已知向量 v_0 的乘积 $A^k v_0$,因此称为**乘幂法**,简称**幂法**. 实际上它是一种迭代法. 从式(4.5)的推理过程可知迭代的收敛速度主要取决于比值 $\left|\dfrac{\lambda_2}{\lambda_1}\right|$. 当 $\left|\dfrac{\lambda_2}{\lambda_1}\right|$ 越小时, 迭代收敛越快.

用乘幂法计算时,由于反复把矩阵 A 与向量 $A^{k-1}v_0$ 相乘,往往有可能导致迭代向量的分量的绝对值过大(趋于 ∞)或过小(趋于 0),这时在计算机上计算时会产生"溢出"或"机器 0"的情况. 为了克服这个缺点,通常采用迭代向量"规一化"的措施,即把迭代向量 v_k 的最大分量化为 1. 于是,得乘幂法的计算步骤如下:

① 任取一个初始向量 $v_0 \neq 0$.

② 构造迭代序列

$$\begin{cases} u_0 = v_0, \\ v_k = A u_{k-1}, \\ m_k = \max(v_k), \\ u_k = v_k/m_k, \end{cases} \quad k = 1, 2, \cdots. \tag{4.6}$$

式中,$m_k = \max(v_k)$ 表示 v_k 中首次出现的模最大的分量. 例如 $v_k = (3, -5, 5)^{\mathrm{T}}$, 则 $\max(v_k) = -5$,于是规一化后所得向量为 $u_k = \left(-\dfrac{3}{5}, 1, -1\right)^{\mathrm{T}}$.

③ $\lim\limits_{k \to \infty} m_k = \lambda_1$, $\lim\limits_{k \to \infty} u_k = \dfrac{x_1}{\max(x_1)}$. $\tag{4.7}$

下面证明式(4.7)中的两个等式. 由

$$u_k = \frac{A^k u_0}{m_k m_{k-1} \cdots m_1} = \frac{A^k v_0}{\max(A^k v_0)} = \frac{\lambda_1^k \left[\alpha_1 x_1 + \sum\limits_{i=2}^{n} \alpha_i \left(\dfrac{\lambda_i}{\lambda_1}\right)^k x_i\right]}{\max\left[\lambda_1^k \left(\alpha_1 x_1 + \sum\limits_{i=2}^{n} \alpha_i \left(\dfrac{\lambda_i}{\lambda_1}\right)^k x_i\right)\right]}$$

$$= \frac{\lambda_1^k \left[\alpha_1 x_1 + \sum\limits_{i=2}^{n} \alpha_i \left(\dfrac{\lambda_i}{\lambda_1}\right)^k x_i\right]}{\lambda_1^k \max\left[\alpha_1 x_1 + \sum\limits_{i=2}^{n} \alpha_i \left(\dfrac{\lambda_i}{\lambda_1}\right)^k x_i\right]} = \frac{\alpha_1 x_1 + \sum\limits_{i=2}^{n} \alpha_i \left(\dfrac{\lambda_i}{\lambda_1}\right)^k x_i}{\max\left[\alpha_1 x_1 + \sum\limits_{i=2}^{n} \alpha_i \left(\dfrac{\lambda_i}{\lambda_1}\right)^k x_i\right]}, \tag{4.8}$$

当 $k \to \infty$ 时,式(4.8)的分子和分母中的 $\sum\limits_{i=2}^{n} \alpha_i \left(\dfrac{\lambda_i}{\lambda_1}\right)^k$ 的每一项均趋向于 0,因此

$$\lim_{k \to \infty} \boldsymbol{u}_k = \frac{\boldsymbol{x}_1}{\max(\boldsymbol{x}_1)}.$$

即式(4.7)中第 2 个等式成立. 同理,有

$$\boldsymbol{v}_k = \boldsymbol{A}\boldsymbol{u}_{k-1} = \boldsymbol{A}\frac{\boldsymbol{A}^{k-1}\boldsymbol{v}_0}{\max(\boldsymbol{A}^{k-1}\boldsymbol{v}_0)} = \frac{\lambda_1^k\left[\alpha_1\boldsymbol{x}_1 + \sum\limits_{i=2}^{n}\alpha_i\left(\dfrac{\lambda_i}{\lambda_1}\right)^k\boldsymbol{x}_i\right]}{\max\left[\lambda_1^{k-1}\left(\alpha_1\boldsymbol{x}_1 + \sum\limits_{i=2}^{n}\alpha_i\left(\dfrac{\lambda_i}{\lambda_1}\right)^{k-1}\boldsymbol{x}_i\right)\right]}$$

$$= \frac{\lambda_1^k\left[\alpha_1\boldsymbol{x}_1 + \sum\limits_{i=2}^{n}\alpha_i\left(\dfrac{\lambda_i}{\lambda_1}\right)^k\boldsymbol{x}_i\right]}{\lambda_1^{k-1}\left[\max\left(\alpha_1\boldsymbol{x}_1 + \sum\limits_{i=2}^{n}\alpha_i\left(\dfrac{\lambda_i}{\lambda_1}\right)^{k-1}\boldsymbol{x}_i\right)\right]},$$

取 $\boldsymbol{v}_k$ 分量模的最大值,得到

$$\max(\boldsymbol{v}_k) = \frac{\lambda_1\max\left[\alpha_1\boldsymbol{x}_1 + \sum\limits_{i=2}^{n}\alpha_i\left(\dfrac{\lambda_i}{\lambda_1}\right)^k\boldsymbol{x}_i\right]}{\max\left[\alpha_1\boldsymbol{x}_1 + \sum\limits_{i=2}^{n}\alpha_i\left(\dfrac{\lambda_i}{\lambda_1}\right)^{k-1}\boldsymbol{x}_i\right]}.$$

当 $k \to \infty$ 时,$\max(\boldsymbol{v}_k) \to \lambda_1$,所以式(4.7)中第 1 个等式也成立.

例 4.1 用幂法计算矩阵

$$\boldsymbol{A} = \begin{bmatrix} 2 & -1 & 0 \\ -1 & 2 & -1 \\ 0 & -1 & 2 \end{bmatrix}$$

模最大的特征值及其对应的特征向量.

解 由公式(4.6),并取初始向量 $\boldsymbol{u}_0 = \boldsymbol{v}_0 = (1,1,1)^{\mathrm{T}}$,可得

$$\boldsymbol{v}_1 = \boldsymbol{A}\boldsymbol{u}_0 = \begin{bmatrix} 2 & -1 & 0 \\ -1 & 2 & -1 \\ 0 & -1 & 2 \end{bmatrix}\begin{bmatrix} 1 \\ 1 \\ 1 \end{bmatrix} = \begin{bmatrix} 1 \\ 0 \\ 1 \end{bmatrix},$$

$$m_1 = \max(\boldsymbol{v}_1) = 1, \quad \boldsymbol{u}_1 = (1,0,1)^{\mathrm{T}},$$

$$\boldsymbol{v}_2 = \boldsymbol{A}\boldsymbol{u}_1 = \begin{bmatrix} 2 & -1 & 0 \\ -1 & 2 & -1 \\ 0 & -1 & 2 \end{bmatrix}\begin{bmatrix} 1 \\ 0 \\ 1 \end{bmatrix} = \begin{bmatrix} 2 \\ -2 \\ 2 \end{bmatrix},$$

$$m_2 = \max(\boldsymbol{v}_2) = 2, \quad \boldsymbol{u}_2 = (1,-1,1).$$

依次继续迭代,计算结果列于表 4.1:

表 4.1   用幂法计算主特征值算例($\boldsymbol{u}_0 = (1,1,1)^{\mathrm{T}}$)

k	$\boldsymbol{u}_k$（规一化向量）	$\max(\boldsymbol{v}_k)$
0	$(1.00000000, 1.00000000, 1.00000000)$	1.00000000
1	$(1.00000000, 0.00000000, 1.00000000)$	1.00000000
2	$(1.00000000, -1.00000000, 1.00000000)$	2.00000000
3	$(-0.75000000, 1.00000000, -0.75000000)$	-4.00000000
4	$(-0.71428567, 1.00000000, -0.71728567)$	3.50000000
5	$(-0.70833343, 1.00000000, -0.70833343)$	3.42856976
6	$(-0.70731699, 1.00000000, -0.70731699)$	3.41666603
7	$(-0.70714301, 1.00000000, -0.70714301)$	3.41463280
8	$(-0.70711291, 1.00000000, -0.70711291)$	3.41428566
9	$(-0.70710796, 1.00000000, -0.70710796)$	3.41422462
10	$(-0.70710689, 1.00000000, -0.70710689)$	3.41421509

从表 4.1 中可知，迭代到 10 次时可得 $\lambda_1 \approx 3.4142$，对应的特征向量

$$\boldsymbol{x}_1 \approx (-0.70710689, 1.00000000, -0.70710689)^{\mathrm{T}}.$$

不难求出矩阵 $\boldsymbol{A}$ 的精确特征值及特征向量分别为

$$\lambda_1 = 2 + \sqrt{2} = 3.414213562\cdots,$$

$$\boldsymbol{x}_1 = (-1, \sqrt{2}, -1) = \sqrt{2}(-0.7071067\cdots, 1, -0.7071067\cdots),$$

可知迭代 10 次时求得的特征值有 5 位有效数字，而特征向量有 6 位有效数字.

上述例子说明，当 $|\lambda_1| > |\lambda_2|$ 时，用幂法计算 λ_1 和 $\boldsymbol{x}_1$ 的近似值比较方便.

(2) $|\lambda_1| = |\lambda_2| > |\lambda_3| \geqslant \cdots \geqslant |\lambda_n|$

在此情况下，当 $\boldsymbol{A}$ 是实矩阵时，包含了 $\lambda_1 = \lambda_2$，$\lambda_1 = -\lambda_2$ 和 $\lambda_1 = \bar{\lambda}_2$ 三种可能.

上述迭代序列可写为

$$\boldsymbol{v}_k = \lambda_1^k \left[\alpha_1 \boldsymbol{x}_1 + \alpha_2 \left(\frac{\lambda_2}{\lambda_1}\right)^k \boldsymbol{x}_2 + \alpha_3 \left(\frac{\lambda_3}{\lambda_1}\right)^k \boldsymbol{x}_3 + \cdots + \alpha_n \left(\frac{\lambda_n}{\lambda_1}\right)^k \boldsymbol{x}_n \right].$$

因为

$$|\lambda_i| < |\lambda_1|, \quad i = 3, 4, \cdots, n,$$

所以

$$\lim_{k \to \infty} \left(\frac{\lambda_i}{\lambda_1}\right)^k = 0, \quad i = 3, 4, \cdots, n,$$

因而

$$\boldsymbol{v}_k \approx \lambda_1^k \left(\alpha_1 \boldsymbol{x}_1 + \alpha_2 \left(\frac{\lambda_2}{\lambda_1}\right)^k \boldsymbol{x}_2 \right) = \alpha_1 \lambda_1^k \boldsymbol{x}_1 + \alpha_2 \lambda_2^k \boldsymbol{x}_2. \tag{4.9}$$

同理，有

$$\boldsymbol{v}_{k+1} \approx \alpha_1 \lambda_1^{k+1} \boldsymbol{x}_1 + \alpha_2 \lambda_2^{k+1} \boldsymbol{x}_2, \quad \boldsymbol{v}_{k+2} \approx \alpha_1 \lambda_1^{k+2} \boldsymbol{x}_1 + \alpha_2 \lambda_2^{k+2} \boldsymbol{x}_2. \tag{4.10}$$

于是

$$v_{k+2} - (\lambda_1 + \lambda_2)v_{k+1} + \lambda_1\lambda_2 v_k$$
$$\approx [\lambda_1^{k+2} - (\lambda_1 + \lambda_2)\lambda_1^{k+1} + \lambda_1\lambda_2\lambda_1^k]\alpha_1 x_1 + [\lambda_2^{k+2} - (\lambda_1 + \lambda_2)\lambda_2^{k+1} + \lambda_1\lambda_2\lambda_2^k]\alpha_2 x_2$$
$$= \boldsymbol{0}. \tag{4.11}$$

式(4.11) 说明 v_{k+2}, v_{k+1}, v_k 三个向量大体上线性相关. 因此,令

$$p = -(\lambda_1 + \lambda_2), \quad q = \lambda_1\lambda_2,$$

则有

$$v_{k+2} + pv_{k+1} + qv_k \approx \boldsymbol{0}.$$

这是以 p, q 为未知数的 n 个近似方程式. 如果把这 n 个近似式改写为等式,则得包含 n 个方程的方程组,任取其中两个便可求得 p, q 的值(或者把这 n 个式子都改成等式,用最小二乘法确定 p, q),之后就可得

$$\lambda_1 = -\frac{p}{2} + \sqrt{\frac{p^2}{4} - q}, \quad \lambda_2 = -\frac{p}{2} - \sqrt{\frac{p^2}{4} - q}.$$

当 $\lambda_1 \neq \lambda_2$ 时,由式(4.9) 和式(4.10) 可知

$$v_{k+1} - \lambda_2 v_k \approx \lambda_1^k(\lambda_1 - \lambda_2)\alpha_1 x_1,$$
$$v_{k+1} - \lambda_1 v_k \approx \lambda_2^k(\lambda_2 - \lambda_1)\alpha_2 x_2,$$

即 $v_{k+1} - \lambda_2 v_k$ 与 x_1 成比例,$v_{k+1} - \lambda_1 v_k$ 与 x_2 成比例,可以分别作为对应于 λ_1 及 λ_2 的特征向量.

当 $\lambda_1 = \lambda_2$ 时,只能求得一个特征向量. 如果要求另一个特征向量,可以用不同的初始值 v_0 再作迭代.

最后,关于用幂法计算矩阵的主特征值的问题说明三点:

① 虽然上面对特征值的两种情况作了分析,但对具体给定的矩阵来说,事先无法知道其特征值属于何种情况. 事实上也不止两种情况,例如特征值有多重实根的情况或者有多重复根的情况. 因此在应用幂法计算时,往往采取先算下去再说的态度,在计算过程中随时判断特征值属于何种情况,然后分别对待.

② 初始向量 v_0 的选取对迭代次数是有影响的,若选取的 v_0 中 α_1 的值较小,则迭代次数有可能增加.

③ 如果矩阵 A 是实的(半)正定矩阵,则 $\lambda_1 \geqslant \lambda_2 \geqslant \cdots \geqslant \lambda_n \geqslant 0$. 若 $\lambda_1 > 0$,则恒有 $\lim\limits_{k \to \infty} m_k = \lambda_1$.

例如对例 4.1 中矩阵 A,取初始向量

$$\boldsymbol{u}_0 = \boldsymbol{v}_0 = (1, 0, 0)^T,$$

同样做 u_k 的规一化计算,结果如表 4.2 所示.

表 4.2 用幂法计算主特征值算法($u_0 = (1,0,0)^\top$)

k	u_k(规一化向量)	$\max(v_k)$
0	$(1.00000000, 0.00000000, 0.00000000)$	1.00000000
1	$(1.00000000, -0.50000000, 0.00000000)$	2.00000000
2	$(1.00000000, -0.79999995, 0.19999999)$	2.50000000
3	$(1.00000000, -1.00000000, 0.42857146)$	2.79999924
4	$(-0.87500012, 1.00000000, -0.54166663)$	3.42857075
5	$(-0.80487818, 1.00000000, -0.60975611)$	3.41666603
6	$(-0.76428580, 1.00000000, -0.65000015)$	3.41463280
7	$(-0.74085860, 1.00000000, -0.67364037)$	3.41428471
8	$(-0.72671574, 1.00000000, -0.63750012)$	3.41422558
9	$(-0.71859300, 1.00000000, -0.69562107)$	3.41421509
10	$(-0.71383512, 1.00000000, -0.70037860)$	3.41421318

同样迭代 10 次,虽然特征值具有 7 位有效数字,但特征向量却只有 1 位数字精确. 而若想得到例 4.1 相同精度的特征向量,需要迭代 21 次,显然收敛要慢得多.

由上述讨论可知,用幂法求主特征值的收敛速度是由 $|\lambda_2/\lambda_1|$ 来决定的. 当这个比值很接近 1 时,收敛就很慢. 下面介绍一种加速技巧.

由线性代数知道,当 A 是对称正定矩阵时,A 的特征值 $\lambda_1 \geqslant \lambda_2 \geqslant \cdots \geqslant \lambda_n > 0$ 所对应的特征向量 $x_1, x_2, \cdots, x_n$ 可以组成规范化正交组,即

$$(x_i, x_j) = \begin{cases} 0, & i \neq j, \\ 1, & i = j, \end{cases}$$

且当 x 为任一非零向量时,有

$$\lambda_n \leqslant \frac{(Ax, x)}{(x, x)} \leqslant \lambda_1.$$

式中,$\dfrac{(Ax, x)}{(x, x)}$ 称为 Rayleigh 商,并有 $\lambda_1 = \max \dfrac{(Ax, x)}{(x, x)}$.

设用幂法计算特征根 λ_1 已迭代到第 k 次,则有

$$u_k = \frac{A^k u_0}{\max(A^k u_0)}, \quad Au_k = \frac{A^{k+1} u_0}{\max(A^k u_0)}.$$

对 u_k 作一次 Rayleigh 商,得

$$\frac{(Au_k, u_k)}{(u_k, u_k)} = \frac{(A^{k+1} u_0, A^k u_0)}{(A^k u_0, A^k u_0)} = \frac{\sum\limits_{j=1}^{n} \alpha_j^2 \lambda_j^{2k+1}}{\sum\limits_{j=1}^{n} \alpha_j^2 \lambda_j^{2k}} = \lambda_1 + O\left(\left(\frac{\lambda_2}{\lambda_1}\right)^{2k}\right).$$

上式说明,如果每迭代一次,就用 Rayleigh 商加速一次,可以使收敛速度提高很多. 具体例子请参阅第 2 篇中实习 4.

4.2.2　反幂法

设 n 阶矩阵 A 为非奇异阵,则零不是 A 的特征值,这时 A^{-1} 存在. 又设 A 的特征值为

$$|\lambda_1| \geqslant |\lambda_2| \geqslant \cdots \geqslant |\lambda_n| > 0,$$

由 $Ax_j = \lambda_j x_j$ 可得

$$A^{-1}x_j = \frac{1}{\lambda_j}x_j.$$

此式说明矩阵 A^{-1} 的特征值为 $\frac{1}{\lambda_j}(j=1,2,\cdots,n)$,并有

$$\left|\frac{1}{\lambda_n}\right| \geqslant \left|\frac{1}{\lambda_{n-1}}\right| \geqslant \cdots \geqslant \left|\frac{1}{\lambda_1}\right|,$$

而且 A 对应于 λ_j 的特征向量 x_j 就是 A^{-1} 对应于 $\frac{1}{\lambda_j}$ 的特征向量.

对矩阵 A^{-1} 应用幂法求主特征值 $\frac{1}{\lambda_n}$ 及特征向量 x_n,就是对 A 求按模最小的特征值及特征向量. 用 A^{-1} 代替 A 作幂法计算,称为**反幂法**.

根据幂法计算原理,任给初始向量 $u_0 = v_0$ 可作如下迭代:

$$v_k = A^{-1}u_{k-1}, \quad k=1,2,\cdots. \tag{4.12}$$

但由式(4.12)可知,要作此迭代必须要计算 A^{-1},而这是一件不容易的事,因此往往把式(4.12)改写成

$$Av_k = u_{k-1}, \quad k=1,2,\cdots.$$

如果采用"规一化"方法,可得计算步骤如下:

$$\begin{cases} u_0 = v_0, \\ Av_k = u_{k-1}, \\ m_k = \max(v_k), \\ u_k = v_k/m_k, \end{cases} \quad k=1,2,\cdots.$$

反幂法每迭代 1 次,需要解 1 个线性方程组 $Av_k = u_{k-1}$,所以它的计算工作量很大. 具体计算时,可以事先把 A 作 LU 分解,这样每次迭代只要解 2 个三角方程组就可以了. 从幂法中知道,反幂法的收敛速度取决于比值 $\left|\frac{\lambda_n}{\lambda_{n-1}}\right|$. 当 $\left|\frac{\lambda_n}{\lambda_{n-1}}\right|$ 越小时,迭代收敛越快.

例 4.2　用反幂法求 $A = \begin{bmatrix} 2 & 8 & 9 \\ 8 & 3 & 4 \\ 9 & 4 & 7 \end{bmatrix}$ 按模最小的特征值及对应的特征向量.

解　对矩阵 A 作 LU 分解,可得

$$L = \begin{bmatrix} 1 & & \\ 4 & 1 & \\ 4.5 & 1.103448 & 1 \end{bmatrix}, \quad U = \begin{bmatrix} 2 & 8 & 9 \\ & -29 & -32 \\ & & 1.810336 \end{bmatrix}.$$

取初始向量 $u_0 = v_0 = (1,1,1)^T$,作规一化计算,有如下计算公式:

$$\begin{cases} Ly_k = u_{k-1}, \\ Uv_k = y_k, \\ m_k = \max(v_k), \\ u_k = v_k/m_k, \end{cases} \quad k = 1, 2, \cdots.$$

计算结果列于表 4.3:

表 4.3 反幂法求模最小特征根

k	u_k(规一化向量)	$\max(v_k)$
0	$(1.000000, 1.000000, 1.000000)$	1.000000
1	$(0.434777, 1.000000, -0.478263)$	0.219049
2	$(0.190185, 1.000000, -0.883437)$	1.012427
3	$(0.184276, 1.000000, -0.912415)$	1.212803
4	$(0.183147, 1.000000, -0.912933)$	1.229340
5	$(0.183196, 1.000000, -0.913047)$	1.229441

即迭代 5 次可得 $\dfrac{1}{\lambda_3} \approx 1.229441$,所以 $\lambda_3 \approx 0.813378$,其对应的特征向量为

$$x_3 \approx (0.183196, 1.000000, -0.913047)^T.$$

4.3 计算实对称矩阵特征值的雅可比法

雅可比法是用来求实对称矩阵的全部特征值及特征向量的一种迭代法,这个方法的主要理论依据是对 n 阶实对称矩阵 A,一定存在正交矩阵 R,使

$$R^T A R = D = \begin{bmatrix} \lambda_1 & & & \\ & \lambda_2 & & \\ & & \ddots & \\ & & & \lambda_n \end{bmatrix}.$$

式中,$\lambda_j (j = 1, 2, \cdots, n)$ 即为矩阵 A 的全部特征值,而 R 的第 j 列向量为对应于 λ_j 的特征向量. 根据这一理论依据,要求实对称矩阵的特征值,关键在于找到合适的正交矩阵 R. 为了说明这个问题,我们从最简单的情况说起.

设在平面上有一条二次曲线

$$a_{11}x_1^2 + 2a_{12}x_1x_2 + a_{22}x_2^2 = 1, \tag{4.13}$$

可以通过坐标轴的旋转变换公式

$$\begin{cases} x_1 = y_1\cos\theta - y_2\sin\theta, \\ x_2 = y_1\sin\theta + y_2\cos\theta, \end{cases} \tag{4.14}$$

化为标准形 $\lambda_1 y_1^2 + \lambda_2 y_2^2 = 1$.

如果把式(4.13)写成矩阵形式,即为

$$\begin{bmatrix} x_1 & x_2 \end{bmatrix} \begin{bmatrix} a_{11} & a_{12} \\ a_{21} & a_{22} \end{bmatrix} \begin{bmatrix} x_1 \\ x_2 \end{bmatrix} = 1, \tag{4.15}$$

式中,$a_{12} = a_{21}$. 而式(4.14)即为

$$\begin{bmatrix} x_1 \\ x_2 \end{bmatrix} = \begin{bmatrix} \cos\theta & -\sin\theta \\ \sin\theta & \cos\theta \end{bmatrix} \begin{bmatrix} y_1 \\ y_2 \end{bmatrix}. \tag{4.16}$$

把式(4.16)代入式(4.15),便有

$$\begin{bmatrix} y_1 & y_2 \end{bmatrix} \begin{bmatrix} \cos\theta & \sin\theta \\ -\sin\theta & \cos\theta \end{bmatrix} \begin{bmatrix} a_{11} & a_{12} \\ a_{21} & a_{22} \end{bmatrix} \begin{bmatrix} \cos\theta & -\sin\theta \\ \sin\theta & \cos\theta \end{bmatrix} \begin{bmatrix} y_1 \\ y_2 \end{bmatrix}$$

$$= \begin{bmatrix} y_1 & y_2 \end{bmatrix} \begin{bmatrix} b_{11} & b_{12} \\ b_{21} & b_{22} \end{bmatrix} \begin{bmatrix} y_1 \\ y_2 \end{bmatrix} = 1,$$

其中

$$b_{11} = a_{11}\cos^2\theta + a_{22}\sin^2\theta + a_{21}\sin2\theta,$$
$$b_{22} = a_{11}\sin^2\theta + a_{22}\cos^2\theta - a_{21}\sin2\theta,$$
$$b_{12} = b_{21} = \frac{1}{2}(a_{22} - a_{11})\sin2\theta + a_{21}\cos2\theta.$$

如果取 θ 使得 $\frac{1}{2}(a_{22} - a_{11})\sin2\theta + a_{21}\cos2\theta = 0$,则上式简写为

$$\begin{bmatrix} y_1 & y_2 \end{bmatrix} \begin{bmatrix} \lambda_1 & 0 \\ 0 & \lambda_2 \end{bmatrix} \begin{bmatrix} y_1 \\ y_2 \end{bmatrix} = 1,$$

或者

$$\boldsymbol{R}^{\mathrm{T}} \begin{bmatrix} a_{11} & a_{12} \\ a_{21} & a_{22} \end{bmatrix} \boldsymbol{R} = \begin{bmatrix} \lambda_1 & 0 \\ 0 & \lambda_2 \end{bmatrix},$$

其中

$$\boldsymbol{R} = \begin{bmatrix} \cos\theta & -\sin\theta \\ \sin\theta & \cos\theta \end{bmatrix}.$$

容易验证 $\boldsymbol{R}$ 是一个正交矩阵,称式(4.14)是一个正交变换. 正交变换 $\boldsymbol{R}$ 把对称矩阵 $\boldsymbol{A}$ 变成为对角阵,而 λ_1 与 λ_2 即是 $\boldsymbol{A}$ 的特征值. 正交矩阵 $\boldsymbol{R}$ 的两个列向量分别为对应于 λ_1,λ_2 的单位特征向量,即 λ_1 所对应的特征向量为 $\boldsymbol{x}_1 = (\cos\theta, \sin\theta)^{\mathrm{T}}$,$\lambda_2$ 所对应的特征向量为 $\boldsymbol{x}_2 = (-\sin\theta, \cos\theta)^{\mathrm{T}}$.

为了把上述结果推广到一般情况,我们再用一个具体例子来说明.

例 4.3 椭球

$$3x_1^2 + 4x_1x_2 + 3x_2^2 + 2x_1x_3 + x_3^2 + x_2x_3 = 1 \qquad (4.17)$$

与坐标平面 x_1Ox_2 的交线是

$$3x_1^2 + 4x_1x_2 + 3x_2^2 = 1.$$

如果把 Ox_1, Ox_2 轴逆时针旋转 $\frac{\pi}{4}$,则可知此二次曲线是一个椭圆.为此令

$$\begin{cases} x_1 = \dfrac{1}{\sqrt{2}}(y_1 - y_2), \\[2mm] x_2 = \dfrac{1}{\sqrt{2}}(y_1 + y_2), \\[2mm] x_3 = y_3, \end{cases} \qquad (4.18)$$

式(4.17)经过该变换以后,得新方程为

$$5y_1^2 + y_2^2 + y_3^2 + \frac{3}{\sqrt{2}}y_1y_3 - \frac{1}{\sqrt{2}}y_2y_3 = 1. \qquad (4.19)$$

把式(4.17)和(4.19)均写成矩阵形式,可知经过式(4.18)的变换,矩阵

$$\boldsymbol{A}_1 = \begin{bmatrix} 3 & 2 & 1 \\ 2 & 3 & \dfrac{1}{2} \\ 1 & \dfrac{1}{2} & 1 \end{bmatrix} \quad \text{变换为} \quad \boldsymbol{A}_2 = \begin{bmatrix} 5 & 0 & \dfrac{3}{2\sqrt{2}} \\ 0 & 1 & \dfrac{-1}{2\sqrt{2}} \\ \dfrac{3}{2\sqrt{2}} & \dfrac{-1}{2\sqrt{2}} & 1 \end{bmatrix},$$

即

$$\boldsymbol{R}_1^{\mathrm{T}} \begin{bmatrix} 3 & 2 & 1 \\ 2 & 3 & \dfrac{1}{2} \\ 1 & \dfrac{1}{2} & 1 \end{bmatrix} \boldsymbol{R}_1 = \begin{bmatrix} 5 & 0 & \dfrac{3}{2\sqrt{2}} \\ 0 & 1 & \dfrac{-1}{2\sqrt{2}} \\ \dfrac{3}{2\sqrt{2}} & \dfrac{-1}{2\sqrt{2}} & 1 \end{bmatrix}, \quad \text{其中} \quad \boldsymbol{R}_1 = \begin{bmatrix} \dfrac{1}{\sqrt{2}} & -\dfrac{1}{\sqrt{2}} & 0 \\ \dfrac{1}{\sqrt{2}} & \dfrac{1}{\sqrt{2}} & 0 \\ 0 & 0 & 1 \end{bmatrix}.$$

下面我们来考察经过这个变换后矩阵 $\boldsymbol{A}_1$ 和 $\boldsymbol{A}_2$ 中元素的变化情况:

(1) 对角线上元素的平方和由 19 增大到 27;

(2) 非对角线上元素的平方和由 $10\frac{1}{2}$ 减小到 $2\frac{1}{2}$;

(3) 矩阵中所有元素的平方和没有变化.

式(4.19)中仍然保留着 y_1y_3 乘积项与 y_2y_3 乘积项,如果用类似的方法再作一次交换,把 y_2Oy_3 平面与式(4.19)所示曲面的截口曲线化成标准形,可以作如下旋转变换:

$$\begin{cases} y_1 = z_1, \\ y_2 = \dfrac{1}{\sqrt{2}}(z_2 - z_3), \\ y_3 = \dfrac{1}{\sqrt{2}}(z_2 + z_3), \end{cases}$$

这时椭球方程化为

$$5z_1^2 + \left(1 - \frac{1}{2\sqrt{2}}\right)z_2^2 + \left(1 + \frac{1}{2\sqrt{2}}\right)z_3^2 + \frac{3}{2}z_1z_2 + \frac{3}{2}z_1z_3 = 1.$$

该二次型的矩阵为

$$\boldsymbol{A}_2 = \begin{bmatrix} 5 & \dfrac{3}{4} & \dfrac{3}{4} \\ \dfrac{3}{4} & 1 - \dfrac{1}{2\sqrt{2}} & 0 \\ \dfrac{3}{4} & 0 & 1 + \dfrac{1}{2\sqrt{2}} \end{bmatrix},$$

这时对角线上元素的平方和达到 $27\frac{1}{4}$，而非对角线元素的平方和减小为 $2\frac{1}{4}$.

　　综合上述两次变换的结果，我们可以得出如下结论:实对称矩阵 $\boldsymbol{A}$ 经过正交变换以后，对角线上的元素的平方和在不断增大，非对角线上的元素的平方和在不断减小，而矩阵所有元素的平方和是不改变的. 同时也看到，经过第 2 次变换后，上一次变换时已经化为零的元素又会变成不是零. 但不管怎样，经过这样反复变换总可达到对角线上元素的平方和不断增大而非对角线上元素平方和不断减小的目的.

　　以上具体作法所体现的就是雅可比法的基本思想.

　　设 $\boldsymbol{A} = (a_{ij})$ 为 n 阶实对称矩阵，又设 $\boldsymbol{A}$ 的非对角线元素中 $a_{ij}(i \neq j)$ 的绝对值为最大且 $a_{ij} \neq 0$(否则非对角线上所有元素全为零). 作正交变换

$$\boldsymbol{R}(i,j) = \begin{bmatrix} 1 & & & & & & & & \\ & \ddots & & & & & & & \\ & & 1 & & & & & & \\ & & & \cos\theta & & & -\sin\theta & & \\ & & & & \ddots & & & & \\ & & & & & 1 & & & \\ & & & \sin\theta & & & \cos\theta & & \\ & & & & & & & 1 & \\ & & & & & & & & \ddots \\ & & & & & & & & & 1 \end{bmatrix} \begin{matrix} \\ \\ \\ i \\ \\ \\ j \\ \\ \\ \\ \end{matrix}.$$

矩阵 $\boldsymbol{R}(i,j)$ 中，对角线上的元素除 $r_{ii} = r_{jj} = \cos\theta$ 外，其它皆为 1；非对角线上的元

素除 $r_{ij} = -\sin\theta, r_{ji} = \sin\theta$ 外,其它皆为 0. 称 $\boldsymbol{R}(i,j)$ 为平面旋转阵,简记为 $\boldsymbol{R}_1$. 记

$$\boldsymbol{A}_1 = \boldsymbol{R}_1^T \boldsymbol{A} \boldsymbol{R}_1 = (a_{ij}^{(1)}),$$

容易直接验证 $\boldsymbol{R}_1$ 有如下性质:

(1) $\boldsymbol{R}_1^T \boldsymbol{R}_1 = \boldsymbol{I}$($\boldsymbol{I}$ 为单位阵),即 $\boldsymbol{R}_1$ 是正交阵.

(2) 如果 $\boldsymbol{A}$ 是对称阵,则 $(\boldsymbol{R}_1^T \boldsymbol{A} \boldsymbol{R}_1)^T = \boldsymbol{R}_1^T \boldsymbol{A}^T \boldsymbol{R}_1 = \boldsymbol{R}_1^T \boldsymbol{A} \boldsymbol{R}_1$,所以 $\boldsymbol{A}_1 = \boldsymbol{R}_1^T \boldsymbol{A} \boldsymbol{R}_1$ 也是对称阵. 就是说,对称阵经过正交变换后仍是对称阵.

(3) 矩阵 $\boldsymbol{A}$ 经过变换后,$\boldsymbol{A}_1$ 中第 i 行、第 j 行及第 i 列、第 j 列元素的变化如下:

$$\begin{cases} a_{ii}^{(1)} = a_{ii}\cos^2\theta + a_{jj}\sin^2\theta + a_{ij}\sin2\theta, \\ a_{jj}^{(1)} = a_{ii}\sin^2\theta + a_{jj}\cos^2\theta - a_{ij}\sin2\theta, \\ a_{ij}^{(1)} = a_{ji}^{(1)} = \dfrac{1}{2}(a_{jj} - a_{ii})\sin2\theta + a_{ij}\cos2\theta, \\ a_{il}^{(1)} = a_{li}^{(1)} = a_{il}\cos\theta + a_{jl}\sin\theta, \\ a_{jl}^{(1)} = a_{lj}^{(1)} = -a_{il}\sin\theta + a_{jl}\cos\theta, \end{cases} \quad l = 1,2,\cdots,n \text{ 且 } l \neq i,j, \tag{4.20}$$

其它元素不变,即

$$a_{lk}^{(1)} = a_{kl}^{(1)} = a_{lk}, \quad l,k \neq i,j.$$

如果取 θ 使得 $\dfrac{1}{2}(a_{jj} - a_{ii})\sin2\theta + a_{ij}\cos2\theta = 0$,即令

$$\theta = \begin{cases} \dfrac{1}{2}\arctan\dfrac{2a_{ij}}{a_{ii} - a_{jj}}, & a_{ii} \neq a_{jj}, \\ \dfrac{\pi}{4}, & a_{ii} = a_{jj} \text{ 且 } a_{ij} > 0, \\ -\dfrac{\pi}{4}, & a_{ii} = a_{jj} \text{ 且 } a_{ij} < 0, \end{cases} \tag{4.21}$$

则可得 $a_{ij}^{(1)} = a_{ji}^{(1)} = 0$.

同样可以直接验证:

$$\sum_{i,j=1}^n a_{ij}^2 = \sum_{i,j=1}^n [a_{ij}^{(1)}]^2, \tag{4.22}$$

即经过正交变换后,矩阵所有元素的平方和不变.

又

$$[a_{ii}^{(1)}]^2 + [a_{jj}^{(1)}]^2 = a_{ii}^2 + a_{jj}^2 + 2a_{ij}(a_{ii} - a_{jj})\sin2\theta\cos2\theta + 2[4a_{ij}^2 - (a_{ii} - a_{jj})^2]\sin^2\theta\cos^2\theta,$$

利用条件(4.21) 得

$$[a_{ii}^{(1)}]^2 + [a_{jj}^{(1)}]^2 = a_{ii}^2 + a_{jj}^2 + 2a_{ij}^2. \tag{4.23}$$

由此可知,经过正交变换后矩阵 $\boldsymbol{A}$ 中对角线元素的平方和比原来增大了 $2a_{ij}^2$,而非对角线元素的平方和减小了 $2a_{ij}^2$.

如果取 $|a_{ij}|$ 大于或等于 $\boldsymbol{A}$ 的其它非对角线元素的绝对值,则有

$$a_{ij}^2 \geqslant \frac{1}{n(n-1)} S.$$

其中 S 是 $\boldsymbol{A}$ 中所有非对角线元素的平方和. 于是经过一次变换以后,非对角线元素的平方和有

$$\sum_{i\neq j}\left[a_{ij}^{(1)}\right]^2 = S - 2a_{ij}^2 \leqslant S - \frac{2S}{n(n-1)} = \left(1 - \frac{2}{n(n-1)}\right)S,$$

这说明非对角线元素的平方和不会超过原来的 $\left(1 - \dfrac{2}{n(n-1)}\right)$ 倍.

以上虽是根据第 1 次变换得到的结论，但是这种做法及结论都具有典型性. 如果这样继续计算下去，经过 k 次正交变换以后，所得矩阵 A_k 的非对角线元素之平方和就不会超过原来的 $\left(1 - \dfrac{2}{n(n-1)}\right)^k$ 倍. 又因 $\left|1 - \dfrac{2}{n(n-1)}\right| < 1$，所以当 $k \to \infty$ 时，非对角线元素的平方和趋向于 0，即所有非对角线元素趋向于 0，于是

$$A_k \to D, \quad \text{其中 } D \text{ 为对角阵.}$$

通过以上分析，可得雅可比法的计算步骤如下：

① 找出 A 中非对角线元素绝对值最大的元素 a_{ij}，确定 i,j；

② 用公式(4.21)求得 $\tan 2\theta$，并利用三角函数 $\tan 2\theta$ 与 $\sin\theta,\cos\theta$ 之间的关系求出 $\sin\theta$ 及 $\cos\theta$；

③ 用公式(4.20)求出

$$a_{ii}^{(1)}, \quad a_{jj}^{(1)}, \quad a_{il}^{(1)}, \quad a_{jl}^{(1)}, \quad l=1,2,\cdots,\text{且 } l\neq i,j;$$

④ 以 A_1 代替 A，继续重复步骤①②③，直至 $\left|a_{ij}^{(k)}\right| < \varepsilon(i\neq j)$ 时为止.

此时 A_k 中的对角线元素即为所求的特征值，变换矩阵 $R_1, R_2, \cdots, R_k$ 的乘积

$$U_k = R_1 R_2 \cdots R_k$$

的列向量即为所求的特征向量. 具体计算时可令

$$\begin{cases} U_0 = I, \\ U_m = U_{m-1}R_m, \quad m=1,2,\cdots,k, \end{cases}$$

每一步的计算公式为

$$\begin{cases} u_{li}^{(m)} = u_{li}^{(m-1)}\cos\theta + u_{lj}^{(m-1)}\sin\theta, \\ u_{lj}^{(m)} = -u_{li}^{(m-1)}\sin\theta + u_{lj}^{(m-1)}\cos\theta, \end{cases} \quad l=1,2,\cdots,n.$$

在实际计算中，常常采用一些措施来提高精度和节省工作量.

（1）减少舍入误差的影响. 通过公式可知，具体计算时只需用到 $\sin\theta,\cos\theta$ 的值. 为了提高精度，减少舍入误差，可利用三角函数之间的关系，写成便于计算的公式. 即令

$$y = |a_{ii} - a_{jj}|, \quad x = 2a_{ij}\,\mathrm{sgn}(a_{ii} - a_{jj}),$$

其中

$$\mathrm{sgn}(z) = \begin{cases} 1, & z > 0, \\ 0, & z = 0, \\ -1, & z < 0, \end{cases}$$

于是 $\tan 2\theta = \dfrac{x}{y}$. 当 $|\theta| \leqslant \dfrac{\pi}{4}$ 时，$\cos 2\theta$ 和 $\cos\theta$ 取非负值，利用三角恒等式

$$2\cos^2\theta - 1 = \cos 2\theta = \frac{1}{\sqrt{1 + \tan^2 2\theta}}, \quad \sin 2\theta = \tan 2\theta \cos 2\theta,$$

即得

$$\begin{cases} \cos2\theta = \dfrac{y}{\sqrt{x^2+y^2}}, & \cos\theta = \sqrt{\dfrac{1}{2}(1+\cos2\theta)}, \\ \sin2\theta = \dfrac{x}{\sqrt{x^2+y^2}}, & \sin\theta = \dfrac{\sin2\theta}{2\cos\theta}. \end{cases}$$

(2) 节省工作时间. 在雅可比法中,每次变换是把非对角元素绝对值最大者化为零,但在一个 n 阶矩阵中去寻找这个最大元素要花费较多的机器时间,所以一般不选最大元素. 改进的一种方法是设置某些"关口",例如设 $a_1, a_2, \cdots, a_k$,先按次序用 $a_{ij}(i \neq j$ 且 $i, j = 1, 2, \cdots, n)$ 与 a_1 比较,若 $|a_{ij}| < a_1$,则通过;若 $|a_{ij}| \geqslant a_1$,就进行一次旋转变换,使之化为 0. 一轮过后,再用 a_2 来比较,并作同样处理,直至达到所需精度为止. 这种方法称为雅可比过关法.

例4.4　用雅可比法求对称矩阵 $\boldsymbol{A} = \begin{bmatrix} 2 & -1 & 0 \\ -1 & 2 & -1 \\ 0 & -1 & 2 \end{bmatrix}$ 的特征值及特征向量.

解　先找出绝对值最大的非对角元消零,这里为 $a_{12} = -1$(即 $i=1, j=2$).
又 $a_{11} = a_{22} = 2$,可取 $\theta = -\dfrac{\pi}{4}$,则 $\sin\theta = -\dfrac{\sqrt{2}}{2}$,$\cos\theta = \dfrac{\sqrt{2}}{2}$,计算得

$$\boldsymbol{A}_1 = \begin{bmatrix} 3 & 0 & 0.7071 \\ 0 & 1 & -0.7071 \\ 0.7071 & -0.7071 & 2 \end{bmatrix}.$$

同理重复上述步骤,具体计算结果见表 4.4.

从表中可得

$$\lambda_1 \approx a_{11}^{(5)} = 3.4142, \quad \lambda_2 \approx a_{22}^{(5)} = 1.9998, \quad \lambda_3 \approx a_{33}^{(5)} = 0.5859,$$

$$\boldsymbol{U} \approx \boldsymbol{R}_1\boldsymbol{R}_2\boldsymbol{R}_3\boldsymbol{R}_4\boldsymbol{R}_5 = \begin{bmatrix} 0.5000 & 0.7071 & 0.5000 \\ -0.7071 & 0 & 0.7071 \\ 0.5000 & -0.7071 & 0.5000 \end{bmatrix},$$

即

$$\boldsymbol{u}_1 = \begin{bmatrix} 0.5000 \\ -0.7071 \\ -0.5000 \end{bmatrix}, \quad \boldsymbol{u}_2 = \begin{bmatrix} 0.7071 \\ 0 \\ -0.7071 \end{bmatrix}, \quad \boldsymbol{u}_3 = \begin{bmatrix} 0.5000 \\ 0.7071 \\ 0.5000 \end{bmatrix}$$

分别为特征值 $\lambda_1, \lambda_2, \lambda_3$ 所对应的特征向量.

矩阵 $\boldsymbol{A}$ 的精确特征值为

$$\lambda_1 = 2+\sqrt{2} \approx 3.4142, \quad \lambda_2 = 2, \quad \lambda_3 = 2-\sqrt{2} \approx 0.5858.$$

雅可比法是一个适用于求中低阶对称阵的特征值及特征向量的方法,其算法稳定,求得的特征向量具有较好的正交性.

表 4.4　雅可比法计算特征值及特征向量

n	矩阵 A_n	$a_{ij}^{(n)}$	$\sin\theta_n$ 和 $\cos\theta_n$	R_n
0	$A_0 = \begin{bmatrix} 2 & -1 & 0 \\ -1 & 2 & -1 \\ 0 & -1 & 2 \end{bmatrix}$	$a_{12}^{(0)} = -1$	$\sin\theta_0 = -0.7071$ $\cos\theta_0 = 0.7071$	$R_1 = \begin{bmatrix} 0.7071 & 0.7071 & 0 \\ -0.7071 & 0.7071 & 0 \\ 0 & 0 & 1 \end{bmatrix}$
1	$A_1 = \begin{bmatrix} 3 & 0 & 0.7071 \\ 0 & 1 & -0.7071 \\ 0.7071 & -0.7071 & 2 \end{bmatrix}$	$a_{13}^{(1)} = 0.7071$	$\sin\theta_1 = 0.4597$ $\cos\theta_1 = 0.8880$	$R_2 = \begin{bmatrix} 0.8880 & 0 & -0.4597 \\ 0 & 1 & 0 \\ 0.4597 & 0 & 0.8880 \end{bmatrix}$
2	$A_2 = \begin{bmatrix} 3.3660 & -0.3250 & 0 \\ -0.3250 & 1 & -0.6279 \\ 0 & -0.6279 & 1.6339 \end{bmatrix}$	$a_{23}^{(2)} = -0.6279$	$\sin\theta_2 = 0.5242$ $\cos\theta_2 = 0.8516$	$R_3 = \begin{bmatrix} 1 & 0 & 0 \\ 0 & 0.8516 & -0.5242 \\ 0 & 0.5242 & 0.8516 \end{bmatrix}$
3	$A_3 = \begin{bmatrix} 3.3660 & -0.1703 & -0.2768 \\ -0.1703 & 2.0204 & 0 \\ -0.2768 & 0 & 0.6135 \end{bmatrix}$	$a_{31}^{(3)} = -0.2768$	$\sin\theta_3 = -0.0990$ $\cos\theta_3 = 0.9950$	$R_4 = \begin{bmatrix} 0.9950 & 0 & 0.0990 \\ 0 & 1 & 0 \\ -0.0990 & 0 & 0.9950 \end{bmatrix}$
4	$A_4 = \begin{bmatrix} 3.3935 & -0.1695 & 0 \\ -0.1695 & 2.0204 & -0.0168 \\ 0 & -0.0168 & 0.5859 \end{bmatrix}$	$a_{21}^{(4)} = -0.1695$	$\sin\theta_4 = -0.1207$ $\cos\theta_4 = 0.9926$	$R_5 = \begin{bmatrix} 0.9926 & 0.1207 & 0 \\ -0.1207 & 0.9926 & 0 \\ 0 & 0 & 1 \end{bmatrix}$
5	$A_5 = \begin{bmatrix} 3.4142 & 0 & 0.0020 \\ 0 & 1.9998 & -0.0167 \\ 0.0020 & -0.0167 & 0.5859 \end{bmatrix}$			

4.4 QR 方法

QR 方法适用于求实矩阵或复矩阵的特征值,是目前求中等大小矩阵全部特征值的最有效方法之一. 它和雅可比法类似,也是一种变换迭代法.

对任一个非奇异矩阵 $\boldsymbol{A}$,可以把它分解成一个正交阵 $\boldsymbol{Q}$ 和一个上三角阵 $\boldsymbol{R}$ 的乘积,称为对矩阵 $\boldsymbol{A}$ 作 QR 分解,即 $\boldsymbol{A} = \boldsymbol{QR}$. 如果规定 $\boldsymbol{R}$ 的对角元取正实数,这种分解是唯一的. 若 $\boldsymbol{A}$ 是奇异的,则 $\boldsymbol{A}$ 有零特征值,此时任取一个不等于 $\boldsymbol{A}$ 的特征值的实数 μ,则 $\boldsymbol{A} - \mu \boldsymbol{I}$ 是非奇异的,只要求出 $\boldsymbol{A} - \mu \boldsymbol{I}$ 的特征值和特征向量就容易求出矩阵 $\boldsymbol{A}$ 的特征值和特征向量. 因此,不失一般性,可假设 $\boldsymbol{A}$ 是非奇异的.

设 $\boldsymbol{A} = \boldsymbol{A}_1$,对 $\boldsymbol{A}_1$ 作 QR 分解,得 $\boldsymbol{A}_1 = \boldsymbol{Q}_1 \boldsymbol{R}_1$,交换该乘积的次序,得

$$\boldsymbol{A}_2 = \boldsymbol{R}_1 \boldsymbol{Q}_1 = \boldsymbol{Q}_1^{-1} \boldsymbol{A}_1 \boldsymbol{Q}_1.$$

由于 $\boldsymbol{Q}_1$ 是正交阵,$\boldsymbol{A}_1$ 到 $\boldsymbol{A}_2$ 的变换为正交相似变换,于是 $\boldsymbol{A}_1$ 和 $\boldsymbol{A}_2$ 有相同的特征值. 一般地,令 $\boldsymbol{A}_1 = \boldsymbol{A}$,对 $k = 1, 2, 3, \cdots$,有

$$\boldsymbol{A}_k = \boldsymbol{Q}_k \boldsymbol{R}_k, \quad \boldsymbol{A}_{k+1} = \boldsymbol{R}_k \boldsymbol{Q}_k,$$

这样可得到一个迭代序列 $\{\boldsymbol{A}_k\}$. 以上就是 QR 方法的基本过程.

4.4.1 矩阵的 QR 分解

设 $\boldsymbol{A}$ 为 n 阶非奇异矩阵,借助于施密特(Schmidt)正交化过程,可对 $\boldsymbol{A}$ 作 QR 分解.

记 $\boldsymbol{A}$ 的 n 个列依次为 $\boldsymbol{\alpha}_1, \boldsymbol{\alpha}_2, \cdots, \boldsymbol{\alpha}_n$. 令

$$\begin{cases} \boldsymbol{\beta}_1 = \boldsymbol{\alpha}_1, \quad \boldsymbol{\gamma}_1 = \boldsymbol{\beta}_1 / \|\boldsymbol{\beta}_1\|, \\ \boldsymbol{\beta}_2 = \boldsymbol{\alpha}_2 - (\boldsymbol{\alpha}_2, \boldsymbol{\gamma}_1)\boldsymbol{\gamma}_1, \quad \boldsymbol{\gamma}_2 = \boldsymbol{\beta}_2 / \|\boldsymbol{\beta}_2\|, \\ \boldsymbol{\beta}_3 = \boldsymbol{\alpha}_3 - (\boldsymbol{\alpha}_3, \boldsymbol{\gamma}_1)\boldsymbol{\gamma}_1 - (\boldsymbol{\alpha}_3, \boldsymbol{\gamma}_2)\boldsymbol{\gamma}_2, \quad \boldsymbol{\gamma}_3 = \boldsymbol{\beta}_3 / \|\boldsymbol{\beta}_3\|, \\ \quad \vdots \\ \boldsymbol{\beta}_n = \boldsymbol{\alpha}_n - (\boldsymbol{\alpha}_n, \boldsymbol{\gamma}_1)\boldsymbol{\gamma}_1 - \cdots - (\boldsymbol{\alpha}_n, \boldsymbol{\gamma}_{n-1})\boldsymbol{\gamma}_{n-1}, \quad \boldsymbol{\gamma}_n = \boldsymbol{\beta}_n / \|\boldsymbol{\beta}_n\|, \end{cases} \tag{4.24}$$

这里 $(\cdot, \cdot)$ 为向量的内积,$\| \cdot \| = \sqrt{(\cdot, \cdot)}$. 很容易验证 $\boldsymbol{\gamma}_1, \boldsymbol{\gamma}_2, \cdots, \boldsymbol{\gamma}_n$ 是正交的,即

$$(\boldsymbol{\gamma}_1, \boldsymbol{\gamma}_2) = 0,$$
$$(\boldsymbol{\gamma}_3, \boldsymbol{\gamma}_1) = (\boldsymbol{\gamma}_3, \boldsymbol{\gamma}_2) = 0,$$
$$\vdots$$
$$(\boldsymbol{\gamma}_n, \boldsymbol{\gamma}_1) = (\boldsymbol{\gamma}_n, \boldsymbol{\gamma}_2) = \cdots = (\boldsymbol{\gamma}_n, \boldsymbol{\gamma}_{n-1}) = 0,$$

且 $\|\boldsymbol{\gamma}_1\| = 1, \|\boldsymbol{\gamma}_2\| = 1, \cdots, \|\boldsymbol{\gamma}_n\| = 1$,因此 $\boldsymbol{\gamma}_1, \boldsymbol{\gamma}_2, \cdots, \boldsymbol{\gamma}_n$ 是一个正交规范向量组.

从式(4.24)依次解出 $\boldsymbol{\alpha}_1, \boldsymbol{\alpha}_2, \cdots, \boldsymbol{\alpha}_n$,得到

$$\begin{cases} \boldsymbol{\alpha}_1 = \parallel \boldsymbol{\beta}_1 \parallel \boldsymbol{\gamma}_1, \\ \boldsymbol{\alpha}_2 = (\boldsymbol{\alpha}_2, \boldsymbol{\gamma}_1)\boldsymbol{\gamma}_1 + \parallel \boldsymbol{\beta}_2 \parallel \boldsymbol{\gamma}_2, \\ \boldsymbol{\alpha}_3 = (\boldsymbol{\alpha}_3, \boldsymbol{\gamma}_1)\boldsymbol{\gamma}_1 + (\boldsymbol{\alpha}_3, \boldsymbol{\gamma}_2)\boldsymbol{\gamma}_2 + \parallel \boldsymbol{\beta}_3 \parallel \boldsymbol{\gamma}_3, \\ \quad \vdots \\ \boldsymbol{\alpha}_n = (\boldsymbol{\alpha}_n, \boldsymbol{\gamma}_1)\boldsymbol{\gamma}_1 + (\boldsymbol{\alpha}_n, \boldsymbol{\gamma}_2)\boldsymbol{\gamma}_2 + \cdots + (\boldsymbol{\alpha}_n, \boldsymbol{\gamma}_{n-1})\boldsymbol{\gamma}_{n-1} + \parallel \boldsymbol{\beta}_n \parallel \boldsymbol{\gamma}_n. \end{cases}$$

记

$$\boldsymbol{Q} = (\boldsymbol{\gamma}_1 \ \boldsymbol{\gamma}_2 \ \cdots \ \boldsymbol{\gamma}_n),$$

$$\boldsymbol{R} = \begin{bmatrix} \parallel \boldsymbol{\beta}_1 \parallel & (\boldsymbol{\alpha}_2, \boldsymbol{\gamma}_1) & (\boldsymbol{\alpha}_3, \boldsymbol{\gamma}_1) & \cdots & (\boldsymbol{\alpha}_{n-1}, \boldsymbol{\gamma}_1) & (\boldsymbol{\alpha}_n, \boldsymbol{\gamma}_1) \\ & \parallel \boldsymbol{\beta}_2 \parallel & (\boldsymbol{\alpha}_3, \boldsymbol{\gamma}_2) & \cdots & (\boldsymbol{\alpha}_{n-1}, \boldsymbol{\gamma}_2) & (\boldsymbol{\alpha}_n, \boldsymbol{\gamma}_2) \\ & & \parallel \boldsymbol{\beta}_3 \parallel & \cdots & (\boldsymbol{\alpha}_{n-1}, \boldsymbol{\gamma}_3) & (\boldsymbol{\alpha}_n, \boldsymbol{\gamma}_3) \\ & & & \ddots & \vdots & \vdots \\ & & & & \parallel \boldsymbol{\beta}_{n-1} \parallel & (\boldsymbol{\alpha}_n, \boldsymbol{\gamma}_{n-1}) \\ & & & & & \parallel \boldsymbol{\beta}_n \parallel \end{bmatrix},$$

则容易看出 $\boldsymbol{A} = \boldsymbol{QR}$. 显然, $\boldsymbol{Q}$ 是一个正交阵, $\boldsymbol{R}$ 是一个上三角阵, 因此 $\boldsymbol{A}$ 可以分解成一个正交阵 $\boldsymbol{Q}$ 与上三角阵 $\boldsymbol{R}$ 的乘积, 而且这种分解是唯一的.

事实上, 若 $\boldsymbol{A}$ 还有另一种分解 $\boldsymbol{A} = \widetilde{\boldsymbol{Q}}\widetilde{\boldsymbol{R}}$, 则有

$$\widetilde{\boldsymbol{Q}}\widetilde{\boldsymbol{R}} = \boldsymbol{QR}. \tag{4.25}$$

因为 $\boldsymbol{A}$ 非奇异, 所以 $\boldsymbol{R}$ 与 $\widetilde{\boldsymbol{R}}$ 也非奇异, 其逆矩阵 $\boldsymbol{R}^{-1}$, $\widetilde{\boldsymbol{R}}^{-1}$ 均存在, 又因 $\boldsymbol{Q}$ 是正交矩阵, 所以 $\boldsymbol{Q}^{-1}$ 存在且正交. 对式(4.25)左乘 $\boldsymbol{Q}^{-1}$, 并右乘 $\widetilde{\boldsymbol{R}}^{-1}$, 即有

$$\boldsymbol{Q}^{-1}\widetilde{\boldsymbol{Q}}\widetilde{\boldsymbol{R}}\widetilde{\boldsymbol{R}}^{-1} = \boldsymbol{Q}^{-1}\boldsymbol{QR}\widetilde{\boldsymbol{R}}^{-1},$$

所以

$$\boldsymbol{Q}^{-1}\widetilde{\boldsymbol{Q}} = \boldsymbol{R}\widetilde{\boldsymbol{R}}^{-1}. \tag{4.26}$$

在式(4.26)中, 左端 $\boldsymbol{Q}^{-1}\widetilde{\boldsymbol{Q}}$ 是正交阵, 右端 $\boldsymbol{R}\widetilde{\boldsymbol{R}}^{-1}$ 是上三角阵, 若它们相等, 则 $\boldsymbol{Q}^{-1}\widetilde{\boldsymbol{Q}}$ 必为对角阵, 且由 $\boldsymbol{Q}^{-1}\widetilde{\boldsymbol{Q}}$ 的正交性可知 $\boldsymbol{Q}^{-1}\widetilde{\boldsymbol{Q}}$ 必是单位阵, 即 $\boldsymbol{Q}^{-1}\widetilde{\boldsymbol{Q}} = \boldsymbol{I}$, 所以 $\boldsymbol{Q} = \widetilde{\boldsymbol{Q}}$. 同时有 $\boldsymbol{R}\widetilde{\boldsymbol{R}}^{-1} = \boldsymbol{I}$, 所以 $\boldsymbol{R} = \widetilde{\boldsymbol{R}}$.

这就说明, 一个 n 阶非奇异矩阵的 QR 分解是唯一的. 当然, 我们也可使用其它方法对 $\boldsymbol{A}$ 作 QR 分解.

例 4.5 设 $\boldsymbol{A} = \begin{bmatrix} 2 & 0 & -10 \\ -1 & 3 & 4 \\ 0 & 1 & -2 \end{bmatrix}$, 试对 $\boldsymbol{A}$ 作 QR 分解.

解 记

$$\boldsymbol{\alpha}_1 = \begin{bmatrix} 2 \\ -1 \\ 0 \end{bmatrix}, \quad \boldsymbol{\alpha}_2 = \begin{bmatrix} 0 \\ 3 \\ 1 \end{bmatrix}, \quad \boldsymbol{\alpha}_3 = \begin{bmatrix} -10 \\ 4 \\ -2 \end{bmatrix},$$

则

$$\boldsymbol{\beta}_1 = \boldsymbol{\alpha}_1 = \begin{bmatrix} 2 \\ -1 \\ 0 \end{bmatrix}, \quad (\boldsymbol{\beta}_1, \boldsymbol{\beta}_1) = 2^2 + (-1)^2 + 0^2 = 5, \quad \|\boldsymbol{\beta}_1\| = \sqrt{5},$$

$$\boldsymbol{\gamma}_1 = \boldsymbol{\beta}_1 / \|\boldsymbol{\beta}_1\| = \frac{1}{\sqrt{5}} \begin{bmatrix} 2 \\ -1 \\ 0 \end{bmatrix},$$

$$(\boldsymbol{\alpha}_2, \boldsymbol{\gamma}_1) = \frac{1}{\sqrt{5}}(0 \times 2 + 3 \times (-1) + 1 \times 0) = -\frac{3}{\sqrt{5}},$$

$$\boldsymbol{\beta}_2 = \boldsymbol{\alpha}_2 - (\boldsymbol{\alpha}_2, \boldsymbol{\gamma}_1)\boldsymbol{\gamma}_1 = \begin{bmatrix} 0 \\ 3 \\ 1 \end{bmatrix} + \frac{3}{\sqrt{5}} \times \frac{1}{\sqrt{5}} \times \begin{bmatrix} 2 \\ -1 \\ 0 \end{bmatrix} = \begin{bmatrix} \frac{6}{5} \\ \frac{12}{5} \\ 1 \end{bmatrix},$$

$$(\boldsymbol{\beta}_2, \boldsymbol{\beta}_2) = \left(\frac{6}{5}\right)^2 + \left(\frac{12}{5}\right)^2 + 1^2 = \frac{41}{5}, \quad \|\boldsymbol{\beta}_2\| = \sqrt{\frac{41}{5}},$$

$$\boldsymbol{\gamma}_2 = \boldsymbol{\beta}_2 / \|\boldsymbol{\beta}_2\| = \frac{1}{\sqrt{205}} \begin{bmatrix} 6 \\ 12 \\ 5 \end{bmatrix},$$

$$(\boldsymbol{\alpha}_3, \boldsymbol{\gamma}_1) = \frac{1}{\sqrt{5}}((-10) \times 2 + 4 \times (-1) + (-2) \times 0) = -\frac{24}{\sqrt{5}},$$

$$(\boldsymbol{\alpha}_3, \boldsymbol{\gamma}_2) = \frac{1}{\sqrt{205}}((-10) \times 6 + 4 \times 12 + (-2) \times 5) = -\frac{22}{\sqrt{205}},$$

$$\boldsymbol{\beta}_3 = \boldsymbol{\alpha}_3 - (\boldsymbol{\alpha}_3, \boldsymbol{\gamma}_1)\boldsymbol{\gamma}_1 - (\boldsymbol{\alpha}_3, \boldsymbol{\gamma}_2)\boldsymbol{\gamma}_2,$$

$$= \begin{bmatrix} -10 \\ 4 \\ -2 \end{bmatrix} + \frac{24}{\sqrt{5}} \times \frac{1}{\sqrt{5}} \begin{bmatrix} 2 \\ -1 \\ 0 \end{bmatrix} + \frac{22}{\sqrt{205}} \times \frac{1}{\sqrt{205}} \begin{bmatrix} 6 \\ 12 \\ 5 \end{bmatrix} = \begin{bmatrix} \frac{10}{41} \\ \frac{20}{41} \\ -\frac{60}{41} \end{bmatrix},$$

$$(\boldsymbol{\beta}_3, \boldsymbol{\beta}_3) = \left(\frac{10}{41}\right)^2 + \left(\frac{20}{41}\right)^2 + \left(-\frac{60}{41}\right)^2 = \frac{100}{41}, \quad \|\boldsymbol{\beta}_3\| = \frac{10}{\sqrt{41}},$$

$$\boldsymbol{\gamma}_3 = \boldsymbol{\beta}_3 / \|\boldsymbol{\beta}_3\| = \frac{1}{\sqrt{41}} \begin{bmatrix} 1 \\ 2 \\ -6 \end{bmatrix}.$$

记

$$Q = (\boldsymbol{\gamma}_1 \ \boldsymbol{\gamma}_2 \ \boldsymbol{\gamma}_3) = \begin{bmatrix} \dfrac{2}{\sqrt{5}} & \dfrac{6}{\sqrt{205}} & \dfrac{1}{\sqrt{41}} \\[2mm] -\dfrac{1}{\sqrt{5}} & \dfrac{12}{\sqrt{205}} & \dfrac{2}{\sqrt{41}} \\[2mm] 0 & \dfrac{5}{\sqrt{205}} & -\dfrac{6}{\sqrt{41}} \end{bmatrix},$$

$$R = \begin{bmatrix} \|\boldsymbol{\beta}_1\| & (\boldsymbol{\alpha}_2,\boldsymbol{\gamma}_1) & (\boldsymbol{\alpha}_3,\boldsymbol{\gamma}_1) \\ & \|\boldsymbol{\beta}_2\| & (\boldsymbol{\alpha}_3,\boldsymbol{\gamma}_2) \\ & & \|\boldsymbol{\beta}_3\| \end{bmatrix} = \begin{bmatrix} \sqrt{5} & -\dfrac{3}{\sqrt{5}} & -\dfrac{24}{\sqrt{5}} \\[2mm] & \sqrt{\dfrac{41}{5}} & -\dfrac{22}{\sqrt{205}} \\[2mm] & & \dfrac{10}{\sqrt{41}} \end{bmatrix},$$

则 $A = QR$.

4.4.2 QR 算法

设 $A = A_1$ 为 n 阶非奇异矩阵,对 A_1 进行 QR 分解,则

$$A_1 = Q_1 R_1.$$

再令

$$A_2 = R_1 Q_1,$$

这就完成一次迭代. 一般迭代公式为

$$A_k = Q_k R_k, \quad k = 1,2,\cdots,$$

$$A_{k+1} = R_k Q_k, \quad k = 1,2,\cdots.$$

由此得到一矩阵序列 $\{A_k\}$.

不难验证,这个矩阵序列中的每一个矩阵都与原矩阵 A_1 相似. 事实上,因为 $A_{k+1} = R_k Q_k = Q_k^{-1} A_k Q_k$,所以 A_{k+1} 与 A_k 相似. 重复运用上述关系,则得

$$\begin{aligned} A_{k+1} &= Q_k^{-1} Q_{k-1}^{-1} \cdots Q_1^{-1} A_1 Q_1 Q_2 \cdots Q_k \\ &= (Q_1 Q_2 \cdots Q_k)^{-1} A_1 (Q_1 Q_2 \cdots Q_k), \quad k = 1,2,\cdots, \end{aligned} \tag{4.27}$$

于是 A_{k+1} 与 A_1 相似. 因此,A_{k+1} 与 A_1 有相同的特征值.

设 A 的 n 个特征值满足条件

$$|\lambda_1| > |\lambda_2| > \cdots > |\lambda_n| > 0,$$

则当 $k \to \infty$ 时,矩阵序列 $\{A_k\}$ 本质上收敛于上三角矩阵 R[①],于是 R 主对角线上的元素就是所求的全部特征值(特别是当 A 为对称矩阵时,A_k 收敛于对角阵). 其证

---

①所谓本质上收敛于上三角矩阵,是指矩阵序列 $\{A_k\}$ 收敛的这个上三角矩阵除主对角线上的元素外,其它元素的极限并不要求一定存在.

明参见文献[2].

把式(4.27)改写成

$$Q_1 Q_2 \cdots Q_k A_{k+1} = A_1 Q_1 Q_2 \cdots Q_k,$$

并令

$$Q_1 Q_2 \cdots Q_k = Q^{(k)}, \quad R_k R_{k-1} \cdots R_1 = R^{(k)},$$

则得

$$
\begin{aligned}
Q^{(k)} R^{(k)} &= Q_1 Q_2 \cdots Q_{k-1} Q_k R_k R_{k-1} \cdots R_2 R_1 = Q_1 Q_2 \cdots Q_{k-2} Q_{k-1} A_k R_{k-1} \cdots R_2 R_1 \\
&= Q_1 Q_2 \cdots Q_{k-2} A_{k-1} Q_{k-1} R_{k-1} \cdots R_2 R_1 = A_1 Q_1 Q_2 \cdots Q_{k-1} R_{k-1} \cdots R_2 R_1 \\
&= A_1 Q^{(k-1)} R^{(k-1)}.
\end{aligned}
$$

这是一个递推公式,由此可得

$$Q^{(k)} R^{(k)} = A_1^k.$$

上式说明 $Q^{(k)}$ 和 $R^{(k)}$ 是原矩阵 A_1 的 k 次幂的 QR 分解,而且这种分解应是唯一的.

上述算法称为 QR 方法,它有一个重要性质:如果 A_1 为对称带状矩阵,则 A_2,A_3,$\cdots$,A_k 均为对称带状矩阵,且带宽不变;如果 A_1 为对称三对角矩阵,则 A_2,A_3,$\cdots$,A_k 也为对称三对角矩阵.

矩阵特征值问题的计算方法是线性代数计算方法中一个重要的内容,方法很多,我们不再去一一叙述了.

小　　结

矩阵求特征值问题要比解线性方程组困难得多,计算过程中的误差分析也更加复杂. 本章介绍的几种方法在算法上都比较成熟,精度和收敛性也都可以保证. 但它们各自有一定的适用范围,在实际计算中选择何种方法较好,还需认真考虑.

幂法是求矩阵主特征值的一种有效方法,特别当矩阵为大型稀疏矩阵(矩阵中零元素较多)时效果更佳. 但由于特征值的分布无法事先预测,因此不能控制收敛速度,往往需要利用某些加速技巧. 反幂法用于求最小模的特征值,其每迭代一次需要解一个线性方程组,计算量较大,因此矩阵的 LU 分解在这里非常有用.

对于中小型实对称矩阵,用雅可比法求全部特征值及特征向量是有效的,而且能使求得的特征向量保持良好的正交性. 如果原矩阵具有稀疏性,则经过一次变换后稀疏性会被破坏,所以雅可比法的计算量也很大.

对于对称的、非对称的、实的、复的和稀疏的大型矩阵 QR 法都适用,这里我们介绍了一种基于施密特正交化的 QR 分解法. 对 QR 分解还可用平面旋转变换、平面反射变换等方法,有兴趣的读者可以参考有关著作(如文献[3]).

复 习 思 考 题

1. 乘幂法可求矩阵哪些特征值及特征向量?写出迭代格式.
2. 应用乘幂法求矩阵特征值时,如何判别按模最大的特征值是实重根或复根?
3. 反幂法的思想是什么?它可求哪些特征值?
4. 雅可比法的基本思想是什么?推导公式(4.20),(4.22),(4.23).
5. 什么是雅可比过关法?优点何在?
6. QR法的原理是什么?

习　题　4

1. 用幂法计算矩阵

$$A = \begin{bmatrix} 7 & 3 & -2 \\ 3 & 4 & -1 \\ -2 & -1 & 3 \end{bmatrix}, \quad B = \begin{bmatrix} 3 & 7 & 9 \\ 7 & 4 & 3 \\ 9 & 3 & 8 \end{bmatrix}$$

按模最大的特征值及对应的特征向量(当特征值有2位小数稳定时停止计算).

2. 对第1题中的矩阵 A, B,用 Rayleigh 商加速法求绝对值最大的特征值.

3. 设矩阵 $A \in \mathbf{R}^{n \times n}$ 是对称的,且其特征值满足

$$\lambda_1 = \lambda_2 = \cdots = \lambda_r > \lambda_{r+1} \geqslant \cdots \geqslant \lambda_n \geqslant 0.$$

证明: $\lim\limits_{k \to \infty} m_k = \lambda_1$,其中 $\{m_k\}$ 由式(4.6)定义.

4. 设矩阵 A 非奇异,且有一个特征值为 λ,对应的特征向量为 v. 证明:

(1) $1/\lambda$ 为 A^{-1} 的一个特征值,对应的特征向量为 $v(\lambda \neq 0)$;

(2) $\alpha\lambda$ 为 αA 的一个特征值(α 为常数);

(3) $\lambda + \alpha$ 为 $A + \alpha I$ 的一个特征值(I 为单位阵).

5. 用雅可比法求矩阵

$$A = \begin{bmatrix} 3 & 1 & 0 \\ 1 & 2 & 1 \\ 0 & 1 & 1 \end{bmatrix}, \quad B = \begin{bmatrix} 4 & 2 & 3 & 7 \\ 2 & 8 & 5 & 1 \\ 3 & 5 & 12 & 9 \\ 7 & 1 & 9 & 1 \end{bmatrix}$$

的特征值及对应的特征向量(精确至2位有效数字).

6. 对矩阵 $A = \begin{bmatrix} 3 & 1 & 0 \\ 1 & 4 & 2 \\ 0 & 2 & 1 \end{bmatrix}$ 作 QR 分解.

7. 用 QR 方法计算矩阵 $A = \begin{bmatrix} 3 & 1 \\ 1 & 4 \end{bmatrix}$ 的特征值及对应的特征向量,精确至2位有效数字.

5 插值法

5.1 问题的提出

在生产实际及科学实验中经常要研究变量之间的函数关系,但在很多情况下又很难找到具体的函数表达式,往往只能通过测量或观察获得如下一张数据表:

x	x_0	x_1	$\cdots$	x_n
y	y_0	y_1	$\cdots$	y_n

根据这种用表格形式给出的函数无法获得不在表中的点的函数值,也不能进一步研究函数的分析性质,如函数的导数、积分等.有的时候虽然能给出一个函数的分析表达式,但式子很复杂,并不适合使用.

为了解决这些问题,我们可设法通过这种表格求出一个简单函数 $P(x)$,使得
$$P(x_j) = y_j, \quad j = 0, 1, \cdots, n.$$
这种求 $P(x)$ 的方法称为插值法.

5.1.1 插值函数的概念

定义 5.1 设函数 $y = f(x)$ 在区间 $[a, b]$ 上有定义,且已知在点 $a \leqslant x_0 < x_1 < \cdots < x_n \leqslant b$ 上的值为 $y_0, y_1, \cdots, y_n$.若存在一个简单的函数 $P(x)$,使得
$$P(x_j) = y_j, \quad j = 0, 1, \cdots, n, \tag{5.1}$$
则称 $P(x)$ 为 $f(x)$ 的**插值函数**,称点 $x_0, x_1, \cdots, x_n$ 为**插值节点**,称 $[a, b]$ 为**插值区间**,称 $f(x)$ 为**被插值函数**,称求 $P(x)$ 的方法为**插值法**,称条件(5.1)为**插值条件**.

从几何上说(见图 5.1),插值法就是求一条曲线 $y = P(x)$,使得它通过已知的 $(n+1)$ 个点 $(x_j, y_j)(j = 0, 1, 2, \cdots, n)$,并取 $P(x) \approx f(x)$.

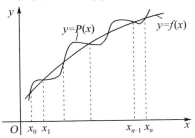

图 5.1 n 次插值多项式的几何表示

可以根据不同的要求选择不同的插值函数,其中最简单的一类插值函数是代数多项式.若

$$P(x) = P_n(x) \equiv a_0 + a_1 x + a_2 x^2 + \cdots + a_n x^n \tag{5.2}$$

是次数不超过 n 的多项式,其中 $a_i(i = 0, 1, \cdots, n)$ 是实数,则称 $P_n(x)$ 为 n 次插值多项式.这一章主要讨论 $P(x)$ 为多项式时的情况.

特别地,当 $n = 1$ 时,所求的一次插值多项式为通过两点的直线,称相应的插值问题为线性插值;当 $n = 2$ 时,所求的二次插值多项式为通过 3 点的抛物线,称相应的插值问题为抛物插值.

函数插值是计算方法的一个重要工具,在以后的章节中将会看到,我们常常借助于插值函数 $P(x)$ 来计算被插值函数 $f(x)$ 的函数值、零点、导数和积分等等.

5.1.2 插值多项式的存在唯一性

根据插值多项式的定义,要求满足插值条件(5.1) 的 n 次插值多项式 $P_n(x)$,只要把式(5.2) 代入式(5.1),即可得 $(n+1)$ 个方程

$$\begin{cases} a_0 + a_1 x_0 + \cdots + a_n x_0^n = y_0, \\ a_0 + a_1 x_1 + \cdots + a_n x_1^n = y_1, \\ \qquad\vdots \\ a_0 + a_1 x_n + \cdots + a_n x_n^n = y_n. \end{cases} \tag{5.3}$$

这是关于 $a_0, a_1, \cdots, a_n$ 的 $(n+1)$ 元线性方程组,可以利用第 3 章的方法求出这个方程组的解 $a_0, a_1, \cdots, a_n$,再代入式(5.2),即得插值多项式 $P_n(x)$.这种方法称为待定系数法.我们首先证明这样的 $P_n(x)$ 是存在而且唯一的.

定理5.1 满足条件 $P_n(x_j) = y_j (j = 0, 1, \cdots, n)$ 的 n 次插值多项式 $P_n(x) = a_0 + a_1 x + a_2 x^2 + \cdots + a_n x^n$ 是存在而且唯一的.

证明 方程组(5.3) 的系数矩阵的行列式

$$V_n = \begin{vmatrix} 1 & x_0 & x_0^2 & \cdots & x_0^n \\ 1 & x_1 & x_1^2 & \cdots & x_1^n \\ \vdots & \vdots & \vdots & & \vdots \\ 1 & x_n & x_n^2 & \cdots & x_n^n \end{vmatrix} = \prod_{0 \leqslant j < i \leqslant n} (x_i - x_j) \neq 0,$$

因而该方程组有唯一解,即 $(n+1)$ 个插值条件唯一确定一个 n 次插值多项式.定理证毕.

应该注意:如果不限制多项式的次数,插值多项式并不唯一.事实上,设 α 是任意实数,若 $P(x)$ 是满足式(5.1) 的一个插值多项式,则

$$P(x) + \alpha \prod_{i=0}^{n} (x - x_i)$$

也是满足式(5.1) 的一个插值多项式.

例 5.1   当 $n = 0$ 时,方程组(5.3)为

$$a_0 = y_0,$$

因而 $P_0(x) = y_0$.

例 5.2   当 $n = 1$ 时,方程组(5.3)为

$$\begin{cases} a_0 + a_1 x_0 = y_0, \\ a_0 + a_1 x_1 = y_1, \end{cases}$$

解得

$$a_0 = \frac{\begin{vmatrix} y_0 & x_0 \\ y_1 & x_1 \end{vmatrix}}{\begin{vmatrix} 1 & x_0 \\ 1 & x_1 \end{vmatrix}} = \frac{x_1 y_0 - x_0 y_1}{x_1 - x_0}, \quad a_1 = \frac{\begin{vmatrix} 1 & y_0 \\ 1 & y_1 \end{vmatrix}}{\begin{vmatrix} 1 & x_0 \\ 1 & x_1 \end{vmatrix}} = \frac{y_1 - y_0}{x_1 - x_0},$$

因而

$$\begin{aligned} P_1(x) &= a_0 + a_1 x = \frac{x_1 y_0 - x_0 y_1}{x_1 - x_0} + \frac{y_1 - y_0}{x_1 - x_0} x \\ &= \frac{x - x_1}{x_0 - x_1} y_0 + \frac{x - x_0}{x_1 - x_0} y_1 = y_0 + \frac{y_1 - y_0}{x_1 - x_0}(x - x_0). \end{aligned} \tag{5.4}$$

5.2   拉格朗日插值多项式

5.2.1   基本插值多项式

由定理 5.1 可知,满足插值条件(5.1)的 n 次多项式是唯一存在的,且可以用待定系数法求出来. 但是当 n 较大时,不仅计算复杂,而且方程组往往是病态的,因此不宜采用. 通常我们采用的是构造方法,即直接构造一个满足插值条件(5.1)的 n 次插值多项式.

观察式(5.4),若令

$$l_0(x) = \frac{x - x_1}{x_0 - x_1}, \quad l_1(x) = \frac{x - x_0}{x_1 - x_0}, \tag{5.5}$$

则有

$$P_1(x) = y_0 l_0(x) + y_1 l_1(x). \tag{5.6}$$

注意到这里的 $l_0(x)$ 可以看作是满足插值条件

$$l_0(x_0) = 1, \quad l_0(x_1) = 0$$

的一次插值多项式,而 $l_1(x)$ 可以看作是满足插值条件

$$l_1(x_0) = 0, \quad l_1(x_1) = 1$$

的一次插值多项式. 这两个特殊的插值多项式称作一次插值的**基本插值多项式**. 式(5.6)表明一次插值多项式 $P_1(x)$ 可以通过基本插值多项式 $l_0(x)$ 和 $l_1(x)$ 的线性

组合得到,且其系数恰为所给数据 y_0 和 y_1.

现在来讨论 n 次多项式的插值问题. 为了得到 n 次插值多项式 $P_n(x)$,我们先来解决一个特殊的 n 次多项式插值问题:求作一个 n 次多项式 $l_k(x)$,满足

$$l_k(x_0) = 0, \cdots, l_k(x_{k-1}) = 0, l_k(x_k) = 1, l_k(x_{k+1}) = 0, \cdots, l_k(x_n) = 0,$$

$$(5.7)$$

即

$$l_k(x_i) = \delta_{ki} = \begin{cases} 0, & i \neq k, \\ 1, & i = k, \end{cases} \quad 0 \leqslant i \leqslant n.$$

由于 $x_0, x_1, \cdots, x_{k-1}, x_{k+1}, \cdots, x_n$ 为 n 次多项式 $l_k(x)$ 的 n 个不同的零点,所以 $l_k(x)$ 含有如下 n 个一次因子:

$$x - x_0, \ x - x_1, \ \cdots, \ x - x_{k-1}, \ x - x_{k+1}, \ \cdots, \ x - x_n.$$

于是 $l_k(x)$ 可以写成

$$l_k(x) = A_k(x - x_0)(x - x_1) \cdots (x - x_{k-1})(x - x_{k+1}) \cdots (x - x_n)$$

$$= A_k \prod_{\substack{i=0 \\ i \neq k}}^{n} (x - x_i),$$

$$(5.8)$$

其中 A_k 为待定常数. 再由 $l_k(x_k) = 1$,得到

$$A_k \prod_{\substack{i=0 \\ i \neq k}}^{n} (x_k - x_i) = 1, \quad 即 \quad A_k = \frac{1}{\displaystyle\prod_{\substack{i=0 \\ i \neq k}}^{n} (x_k - x_i)}.$$

将它代入到式(5.8) 得

$$l_k(x) = \frac{\displaystyle\prod_{\substack{i=0 \\ i \neq k}}^{n} (x - x_i)}{\displaystyle\prod_{\substack{i=0 \\ i \neq k}}^{n} (x_k - x_i)} = \prod_{\substack{i=0 \\ i \neq k}}^{n} \frac{x - x_i}{x_k - x_i}.$$

称 $l_k(x)$ 为 n 次插值问题的(第 k 个) **基本插值多项式**. 当 $k = 0, 1, \cdots, n$ 时,我们可依次得到基本插值多项式 $l_0(x), l_1(x), \cdots, l_n(x)$.

5.2.2　拉格朗日插值多项式

利用基本插值多项式容易得出满足插值条件式(5.1) 的 n 次插值多项式

$$P_n(x) = \sum_{k=0}^{n} y_k l_k(x).$$

$$(5.9)$$

事实上,由于每个基本插值多项式 $l_k(x)$ 都是 n 次多项式,因而 $P_n(x)$ 的次数不超过 n. 又据式(5.7),有

$$P_n(x_i) = \sum_{k=0}^{n} y_k l_k(x_i) = y_i l_i(x_i) = y_i, \quad 0 \leqslant i \leqslant n,$$

即 $P_n(x)$ 满足插值条件(5.1). 故式(5.9)表示的 $P_n(x)$ 即为所求的 n 次插值多项式. 称式(5.9)为 **n 次拉格朗日(Lagrange)插值多项式**,常记为 $L_n(x)$,即

$$L_n(x) = \sum_{k=0}^{n} y_k l_k(x) = \sum_{k=0}^{n} \Big(\prod_{\substack{i=0 \\ i \neq k}}^{n} \frac{x - x_i}{x_k - x_i} \Big) y_k.$$

由于基本插值多项式 $l_0(x), l_1(x), \cdots, l_n(x)$ 是线性无关的,n 次拉格朗日插值多项式 $L_n(x)$ 可由它们线性表示,因此又称 $l_0(x), l_1(x), \cdots, l_n(x)$ 为 n 次拉格朗日插值基函数.

5.2.3　插值余项

通过 $(n+1)$ 个节点的 n 次插值多项式,在节点处有
$$L_n(x_j) = f(x_j), \quad j = 0, 1, \cdots, n,$$
而在其它点上均是 $f(x)$ 的近似值. 记
$$R_n(x) = f(x) - L_n(x),$$
称 $R_n(x)$ 为插值多项式的余项. 我们希望用数量关系来刻画余项的大小.

定理 5.2　设 $f^{(n)}(x)$ 在 $[a,b]$ 上连续,$f^{(n+1)}(x)$ 在 (a,b) 内存在,节点 $a \leqslant x_0 < \cdots < x_n \leqslant b$,若 $L_n(x)$ 是满足插值条件 $L_n(x_j) = y_j = f(x_j)(j = 0, 1, \cdots, n)$ 的 n 次插值多项式,则对任意 $x \in [a,b]$,插值余项

$$R_n(x) = f(x) - L_n(x) = \frac{f^{(n+1)}(\xi)}{(n+1)!} W_{n+1}(x). \tag{5.10}$$

其中,$W_{n+1}(x) = (x - x_0)(x - x_1) \cdots (x - x_n)$,$\xi \in (\min\{x, x_0\}, \max\{x, x_n\})$.

证明　因为 $R_n(x) = f(x) - L_n(x)$,所以在节点 $x_0, x_1, \cdots, x_n$ 处 $R_n(x) = 0$,即 $R_n(x)$ 有 $(n+1)$ 个零点,可设

$$R_n(x) = K(x)(x - x_0)(x - x_1) \cdots (x - x_n) = K(x) W_{n+1}(x), \tag{5.11}$$

其中,$K(x)$ 是待定函数,它与 x 的值有关. 下面我们来确定 $K(x)$.

当 $x = x_j (j = 0, 1, \cdots, n)$ 时,式(5.11)两边均为 0,故 $K(x)$ 可取任意常数.

当 $x \neq x_j (j = 0, 1, \cdots, n)$ 时,这时因子 $W_{n+1}(x) \neq 0$,则 $K(x) = \dfrac{R_n(x)}{W_{n+1}(x)}$. 为了把 $K(x)$ 具体找出来,作辅助函数

$$\varphi(t) = R_n(t) - K(x) W_{n+1}(t).$$

这时 $\varphi(t)$ 至少有 $(n+2)$ 个互异的零点,分别是 $x, x_0, x_1, \cdots, x_n$. 将这 $(n+2)$ 个零点按从小到大的顺序排列,由罗尔(Rolle)定理,$\varphi'(t)$ 在 $\varphi(t)$ 的两个相邻零点之间至少有一个零点,这样 $\varphi'(t)$ 在 $(\min\{x, x_0\}, \max\{x, x_n\})$ 内至少有 $(n+1)$ 个互异的零点. 对 $\varphi'(t)$ 再应用罗尔定理,得 $\varphi''(t)$ 至少有 n 个互异的零点. 继续这个过程可知,$\varphi^{(n+1)}(t)$ 至少有一个零点,记为 ξ,则有

$$\varphi^{(n+1)}(\xi) = 0.$$

易知 $\xi \in (\min\{x, x_0\}, \max\{x, x_n\})$. 对 $\varphi(t)$ 求 $(n+1)$ 阶导数, 得

$$\varphi^{(n+1)}(t) = R_n^{(n+1)}(t) - K(x)[W_{n+1}(t)]^{(n+1)} = f^{(n+1)}(t) - K(x)(n+1)!.$$

由

$$\varphi^{(n+1)}(\xi) = f^{(n+1)}(\xi) - K(x)(n+1)! = 0,$$

得

$$K(x) = \frac{f^{(n+1)}(\xi)}{(n+1)!}. \tag{5.12}$$

把式 (5.12) 代入式 (5.11) 即得

$$R_n(x) = \frac{1}{(n+1)!} f^{(n+1)}(\xi) W_{n+1}(x).$$

定理证毕.

关于该定理, 说明两点如下:

(1) 当 $f(x)$ 本身是一个次数不超过 n 的多项式时, $R_n(x) = 0$, 因而

$$f(x) = L_n(x) = \sum_{j=0}^{n} l_j(x) y_j.$$

特别地, 当 $f(x) \equiv 1$ 时, 有

$$\sum_{j=0}^{n} l_j(x) \equiv 1.$$

这是拉格朗日插值基函数的一个基本性质.

(2) 余项表达式 (5.10) 只有在 $f(x)$ 的 $(n+1)$ 阶导数存在时才能使用, 由于 ξ 不能具体求出, 因此一般常利用 $\max\limits_{a \leqslant x \leqslant b} |f^{(n+1)}(x)| = M_{n+1}$ 求误差限, 即有

$$|R_n(x)| \leqslant \frac{M_{n+1}}{(n+1)!} |W_{n+1}(x)|. \tag{5.13}$$

例 5.3 已知 $f(x) = \sin x, x \in [0, \pi]$.

(1) 以 $x_0 = 0, x_1 = \frac{\pi}{2}, x_2 = \pi$ 为插值节点, 求 $f(x)$ 的 2 次插值多项式 $L_2(x)$, 并作出 $f(x)$ 和 $L_2(x)$ 的图像;

(2) 以 $x_0 = 0, x_1 = \frac{\pi}{3}, x_2 = \frac{2\pi}{3}, x_3 = \pi$ 为插值节点, 求 $f(x)$ 的 3 次插值多项式 $L_3(x)$, 并作出 $f(x)$ 和 $L_3(x)$ 的图像;

(3) 估计插值误差 $|f(x) - L_2(x)|$ 和 $|f(x) - L_3(x)|$ 的上界.

解 (1) 根据题意, 可得

$$L_2(x) = f(x_0) \frac{(x-x_1)(x-x_2)}{(x_0-x_1)(x_0-x_2)} + f(x_1) \frac{(x-x_0)(x-x_2)}{(x_1-x_0)(x_1-x_2)}$$
$$+ f(x_2) \frac{(x-x_0)(x-x_1)}{(x_2-x_0)(x_2-x_1)}$$

$$= \frac{x(x-\pi)}{\frac{\pi}{2}\left(\frac{\pi}{2}-\pi\right)} = \frac{4}{\pi^2}x(\pi-x),$$

且 $f(x)$ 和 $L_2(x)$ 的图像如图 5.2 所示.

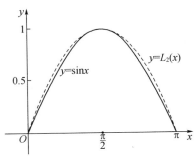

图 5.2　$f(x)$ 与 $L_2(x)$ 对比图　　　图 5.3　$f(x)$ 与 $L_3(x)$ 对比图

(2) 根据题意,可得

$$L_3(x) = f(x_0)\frac{(x-x_1)(x-x_2)(x-x_3)}{(x_0-x_1)(x_0-x_2)(x_0-x_3)}$$

$$+ f(x_1)\frac{(x-x_0)(x-x_2)(x-x_3)}{(x_1-x_0)(x_1-x_2)(x_1-x_3)}$$

$$+ f(x_2)\frac{(x-x_0)(x-x_1)(x-x_3)}{(x_2-x_0)(x_2-x_1)(x_2-x_3)}$$

$$+ f(x_3)\frac{(x-x_0)(x-x_1)(x-x_2)}{(x_3-x_0)(x_3-x_1)(x_3-x_2)}$$

$$= \frac{\sqrt{3}}{2} \times \frac{(x-0)\left(x-\frac{2\pi}{3}\right)(x-\pi)}{\left(\frac{\pi}{3}-0\right)\left(\frac{\pi}{3}-\frac{2\pi}{3}\right)\left(\frac{\pi}{3}-\pi\right)}$$

$$+ \frac{\sqrt{3}}{2} \times \frac{(x-0)\left(x-\frac{\pi}{3}\right)(x-\pi)}{\left(\frac{2\pi}{3}-0\right)\left(\frac{2\pi}{3}-\frac{\pi}{3}\right)\left(\frac{2\pi}{3}-\pi\right)}$$

$$= \frac{9\sqrt{3}}{4\pi^2}x(\pi-x),$$

且 $f(x)$ 和 $L_3(x)$ 的图像如图 5.3 所示.

(3) 由 $f(x)-L_2(x) = \frac{f'''(\xi)}{3!}(x-0)\left(x-\frac{\pi}{2}\right)(x-\pi),\xi\in(0,\pi)$ 可得

$$\max_{0\leqslant x\leqslant \pi}|f(x)-L_2(x)| \leqslant \frac{1}{6}\max_{0\leqslant x\leqslant \pi}\left|(x-0)\left(x-\frac{\pi}{2}\right)(x-\pi)\right|$$

$$\leqslant \frac{1}{6}\times\left(\frac{\pi}{2}\right)^3\max_{-1\leqslant t\leqslant 1}|t(1-t^2)|$$

$$= \frac{1}{6} \times \left(\frac{\pi}{2}\right)^3 \max_{0 \leqslant t \leqslant 1} t(1 - t^2)$$

$$= \frac{\sqrt{3}}{216}\pi^3 \approx 0.2486;$$

由 $f(x) - L_3(x) = \dfrac{f^{(4)}(\eta)}{4!}(x - 0)\left(x - \dfrac{\pi}{3}\right)\left(x - \dfrac{2\pi}{3}\right)(x - \pi), \eta \in (0, \pi)$ 可得

$$\max_{0 \leqslant x \leqslant \pi} | f(x) - L_3(x) | \leqslant \frac{1}{4!} \max_{0 \leqslant x \leqslant \pi} \left| (x - 0)\left(x - \frac{\pi}{3}\right)\left(x - \frac{2\pi}{3}\right)(x - \pi) \right|$$

$$= \frac{1}{4!}\left(\frac{\pi}{2}\right)^4 \max_{-1 \leqslant t \leqslant 1} \left| (t + 1)\left(t + \frac{1}{3}\right)\left(t - \frac{1}{3}\right)(t - 1) \right|$$

$$= \frac{1}{4!}\left(\frac{\pi}{2}\right)^4 \max_{-1 \leqslant t \leqslant 1} \left| (t^2 - 1)\left(t^2 - \frac{1}{9}\right) \right|$$

$$= \frac{1}{4!}\left(\frac{\pi}{2}\right)^4 \max_{0 \leqslant s \leqslant 1} \left| (s - 1)\left(s - \frac{1}{9}\right) \right|$$

$$= \frac{1}{4!}\left(\frac{\pi}{2}\right)^4 \times \frac{16}{81} = \frac{\pi^4}{1944} \approx 0.05011.$$

5.2.4 一类带导数插值条件的插值

对实际问题求插值多项式，有时不仅要求在给定节点处函数值相等，而且还要求在某些节点处若干阶的导数值也相等. 例如飞机的机翼外形是由几条不同的曲线衔接起来的，为保证衔接处足够光滑，不仅要求在这些点上有相同的函数值，而且要求有相同的导数值.

例 5.4 设 x_0, x_1, x_2 是三个互不相同的节点，现已知这三个节点上的函数值 $f(x_j) = y_j(j = 0, 1, 2)$ 和 x_1 处的导数值 $f'(x_1) = m_1$，试求一个次数不超过 3 的插值多项式 $P_3(x)$，使得 $P_3(x_j) = y_j(j = 0, 1, 2)$ 且 $P'_3(x_1) = m_1$，并估计插值余项 $f(x) - P_3(x)$.

解 （1）先求插值多项式. 记

$$L_2(x) = y_0 \frac{(x - x_1)(x - x_2)}{(x_0 - x_1)(x_0 - x_2)} + y_1 \frac{(x - x_0)(x - x_2)}{(x_1 - x_0)(x_1 - x_2)}$$
$$+ y_2 \frac{(x - x_0)(x - x_1)}{(x_2 - x_0)(x_2 - x_1)},$$

并令

$$P_3(x) = L_2(x) + Q(x), \tag{5.14}$$

则易知 $Q(x) = P_3(x) - L_2(x)$ 为不超过 3 次的多项式，且

$$Q(x_j) = P_3(x_j) - L_2(x_j) = y_j - y_j = 0, \quad j = 0, 1, 2,$$

即 x_0, x_1, x_2 为 $Q(x)$ 的 3 个零点. 于是可设

$$Q(x) = A(x - x_0)(x - x_1)(x - x_2), \tag{5.15}$$

其中 A 为待定常数. 由 $P_3'(x_1) = L_2'(x_1) + Q'(x_1) = m_1$ 可得

$$y_0 \frac{x_1 - x_2}{(x_0 - x_1)(x_0 - x_2)} + y_1 \frac{2x_1 - x_0 - x_2}{(x_1 - x_0)(x_1 - x_2)}$$

$$+ y_2 \frac{x_1 - x_0}{(x_2 - x_0)(x_2 - x_1)} + A(x_1 - x_0)(x_1 - x_2) = m_1,$$

因而

$$A = \frac{1}{(x_1 - x_0)(x_1 - x_2)} \Big[m_1 - y_0 \frac{x_1 - x_2}{(x_0 - x_1)(x_0 - x_2)}$$

$$- y_1 \frac{2x_1 - x_0 - x_2}{(x_1 - x_0)(x_1 - x_2)} - y_2 \frac{x_1 - x_0}{(x_2 - x_0)(x_2 - x_1)} \Big],$$

将其代入式(5.15),再由式(5.14)即得所求插值多项式 $P_3(x)$.

(2) 再求余项. 记 $R(x) = f(x) - P_3(x)$. 由于 x_0 和 x_2 是 $R(x)$ 的一重零点, x_1 为 $R(x)$ 的二重零点,所以可设 $R(x)$ 具有如下形式:

$$R(x) = K(x)(x - x_0)(x - x_1)^2(x - x_2), \tag{5.16}$$

其中 $K(x)$ 待定. 当 $x = x_0, x_1, x_2$ 时,式(5.16)左右两边均为零,此时 $K(x)$ 取任意常数均成立. 现考虑 $x \neq x_0, x_1, x_2$ 的情形. 暂时固定 x,作辅助函数

$$\varphi(t) = R(t) - K(x)(t - x_0)(t - x_1)^2(t - x_2).$$

显然 $\varphi(t)$ 在插值区间内有 5 个零点,即 x, x_0, x_1(二重), x_2. 反复应用罗尔定理可知 $\varphi^{(4)}(t)$ 在区间 $(\min\{x, x_0, x_1, x_2\}, \max\{x, x_0, x_1, x_2\})$ 内至少有 1 个零点 ξ,得

$$\varphi^{(4)}(\xi) = f^{(4)}(\xi) - 4!K(x) = 0,$$

所以 $K(x) = \frac{1}{4!} f^{(4)}(\xi)$. 将其代入式(5.16),即得

$$R(x) = \frac{1}{4!} f^{(4)}(\xi)(x - x_0)(x - x_1)^2(x - x_2).$$

由上例可知,根据已知条件去确定插值多项式的形式是非常重要的. 这里我们利用 3 个点上的函数值作二次拉格朗日插值多项式 $L_2(x)$,然后将要求的插值多项式 $P_3(x)$ 写为式(5.14)的形式,其中 $Q(x)$ 由式(5.15)给出. $Q(x)$ 中含一个待定常数,利用导数插值条件可确定此常数,从而也就得到了要求的插值多项式.

5.3 差商、差分和牛顿插值多项式

拉格朗日插值多项式作为一种计算方案有一些缺点. 譬如要确定 $f(x)$ 在某一点 x^* 处的近似值,预先不知道要选择多少个插值节点为宜,通常的办法是依次算出 $L_1(x^*), L_2(x^*), L_3(x^*), \cdots$,直至(根据估计)求出足够精确的 $f(x^*)$ 的近似值 $L_k(x^*)$ 为止,其中 $L_k(x)$ 表示 $f(x)$ 的以 $x_0, x_1, \cdots, x_k$ 为插值节点的 k 次插值多项式. 在确定 $L_k(x)$ 的过程中,自然希望能利用已算出的 $L_{k-1}(x)$,但是拉格朗日

插值多项式却不能满足这一要求. 下面我们设想给出一个构造 $L_k(x)$ 的方法, 它只需要对已求出的 $L_{k-1}(x)$ 做一个简单的修正.

我们来考察 $h(x) = L_k(x) - L_{k-1}(x)$. 显然, $h(x)$ 是一个次数不高于 k 的多项式, 且对 $j = 0, 1, \cdots, k-1$, 有

$$h(x_j) = L_k(x_j) - L_{k-1}(x_j) = f(x_j) - f(x_j) = 0.$$

这样 $h(x)$ 有零点 $x_0, x_1, \cdots, x_{k-1}$. 因而存在一个常数 a_k, 使得

$$h(x) = a_k(x - x_0)(x - x_1) \cdots (x - x_{k-1}),$$

从而

$$L_k(x) = L_{k-1}(x) + a_k(x - x_0)(x - x_1) \cdots (x - x_{k-1}). \tag{5.17}$$

因此, 如果常数 a_k 可以确定, 那么知道 $L_{k-1}(x)$, 就可利用式(5.17)来确定 $L_k(x)$, 再由式(5.17)递推可得

$$L_n(x) = a_0 + a_1(x - x_0) + a_2(x - x_0)(x - x_1) + \cdots$$
$$+ a_n(x - x_0)(x - x_1) \cdots (x - x_{n-1}). \tag{5.18}$$

现在我们来决定常数 a_k. 在式(5.17)中令 $x = x_k$, 即可得

$$a_k = \frac{L_k(x_k) - L_{k-1}(x_k)}{(x_k - x_0)(x_k - x_1) \cdots (x_k - x_{k-1})} = \frac{f(x_k) - \sum\limits_{m=0}^{k-1} \prod\limits_{\substack{i=0 \\ i \neq m}}^{k-1} \frac{x_k - x_i}{x_m - x_i} f(x_m)}{\prod\limits_{i=0}^{k-1}(x_k - x_i)}$$

$$= \frac{f(x_k)}{\prod\limits_{i=0}^{k-1}(x_k - x_i)} - \sum\limits_{m=0}^{k-1} \frac{f(x_m)}{(x_k - x_m)\prod\limits_{\substack{i=0 \\ i \neq m}}^{k-1}(x_m - x_i)}$$

$$= \sum\limits_{m=0}^{k} \frac{f(x_m)}{\prod\limits_{\substack{i=0 \\ i \neq m}}^{k}(x_m - x_i)}. \tag{5.19}$$

5.3.1 差商及牛顿插值多项式

按照式(5.19)计算 a_k 是比较麻烦的, 为此我们引进差商的概念.

定义 5.2 假设已知函数 $f(x)$ 在 $(n+1)$ 个互异节点 $x_0, x_1, \cdots, x_n$ 上的函数值分别为 $f(x_0), f(x_1), \cdots, f(x_n)$, 称 $\dfrac{f(x_j) - f(x_i)}{x_j - x_i}$ 为 $f(x)$ 关于节点 x_i, x_j 的一阶差商, 简称**一阶差商**(或称均差), 记作 $f[x_i, x_j]$, 即

$$f[x_i, x_j] = \frac{f(x_j) - f(x_i)}{x_j - x_i};$$

称一阶差商 $f[x_i, x_j]$ 及 $f[x_j, x_k]$ 的差商 $\dfrac{f[x_j, x_k] - f[x_i, x_j]}{x_k - x_i}$ 为 $f(x)$ 关于节点

x_i, x_j 和 x_k 的**二阶差商**,记作 $f[x_i, x_j, x_k]$,即

$$f[x_i, x_j, x_k] = \frac{f[x_j, x_k] - f[x_i, x_j]}{x_k - x_i}.$$

一般地,称 $(k-1)$ 阶差商的差商为 **k 阶差商**,即

$$f[x_0, x_1, \cdots, x_k] = \frac{f[x_1, x_2, \cdots, x_k] - f[x_0, x_1, \cdots, x_{k-1}]}{x_k - x_0},$$

并约定 $f(x_i)$ 为 $f(x)$ 关于节点 x_i 的零阶差商,并记为 $f[x_i]$.

由差商的定义可知,若给定 $f(x)$ 在 $(n+1)$ 个节点上的函数值,则可求出直至 n 阶的各阶差商. 例如,给定如下函数表:

x	x_0	x_1	x_2	x_3
$f(x)$	$f(x_0)$	$f(x_1)$	$f(x_2)$	$f(x_3)$

各阶差商如表 5.1 所示:

表 5.1 差商表

k	x_k	$f[x_k]$	$f[x_k, x_{k+1}]$	$f[x_k, x_{k+1}, x_{k+2}]$	$f[x_k, x_{k+1}, x_{k+2}, x_{k+3}]$
0	x_0	$f[x_0]$	$f[x_0, x_1]$	$f[x_0, x_1, x_2]$	$f[x_0, x_1, x_2, x_3]$
1	x_1	$f[x_1]$	$f[x_1, x_2]$	$f[x_1, x_2, x_3]$	
2	x_2	$f[x_2]$	$f[x_2, x_3]$		
3	x_3	$f[x_3]$			

由表 5.1 可以发现求各阶差商是很方便的,且差商

$$f[x_0], \quad f[x_0, x_1], \quad f[x_0, x_1, x_2] \quad 及 \quad f[x_0, x_1, x_2, x_3]$$

处于该表的第 1 行上.

差商有如下重要性质:

性质 5.1 k 阶差商 $f[x_0, x_1, \cdots, x_k]$ 是由函数值 $f(x_0), f(x_1), \cdots, f(x_k)$ 线性组合而成的,即

$$f[x_0, x_1, \cdots, x_k] = \sum_{m=0}^{k} \frac{f(x_m)}{\prod\limits_{\substack{i=0 \\ i \neq m}}^{k} (x_m - x_i)}. \tag{5.20}$$

证明 应用数学归纳法进行证明. 当 $k = 0$ 时,式 (5.20) 的

$$左边 = f[x_0] = f(x_0), \quad 右边 = f(x_0),$$

所以结论成立.

现设 $k = l - 1$ 时结论成立,即

$$f[x_0, x_1, \cdots, x_{l-1}] = \sum_{m=0}^{l-1} \frac{f(x_m)}{\prod\limits_{\substack{i=0 \\ i \neq m}}^{l-1} (x_m - x_i)},$$

$$f[x_1,x_2,\cdots,x_l] = \sum_{m=1}^{l} \frac{f(x_m)}{\prod\limits_{\substack{i=1\\i\neq m}}^{l}(x_m-x_i)},$$

于是

$$f[x_0,x_1,\cdots,x_l]$$

$$= \frac{1}{x_l-x_0}\{f[x_1,x_2,\cdots,x_l] - f[x_0,x_1,\cdots,x_{l-1}]\}$$

$$= \frac{1}{x_l-x_0}\left\{\sum_{m=1}^{l}\frac{f(x_m)}{\prod\limits_{\substack{i=1\\i\neq m}}^{l}(x_m-x_i)} - \sum_{m=0}^{l-1}\frac{f(x_m)}{\prod\limits_{\substack{i=0\\i\neq m}}^{l-1}(x_m-x_i)}\right\}$$

$$= \frac{1}{x_0-x_l}\frac{f(x_0)}{\prod\limits_{i=1}^{l-1}(x_0-x_i)} + \frac{1}{x_l-x_0}\sum_{m=1}^{l-1}\left[\frac{1}{\prod\limits_{\substack{i=1\\i\neq m}}^{l}(x_m-x_i)} - \frac{1}{\prod\limits_{\substack{i=0\\i\neq m}}^{l-1}(x_m-x_i)}\right]f(x_m)$$

$$+ \frac{1}{x_l-x_0}\frac{f(x_l)}{\prod\limits_{i=1}^{l-1}(x_l-x_i)}$$

$$= \sum_{m=0}^{l}\frac{f(x_m)}{\prod\limits_{\substack{i=0\\i\neq m}}^{l}(x_m-x_i)},$$

即式(5.20) 对 $k=l$ 也成立.

综上,可知性质 5.1 成立.

由式(5.19) 和(5.20) 有

$$a_k = f[x_0,x_1,\cdots,x_k],$$

将此表达式代入式(5.18),得到

$$L_n(x) = f[x_0] + f[x_0,x_1](x-x_0) + f[x_0,x_1,x_2](x-x_0)(x-x_1)$$
$$+ \cdots + f[x_0,x_1,\cdots,x_n](x-x_0)(x-x_1)\cdots(x-x_{n-1}). \quad (5.21)$$

称式(5.21) 的右端为 **n 次牛顿(Newton) 插值多项式**,通常记为 $N_n(x)$,即

$$N_n(x) = f[x_0] + f[x_0,x_1](x-x_0) + f[x_0,x_1,x_2](x-x_0)(x-x_1)$$
$$+ \cdots + f[x_0,x_1,\cdots,x_n](x-x_0)(x-x_1)\cdots(x-x_{n-1}).$$

例 5.5　给定数据如下:

x	30	45	60
$f(x)$	$\dfrac{1}{2}$	$\dfrac{\sqrt{2}}{2}$	$\dfrac{\sqrt{3}}{2}$

求二次牛顿插值多项式 $N_2(x)$,并求 $N_2(50)$.

解　先求差商表,有

k	x_k	$f[x_k]$	$f[x_k,x_{k+1}]$	$f[x_k,x_{k+1},x_{k+2}]$
0	30	$\dfrac{1}{2}$	$\dfrac{1}{30}(\sqrt{2}-1)$	$\dfrac{1}{900}(\sqrt{3}-2\sqrt{2}+1)$
1	45	$\dfrac{\sqrt{2}}{2}$	$\dfrac{1}{30}(\sqrt{3}-\sqrt{2})$	
2	60	$\dfrac{\sqrt{3}}{2}$		

所以二次牛顿插值多项式为

$$N_2(x) = \frac{1}{2} + \frac{\sqrt{2}-1}{30}(x-30) + \frac{\sqrt{3}-2\sqrt{2}+1}{900}(x-30)(x-45),$$

从而可得 $N_2(50)=0.76543$.

牛顿插值多项式便于计算,因此对于计算问题应尽量使用牛顿插值,拉格朗日插值则常用于理论推导.

性质 5.2 差商具有对称性,即在 k 阶差商 $f[x_0,x_1,\cdots,x_k]$ 中任意调换 2 个节点 x_l 和 x_m 的顺序,其值不变.

事实上,调换 x_l 和 x_m 的次序,在式 (5.20) 的右端只是改变了求和次序,所以差商的值不变.

由这个性质可知:如果已由插值节点 $x_0,x_1,x_2,\cdots,x_m$ 求得一个 m 次插值多项式 $N_m(x)$,现增加一个节点 $\tilde{x}$($\tilde{x}$ 可位于插值区间上的任何位置),要由插值节点 $x_0,x_1,\cdots,x_m,\tilde{x}$ 求一个 $(m+1)$ 次插值多项式 $N_{m+1}(x)$,只需在原差商表每一列的末尾加上一个差商值的计算,就可得到 $f[x_0,x_1,\cdots,x_m,\tilde{x}]$. 例如,当 $m=3$ 时,增加一个节点 $\tilde{x}$ 的差商表如表 5.2 所示:

表 5.2 差商表

x_k	$f[x_k]$	$f[x_k,x_{k+1}]$	$f[x_k,x_{k+1},x_{k+2}]$	$f[x_k,\cdots,x_{k+3}]$	$f[x_k,\cdots,x_{k+4}]$
x_0	$f[x_0]$	$f[x_0,x_1]$	$f[x_0,x_1,x_2]$	$f[x_0,x_1,x_2,x_3]$	$f[x_0,x_1,x_2,x_3,\tilde{x}]$
x_1	$f[x_1]$	$f[x_1,x_2]$	$f[x_1,x_2,x_3]$	$f[x_1,x_2,x_3,\tilde{x}]$	
x_2	$f[x_2]$	$f[x_2,x_3]$	$f[x_2,x_3,\tilde{x}]$		
x_3	$f[x_3]$	$f[x_3,\tilde{x}]$			
$\tilde{x}$	$f[\tilde{x}]$				

于是

$$N_{m+1}(x) = N_m(x) + f[x_0,x_1,\cdots,x_m,\tilde{x}](x-x_0)(x-x_1)\cdots(x-x_m).$$

性质 5.3　k 阶差商和 k 阶导数之间有如下重要关系：

$$f[x_0, x_1, \cdots, x_k] = \frac{f^{(k)}(\eta)}{k!},$$

其中 $\eta \in (\min\{x_0, x_1, \cdots, x_k\}, \max\{x_0, x_1, \cdots, x_k\})$.

　　证明　以 $x_0, x_1, \cdots, x_k$ 为节点作 $f(x)$ 的 k 次牛顿插值多项式为

$$N_k(x) = f[x_0] + f[x_0, x_1](x - x_0) + \cdots + f[x_0, x_1, \cdots, x_k] \prod_{i=0}^{k-1}(x - x_i).$$

考虑余项

$$R_k(x) = f(x) - N_k(x),$$

易知 $R_k(x_i) = 0 (i = 0, 1, 2, \cdots, k)$，即 $R_k(x)$ 有 $(k+1)$ 个互异的零点 $x_0, x_1, \cdots,$ x_k. 将这 $(k+1)$ 个零点按从小到大的顺序重新排列，由罗尔定理知，在这样排好的任意两个相邻的零点之间至少有 $R_k'(x)$ 的一个零点，因而 $R_k'(x)$ 至少有 k 个互异的零点. 依此类推，$R_k^{(k)}(x)$ 至少有一个零点 η. 由

$$R_k^{(k)}(\eta) = f^{(k)}(\eta) - N_k^{(k)}(\eta) = f^{(k)}(\eta) - k! f[x_0, x_1, \cdots, x_k] = 0,$$

即得

$$f[x_0, x_1, \cdots, x_k] = \frac{f^{(k)}(\eta)}{k!},$$

且易知

$$\min\{x_0, x_1, \cdots, x_k\} < \eta < \max\{x_0, x_1, \cdots, x_k\}.$$

这就证明了性质 5.3.

5.3.2　差分及等距节点插值公式

　　上面讨论的是节点任意分布时的牛顿插值公式. 在实际使用中，有时会碰到等距节点的情况，即节点为

$$x_i = x_0 + ih, \quad i = 0, 1, \cdots, n,$$

其中 h 称为步长. 此时插值公式可以进一步简化，同时可以避免做除法运算. 为此，我们引进另一个重要概念 —— **差分**.

　　定义 5.3　设 $f(x)$ 在等距节点 $x_i (i = 0, 1, \cdots, n)$ 上的函数值 $f(x_i) \equiv f_i$，称 $f_{i+1} - f_i$ 为 $f(x)$ 在 x_i 处以 h 为步长的一阶向前差分，简称**一阶差分**，记作 Δf_i，即

$$\Delta f_i = f_{i+1} - f_i.$$

类似地，称

$$\Delta^m f_i = \Delta^{m-1} f_{i+1} - \Delta^{m-1} f_i$$

为 $f(x)$ 在 x_i 处以 h 为步长的 m 阶向前差分，简称 **m 阶差分**.

　　和差商的计算一样，可构造如表 5.3 所示的差分表：

表5.3　差分表

x_k	f_k	Δf_k	$\Delta^2 f_k$	$\Delta^3 f_k$	$\Delta^4 f_0$
x_0	f_0	Δf_0	$\Delta^2 f_0$	$\Delta^3 f_0$	$\Delta^4 f_0$
x_1	f_1	Δf_1	$\Delta^2 f_1$	$\Delta^3 f_1$	
x_2	f_2	Δf_2	$\Delta^2 f_2$		
x_3	f_3	Δf_3			
x_4	f_4				

性质 5.4　差分和差商之间有如下关系：

$$f[x_i, x_{i+1}, \cdots, x_{i+k}] = \frac{\Delta^k f_i}{k! h^k}. \tag{5.22}$$

证明　当 $k=1$ 时，左边 $= f[x_i, x_{i+1}] = \dfrac{f(x_{i+1}) - f(x_i)}{x_{i+1} - x_i} = \dfrac{\Delta f_i}{h} =$ 右边.

假设结论对 m 阶差分成立，即有

$$f[x_i, x_{i+1}, \cdots, x_{i+m}] = \frac{\Delta^m f_i}{m! h^m}, \quad f[x_{i+1}, x_{i+2}, \cdots, x_{i+m+1}] = \frac{\Delta^m f_{i+1}}{m! h^m},$$

于是

$$f[x_i, x_{i+1}, \cdots, x_{i+m+1}] = \frac{f[x_{i+1}, x_{i+2}, \cdots, x_{i+m+1}] - f[x_i, x_{i+1}, \cdots, x_{i+m}]}{x_{i+m+1} - x_i}$$

$$= \frac{\dfrac{\Delta^m f_{i+1}}{m! h^m} - \dfrac{\Delta^m f_i}{m! h^m}}{(m+1)h} = \frac{\Delta^{m+1} f_i}{(m+1)! h^{m+1}},$$

即结论对 $(m+1)$ 阶差分成立.

综上，可知性质 5.4 成立.

令 $x = x_0 + th$，则

$$\prod_{j=0}^{k-1} (x - x_j) = \prod_{j=0}^{k-1} [(x_0 + th) - (x_0 + jh)] = h^k \prod_{j=0}^{k-1} (t - j). \tag{5.23}$$

将式(5.22)和式(5.23)代入到牛顿插值多项式

$$N_n(x) = \sum_{k=0}^{n} f[x_0, x_1, \cdots, x_k] \prod_{j=0}^{k-1} (x - x_j)$$

中得到

$$N_n(x_0 + th) = \sum_{k=0}^{n} \frac{\Delta^k f_0}{k!} \prod_{j=0}^{k-1} (t - j)$$

$$= f_0 + \frac{\Delta f_0}{1!} t + \frac{\Delta^2 f_0}{2!} t(t-1) + \cdots + \frac{\Delta^n f_0}{n!} t(t-1) \cdots (t-n+1).$$

$$\tag{5.24}$$

称式(5.24)为(**n 次**)**牛顿前插公式.**

例 5.6 给定如下数据：

x	30	45	60
$f(x)$	$\frac{1}{2}$	$\frac{\sqrt{2}}{2}$	$\frac{\sqrt{3}}{2}$

求二次牛顿前插公式.

解 记 $h=15, x_0=30, x_1=45, x_2=60, x=30+15t$. 先求差分表：

k	x_k	f_k	Δf_k	$\Delta^2 f_k$
0	30	$\frac{1}{2}$	$\frac{1}{2}(\sqrt{2}-1)$	$\frac{1}{2}(\sqrt{3}-2\sqrt{2}+1)$
1	45	$\frac{\sqrt{2}}{2}$	$\frac{1}{2}(\sqrt{3}-\sqrt{2})$	
2	60	$\frac{\sqrt{3}}{2}$		

由上表及式(5.24)可得所求二次牛顿前插公式为

$$N_2(30+15t)=\frac{1}{2}+\frac{1}{2}(\sqrt{2}-1)t+\frac{1}{4}(\sqrt{3}-2\sqrt{2}+1)t(t-1).$$

5.4 高次插值的缺点及分段插值

5.4.1 高次插值的误差分析

前面我们讨论了多项式插值,并给出了相应的插值余项估计式. 由这些公式可以看出,余项的大小既与插值节点的个数($n+1$)有关,也与 $f(x)$ 的高阶导数有关. 以拉格朗日插值为例,如果 $f(x)$ 在区间 $[a,b]$ 上存在任意阶导数,且存在与 n 无关的常数 M,使得

$$\max_{a\leqslant x\leqslant b}\mid f^{(n)}(x)\mid\leqslant M,$$

则由式(5.13)有

$$\max_{a\leqslant x\leqslant b}\mid f(x)-L_n(x)\mid\leqslant\frac{M}{(n+1)!}(b-a)^{n+1}\rightarrow 0\quad(n\rightarrow\infty \text{ 时}).\quad(5.25)$$

我们看出,当插值节点的个数越多(即($n+1$)越大),此时误差越小. 但是我们不能简单地认为对所有插值问题,当插值节点的个数越多时,误差就越小. 这是因为估计式(5.25)是有条件的,即在 $[a,b]$ 上函数 $f(x)$ 要有高阶导数,而且高阶导数要有一致的界.

例如,对于给定区间 $[-1,1]$ 上的函数 $f(x)=\dfrac{1}{1+25x^2}$,可以求得

$$f^{(2k)}(0) = (-1)^k \cdot 5^{2k} \cdot (2k)!,$$

因而

$$\max_{-1 \leqslant x \leqslant 1} |f^{(2k)}(x)| \geqslant 5^{2k} \cdot (2k)!.$$

取等距节点,譬如把 $[-1,1]$ 等分,分点为

$$x_j = -1 + \frac{2j}{10}, \quad j = 0,1,\cdots,10,$$

可以构造 10 次插值多项式,写成拉格朗日公式为

$$L_{10}(x) = \sum_{i=0}^{10} f(x_i) l_i(x),$$

其中,$f(x_i) = \dfrac{1}{1+25x_i^2}, l_i(x) = \prod\limits_{\substack{j=0 \\ j \neq i}}^{10} \dfrac{x-x_j}{x_i-x_j}.$

$f(x)$ 与 $L_{10}(x)$ 的计算结果见表 5.4,两者的图像对比如图 5.4 所示:

表 5.4 $f(x)$ 与 $L_{10}(x)$ 函数值对照表

x	$\dfrac{1}{1+25x^2}$	$L_{10}(x)$	x	$\dfrac{1}{1+25x^2}$	$L_{10}(x)$
-1.00	0.03846	0.03846	-0.46	0.15898	0.24145
-0.96	0.04160	1.80438	-0.40	0.20000	0.19999
-0.90	0.04706	1.57872	-0.36	0.23585	0.18878
-0.86	0.05131	0.88808	-0.30	0.30769	0.23535
-0.80	0.05882	0.05882	-0.26	0.37175	0.31650
-0.76	0.06477	-0.20130	-0.20	0.50000	0.50000
-0.70	0.07547	-0.22620	-0.16	0.60976	0.64316
-0.66	0.08410	-0.10832	-0.10	0.80000	0.84340
-0.60	0.10000	0.10000	-0.06	0.91743	0.94090
-0.56	0.11312	0.19873	0.00	1.00000	1.00000
-0.50	0.13793	0.25376			

从图中可知,用 $L_{10}(x)$ 近似代替 $f(x)$ 时,只有当 x 在区间 $[-0.2, 0.2]$ 内逼近程度较好,在其它地方误差就很大,特别在端点附近误差更大. 如 $f(-0.86) = 0.05131$,而 $L_{10}(-0.86) = 0.88808$;又 $f(-0.96) = 0.04160$,而 $L_{10}(-0.96) = 1.80438$.

高次插值函数所发生的这种现象称为龙格(Runge)现象. 该现象说明插值多项式不一定都能一致收敛于被插值函数 $f(x)$,

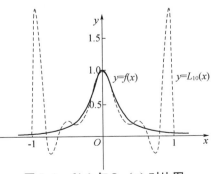

图 5.4 $f(x)$ 与 $L_{10}(x)$ 对比图

因此,一般都要避免使用高次插值.改进的方法很多,其中一个常用的方法就是使用分段低次插值.

5.4.2 分段线性插值

给定 $f(x)$ 在 $(n+1)$ 个节点 $a = x_0 < x_1 < \cdots < x_n = b$ 上的数据表:

x	x_0	x_1	$\cdots$	x_{n-1}	x_n
$f(x)$	$f(x_0)$	$f(x_1)$	$\cdots$	$f(x_{n-1})$	$f(x_n)$

记 $h_i = x_{i+1} - x_i, h = \max\limits_{0 \leqslant i \leqslant n-1} h_i$.

在每个小区间 $[x_i, x_{i+1}]$ 上利用数据

x	x_i	x_{i+1}
$f(x)$	$f(x_i)$	$f(x_{i+1})$

作线性插值函数

$$L_{1,i}(x) = f(x_i) \frac{x - x_{i+1}}{x_i - x_{i+1}} + f(x_{i+1}) \frac{x - x_i}{x_{i+1} - x_i},$$

由线性插值的余项估计式,可得

$$\max_{x_i \leqslant x \leqslant x_{i+1}} | f(x) - L_{1,i}(x) | = \max_{x_i \leqslant x \leqslant x_{i+1}} \left| \frac{f''(\xi_i)}{2} (x - x_i)(x - x_{i+1}) \right|$$

$$\leqslant \frac{h_i^2}{8} \max_{x_i \leqslant x \leqslant x_{i+1}} | f''(x) |. \tag{5.26}$$

令

$$\widetilde{L}_1(x) = \begin{cases} L_{1,0}(x), & x \in [x_0, x_1), \\ L_{1,1}(x), & x \in [x_1, x_2), \\ \vdots \\ L_{1,n-2}(x), & x \in [x_{n-2}, x_{n-1}), \\ L_{1,n-1}(x), & x \in [x_{n-1}, x_n], \end{cases}$$

则

$$\widetilde{L}_1(x_i) = f(x_i), \quad i = 0, 1, \cdots, n,$$

即 $\widetilde{L}_1(x)$ 满足插值条件. 称 $\widetilde{L}_1(x)$ 为 $f(x)$ 的分段线性插值函数(见图5.5).

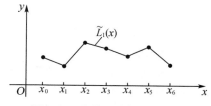

图5.5　分段线性插值示意图

再利用式(5.26),有

$$\max_{a\leqslant x\leqslant b}\big|f(x)-\widetilde{L}_1(x)\big|$$

$$=\max_{x_0\leqslant x\leqslant x_n}\big|f(x)-\widetilde{L}_1(x)\big|=\max_{0\leqslant i\leqslant n-1}\max_{x_i\leqslant x\leqslant x_{i+1}}\big|f(x)-L_{1,i}(x)\big|$$

$$\leqslant\max_{0\leqslant i\leqslant n-1}\frac{h_i^2}{8}\max_{x_i\leqslant x\leqslant x_{i+1}}\big|f''(x)\big|\leqslant\frac{h^2}{8}\max_{0\leqslant i\leqslant n-1}\max_{x_i\leqslant x\leqslant x_{i+1}}\big|f''(x)\big|$$

$$=\frac{h^2}{8}\max_{a\leqslant x\leqslant b}\big|f''(x)\big|,$$

可知分段线性插值的余项只依赖于二阶导数的界. 因此,只要 $f(x)$ 在$[a,b]$上存在二阶连续导数,当 $h\to 0$ 时,余项就一致趋于 0.

5.4.3　分段二次插值

给定 $f(x)$ 在$(n+1)$ 个节点 $a=x_0<x_1<\cdots<x_n=b$ 上的数据表:

x	x_0	x_1	$\cdots$	x_{n-1}	x_n
$f(x)$	$f(x_0)$	$f(x_1)$	$\cdots$	$f(x_{n-1})$	$f(x_n)$

记 $h_i=x_{i+1}-x_i,h=\max\limits_{0\leqslant i\leqslant n-1}h_i.$

（1）如果 n 为偶数,在每个小区间$[x_{2k},x_{2k+2}]$上利用数据

x	x_{2k}	x_{2k+1}	x_{2k+2}
$f(x)$	$f(x_{2k})$	$f(x_{2k+1})$	$f(x_{2k+2})$

作二次插值函数

$$S_{2,2k}(x)=f(x_{2k})\frac{(x-x_{2k+1})(x-x_{2k+2})}{(x_{2k}-x_{2k+1})(x_{2k}-x_{2k+2})}$$

$$+f(x_{2k+1})\frac{(x-x_{2k})(x-x_{2k+2})}{(x_{2k+1}-x_{2k})(x_{2k+1}-x_{2k+2})}$$

$$+f(x_{2k+2})\frac{(x-x_{2k})(x-x_{2k+1})}{(x_{2k+2}-x_{2k})(x_{2k+2}-x_{2k+1})},$$

利用二次插值的余项估计式有

$$\max_{x_{2k}\leqslant x\leqslant x_{2k+2}}\big|f(x)-S_{2,2k}(x)\big|$$

$$\leqslant\max_{x_{2k}\leqslant x\leqslant x_{2k+2}}\left|\frac{f'''(\xi_i)}{6}(x-x_{2k})(x-x_{2k+1})(x-x_{2k+2})\right|$$

$$\leqslant\frac{h^3}{12}\max_{x_{2k}\leqslant x\leqslant x_{2k+2}}\big|f'''(x)\big|.$$

令

$$\widetilde{S}_2(x) = \begin{cases} S_{2,0}(x), & x \in [x_0, x_2), \\ S_{2,2}(x), & x \in [x_2, x_4), \\ \vdots \\ S_{2,n-4}(x), & x \in [x_{n-4}, x_{n-2}), \\ S_{2,n-2}(x), & x \in [x_{n-2}, x_n]. \end{cases}$$

(2) 如果 n 为奇数,在小区间 $[x_{n-2}, x_n]$ 上作二次插值 $S_{2,n-2}(x)$,令

$$\widetilde{S}_2(x) = \begin{cases} S_{2,0}(x), & x \in [x_0, x_2), \\ S_{2,2}(x), & x \in [x_2, x_4), \\ \vdots \\ S_{2,n-3}(x), & x \in [x_{n-3}, x_{n-1}), \\ S_{2,n-2}(x), & x \in [x_{n-1}, x_n]. \end{cases}$$

因此 $\widetilde{S}_2(x)$ 满足

$$\widetilde{S}_2(x_i) = f(x_i), \quad i = 0, 1, \cdots, n.$$

称 $\widetilde{S}_2(x)$ 为 $f(x)$ 的分段二次插值函数.

可以证明

$$\max_{a \leqslant x \leqslant b} |f(x) - \widetilde{S}_2(x)| \leqslant \frac{h^3}{12} \max_{a \leqslant x \leqslant b} |f'''(x)|. \tag{5.27}$$

分段二次插值函数的图像如图 5.6 所示:

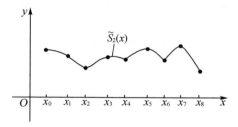

图 5.6　分段二次插值示意图

分段插值具有很好的收敛性,且计算比较简单,还可根据函数 $f(x)$ 的具体情况在不同的小区间上采用不同次数的插值公式. 需要说明的是,分段插值虽然连续,但在节点处导数不一定存在,因此光滑性较差. 下一节介绍的三次样条插值函数将克服这一缺点.

5.5　样条插值函数

由前面讨论可知,给定 $(n+1)$ 个节点上的函数值,可以作 n 次插值多项式,但当 n 较大时,高次插值不仅计算复杂,而且还可能出现不一致收敛现象. 如果采用

分段插值,虽计算简单,也具有一致收敛性,但光滑性比较差.有些实际问题,如船体放样、机翼设计等要求有二阶光滑度,即有连续的二阶导数.过去,工程师制图时往往将一根富有弹性的木条(称为样条)用压铁固定在样点上,木条其它地方则自由弯曲,然后依此画一条曲线,称为样条曲线.它实际上是由分段三次曲线连接而成,在连接点处有二阶连续导数.我们将工程师描绘的样条曲线抽象成数学模型,得出的函数称为样条函数,其实质上是分段多项式的光滑连接.下面我们主要讨论常用的三次样条函数.

5.5.1　三次样条插值函数

定义 5.4　设在 $[a,b]$ 上给定 $(n+1)$ 个节点 $a=x_0<x_1<\cdots<x_n=b$. 若函数 $S(x)$ 满足:

① $S(x)$ 在每一小区间 $[x_j,x_{j+1}](j=0,1,\cdots,n-1)$ 上是三次多项式;

② $S(x)$ 在 $[a,b]$ 上有连续二阶导数,

则称 $S(x)$ 为**三次样条函数**.

从样条函数的定义可知,要求出 $S(x)$,必须求出每个小区间

$$[x_j,x_{j+1}],\quad j=0,1,\cdots,n-1$$

上 $S(x)$ 的表达式.设其为

$$S_j(x)=A_j+B_jx+C_jx^2+D_jx^3,\quad j=0,1,\cdots,n-1,$$

其中系数 A_j,B_j,C_j,D_j 待定,并要使它满足下列连接条件:

$$\begin{cases} S(x_j-0)=S(x_j+0), \\ S'(x_j-0)=S'(x_j+0), \quad j=1,2,\cdots,n-1. \\ S''(x_j-0)=S''(x_j+0), \end{cases} \tag{5.28}$$

显然,式(5.28)共给出了 $3(n-1)$ 个条件,而需要确定的系数有 $4n$ 个.

定义 5.5　设在 $[a,b]$ 上给定 $(n+1)$ 个节点 $a=x_0<x_1<\cdots<x_n=b$ 及函数 $y=f(x)$ 在这些节点上的值 $y=f(x_0),y=f(x_1),\cdots,y=f(x_n)$.若三次样条函数 $S(x)$ 满足插值条件

$$S(x_j)=f(x_j),\quad j=0,1,\cdots,n, \tag{5.29}$$

则称 $S(x)$ 为三次样条插值函数.

式(5.29)又给出了 $(n+1)$ 个条件,但要唯一确定三次样条插值函数 $S(x)$,还必须附加两个条件,通常情况是给出区间端点上的性态,称为边界条件.常用的有如下两种:

(1)已知两端点的一阶导数值

$$S'(x_0)=f'(x_0),\quad S'(x_n)=f'(x_n); \tag{5.30}$$

(2)已知两端点的二阶导数值

$$S''(x_i)=f''(x_0),\quad S''(x_n)=f''(x_n), \tag{5.31}$$

其中一种特殊情况是

$$S''(x_0) = S''(x_n) = 0. \tag{5.32}$$

这样由给定的一种边界条件以及插值条件和连接条件就能得出 $4n$ 个方程，可以唯一确定 $4n$ 个系数. 然而用这种待定系数法去求解，当 n 较大时计算量很大，因此这是不可取的. 和前面构造各种形式的插值多项式一样，我们希望能找到一种简单的构造方法.

5.5.2　三次样条插值函数的求法

设在节点 $a = x_0 < x_1 < \cdots < x_n = b$ 处的函数值为 $y_0, y_1, \cdots, y_n$，现要求三次样条插值函数 $S(x)$ 的表达式. 注意到 $S(x)$ 在每个小区间 $[x_j, x_{j+1}]$ 上是三次多项式，故 $S''(x)$ 在此小区间上是一次多项式. 若 $S''(x)$ 在小区间 $[x_j, x_{j+1}]$ 的两个端点上的值能知道，设 $S''(x_j) = M_j, S''(x_{j+1}) = M_{j+1}$，则 $S''(x)$ 的表达式可写成

$$S''(x) = M_j \frac{x_{j+1} - x}{h_j} + M_{j+1} \frac{x - x_j}{h_j}, \quad x \in [x_j, x_{j+1}],$$

其中 $h_j = x_{j+1} - x_j$. 将 $S''(x)$ 积分两次，得到带有两个任意常数 $\bar{c}_j$ 和 $\bar{d}_j$ 的 $S(x)$ 的表达式如下所示：

$$S'(x) = \int S''(x)\,\mathrm{d}x = -M_j \frac{(x_{j+1} - x)^2}{2h_j} + M_{j+1} \frac{(x - x_j)^2}{2h_j} + \tilde{c}_j, \tag{5.33}$$

$$S(x) = \int S'(x)\,\mathrm{d}x = M_j \frac{(x_{j+1} - x)^3}{6h_j} + M_{j+1} \frac{(x - x_j)^3}{6h_j} + \tilde{c}_j x + \tilde{d}_j$$

$$= M_j \frac{(x_{j+1} - x)^3}{6h_j} + M_{j+1} \frac{(x - x_j)^3}{6h_j} + \bar{c}_j (x_{j+1} - x) + \bar{d}_j (x - x_j). \tag{5.34}$$

式 (5.34) 中，$\bar{c}_j$ 和 $\bar{d}_j$ 可由插值条件

$$S(x_j) = y_j, \quad S(x_{j+1}) = y_{j+1}$$

确定，即要求 $\bar{c}_j$ 和 $\bar{d}_j$ 满足

$$S(x_j) = \frac{1}{6} M_j h_j^2 + \bar{c}_j h_j = y_j, \quad S(x_{j+1}) = \frac{1}{6} M_{j+1} h_j^2 + \bar{d}_j h_j = y_{j+1},$$

可得

$$\bar{c}_j = \frac{1}{h_j} \left(y_j - \frac{1}{6} M_j h_j^2 \right), \quad \bar{d}_j = \frac{1}{h_j} \left(y_{j+1} - \frac{1}{6} M_{j+1} h_j^2 \right),$$

将其代入式 (5.34) 得 $S(x)$ 的表达式为

$$S(x) = M_j \frac{(x_{j+1} - x)^3}{6h_j} + M_{j+1} \frac{(x - x_j)^3}{6h_j} + \left(y_j - \frac{1}{6} M_j h_j^2 \right) \frac{x_{j+1} - x}{h_j}$$

$$+ \left(y_{j+1} - \frac{1}{6} M_{j+1} h_j^2 \right) \frac{x - x_j}{h_j}, \quad x \in [x_j, x_{j+1}], \ j = 0, 1, \cdots, n-1. \tag{5.35}$$

式(5.35)中，$M_0,M_1,\cdots,M_n$ 是未知的，需设法把它们求出来.

注意到式(5.34)，有 $\tilde{c}_j=\bar{d}_j-\bar{c}_j$，将其代入式(5.33)得

$$S'(x)=-M_j\frac{(x_{j+1}-x)^2}{2h_j}+M_{j+1}\frac{(x-x_j)^2}{2h_j}+\frac{y_{j+1}-y_j}{h_j}$$

$$-(M_{j+1}-M_j)\frac{h_j}{6},\quad x\in[x_j,x_{j+1}],j=0,1,\cdots,n-1.\quad(5.36)$$

由此可求得

$$S'(x_j+0)=-\frac{M_j}{3}h_j-\frac{M_{j+1}}{6}h_j+\frac{y_{j+1}-y_j}{h_j},\quad j=0,1,\cdots,n-1,\quad(5.37)$$

$$S'(x_{j+1}-0)=\frac{M_j}{6}h_j+\frac{M_{j+1}}{3}h_j+\frac{y_{j+1}-y_j}{h_j},\quad j=0,1,\cdots,n-1$$

或

$$S'(x_j-0)=\frac{M_{j-1}}{6}h_{j-1}+\frac{M_j}{3}h_{j-1}+\frac{y_j-y_{j-1}}{h_{j-1}},\quad j=1,2,\cdots,n.\quad(5.38)$$

由 $S'(x)$ 的连续性可知

$$S'(x_j-0)=S'(x_j+0),\quad j=1,2,\cdots,n-1.\quad(5.39)$$

将式(5.37)和(5.38)代入式(5.39)得

$$\frac{h_{j-1}}{6}M_{j-1}+\frac{h_{j-1}}{3}M_j+\frac{y_j-y_{j-1}}{h_{j-1}}$$

$$=-\frac{h_j}{3}M_j-\frac{h_j}{6}M_{j+1}+\frac{y_{j+1}-y_j}{h_j},\quad j=1,2,\cdots,n-1,$$

整理得

$$\mu_jM_{j-1}+2M_j+\lambda_jM_{j+1}=d_j,\quad j=1,2,\cdots,n-1,\quad(5.40)$$

其中

$$\begin{cases}\mu_j=\dfrac{h_{j-1}}{h_{j-1}+h_j},\quad \lambda_j=\dfrac{h_j}{h_{j-1}+h_j},\\[2mm] d_j=6\dfrac{f[x_j,x_{j+1}]-f[x_{j-1},x_j]}{h_{j-1}+h_j}=6f[x_{j-1},x_j,x_{j+1}].\end{cases}\quad(5.41)$$

式(5.40)给出了 $(n-1)$ 个方程. 若边界条件为式(5.30)，把

$$S'(x_0)=f'(x_0),\quad S'(x_n)=f'(x_n)$$

分别代入式(5.37)及(5.38)，即得两个方程

$$2M_0+M_1=\frac{6}{h_0}\{f[x_0,x_1]-f'(x_0)\}\equiv d_0,\quad(5.42)$$

$$M_{n-1}+2M_n=\frac{6}{h_{n-1}}\{f'(x_n)-f[x_{n-1},x_n]\}\equiv d_n.\quad(5.43)$$

再把式(5.40),(5.42),(5.43)合并在一起，并把它写成矩阵形式，即有

$$\begin{bmatrix} 2 & 1 & & & & \\ \mu_1 & 2 & \lambda_1 & & & \\ & \mu_2 & 2 & \lambda_2 & & \\ & & \ddots & \ddots & \ddots & \\ & & & \mu_{n-1} & 2 & \lambda_{n-1} \\ & & & & 1 & 2 \end{bmatrix} \begin{bmatrix} M_0 \\ M_1 \\ M_2 \\ \vdots \\ M_{n-1} \\ M_n \end{bmatrix} = \begin{bmatrix} d_0 \\ d_1 \\ d_2 \\ \vdots \\ d_{n-1} \\ d_n \end{bmatrix}. \tag{5.44}$$

如果边界条件为式(5.31),则得 $M_0 = f''(x_0), M_n = f''(x_n)$. 这时式(5.40)中第 1 个方程为

$$2M_1 + \lambda_1 M_2 = d_1 - \mu_1 M_0,$$

第 $(n-1)$ 个方程为

$$\mu_{n-1} M_{n-2} + 2M_{n-1} = d_{n-1} - \lambda_{n-1} M_n.$$

这时总共有 $(n-1)$ 个方程,$(n-1)$ 个未知数,写成矩阵形式为

$$\begin{bmatrix} 2 & \lambda_1 & & & \\ \mu_2 & 2 & \lambda_2 & & \\ & \ddots & \ddots & \ddots & \\ & & \mu_{n-2} & 2 & \lambda_{n-2} \\ & & & \mu_{n-1} & 2 \end{bmatrix} \begin{bmatrix} M_1 \\ M_2 \\ \vdots \\ M_{n-2} \\ M_{n-1} \end{bmatrix} = \begin{bmatrix} d_1 - \mu_1 M_0 \\ d_2 \\ \vdots \\ d_{n-2} \\ d_{n-1} - \lambda_{n-1} M_n \end{bmatrix}. \tag{5.45}$$

方程组(5.44)和(5.45)都是系数矩阵为按行严格对角占优的三对角方程组,由第 3 章的内容可知它们均有唯一解,并可用追赶法求之. 求得 M_j 以后,将其代入式(5.35),即得 $S(x)$ 的分段表达式.

具体计算时必须先将 μ_j, λ_j, d_j 求出. 如表 5.5 所示,其中

$$h_j = x_{j+1} - x_j, \quad j = 0, 1, \cdots, n-1;$$

$$\mu_j = \frac{h_{j-1}}{h_{j-1} + h_j}, \quad \lambda_j = \frac{h_j}{h_{j-1} + h_j} = 1 - \mu_j, \quad j = 1, 2, \cdots, n-1;$$

$$d_j = 6 \frac{f[x_j, x_{j+1}] - f[x_{j-1}, x_j]}{h_{j-1} + h_j}, \quad j = 1, 2, \cdots, n-1.$$

表 5.5 样条插值函数相关数据表

j	x_j	y_j	h_j	μ_j	λ_j	d_j
0	x_0	y_0	$h_0 = x_1 - x_0$			
1	x_1	y_1	$h_1 = x_2 - x_1$	μ_1	λ_1	d_1
2	x_2	y_2	$h_2 = x_3 - x_2$	μ_2	λ_2	d_2
$\vdots$	$\vdots$	$\vdots$	$\vdots$	$\vdots$	$\vdots$	$\vdots$
$n-1$	x_{n-1}	y_{n-1}	$h_{n-1} = x_n - x_{n-1}$	μ_{n-1}	λ_{n-1}	d_{n-1}
n	x_n	y_n				

三次样条插值的误差估计比较复杂,这里不加证明地给出关于误差界与收敛性的一个结论.

定理 5.3(Hall 定理)[6,9]   设 $f(x) \in C^4[a,b]$,如果 $S(x)$ 为 $f(x)$ 的三次样条插值函数,则有估计式

$$\| f^{(k)} - S^{(k)} \|_\infty \leqslant c_k \| f^{(4)} \|_\infty h^{4-k}, \quad k = 0,1,2,3. \tag{5.46}$$

其中,$\| g \|_\infty = \max_{a \leqslant x \leqslant b} | g(x) |$;系数

$$c_0 = \frac{5}{384}, \quad c_1 = \frac{1}{24}, \quad c_2 = \frac{3}{8}, \quad c_3 = \frac{1}{2}\left(\beta + \frac{1}{\beta}\right),$$

且 $\beta = \max_{0 \leqslant i \leqslant n-1} h_i / \min_{0 \leqslant i \leqslant n-1} h_i$;$h = \max_{0 \leqslant i \leqslant n-1} h_i$.

由式(5.46)可知,当 $h \to 0$ 时,样条插值函数 $S(x)$ 及其一阶导数 $S'(x)$、二阶导数 $S''(x)$ 分别一致收敛于 $f(x)$,$f'(x)$ 及 $f''(x)$.

例 5.7   已知数据表如下:

j	0	1	2	3	4
x_j	0.25	0.30	0.39	0.45	0.53
y_j	0.5000	0.5477	0.6245	0.6708	0.7280

若边界条件为 $M_0 = M_4 = 0$,求三次样条插值函数 $S(x)$.

解   把上述数据代入式(5.41),所求 λ_j, μ_j, d_j 的结果列于表 5.6:

表 5.6   样条插值函数相关数据计算表

j	x_j	y_j	h_j	μ_j	λ_j	d_j
0	0.25	0.5000	0.05			
1	0.30	0.5477	0.09	0.35714	0.64286	-4.3144
2	0.39	0.6245	0.06	0.60000	0.40000	-3.2664
3	0.45	0.6708	0.08	0.42857	0.57143	-2.4287
4	0.53	0.7280				

将表中 μ_j, λ_j 和 d_j 的值代入式(5.40)即得方程组

$$\begin{cases} 2M_1 + 0.64286M_2 = -4.3144, \\ 0.60000M_1 + 2M_2 + 0.40000M_3 = -3.2664, \\ 0.42857M_2 + 2M_3 = -2.4287, \end{cases}$$

求解得

$$M_1 = -1.8796, \quad M_2 = -0.86343, \quad M_3 = -1.0293.$$

再把求得的 $M_j(j = 1,2,3)$ 及 $M_0 = 0, M_4 = 0$ 代入式(5.35),并写成分段表达式如下:

$$S(x) = \begin{cases} -6.2653 \times (x-0.25)^3 + 10.0000 \times (0.30-x) \\ \quad + 10.9697 \times (x-0.25), \quad 0.25 \leqslant x \leqslant 0.30; \\ -3.4807 \times (0.39-x)^3 - 1.5989 \times (x-0.30)^3 \\ \quad + 6.1137 \times (0.39-x) + 6.9518 \times (x-0.30), \\ \qquad\qquad\qquad\qquad\qquad\qquad 0.30 < x \leqslant 0.39; \\ -2.3984 \times (0.45-x)^3 - 2.8591 \times (x-0.39)^3 \\ \quad + 10.4170 \times (0.45-x) + 11.1903 \times (x-0.39), \\ \qquad\qquad\qquad\qquad\qquad\qquad 0.39 < x \leqslant 0.45; \\ -2.1444 \times (0.53-x)^3 + 8.3987 \times (0.53-x) \\ \quad + 9.1000 \times (x-0.45), \quad 0.45 < x \leqslant 0.53. \end{cases}$$

样条插值函数还可用其它的方法求得,这里就不讲了.

5.6　应用实例:丙烷导热系数的计算

丙烷的导热系数是化学生产中需要关注的一个量,而且常常需要测量在不同温度及压力下的导热系数,但实际中我们不可能也没有必要进行过细的实验测量.已知实验数据如表 5.7 所示,其中 t, p 和 K 分别表示温度、压力和导热系数,并假设在这个范围内导热系数近似地随压力线性变化,现欲求在温度 $t^* = 99\,^\circ\text{C}$,压力 $p^* = 10.13 \times 10^3\ \text{kN/m}^2$ 下的导热系数.

表 5.7　导热系数表

$t/^\circ\text{C}$	$p/(\text{kN} \cdot \text{m}^{-2})$	$K/(\text{W} \cdot \text{m}^{-2} \cdot \text{K}^{-1})$	$t/^\circ\text{C}$	$p/(\text{kN} \cdot \text{m}^{-2})$	$K/(\text{W} \cdot \text{m}^{-2} \cdot \text{K}^{-1})$
68	9.7981×10^3	0.0848	106	9.7918×10^3	0.0696
	13.324×10^3	0.0897		14.277×10^3	0.0753
87	9.0078×10^3	0.0762	140	9.6563×10^3	0.0611
	13.355×10^3	0.0807		12.463×10^3	0.0651

记

$$t_1 = 68, \quad t_2 = 87, \quad t_3 = 106, \quad t_4 = 140,$$
$$p_1 = 9.7981 \times 10^3, \quad p_2 = 13.324 \times 10^3,$$
$$p_3 = 9.0078 \times 10^3, \quad p_4 = 13.355 \times 10^3,$$
$$p_5 = 9.7918 \times 10^3, \quad p_6 = 14.277 \times 10^3,$$
$$p_7 = 9.6563 \times 10^3, \quad p_8 = 12.463 \times 10^3,$$
$$K_1 = 0.0848, \quad K_2 = 0.0897,$$
$$K_3 = 0.0762, \quad K_4 = 0.0807,$$
$$K_5 = 0.0696, \quad K_6 = 0.0753,$$

$$K_7 = 0.0611, \quad K_8 = 0.0651,$$

则温度和压力的数据如图 5.7 所示.易知导热系数是温度和压力的函数,即

$$K = K(t, p).$$

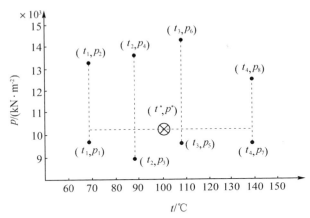

图 5.7 温度-压力数据示意图

现在的问题是已知 8 个点

$$(t_i, p_{2i-1}), \quad (t_i, p_{2i}), \quad i = 1, 2, 3, 4$$

处的导热系数,要求在点 (t^*, p^*) 处的导热系数的值.

我们可以用插值的方法来解决这样一个问题.

首先在 $t = t_i$ 处,利用数据 $(t_i, p_{2i-1}), (t_i, p_{2i})$ 关于变量 p 作线性插值,有

$$K(t_i, p) \approx K_{2i-1} \frac{p - p_{2i}}{p_{2i-1} - p_{2i}} + K_{2i} \frac{p - p_{2i-1}}{p_{2i} - p_{2i-1}}, \quad i = 1, 2, 3, 4,$$

于是可得

$$
\begin{aligned}
K(t_1, p^*) &\approx 0.0848 \frac{10.13 \times 10^3 - 13.324 \times 10^3}{9.7981 \times 10^3 - 13.324 \times 10^3} \\
&\quad + 0.0897 \frac{10.13 \times 10^3 - 9.7981 \times 10^3}{13.324 \times 10^3 - 9.7981 \times 10^3} \\
&= 0.08526 (\mathrm{W/(m^2 \cdot K)}), \\
K(t_2, p^*) &\approx 0.0762 \frac{10.13 \times 10^3 - 13.355 \times 10^3}{9.0078 \times 10^3 - 13.355 \times 10^3} \\
&\quad + 0.0807 \frac{10.13 \times 10^3 - 9.0078 \times 10^3}{13.355 \times 10^3 - 9.0078 \times 10^3} \\
&= 0.07736 (\mathrm{W/(m^2 \cdot K)}), \\
K(t_3, p^*) &\approx 0.0696 \frac{10.13 \times 10^3 - 14.277 \times 10^3}{9.7918 \times 10^3 - 14.277 \times 10^3} \\
&\quad + 0.0753 \frac{10.13 \times 10^3 - 9.7918 \times 10^3}{14.277 \times 10^3 - 9.7918 \times 10^3}
\end{aligned}
$$

$$= 0.07003(\mathrm{W}/(\mathrm{m}^2 \cdot \mathrm{K})),$$

$$K(t_4, p^*) \approx 0.0611 \frac{10.13 \times 10^3 - 12.463 \times 10^3}{9.6563 \times 10^3 - 12.463 \times 10^3}$$

$$+ 0.0651 \frac{10.13 \times 10^3 - 9.6563 \times 10^3}{12.463 \times 10^3 - 9.6563 \times 10^3}$$

$$= 0.06178(\mathrm{W}/(\mathrm{m}^2 \cdot \mathrm{K})).$$

然后利用上面的 4 个数关于变量 t 作三次插值, 有

$$K(t, p^*) \approx K(t_1, p^*) \frac{(t - t_2)(t - t_3)(t - t_4)}{(t_1 - t_2)(t_1 - t_3)(t_1 - t_4)}$$

$$+ K(t_2, p^*) \frac{(t - t_1)(t - t_3)(t - t_4)}{(t_2 - t_1)(t_2 - t_3)(t_2 - t_4)}$$

$$+ K(t_3, p^*) \frac{(t - t_1)(t - t_2)(t - t_4)}{(t_3 - t_1)(t_3 - t_2)(t_3 - t_4)}$$

$$+ K(t_4, p^*) \frac{(t - t_1)(t - t_2)(t - t_3)}{(t_4 - t_1)(t_4 - t_2)(t_4 - t_3)},$$

可得

$$K(t^*, p^*) \approx 0.08526 \frac{(99 - 87)(99 - 106)(99 - 140)}{(68 - 87)(68 - 106)(68 - 140)}$$

$$+ 0.07736 \frac{(99 - 68)(99 - 106)(99 - 140)}{(87 - 68)(87 - 106)(87 - 140)}$$

$$+ 0.07003 \frac{(99 - 68)(99 - 87)(99 - 140)}{(106 - 68)(106 - 87)(106 - 140)}$$

$$+ 0.06178 \frac{(99 - 68)(99 - 87)(99 - 106)}{(140 - 68)(140 - 87)(140 - 106)}$$

$$= 0.07636(\mathrm{W}/(\mathrm{m}^2 \cdot \mathrm{K})).$$

即温度 99 ℃, 压力 10.13×10^3 kN/m² 下的导热系数为 0.07636 W/(m² · K).

小　　结

插值函数是函数逼近的一种主要方法, 是数值积分、微分方程数值解等数值计算的基础及工具. 本章主要介绍多项式插值, 它是最常用和最基本的一种插值函数.

拉格朗日插值多项式和牛顿差商型插值多项式适用于不等距节点的情况; 在等距节点的条件下, 利用牛顿差分型插值公式可使计算简单.

由于高次插值多项式的逼近效果并非一定比低次插值好, 所以当区间较大、节点较多时常用分段低次插值, 如分段线性插值和分段二次插值.

三次样条插值是分段三次插值多项式, 在整个插值区间上具有一阶、二阶连续导数, 用它来求数值微分、微分方程数值解等都能得到较好的结果.

复 习 思 考 题

1. 什么叫插值函数?什么叫插值多项式?什么叫插值余项?

2. 拉格朗日插值多项式是怎样构造的?当给出某个区间上的$(n+1)$个节点时,$L_n(x)$和$R_n(x)$的表达式分别是什么?

3. 什么叫差商?怎样构造差商表?牛顿插值公式是怎样构造的?它具有什么优点?

4. 差分和差商有何关系?在什么情况下可以构造牛顿差分型插值公式?

5. 分段插值主要有哪几种常用公式?它的优点是什么?

6. 什么叫三次样条插值函数?三次样条插值相比于前面几种插值公式有什么优点?怎样构造三次样条插值函数?

习 题 5

1. 利用$y=\sqrt{x}$在$x_1=100, x_2=121$处的值求$\sqrt{115}$的近似值,并估计误差.

2. 给出概率积分$y(x)=\dfrac{2}{\sqrt{\pi}}\displaystyle\int_0^x e^{-x^2}\,dx$的数据表如下:

x	0.46	0.47	0.48	0.49
$y(x)$	0.484655	0.493745	0.502750	0.511668

试用抛物插值计算:

(1) 当$x=0.472$时,该积分等于多少?

(2) 当x为何值时,该积分等于0.505?

3. 对于n次拉格朗日基本插值多项式,证明:$\displaystyle\sum_{j=0}^n x_j^k l_j(x)=x^k$,$k=0,1,\cdots,n$.

4. 设$f(x)$在$[a,b]$上有二阶连续导数,且$f(a)=f(b)=0$,试证明:

$$\max_{a\leqslant x\leqslant b}|f(x)|\leqslant\frac{1}{8}(b-a)^2\max_{a\leqslant x\leqslant b}|f''(x)|.$$

5. 设$f(x)\in C^3[a,b]$,作一个2次多项式$P(x)$,使得$P(a)=f(a)$,$P'(a)=f'(a)$,$P(b)=f(b)$,并证明

$$f(x)-P(x)=\frac{1}{6}f'''(\xi)(x-a)^2(x-b),$$

其中$\xi\in(\min\{a,x\},\max\{b,x\})$.

6. 给出数据表如下:

x	0	1	2	4	5
y	0	16	46	88	0

试求各阶差商,并写出牛顿插值多项式.

7. 已知 $f(x) = 2x^7 + 5x^3 + 1$,求差商

$$f[2^0, 2^1], \quad f[2^0, 2^1, \cdots, 2^7], \quad f[2^0, 2^1, \cdots, 2^7, 2^8].$$

8. 对于任意的整数 $n > 0, 0 \leqslant k \leqslant n-1$,证明:$\displaystyle\sum_{i=0}^{n} \frac{i^k}{\displaystyle\prod_{\substack{j=0 \\ j \neq i}}^{n} (i-j)} = 0.$

9. 设 $f(x) = \dfrac{1}{a-x}$,$x_0, x_1, \cdots, x_n$ 互异且不等于 a,求 $f[x_0, x_1, \cdots, x_k](k=1, 2, \cdots, n)$,并写出 $f(x)$ 的 n 次牛顿插值多项式.

10. 给定数据表如下:

x	0.125	0.250	0.375	0.500	0.625	0.750
$f(x)$	0.79618	0.77334	0.74371	0.70413	0.65632	0.60228

试用五次牛顿差分插值公式计算 $f(0.1581)$ 及 $f(0.636)$.

11. 设 $f(x) = \dfrac{1}{1+25x^2}$ 定义在区间 $[-1,1]$ 上. 现将 $[-1,1]$ 作 n 等分,按等距节点求分段线性插值函数 $I_k(x)$,并求各相邻节点中点处 $I_k(x)$ 的值. 与 $f(x)$ 相应的值进行比较,误差为多大?

12. 要给出 $f(x) = \sin x$ 的等距节点函数值表,如用线性插值计算 $\sin x$ 的近似值,使其截断误差不超过 $\dfrac{1}{2} \times 10^{-4}$,则函数表的步长应取多大?

13. 设 $f(x)$ 在区间 $[a,b]$ 上有三阶连续导数,将 $[a,b]$ 作 n 等分(n 为偶数),试证明分段二次插值 $\widetilde{S}_2(x)$ 的余项估计式(5.27).

14. 已知数据表如下:

i	0	1	2
x_i	2.5	7.5	10
$f(x_i)$	4.0	7.0	5.0
$f'(x_i)$	0.13		-0.13

求三次样条插值函数.

15. 在三次样条插值问题中,若用

$$S'''(x_1 - 0) = S'''(x_1 + 0) \quad \text{和} \quad S'''(x_{n-1} - 0) = S'''(x_{n-1} + 0)$$

代替两个附加的边界条件,分别写出 $(M_0, M_1, \cdots, M_n)^{\mathrm{T}}$ 及 $(M_1, M_2, \cdots, M_{n-1})^{\mathrm{T}}$ 满足的线性方程组,并讨论解的存在唯一性.

6 曲线拟合

前面所述的插值法是利用函数在一组节点上的值构造一个插值函数来逼近已知函数,并要求插值函数与已给函数在节点处满足插值条件,即

$$P(x_j) = f(x_j), \quad j = 0, 1, \cdots, n.$$

但是,这些节点上的函数值一般都是由测量或者试验得到的数据,其本身往往不可避免带有测试误差. 如果个别点上误差较大,而插值函数保留了这些误差,就会影响逼近的精度. 为了尽可能减少这种测试误差的影响,我们希望用另外的方法来构造逼近函数,使其从总的趋势上来说更能反映被逼近函数的特性;或者说,希望求得的逼近函数与已给函数从总体上讲,它们之间的偏差按某种方法度量能达到最小. 这就是本章所要介绍的最小二乘法.

6.1 最小二乘原理

我们先考查一个例子.

例 6.1 实验测得铜导线在温度 t_j 时的电阻 r_j 值如表 6.1 所示,试求出电阻 r 与温度 t 的近似表达式.

表 6.1 电阻 r 与温度 t 的关系

j	1	2	3	4	5	6	7
$t_j/℃$	19.1	25.0	30.1	36.0	40.0	45.1	50.0
r_j/Ω	76.30	77.80	79.25	80.80	82.35	83.90	85.10

如果把这7个点画在图上,可以看出它们近似在一条直线上(见图 6.1). 设此直线方程为

$$r = a + bt, \tag{6.1}$$

式中,a, b 待定.

观察图可知,(t_j, r_j) 并不是严格在一条直线上的,因此不论怎样选择 a, b,总是不能使所有的点均落在式(6.1)所表示的直线上,也就是误差

$$R_j = a + bt_j - r_j, \quad j = 1, 2, \cdots, 7$$

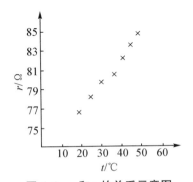

图 6.1 r 和 t 的关系示意图

一般不会全为零. 我们希望选择 a 和 b, 使 R_j 的平方和尽可能小, 即求 a^* 和 b^*, 使

$$R(a,b) = \sum_{j=1}^{7} R_j^2 = \sum_{j=1}^{7} (a + bt_j - r_j)^2$$

取最小值. 用这种方法求得 a^* 和 b^* 的原理称为**最小二乘原理**, 求得的函数

$$r = a^* + b^* t$$

称为**拟合函数或经验公式.**

一般地说, 所求得的拟合函数可以是不同的函数类, 其中最简单的是多项式. 现给出如下定义:

定义 6.1 设 $x_1, x_2, \cdots, x_n$ 为互不相同的点, $\varphi_0(x), \varphi_1(x), \cdots, \varphi_m(x)$ 是 $(m+1)$ 个已知函数, 定义向量

$$\boldsymbol{\varphi}_k = \begin{bmatrix} \varphi_k(x_1) \\ \varphi_k(x_2) \\ \vdots \\ \varphi_k(x_n) \end{bmatrix}, \quad k = 0, 1, \cdots, m.$$

若 $\boldsymbol{\varphi}_0, \boldsymbol{\varphi}_1, \cdots, \boldsymbol{\varphi}_m$ 是线性无关的, 则称 $\varphi_0(x), \varphi_1(x), \cdots, \varphi_m(x)$（关于点 $x_1, x_2, \cdots, x_n$）是线性无关的; 否则, 是线性相关的.

定义 6.2 给定数据 $(x_j, y_j), j = 1, 2, \cdots, n$, 并假设拟合函数的形式为

$$p(x) = a_0 \varphi_0(x) + a_1 \varphi_1(x) + \cdots + a_m \varphi_m(x),$$

这里 $\{\varphi_k(x)\}_{k=0}^{m}$ 为已知的线性无关函数. 若求得系数 $a_0^*, a_1^*, \cdots, a_m^*$, 使

$$\varphi(a_0, a_1, \cdots, a_m) = \sum_{j=1}^{n} \left[p(x_j) - y_j \right]^2 = \sum_{j=1}^{n} \left[\sum_{k=0}^{m} a_k \varphi_k(x_j) - y_j \right]^2 \quad (6.2)$$

取最小值, 则称

$$p^*(x) = \sum_{k=0}^{m} a_k^* \varphi_k(x) \quad (6.3)$$

为拟合函数或经验公式. 若

$$\varphi_k(x) = x^k, \quad k = 0, 1, \cdots, m,$$

则称式 (6.3) 为 m 次最小二乘拟合多项式.

由式 (6.2) 可以看出, $\varphi(a_0, a_1, \cdots, a_m)$ 为 $a_0, a_1, \cdots, a_m$ 的 $(m+1)$ 元二次多项式 (二次型), 可以用多元函数求极值的方法求其最小点和最小值. 我们将 φ 对 a_i 求偏导数, 得到驻点方程组如下:

$$\frac{\partial \varphi}{\partial a_i} = 2 \sum_{j=1}^{n} \left(\sum_{k=0}^{m} a_k \varphi_k(x_j) - y_j \right) \varphi_i(x_j) = 0, \quad i = 0, 1, \cdots, m,$$

即

$$\sum_{k=0}^{m} \left[\sum_{j=1}^{n} \varphi_k(x_j) \varphi_i(x_j) \right] a_k = \sum_{j=1}^{n} y_j \varphi_i(x_j), \quad i = 0, 1, \cdots, m. \quad (6.4)$$

记 $\boldsymbol{y} = (y_1, y_2, \cdots, y_n)^{\mathrm{T}}$,应用 $\mathbf{R}^n$ 中内积的记号,有

$$\sum_{j=1}^{n} \varphi_k(x_j)\varphi_i(x_j) = (\boldsymbol{\varphi}_k, \boldsymbol{\varphi}_i), \quad \sum_{j=1}^{n} y_j\varphi_i(x_j) = (\boldsymbol{y}, \boldsymbol{\varphi}_i),$$

则式(6.4)可以写为

$$\begin{bmatrix} (\boldsymbol{\varphi}_0, \boldsymbol{\varphi}_0) & (\boldsymbol{\varphi}_1, \boldsymbol{\varphi}_0) & \cdots & (\boldsymbol{\varphi}_m, \boldsymbol{\varphi}_0) \\ (\boldsymbol{\varphi}_0, \boldsymbol{\varphi}_1) & (\boldsymbol{\varphi}_1, \boldsymbol{\varphi}_1) & \cdots & (\boldsymbol{\varphi}_m, \boldsymbol{\varphi}_1) \\ \vdots & \vdots & & \vdots \\ (\boldsymbol{\varphi}_0, \boldsymbol{\varphi}_m) & (\boldsymbol{\varphi}_1, \boldsymbol{\varphi}_m) & \cdots & (\boldsymbol{\varphi}_m, \boldsymbol{\varphi}_m) \end{bmatrix} \begin{bmatrix} a_0 \\ a_1 \\ \vdots \\ a_m \end{bmatrix} = \begin{bmatrix} (\boldsymbol{y}, \boldsymbol{\varphi}_0) \\ (\boldsymbol{y}, \boldsymbol{\varphi}_1) \\ \vdots \\ (\boldsymbol{y}, \boldsymbol{\varphi}_m) \end{bmatrix}. \quad (6.5)$$

方程组(6.5)称为**正规方程组**,它是关于 $\{a_k\}_{k=0}^{m}$ 的 $(m+1)$ 阶线性方程组. 可以用第 3 章所学的各种数值方法求出式(6.5)的解 $\{a_k^*\}$,然后代入式(6.3),即可得到所要求的拟合函数

$$p^*(x) = \sum_{k=0}^{m} a_k^* \varphi_k(x).$$

为了计算的方便,我们再分析一下方程组(6.5)的特点. 由内积的性质知

$$(\boldsymbol{\varphi}_i, \boldsymbol{\varphi}_k) = (\boldsymbol{\varphi}_k, \boldsymbol{\varphi}_i),$$

因而方程组(6.5)的系数矩阵是对称的. 于是方程组(6.5)也可写为

$$\begin{bmatrix} (\boldsymbol{\varphi}_0, \boldsymbol{\varphi}_0) & (\boldsymbol{\varphi}_0, \boldsymbol{\varphi}_1) & \cdots & (\boldsymbol{\varphi}_0, \boldsymbol{\varphi}_m) \\ (\boldsymbol{\varphi}_1, \boldsymbol{\varphi}_0) & (\boldsymbol{\varphi}_1, \boldsymbol{\varphi}_1) & \cdots & (\boldsymbol{\varphi}_1, \boldsymbol{\varphi}_m) \\ \vdots & \vdots & & \vdots \\ (\boldsymbol{\varphi}_m, \boldsymbol{\varphi}_0) & (\boldsymbol{\varphi}_m, \boldsymbol{\varphi}_1) & \cdots & (\boldsymbol{\varphi}_m, \boldsymbol{\varphi}_m) \end{bmatrix} \begin{bmatrix} a_0 \\ a_1 \\ \vdots \\ a_m \end{bmatrix} = \begin{bmatrix} (\boldsymbol{y}, \boldsymbol{\varphi}_0) \\ (\boldsymbol{y}, \boldsymbol{\varphi}_1) \\ \vdots \\ (\boldsymbol{y}, \boldsymbol{\varphi}_m) \end{bmatrix}.$$

下面我们用上述方法求出例 6.1 中的一次最小二乘拟合多项式. 记

$$\varphi_0(t) = 1, \quad \varphi_1(t) = t,$$

则有

$$(\boldsymbol{\varphi}_0, \boldsymbol{\varphi}_0) = \sum_{j=1}^{7} \varphi_0^2(t_j) = 7, \quad (\boldsymbol{\varphi}_0, \boldsymbol{\varphi}_1) = \sum_{j=1}^{7} \varphi_0(t_j)\varphi_1(t_j) = 245.3,$$

$$(\boldsymbol{\varphi}_1, \boldsymbol{\varphi}_1) = \sum_{j=1}^{7} \varphi_1^2(t_j) = 9325.83, \quad (\boldsymbol{r}, \boldsymbol{\varphi}_0) = \sum_{j=1}^{7} r_j\varphi_0(t_j) = 565.5,$$

$$(\boldsymbol{r}, \boldsymbol{\varphi}_1) = \sum_{j=1}^{7} r_j\varphi_1(t_j) = 20029.445,$$

得正规方程组为

$$\begin{bmatrix} 7 & 245.3 \\ 245.3 & 9325.83 \end{bmatrix} \begin{bmatrix} a \\ b \end{bmatrix} = \begin{bmatrix} 565.5 \\ 20029.445 \end{bmatrix},$$

解得 $a^* = 70.57, b^* = 0.2915$. 从而所求得的直线方程为

$$r = 70.57 + 0.2915t.$$

求出关于 r 与 t 的直线方程后,可以根据该方程式求出不在表上的 r 和 t 的值.

例如,当 $r = 0$ 时 $t \approx -242.1$,这说明铜导线在无电阻时温度应为 $-242.1℃$.

到此为止,我们自然会提出这样两个问题:一是方程组(6.5)是否一定有解;二是如果有解,是否一定能使 $\varphi(a_0, a_1, \cdots, a_m)$ 取得最小值. 下面我们分别来讨论这两个问题.

(1) 存在唯一性问题

如果 $\varphi_0(x), \varphi_1(x), \cdots, \varphi_m(x)$ 是线性无关的,即向量组 $(\boldsymbol{\varphi}_0, \boldsymbol{\varphi}_1, \cdots, \boldsymbol{\varphi}_m)$ 是线性无关的,则证明方程组(6.5)有唯一解等价于证明方程组(6.5)相应的齐次方程组

$$\begin{bmatrix} (\boldsymbol{\varphi}_0, \boldsymbol{\varphi}_0) & (\boldsymbol{\varphi}_1, \boldsymbol{\varphi}_0) & \cdots & (\boldsymbol{\varphi}_m, \boldsymbol{\varphi}_0) \\ (\boldsymbol{\varphi}_0, \boldsymbol{\varphi}_1) & (\boldsymbol{\varphi}_1, \boldsymbol{\varphi}_1) & \cdots & (\boldsymbol{\varphi}_m, \boldsymbol{\varphi}_1) \\ \vdots & \vdots & & \vdots \\ (\boldsymbol{\varphi}_0, \boldsymbol{\varphi}_m) & (\boldsymbol{\varphi}_1, \boldsymbol{\varphi}_m) & \cdots & (\boldsymbol{\varphi}_m, \boldsymbol{\varphi}_m) \end{bmatrix} \begin{bmatrix} a_0 \\ a_1 \\ \vdots \\ a_m \end{bmatrix} = \begin{bmatrix} 0 \\ 0 \\ \vdots \\ 0 \end{bmatrix} \tag{6.6}$$

只有零解. 用 $(a_0, a_1, \cdots, a_m)$ 左乘式(6.6)两端,得到

$$\left(\sum_{i=0}^{m} a_i \boldsymbol{\varphi}_i, \sum_{k=0}^{m} a_k \boldsymbol{\varphi}_k \right) = 0 \quad \text{或} \quad \left(\sum_{k=0}^{m} a_k \boldsymbol{\varphi}_k, \sum_{k=0}^{m} a_k \boldsymbol{\varphi}_k \right) = 0,$$

则由内积的性质知

$$\sum_{k=0}^{m} a_k \varphi_k(x_j) = 0, \quad j = 1, 2, \cdots, n,$$

再由 $\varphi_0(x), \varphi_1(x), \cdots, \varphi_m(x)$ 是线性无关的,知 $a_0 = 0, a_1 = 0, \cdots, a_m = 0$. 因而方程组(6.6)只有零解.

(2) 取得最小值问题

下面证明由方程组(6.5)所求得的 $\{a_k^*\}$ 确使 $\varphi(a_0, a_1, \cdots, a_m)$ 取得最小值. 记

$$p^*(x) = \sum_{k=0}^{m} a_k^* \varphi_k(x), \quad p(x) = \sum_{k=0}^{m} a_k \varphi_k(x),$$

则

$$\varphi(a_0, a_1, \cdots, a_m) - \varphi(a_0^*, a_1^*, \cdots, a_m^*)$$

$$= \sum_{j=1}^{n} [p(x_j) - y_j]^2 - \sum_{j=1}^{n} [p^*(x_j) - y_j]^2$$

$$= \sum_{j=1}^{n} [p^*(x_j) - y_j + p(x_j) - p^*(x_j)]^2 - \sum_{j=1}^{n} [p^*(x_j) - y_j]^2$$

$$= 2 \sum_{j=1}^{n} [p^*(x_j) - y_j][p(x_j) - p^*(x_j)] + \sum_{j=1}^{n} [p(x_j) - p^*(x_j)]^2. \tag{6.7}$$

又由方程组(6.4)有

$$\sum_{j=1}^{n} [p^*(x_j) - y_j] \varphi_i(x_j) = \sum_{k=0}^{m} (\boldsymbol{\varphi}_k, \boldsymbol{\varphi}_i) a_k^* - (\boldsymbol{y}, \boldsymbol{\varphi}_i) = 0, \quad i = 0, 1, \cdots, m,$$

因而

$$\sum_{j=1}^{n} [p^*(x_j) - y_j][p(x_j) - p^*(x_j)]$$

$$= \sum_{j=1}^{n} [p^*(x_j) - y_j] \sum_{k=0}^{m} (a_k - a_k^*)\varphi_k(x_j)$$

$$= \sum_{k=0}^{m} (a_k - a_k^*) \sum_{j=1}^{n} [p^*(x_j) - y_j]\varphi_k(x_j) = 0.$$

将上式代入式(6.7)得

$$\varphi(a_0, a_1, \cdots, a_m) - \varphi(a_0^*, a_1^*, \cdots, a_m^*) = \sum_{j=1}^{n} [p(x_j) - p^*(x_j)]^2 \geqslant 0.$$

这说明 $p^*(x)$ 使得 $\varphi(a_0, a_1, \cdots, a_m)$ 取得最小值,或者说 $p^*(x)$ 是在这种度量下的拟合函数.

例6.2   假设实验测得关于变量 x 和 y 的一组数据如表6.2所示,求一个代数多项式曲线,使其最好地拟合这组给定数据.

表 6.2   数据表

i	1	2	3	4	5	6	7	8	9
x_i	1	3	4	5	6	7	8	9	10
y_i	10	5	4	2	1	1	2	3	4

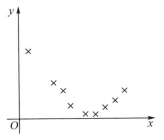

图 6.2   数据描点图

解   将所给数据点画在坐标纸上,我们可以看出这些点大致在一条抛物线上(见图 6.2).因此,设拟合曲线函数为

$$f(x) = a + bx + cx^2,$$

即取 $m=2, \varphi_0(x)=1, \varphi_1(x)=x, \varphi_2(x)=x^2$,相应的正规方程组为

$$\begin{bmatrix} (\boldsymbol{\varphi}_0, \boldsymbol{\varphi}_0) & (\boldsymbol{\varphi}_1, \boldsymbol{\varphi}_0) & (\boldsymbol{\varphi}_2, \boldsymbol{\varphi}_0) \\ (\boldsymbol{\varphi}_0, \boldsymbol{\varphi}_1) & (\boldsymbol{\varphi}_1, \boldsymbol{\varphi}_1) & (\boldsymbol{\varphi}_2, \boldsymbol{\varphi}_1) \\ (\boldsymbol{\varphi}_0, \boldsymbol{\varphi}_2) & (\boldsymbol{\varphi}_1, \boldsymbol{\varphi}_2) & (\boldsymbol{\varphi}_2, \boldsymbol{\varphi}_2) \end{bmatrix} \begin{bmatrix} a \\ b \\ c \end{bmatrix} = \begin{bmatrix} (\boldsymbol{y}, \boldsymbol{\varphi}_0) \\ (\boldsymbol{y}, \boldsymbol{\varphi}_1) \\ (\boldsymbol{y}, \boldsymbol{\varphi}_2) \end{bmatrix}. \tag{6.8}$$

计算可得

$$(\boldsymbol{\varphi}_0, \boldsymbol{\varphi}_0) = \sum_{i=1}^{9} 1 \times 1 = 9, \quad (\boldsymbol{\varphi}_1, \boldsymbol{\varphi}_1) = \sum_{i=1}^{9} x_i^2 = 381,$$

$$(\boldsymbol{\varphi}_2, \boldsymbol{\varphi}_2) = \sum_{i=1}^{9} x_i^4 = 25317, \quad (\boldsymbol{\varphi}_1, \boldsymbol{\varphi}_0) = (\boldsymbol{\varphi}_0, \boldsymbol{\varphi}_1) = \sum_{i=1}^{9} x_i = 53,$$

$$(\boldsymbol{\varphi}_2, \boldsymbol{\varphi}_0) = (\boldsymbol{\varphi}_0, \boldsymbol{\varphi}_2) = \sum_{i=1}^{9} x_i^2 = 381, \quad (\boldsymbol{\varphi}_1, \boldsymbol{\varphi}_2) = (\boldsymbol{\varphi}_2, \boldsymbol{\varphi}_1) = \sum_{i=1}^{9} x_i^3 = 3017,$$

$$(\boldsymbol{y}, \boldsymbol{\varphi}_0) = \sum_{i=1}^{9} y_i \times 1 = 32, \ (\boldsymbol{y}, \boldsymbol{\varphi}_1) = \sum_{i=1}^{9} y_i x_i = 147, \ (\boldsymbol{y}, \boldsymbol{\varphi}_2) = \sum_{i=1}^{9} y_i x_i^2 = 1025,$$

将以上数据代入式(6.8)得

$$\begin{bmatrix} 9 & 53 & 381 \\ 53 & 381 & 3017 \\ 381 & 3017 & 25317 \end{bmatrix} \begin{bmatrix} a \\ b \\ c \end{bmatrix} = \begin{bmatrix} 32 \\ 147 \\ 1025 \end{bmatrix},$$

再应用列主元高斯消去法解得

$$a = 13.4609, \quad b = -3.60585, \quad c = 0.267616.$$

因而所求拟合多项式为

$$f(x) = 13.4609 - 3.60585x + 0.267616x^2.$$

某些非线性最小二乘拟合问题通过适当的变换，可以转化为线性最小二乘问题进行求解.

例 6.3　求一形如 $P(x) = Ae^{Mx}$ 的经验公式，使它和表 6.3 所列数据相拟合.

表 6.3　数据表

x_i	1	2	3	4
P_i	7	11	17	27

解　所求拟合公式是一个指数函数，对它两边取自然对数，得到

$$\ln P = \ln A + Mx.$$

记 $y = \ln P, a_0 = \ln A, a_1 = M$，则有

$$y = a_0 + a_1 x,$$

相应的函数值变换表如表 6.4 所示：

表 6.4　函数值变换表

x_i	1	2	3	4
$y_i = \ln P_i$	1.95	2.40	2.83	3.30

于是问题转化为求表 6.4 的一次拟合多项式. 此时 $m = 1, \varphi_0(x) = 1, \varphi_1(x) = x$，可得正规方程组为

$$\begin{cases} 4a_0 + 10a_1 = 10.48, \\ 10a_0 + 30a_1 = 28.44, \end{cases}$$

求得 $a_0 = 1.50, a_1 = 0.448$，于是

$$y = 1.50 + 0.448x.$$

注意到 $P = e^y$，从而所求经验公式为 $P(x) = e^{1.50 + 0.448x} = 4.48e^{0.448x}$.

6.2　超定方程组的最小二乘解

给定线性方程组

$$\boldsymbol{Ax} = \boldsymbol{b}, \tag{6.9}$$

式中

$$\boldsymbol{A} = \begin{bmatrix} a_{11} & a_{12} & \cdots & a_{1n} \\ a_{21} & a_{22} & \cdots & a_{2n} \\ \vdots & \vdots & & \vdots \\ a_{m1} & a_{m2} & \cdots & a_{mn} \end{bmatrix}, \quad \boldsymbol{b} = \begin{bmatrix} b_1 \\ b_2 \\ \vdots \\ b_m \end{bmatrix}, \quad \boldsymbol{x} = \begin{bmatrix} x_1 \\ x_2 \\ \vdots \\ x_n \end{bmatrix}.$$

当 $m > n$ 时,称式(6.9)为**超定方程组**.

在线性代数中我们知道,这种超定方程组因为方程的个数超过未知量的个数,一般来说是没有解的.也就是说,对于任意一组数 $(x_1, x_2, \cdots, x_n)$,一般来说

$$\delta_i = \sum_{j=1}^{n} a_{ij} x_j - b_i, \quad i = 1, 2, \cdots, m$$

不会全为零.我们设想去求一组数 $\boldsymbol{x}^* = (x_1^*, x_2^*, \cdots, x_n^*)$,使得

$$\varphi(x_1, x_2, \cdots, x_n) = \sum_{i=1}^{m} \delta_i^2 = \sum_{i=1}^{m} \left(\sum_{j=1}^{n} a_{ij} x_j - b_i \right)^2 \tag{6.10}$$

取最小值.

式(6.10)和前面的式(6.2)在形式上完全一样.利用多元函数求极值的方法,得到驻点方程组如下:

$$\frac{\partial \varphi}{\partial x_k} = 2 \sum_{i=1}^{m} \left(\sum_{j=1}^{n} a_{ij} x_j - b_i \right) a_{ik} = 0, \quad k = 1, 2, \cdots, n,$$

即

$$\sum_{j=1}^{n} \left(\sum_{i=1}^{m} a_{ij} a_{ik} \right) x_j = \sum_{i=1}^{m} a_{ik} b_i, \quad k = 1, 2, \cdots, n.$$

用矩阵形式给出,即

$$\boldsymbol{A}^{\mathrm{T}} \boldsymbol{A} \boldsymbol{x} = \boldsymbol{A}^{\mathrm{T}} \boldsymbol{b}. \tag{6.11}$$

可以证明:如果 $\boldsymbol{A}$ 是列满秩的,则方程组(6.11)存在唯一解,并且该解使得由式(6.10)定义的 $\varphi(x_1, x_2, \cdots, x_n)$ 取得最小值.我们把方程组(6.11)的解称为超定方程组(6.9)的最小二乘解.

例6.4　用最小二乘法求超定方程组

$$\begin{cases} 2x_1 - x_2 = 1, \\ 8x_1 + 4x_2 = 0, \\ 2x_1 + x_2 = 1, \\ 7x_1 - x_2 = 8, \\ 4x_1 \quad\quad = 3 \end{cases}$$

的近似解.

解　由

$$A = \begin{bmatrix} 2 & -1 \\ 8 & 4 \\ 2 & 1 \\ 7 & -1 \\ 4 & 0 \end{bmatrix}, \quad b = \begin{bmatrix} 1 \\ 0 \\ 1 \\ 8 \\ 3 \end{bmatrix},$$

计算可得

$$A^{\mathrm{T}}A = \begin{bmatrix} 2 & 8 & 2 & 7 & 4 \\ -1 & 4 & 1 & -1 & 0 \end{bmatrix} \begin{bmatrix} 2 & -1 \\ 8 & 4 \\ 2 & 1 \\ 7 & -1 \\ 4 & 0 \end{bmatrix} = \begin{bmatrix} 137 & 25 \\ 25 & 19 \end{bmatrix},$$

$$A^{\mathrm{T}}b = \begin{bmatrix} 2 & 8 & 2 & 7 & 4 \\ -1 & 4 & 1 & -1 & 0 \end{bmatrix} \begin{bmatrix} 1 \\ 0 \\ 1 \\ 8 \\ 3 \end{bmatrix} = \begin{bmatrix} 72 \\ -8 \end{bmatrix},$$

故最小二乘解方程组为

$$\begin{cases} 137x_1 + 25x_2 = 72, \\ 25x_1 + 19x_2 = -8, \end{cases}$$

解得 $x_1 = 0.79272, x_2 = -1.4641$.

6.3 应用实例：价格、广告与赢利

推销商品的重要手段之一是做广告，而做广告要出钱，其中的利弊得失如何估计，需要利用有关数学模型进行定量讨论.

现有一建材公司需要出售一大批水泥. 根据以往统计资料，零售价增高，则销售量减少，具体数据列于表 6.5；如果做广告，则可使销售量增加，具体增加量用售量提高因子 k 表示，k 与广告费的关系列于表 6.6. 已知水泥的进价是每吨 250 元，问如何确定该批水泥的价格和花多少广告费可使公司获利最大？

表 6.5　水泥预期销售量与价格的关系

单价 /(元·t^{-1})	250	260	270	280	290	300	310	320
销售量 /($\times 10^4$ t)	200	190	176	150	139	125	110	100

表 6.6　售量提高因子与广告费的关系

广告费 / 万元	0	60	120	180	240	300	360	420
提高因子 k	1.00	1.40	1.70	1.85	1.95	2.00	1.95	1.80

为了解决这一问题,我们用 x, y, z 和 c 分别表示销售单价、预期销售量、广告费和成本单价.

将表 6.5 所给数据绘于图 6.3 中,可以看出售量与单价近似为线性关系. 因此可设

$$y = a + bx. \tag{6.12}$$

用最小二乘法,根据表 6.5 中的数据可得正规方程组为

$$\begin{bmatrix} 8 & 2280 \\ 2280 & 654000 \end{bmatrix} \begin{bmatrix} a \\ b \end{bmatrix} = \begin{bmatrix} 1190 \\ 332830 \end{bmatrix}.$$

解此方程组,得到系数 $a = 577.7, b = -1.505$. 显然 $b < 0$.

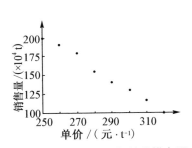

图 6.3　预期销售量与单价描点图

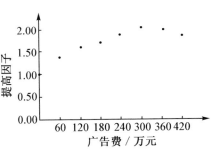

图 6.4　提高因子与广告费描点图

将表 6.6 所给数据绘于图 6.4 中,可以看出提高因子与广告费近似成抛物线关系. 因此可设

$$k = d + ez + fz^2. \tag{6.13}$$

同样用最小二乘法,根据表 6.6 中的数据可得正规方程组

$$\begin{bmatrix} 8 & 1680 & 504000 \\ 1680 & 504000 & 169344000 \\ 504000 & 169344000 & 60600959990 \end{bmatrix} \begin{bmatrix} d \\ e \\ f \end{bmatrix} = \begin{bmatrix} 13.65 \\ 3147 \\ 952020 \end{bmatrix}.$$

解此方程组,得到系数 $d = 1.02000, e = 6.807 \times 10^{-3}$ 和 $f = -1.17973 \times 10^{-5}$. 这里 $f < 0$,抛物线开口向下.

设实际销售量为 S,它等于预期销售量乘以销售提高因子,即 $S = ky$. 于是,利润 P 可表示为

$$P = 收入 - 支出 = 销售收入 - 成本支出 - 广告费$$
$$= Sx - Sc - z = ky(x - c) - z. \tag{6.14}$$

将式(6.12)和式(6.13)代入式(6.14),可见 P 只是 x 和 z 的函数,即有
$$P(x,z) = (d + ez + fz^2)(a + bx)(x - c) - z.$$
要想求出最大利润,只需利用二元函数求极值的方法. 容易算得 $P(x,z)$ 的一阶偏导数为
$$\frac{\partial P}{\partial x} = (d + ez + fz^2)(a - bc + 2bx),$$
$$\frac{\partial P}{\partial z} = (e + 2fz)(a + bx)(x - c) - 1.$$

当 $\dfrac{\partial P}{\partial x} = 0$ 时可得
$$d + ez + fz^2 = 0 \quad \text{或} \quad a - bc + 2bx = 0,$$
其中前一个等式意味着 $k = 0$,此时 z 的取值无实际意义,因此舍去它. 故只能有
$$x_0 = \frac{1}{2b}(bc - a).$$

再由 $\dfrac{\partial P}{\partial z} = 0$,可得
$$z = \frac{1}{2f}\left[\frac{1}{(a + bx)(x - c)} - e\right].$$
因此 $P(x,z)$ 的临界点为
$$\begin{cases} x_0 = \dfrac{1}{2b}(bc - a) = 316.93, \\ z_0 = \dfrac{1}{2f}\left[\dfrac{1}{(a + bx_0)(x_0 - c)} - e\right] = 282.21. \end{cases}$$

进一步求 $P(x,z)$ 的二阶偏导数得
$$\frac{\partial^2 P}{\partial x^2} = 2b(d + ez + fz^2), \quad \frac{\partial^2 P}{\partial z^2} = 2f(a + bx)(x - c),$$
$$\frac{\partial^2 P}{\partial x \partial z} = (e + 2fz)(a - bc + 2bx).$$

在点 (x_0, z_0) 处,显然有
$$A = \frac{\partial^2 P}{\partial x^2} < 0, \quad B = \frac{\partial^2 P}{\partial x \partial z} = 0, \quad C = \frac{\partial^2 P}{\partial z^2} < 0,$$
根据多元函数极值的充分条件知,在点 (x_0, z_0) 处利润 P 取最大值,即得
$$P_{\max} = P(x_0, z_0) = 13209.6 \text{ 万元}.$$

综上可以预言,将水泥单价定为 316.93 元 /t,花广告费 282.21 万元,实际销售量可达到 201.58×10^4 t,可获利润 13209.6 万元.

小　　结

最小二乘原理是函数逼近的另一重要方法,其在工程技术中被广泛应用.本章通过多元二次多项式求极值的方法导出了一般线性最小二乘问题的正规方程组,并讨论了其解的存在唯一性.点集函数(定义在点集上的函数)的内积是一个很重要的概念,应用内积可使正规方程组的表示形式更为简洁.某些非线性问题可以转化为线性问题得以解决.

实际应用时,拟合函数的形式是需要预先确定的.一般是对数据进行分析,例如在方格纸上作草图,通过观察点集的图形来决定取什么样的拟合函数.

对于给定的数据对

$$\{(x_j, y_j) \mid j = 1, 2, \cdots, n\},$$

如果已求得其两个拟合函数 $p_1^*(x)$ 和 $p_2^*(x)$,则以偏差

$$\sum_{j=1}^{n} \left[y_j - p_1^*(x_j) \right]^2 \quad \text{和} \quad \sum_{j=1}^{n} \left[y_j - p_2^*(x_j) \right]^2$$

中小的那个拟合函数为优.

超定方程组一般是没有通常意义下的解的,我们用最小二乘原理求得的解称为它的最小二乘解.

复　习　思　考　题

1. 什么叫最小二乘原理?为什么要研究最小二乘原理?用最小二乘法求函数近似式的一般步骤是什么?它与插值函数求近似式有何区别?

2. 最小二乘问题的正规方程组是如何构造出来的?它是否存在唯一解?

3. 当数据点集满足什么条件时,其最小二乘拟合多项式和插值多项式是一致的?

4. 比较点集函数的内积和向量的内积,它们之间有无区别?

5. 什么是超定方程组?如何求解?

习　　题　　6

1. 设有如下实验数据:

x	1.36	1.49	1.73	1.81	1.95	2.16	2.28	2.48
y	14.094	15.096	16.844	17.378	18.435	19.949	20.963	22.494

试用最小二乘法求一个一次多项式拟合以上数据.

2. 给定如下数据表:

x	0.1	0.2	0.3	0.4	0.5
y	5.1234	5.3053	5.5684	5.9378	6.4270
x	0.6	0.7	0.8	0.9	
y	7.0798	7.9493	9.0253	10.3627	

求它的二次最小二乘拟合多项式.

3. 用最小二乘法求形如 $y = a + bx^2$ 的经验公式,使它与下列数据拟合:

x	19	25	31	38	44
y	19.0	32.3	49.0	73.3	97.8

4. 给定如下数据表:

x	2.2	2.7	3.5	4.1	4.8
y	65	60	53	50	46

用最小二乘法求形如 $y = a e^{bx}$ 的经验公式.

5. 给定 n 个点 $P_i \equiv (x_i, y_i)$, $i = 1, 2, \cdots, n$. 记 $\bar{x} = \sum_{i=1}^{n} x_i / n$, $\bar{y} = \sum_{i=1}^{n} y_i / n$, 并称 $(\bar{x}, \bar{y})$ 为给定的 n 个点的重心. 设 $y = a + bx$ 为数据点 $P_i (i = 1, 2, \cdots, n)$ 的线性拟合函数, 证明: $(\bar{x}, \bar{y})$ 在直线 $y = a + bx$ 上.

6. 用最小二乘法求超定方程组

$$\begin{cases} 2x + 4y = 11, \\ 3x - 5y = 3, \\ x + 2y = 6, \\ 4x + 2y = 14 \end{cases}$$

的近似解.

7. 设 $f(x) \in C[0,1]$, 求 a, b, 使得

$$\int_0^1 [f(x) - (a + bx)]^2 \mathrm{d}x$$

取最小值 $\left(用 \int_0^1 f(x) \mathrm{d}x, \int_0^1 x f(x) \mathrm{d}x \text{ 表示} \right)$.

7 数值积分与数值微分

7.1 数值积分问题的提出

在许多实际问题中,我们常常需要计算定积分 $I(f) = \int_a^b f(x)\mathrm{d}x$ 的值. 根据微积分学基本定理,若被积函数 $f(x)$ 在区间 $[a,b]$ 上连续,只要能找到 $f(x)$ 的一个原函数 $F(x)$,便可利用牛顿-莱布尼茨公式

$$\int_a^b f(x)\mathrm{d}x = F(b) - F(a)$$

求得积分值. 但在实际应用中,往往会遇到如下困难而不能使用该公式:

(1) 找不到用初等函数表示的原函数,例如 $\dfrac{\sin x}{x}$,e^{-x^2},$\dfrac{1}{\ln x}$,$\sqrt{1+x^3}$ 等.

(2) 虽然找到了原函数,但因表达式过于复杂而不便于计算. 例如从常用的积分表中可以查到

$$\int \sqrt{a+bx+cx^2}\,\mathrm{d}x = \frac{2cx+b}{4c}\sqrt{a+bx+cx^2}$$
$$-\frac{b^2-4ac}{8c^{3/2}}\ln(2cx+b+2\sqrt{c}\sqrt{a+bx+cx^2})+C,$$

显然,原函数计算的复杂性大大超过被积函数.

(3) $f(x)$ 是由测量或计算得到的列表函数,即给出的 $f(x)$ 是一张数据表.

由于以上种种困难,所以有必要研究积分的数值计算问题. 此外,数值积分也是某些微分方程和积分方程数值解法的基础.

为了避免寻找原函数,我们设想积分的值最好能由被积函数的值直接决定. 这种想法是否合理呢?回顾积分中值定理:

$$\int_a^b f(x)\mathrm{d}x = (b-a)f(\xi), \quad a < \xi < b,$$

可见这种设想是合理的,只是 ξ 值不易找到,因而难以求出 $f(\xi)$ 的准确值. 但若我们能对 $f(\xi)$ 提供一种近似算法,也就可以得到一种数值积分公式.

例如,取 $\xi = a$,可得

$$\int_a^b f(x)\mathrm{d}x \approx f(a)(b-a); \tag{7.1}$$

取 $\xi = \dfrac{a+b}{2}$,可得

$$\int_a^b f(x)\mathrm{d}x \approx f\left(\frac{a+b}{2}\right)(b-a)\,; \tag{7.2}$$

取 $\xi = b$，可得

$$\int_a^b f(x)\mathrm{d}x \approx f(b)(b-a)\,. \tag{7.3}$$

以上三个公式分别称为**左矩形公式**、**中矩形公式**和**右矩形公式**.

我们再来回顾定积分的定义. 将 $[a,b]$ 作分割 $a = x_0 < x_1 < \cdots < x_n = b$，并记 $\Delta x_k = x_{k+1} - x_k$，由定积分的定义

$$\int_a^b f(x)\mathrm{d}x = \lim_{\substack{n\to\infty \\ \max\Delta x_k\to 0}} \sum_{k=0}^{n-1} f(x_k)\Delta x_k\,,$$

可以得到定积分的一个近似计算公式

$$\int_a^b f(x)\mathrm{d}x \approx \sum_{k=0}^{n-1} f(x_k)\Delta x_k\,. \tag{7.4}$$

这再一次说明上述设想是合理的.

比式(7.1)—(7.4) 更一般的求积公式可设想为

$$\int_a^b f(x)\mathrm{d}x \approx \sum_{k=0}^n A_k f(x_k)\,, \tag{7.5}$$

其中，x_k 称为**求积节点**，A_k 称为**求积系数**，它们均与 $f(x)$ 的具体形式无关.

这类数值积分方法通常称为**机械求积法**，主要有插值型和外推型两种. 它们均是直接应用被积函数 $f(x)$ 在一些节点上的函数值的线性组合得出积分的近似值，因此求积分值的问题就转化为计算被积函数在节点处的函数值的问题. 对于形如式(7.5) 的求积公式，问题的关键在于确定求积系数 A_k.

7.2 插值型求积公式

7.2.1 插值型求积公式的定义

设给定一组节点 $a \leqslant x_0 < x_1 < \cdots < x_n \leqslant b$，且已知函数 $f(x)$ 在这些节点上的值为 $f(x_k)(k = 0,1,\cdots,n)$，则可作 $f(x)$ 的 n 次插值多项式

$$L_n(x) = \sum_{k=0}^n f(x_k)l_k(x)\,,$$

其中，$l_k(x) = \prod_{\substack{j=0 \\ j\neq k}}^n \dfrac{x-x_j}{x_k-x_j}(k = 0,1,\cdots,n)$. 由于 $L_n(x)$ 是代数多项式，其原函数是容易求得的. 我们可以取

$$I_n(f) = \int_a^b L_n(x)\mathrm{d}x = \int_a^b \sum_{k=0}^n f(x_k)l_k(x)\mathrm{d}x$$

$$= \sum_{k=0}^{n} \left[\int_a^b l_k(x) \mathrm{d}x \right] f(x_k) \tag{7.6}$$

作为 $I(f) = \int_a^b f(x) \mathrm{d}x$ 的近似值,这样就构造出了一种求积公式.

定义 7.1 设有计算 $I(f) = \int_a^b f(x) \mathrm{d}x$ 的求积公式

$$I_n(f) = \sum_{k=0}^{n} A_k f(x_k), \tag{7.7}$$

若求积系数 $A_k = \int_a^b l_k(x)\mathrm{d}x (k = 0, 1, \cdots, n)$,则式(7.7)为**插值型求积公式**.

7.2.2 梯形公式、辛卜生公式和柯特斯公式

当 $n = 1$ 时,若取 $x_0 = a, x_1 = b$,则有

$$A_0 = \int_a^b l_0(x)\mathrm{d}x = \int_a^b \frac{x - x_1}{x_0 - x_1}\mathrm{d}x = \int_a^b \frac{x - b}{a - b}\mathrm{d}x = \frac{1}{2}(b - a),$$

$$A_1 = \int_a^b l_1(x)\mathrm{d}x = \int_a^b \frac{x - x_0}{x_1 - x_0}\mathrm{d}x = \int_a^b \frac{x - a}{b - a}\mathrm{d}x = \frac{1}{2}(b - a),$$

代入式(7.7),得到

$$\int_a^b f(x)\mathrm{d}x \approx \frac{b - a}{2}[f(a) + f(b)].$$

记

$$T(f) = \frac{b - a}{2}[f(a) + f(b)], \tag{7.8}$$

称 $T(f)$ 为计算 $I(f)$ 的**梯形公式**.

当 $n = 2$ 时,若取 $x_0 = a, x_1 = \dfrac{a + b}{2}, x_2 = b$,并令 $x = \dfrac{a + b}{2} + \dfrac{b - a}{2}t$,则有

$$A_0 = \int_a^b l_0(x)\mathrm{d}x = \int_a^b \frac{(x - x_1)(x - x_2)}{(x_0 - x_1)(x_0 - x_2)}\mathrm{d}x$$

$$= \int_{-1}^1 \frac{t(t - 1)}{(-1) \times (-2)} \frac{b - a}{2}\mathrm{d}t = \frac{1}{6}(b - a),$$

$$A_1 = \int_a^b l_1(x)\mathrm{d}x = \int_a^b \frac{(x - x_0)(x - x_2)}{(x_1 - x_0)(x_1 - x_2)}\mathrm{d}x$$

$$= \int_{-1}^1 \frac{(t + 1)(t - 1)}{1 \times (-1)} \frac{b - a}{2}\mathrm{d}t = \frac{2}{3}(b - a),$$

$$A_2 = \int_a^b l_2(x)\mathrm{d}x = \int_a^b \frac{(x - x_0)(x - x_1)}{(x_2 - x_0)(x_2 - x_1)}\mathrm{d}x$$

$$= \int_{-1}^1 \frac{(t + 1)t}{2 \times 1} \frac{b - a}{2}\mathrm{d}t = \frac{1}{6}(b - a).$$

将以上三式代入到式(7.7)得到

$$\int_a^b f(x)\mathrm{d}x \approx \frac{b-a}{6}\Big[f(a)+4f\Big(\frac{a+b}{2}\Big)+f(b)\Big].$$

记

$$S(f)=\frac{b-a}{6}\Big[f(a)+4f\Big(\frac{a+b}{2}\Big)+f(b)\Big], \tag{7.9}$$

称 $S(f)$ 为计算 $I(f)$ 的**辛卜生（Simpson）公式**.

当 $n=4$ 时,如果我们取 5 个等距节点

$$x_i=a+ih, \quad 0\leqslant i\leqslant 4, \, h=\frac{b-a}{4},$$

则相应的插值型求积公式为

$$C(f)=\frac{b-a}{90}\big[7f(x_0)+32f(x_1)+12f(x_2)+32f(x_3)+7f(x_4)\big],$$

$$\tag{7.10}$$

称 $C(f)$ 为计算 $I(f)$ 的**柯特斯（Cotes）公式**.

7.2.3　插值型求积公式的截断误差与代数精度

记式(7.6)所示插值型求积公式 $I_n(f)$ 的截断误差为 $R(f)$,则有

$$R(f)=I(f)-I_n(f)=\int_a^b f(x)\mathrm{d}x-\int_a^b L_n(x)\mathrm{d}x$$

$$=\int_a^b [f(x)-L_n(x)]\mathrm{d}x=\int_a^b \frac{f^{(n+1)}(\xi)}{(n+1)!}W_{n+1}(x)\mathrm{d}x, \tag{7.11}$$

其中, $W_{n+1}(x)=\prod\limits_{k=0}^n (x-x_k), \xi\in(a,b)$.

由式(7.11)可以看出,如果 $f(x)$ 是一个 n 次多项式,则 $R(f)=0$,即

$$I(f)=I_n(f),$$

求积公式是准确成立的.

定义 7.2　如果一个求积公式

$$I_n(f)=\sum_{k=0}^n A_k f(x_k) \tag{7.12}$$

对于次数不超过 m 的多项式均能准确成立,但至少对一个 $(m+1)$ 次多项式不准确成立,则称该求积公式具有 m 次**代数精度**.

由上面分析可知,$(n+1)$ 个求积节点的插值型求积公式的代数精度至少为 n. 反过来,如果式(7.12)的代数精度至少为 n,则它对 $l_i(x)=\prod\limits_{\substack{j=0\\j\neq i}}^n \dfrac{x-x_j}{x_i-x_j}$ 是精确成立的,即有

$$\int_a^b l_i(x)\mathrm{d}x=I(l_i)=I_n(l_i)=\sum_{k=0}^n A_k l_i(x_k)=A_i.$$

于是

$$A_i = \int_a^b l_i(x)\mathrm{d}x, \quad i = 0,1,\cdots,n,$$

因此式(7.12)是插值型的. 综上所述,我们有如下定理:

定理 7.1 求积公式

$$I(f) = \sum_{k=0}^n A_k f(x_k)$$

至少具有 n 次代数精度的充分必要条件是该公式是插值型的,即

$$A_k = \int_a^b l_k(x)\mathrm{d}x, \quad k = 0,1,\cdots,n.$$

借助于下面的定理,我们可很方便地验证一个求积公式的代数精度.

定理 7.2 求积公式(7.12)具有 m 次代数精度的充分必要条件为该公式对 $f(x) = 1, x, \cdots, x^m$ 精确成立,而对 $f(x) = x^{m+1}$ 不精确成立.

证明 记

$$g_k(x) = x^k, \quad k = 0,1,2,\cdots,m+1.$$

(**必要性**) 设式(7.12)对任一 m 次多项式精确成立,但对某一个 $(m+1)$ 次多项式 $p_{m+1}(x) = c_{m+1}x^{m+1} + p_m(x)$ 不精确成立,其中 $c_{m+1} \neq 0, p_m(x)$ 是一个 m 次多项式. 显然 $g_0, g_1, \cdots, g_m$ 是特殊的次数不超过 m 的多项式,所以求积公式是精确成立的. 因为

$$I(p_{m+1}) = I(c_{m+1}g_{m+1} + p_m) = c_{m+1}I(g_{m+1}) + I(p_m),$$
$$I_n(p_{m+1}) = I_n(c_{m+1}g_{m+1} + p_m) = c_{m+1}I_n(g_{m+1}) + I_n(p_m),$$

又 $I(p_{m+1}) \neq I_n(p_{m+1}), I(p_m) = I_n(p_m)$,所以 $I(g_{m+1}) \neq I_n(g_{m+1})$. 必要性证毕.

(**充分性**) 设

$$I(g_0) = I_n(g_0), \quad I(g_1) = I_n(g_1), \quad \cdots, \quad I(g_m) = I_n(g_m),$$
$$I(g_{m+1}) \neq I_n(g_{m+1}).$$

任一 m 次多项式可表示为 $p_m(x) = \sum_{k=0}^m a_k x^k = \sum_{k=0}^m a_k g_k(x)$,于是

$$I(p_m) = I\left(\sum_{k=0}^m a_k g_k\right) = \sum_{k=0}^m a_k I(g_k) = \sum_{k=0}^m a_k I_n(g_k)$$
$$= I_n\left(\sum_{k=0}^m a_k g_k\right) = I_n(p_m),$$

即求积公式对任一 m 次多项式精确成立. 再注意到求积公式对 $g_{m+1}(x) = x^{m+1}$ 是不准确成立的,充分性证毕.

例 7.1 求证:辛卜生公式

$$S(f) = \frac{b-a}{6}\left[f(a) + 4f\left(\frac{a+b}{2}\right) + f(b)\right]$$

具有三次代数精度.

证明 辛卜生公式是插值型的,因而至少具有二次代数精度.

当 $f(x) = x^3$ 时,有

$$I(f) = \int_a^b x^3 \mathrm{d}x = \frac{1}{4}(b^4 - a^4),$$

$$S(f) = \frac{b-a}{6}\left[a^3 + 4\left(\frac{a+b}{2}\right)^3 + b^3\right]$$

$$= \frac{b-a}{6}\left[(b+a)(b^2 - ba + a^2) + 4\left(\frac{b+a}{2}\right)^3\right]$$

$$= \frac{b^2 - a^2}{6}\left[b^2 - ba + a^2 + \frac{1}{2}(b+a)^2\right] = \frac{1}{4}(b^4 - a^4);$$

当 $f(x) = x^4$ 时,有

$$I(f) = \int_a^b x^4 \mathrm{d}x = \frac{1}{5}(b^5 - a^5), \tag{7.13}$$

$$S(f) = \frac{b-a}{6}\left[a^4 + 4\left(\frac{a+b}{2}\right)^4 + b^4\right], \tag{7.14}$$

简单计算可知式(7.13)中 b^5 的系数为 $\frac{1}{5}$,而式(7.14)中 b^5 的系数为 $\frac{5}{24}$,因而求积公式对 $f(x) = x^4$ 是不精确成立的.

综上所述,可知辛卜生公式具有三次代数精度.

例 7.2 考察求积公式

$$\int_{-1}^1 f(x)\mathrm{d}x \approx \frac{1}{2}\left[f(-1) + 2f(0) + f(1)\right]$$

具有几次代数精度.

解 当 $f(x) = 1$ 时,左边 $= \int_{-1}^1 \mathrm{d}x = 2$,右边 $= \frac{1}{2}(1 + 2 + 1) = 2$;

当 $f(x) = x$ 时,左边 $= \int_{-1}^1 x\mathrm{d}x = 0$,右边 $= \frac{1}{2}(-1 + 2 \times 0 + 1) = 0$;

当 $f(x) = x^2$ 时,左边 $= \int_{-1}^1 x^2 \mathrm{d}x = \frac{2}{3}$,右边 $= \frac{1}{2}(1 + 2 \times 0 + 1) = 1$.

因而该积公式具有一次代数精度.

本例题说明 3 个节点的求积公式不一定具有二次代数精度,原因是该求积公式不是插值型的.

7.2.4 梯形公式、辛卜生公式和柯特斯公式的截断误差

上面我们已得出了插值型求积公式的截断误差 $R(f)$ 的表达式(7.11),现对梯形公式、辛卜生公式和柯特斯公式给出各自截断误差的具体表达式.

(1) 对于梯形公式 $T(f)$,有

$$R_{\mathrm{T}}(f) = I(f) - T(f) = \int_a^b \frac{f''(\xi)}{2}(x-a)(x-b)\mathrm{d}x,$$

由于当 $x \in (a,b)$ 时 $(x-a)(x-b) < 0$,应用第二积分中值定理有

$$R_{\mathrm{T}}(f) = \frac{f''(\eta)}{2}\int_a^b (x-a)(x-b)\mathrm{d}x$$

$$= -\frac{(b-a)^3}{12}f''(\eta), \quad \eta \in (a,b). \tag{7.15}$$

(2) 对于辛卜生公式 $S(f)$,由例 7.1 可知其代数精度为 3,因而对三次多项式是精确成立的. 对 $f(x)$ 作满足下列插值条件的三次插值多项式 $H_3(x)$:

$$H_3(a) = f(a), \quad H_3\!\left(\frac{a+b}{2}\right) = f\!\left(\frac{a+b}{2}\right), \quad H_3(b) = f(b),$$

$$H_3'\!\left(\frac{a+b}{2}\right) = f'\!\left(\frac{a+b}{2}\right).$$

由第 5.2.4 节的例 5.4 可知满足上述插值条件的三次多项式 $H_3(x)$ 是存在的,且有

$$f(x) - H_3(x) = \frac{f^{(4)}(\xi)}{4!}(x-a)\left(x - \frac{a+b}{2}\right)^2(x-b),$$

式中,$\xi \in (\min\{x,a,b\}, \max\{x,a,b\})$,且 ξ 与 x 有关. 又

$$\int_a^b H_3(x)\mathrm{d}x = S(H_3) = \frac{b-a}{6}\left[H_3(a) + 4H_3\!\left(\frac{a+b}{2}\right) + H_3(b)\right]$$

$$= \frac{b-a}{6}\left[f(a) + 4f\!\left(\frac{a+b}{2}\right) + f(b)\right] = S(f),$$

因而

$$R_S(f) = I(f) - S(f) = \int_a^b f(x)\mathrm{d}x - \int_a^b H_3(x)\mathrm{d}x$$

$$= \int_a^b [f(x) - H_3(x)]\mathrm{d}x$$

$$= \int_a^b \frac{f^{(4)}(\xi)}{4!}(x-a)\left(x - \frac{a+b}{2}\right)^2(x-b)\mathrm{d}x$$

$$= \frac{f^{(4)}(\eta)}{4!}\int_a^b (x-a)\left(x - \frac{a+b}{2}\right)^2(x-b)\mathrm{d}x$$

$$= \frac{f^{(4)}(\eta)}{4!}\int_{-1}^1 (t+1)t^2(t-1)\left(\frac{b-a}{2}\right)^5\mathrm{d}t$$

$$= \frac{f^{(4)}(\eta)}{4!}\cdot\left(\frac{b-a}{2}\right)^5 \cdot 2\int_0^1 t^2(t^2-1)\mathrm{d}t$$

$$= -\frac{b-a}{180}\left(\frac{b-a}{2}\right)^4 f^{(4)}(\eta), \quad \eta \in (a,b). \tag{7.16}$$

(3) 对于柯特斯公式 $C(f)$,它具有 5 次代数精度,其截断误差为

$$R_C(f) = I(f) - C(f)$$
$$= -\frac{2(b-a)}{945}\left(\frac{b-a}{4}\right)^6 f^{(6)}(\eta), \quad \eta \in (a,b). \tag{7.17}$$

公式(7.17) 的证明可以参阅文献[12].

7.3　复化求积公式

上一节我们已给出了计算积分

$$I(f) = \int_a^b f(x)\mathrm{d}x$$

的 3 个基本求积公式 —— 梯形公式 $T(f)$、辛卜生公式 $S(f)$ 和柯特斯公式 $C(f)$，并分别给出了它们的截断误差表达式(7.15)，(7.16) 和(7.17). 由这些表达式可知截断误差的大小都依赖于求积区间的长度. 若求积区间的长度是小量的话，则这些截断误差是求积区间长度的高阶小量；但若积分区间的长度比较大，直接使用这些求积公式，则精度难以保证. 为了提高计算积分的精度，可把积分区间分为若干个小区间，将 $I(f)$ 写成这些小区间上的积分之和，然后对每个小区间上的积分应用梯形公式或辛卜生公式或柯特斯公式，再把每个小区间上的结果累加. 这样所得到的求积公式称为**复化求积公式**.

为简单起见，将求积区间作 n 等分，并记

$$h = \frac{b-a}{n}, \quad x_i = a + ih, \quad 0 \leqslant i \leqslant n,$$

于是

$$I(f) = \sum_{k=0}^{n-1} \int_{x_k}^{x_{k+1}} f(x)\mathrm{d}x,$$

并记

$$I_k(f) = \int_{x_k}^{x_{k+1}} f(x)\mathrm{d}x.$$

7.3.1　复化梯形公式

对每一个积分 $I_k(f)$，应用梯形公式，得到**复化梯形公式**

$$T_n(f) = \sum_{k=0}^{n-1} \frac{h}{2}[f(x_k) + f(x_{k+1})]$$

或

$$T_n(f) = \frac{1}{2}h\Big[f(x_0) + 2\sum_{k=1}^{n-1} f(x_k) + f(x_n)\Big]. \tag{7.18}$$

由式(7.15) 有

$$\int_{x_k}^{x_{k+1}} f(x)\mathrm{d}x - \frac{h}{2}\big[f(x_k) + f(x_{k+1})\big] = -\frac{h^3}{12}f''(\eta_k), \quad \eta_k \in (x_k, x_{k+1}),$$

于是在 $[a,b]$ 上复化梯形公式 $T_n(f)$ 的截断误差为

$$
\begin{aligned}
I(f) - T_n(f) &= \sum_{k=0}^{n-1} \int_{x_k}^{x_{k+1}} f(x)\mathrm{d}x - \sum_{k=0}^{n-1} \frac{h}{2}\big[f(x_k) + f(x_{k+1})\big] \\
&= \sum_{k=0}^{n-1} \left\{ \int_{x_k}^{x_{k+1}} f(x)\mathrm{d}x - \frac{h}{2}\big[f(x_k) + f(x_{k+1})\big] \right\} \\
&= \sum_{k=0}^{n-1}\left[-\frac{h^3}{12}f''(\eta_k)\right] = -\frac{h^3}{12}\sum_{k=0}^{n-1} f''(\eta_k).
\end{aligned}
\tag{7.19}
$$

设 $f(x) \in C^2[a,b]$,则由连续函数的介值定理知,存在 $\eta \in (a,b)$,使得

$$\frac{1}{n}\sum_{k=0}^{n-1} f''(\eta_k) = f''(\eta),$$

将上式代入式(7.19),得

$$I(f) - T_n(f) = -\frac{h^3}{12}nf''(\eta) = -\frac{b-a}{12}f''(\eta)h^2, \quad \eta \in (a,b). \tag{7.20}$$

此外,将式(7.19)两边同时除以 h^2,得

$$\frac{I(f) - T_n(f)}{h^2} = -\frac{1}{12}h\sum_{k=0}^{n-1} f''(\eta_k). \tag{7.21}$$

注意到定积分的定义,有

$$\lim_{h\to 0}\Big[h\sum_{k=0}^{n-1} f''(\eta_k)\Big] = \int_a^b f''(x)\mathrm{d}x = f'(b) - f'(a),$$

则在式(7.21)两边令 $h \to 0$,并利用上式可得

$$\lim_{h\to 0}\frac{I(f) - T_n(f)}{h^2} = -\frac{1}{12}\lim_{h\to 0}\Big[h\sum_{k=0}^{n-1} f''(\eta_k)\Big] = \frac{1}{12}\big[f'(a) - f'(b)\big].$$

因而当 h 适当小时,有

$$\frac{I(f) - T_n(f)}{h^2} \approx \frac{1}{12}\big[f'(a) - f'(b)\big]$$

或

$$I(f) - T_n(f) \approx \frac{1}{12}\big[f'(a) - f'(b)\big]h^2. \tag{7.22}$$

分别称式(7.20)和式(7.22)为复化梯形公式(7.18)截断误差的**先验估计式**和**渐近估计式**.

7.3.2 复化辛卜生公式

记 $x_{k+\frac{1}{2}} = \frac{1}{2}(x_k + x_{k+1})$. 对每一个积分 $I_k(f)$ 应用辛卜生公式,得到**复化辛卜生公式**

$$S_n(f) = \sum_{k=0}^{n-1} \frac{h}{6}\big[f(x_k) + 4f(x_{k+\frac{1}{2}}) + f(x_{k+1})\big] \tag{7.23}$$

或

$$S_n(f) = \frac{h}{6}\Big[f(x_0) + 2\sum_{k=1}^{n-1} f(x_k) + f(x_n) + 4\sum_{k=0}^{n-1} f(x_{k+\frac{1}{2}})\Big].$$

由式(7.16),有

$$\int_{x_k}^{x_{k+1}} f(x)\mathrm{d}x - \frac{h}{6}\big[f(x_k) + 4f(x_{k+\frac{1}{2}}) + f(x_{k+1})\big]$$

$$= -\frac{h}{180}\Big(\frac{h}{2}\Big)^4 f^{(4)}(\eta_k), \quad \eta_k \in (x_k, x_{k+1}),$$

于是在$[a,b]$上复化辛卜生公式的截断误差为

$$I(f) - S_n(f) = \sum_{k=0}^{n-1}\Big\{\int_{x_k}^{x_{k+1}} f(x)\mathrm{d}x - \frac{h}{6}\big[f(x_k) + 4f(x_{k+\frac{1}{2}}) + f(x_{k+1})\big]\Big\}$$

$$= \sum_{k=0}^{n-1}\Big[-\frac{h}{180}\Big(\frac{h}{2}\Big)^4 f^{(4)}(\eta_k)\Big]$$

$$= -\frac{h}{180}\Big(\frac{h}{2}\Big)^4 \sum_{k=0}^{n-1} f^{(4)}(\eta_k). \tag{7.24}$$

设 $f(x) \in C^4[a,b]$,则由连续函数的介值定理知,存在 $\eta \in (a,b)$,使得

$$\frac{1}{n}\sum_{k=0}^{n-1} f^{(4)}(\eta_k) = f^{(4)}(\eta),$$

将上式代入式(7.24),得

$$I(f) - S_n(f) = -\frac{h}{180}\Big(\frac{h}{2}\Big)^4 n f^{(4)}(\eta)$$

$$= -\frac{b-a}{180} f^{(4)}(\eta)\Big(\frac{h}{2}\Big)^4, \quad \eta \in (a,b). \tag{7.25}$$

此外,将式(7.24)的两边同时除以 $\Big(\dfrac{h}{2}\Big)^4$,得

$$\frac{I(f) - S_n(f)}{\Big(\dfrac{h}{2}\Big)^4} = -\frac{1}{180} h \sum_{k=0}^{n-1} f^{(4)}(\eta_k). \tag{7.26}$$

注意到定积分的定义,有

$$\lim_{h\to 0}\Big[h\sum_{k=0}^{n-1} f^{(4)}(\eta_k)\Big] = \int_a^b f^{(4)}(x)\mathrm{d}x = f^{(3)}(b) - f^{(3)}(a),$$

则对式(7.26)的两边令 $h \to 0$,并利用上式可得

$$\lim_{h\to 0}\frac{I(f) - S_n(f)}{\Big(\dfrac{h}{2}\Big)^4} = -\frac{1}{180}\lim_{h\to 0}\Big[h\sum_{k=0}^{n-1} f^{(4)}(\eta_k)\Big] = \frac{1}{180}\big[f^{(3)}(a) - f^{(3)}(b)\big].$$

因而当 h 适当小时,有

$$\frac{I(f) - S_n(f)}{\left(\dfrac{h}{2}\right)^4} \approx \frac{1}{180}\big[f^{(3)}(a) - f^{(3)}(b)\big]$$

或

$$I(f) - S_n(f) \approx \frac{1}{180}\big[f^{(3)}(a) - f^{(3)}(b)\big]\left(\frac{h}{2}\right)^4. \tag{7.27}$$

分别称式(7.25)和式(7.27)为复化辛卜生公式(7.23)截断误差的先验估计式和渐近估计式.

7.3.3 复化柯特斯公式

记 $x_{k+\frac{1}{4}} = x_k + \dfrac{1}{4}h, x_{k+\frac{1}{2}} = x_k + \dfrac{1}{2}h, x_{k+\frac{3}{4}} = x_k + \dfrac{3}{4}h$,对每一个积分 $I_k(f)$ 应用柯特斯公式,得到**复化柯特斯公式**

$$C_n(f) = \sum_{k=0}^{n-1}\frac{h}{90}\big[7f(x_k) + 32f(x_{k+\frac{1}{4}}) + 12f(x_{k+\frac{1}{2}}) + 32f(x_{k+\frac{3}{4}}) + 7f(x_{k+1})\big].$$

类似对复化梯形公式和复化辛卜生公式的分析,可得复化柯特斯公式的截断误差为

$$I(f) - C_n(f) = -\frac{2(b-a)}{945}f^{(6)}(\eta)\left(\frac{h}{4}\right)^6, \quad \eta \in (a,b),$$

且当 h 适当小时,有

$$I(f) - C_n(f) \approx \frac{2}{945}\big[f^{(5)}(a) - f^{(5)}(b)\big]\left(\frac{h}{4}\right)^6. \tag{7.28}$$

例 7.3 对于 $f(x) = \dfrac{4}{1+x^2}$,利用数据表 7.1 计算积分 $I = \displaystyle\int_0^1 \frac{4}{1+x^2}\mathrm{d}x$.

表 7.1 数据表

x_k	0	1/8	1/4	3/8	1/2
$f(x_k)$	4.00000000	3.93846154	3.76470588	3.50684932	3.20000000
x_k	5/8	3/4	7/8	1	
$f(x_k)$	2.87640449	2.56000000	2.26548673	2.00000000	

解 这个问题有很明显的答案,即

$$I = 4\arctan x\,\Big|_0^1 = \pi = 3.141592653\cdots,$$

现在用复化求积公式进行计算.

将积分区间[0,1]划分为 8 等分,即取 $n = 8$,应用复化梯形公式(7.18)可得

$$T_8(f) = \frac{1}{2} \times \frac{1}{8}\left\{f(0) + 2\left[f\left(\frac{1}{8}\right) + f\left(\frac{1}{4}\right) + f\left(\frac{3}{8}\right)\right.\right.$$

$$+ f\left(\frac{1}{2}\right) + f\left(\frac{5}{8}\right) + f\left(\frac{3}{4}\right) + f\left(\frac{7}{8}\right)\Big] + f(1)\Big\}$$

$$= 3.13898850,$$

将积分区间 $[0,1]$ 划分为 4 等分,即取 $n = 4$,应用复化辛卜生公式 (7.23) 可得

$$S_4(f) = \frac{1}{6} \times \frac{1}{4}\left\{\left[f(0) + 4f\left(\frac{1}{8}\right) + f\left(\frac{1}{4}\right)\right] + \left[f\left(\frac{1}{4}\right) + 4f\left(\frac{3}{8}\right) + f\left(\frac{1}{2}\right)\right]\right.$$

$$\left. + \left[f\left(\frac{1}{2}\right) + 4f\left(\frac{5}{8}\right) + f\left(\frac{3}{4}\right)\right] + \left[f\left(\frac{3}{4}\right) + 4f\left(\frac{7}{8}\right) + f(1)\right]\right\}$$

$$= 3.14159250.$$

比较 T_8 与 S_4 的计算过程可知,它们都需要提供 9 个点的函数值,因此工作量基本相同,但结果精度却差别很大,T_8 只有 3 位有效数字,S_4 却有 7 位有效数字.

7.3.4 复化求积公式的阶

定义 7.3 设有一个计算区间 $[a,b]$ 上积分 $I(f)$ 的复化求积公式 $I_n(f)$,若

$$\lim_{h \to 0} \frac{I(f) - I_n(f)}{h^p} = c, \quad h = \frac{b - a}{n},$$

其中 c 为与 h 无关的非零常数(通常 c 与 f 有关),则称该复化求积公式是 p 阶收敛的.

在这种意义下,由式 (7.22),(7.27) 和 (7.28) 知复化梯形公式、复化辛卜生公式和复化柯特斯公式分别是二阶、四阶和六阶收敛的.

7.3.5 步长的自动选择

由复化求积公式截断误差的表达式可知加密节点可以提高求积公式的精度,但在使用求积公式之前必须给出合适的步长却是一个难题. 这是因为步长取得太大,可能满足不了精度要求;而步长取得太小,又增加了不必要的运算.

在电子计算机上通常是把积分区间逐次二分,反复利用求积公式进行计算,直至所求得的前后二次积分值的差满足精度要求.

设有一个 p 阶收敛的复化求积公式 $I_n(f)$,则当 h 充分小时有

$$I(f) - I_n(f) \approx ch^p, \tag{7.29}$$

及

$$I(f) - I_{2n}(f) \approx c\left(\frac{h}{2}\right)^p. \tag{7.30}$$

由式 (7.29) 和 (7.30) 得

$$I(f) - I_{2n}(f) \approx \frac{1}{2^p}[I(f) - I_n(f)], \tag{7.31}$$

即每二等分一次,截断误差缩小 2^p 倍. 将式 (7.31) 两边同时乘以 2^p,移项得

$$I(f) - I_{2n}(f) \approx \frac{1}{2^p - 1}[I_{2n}(f) - I_n(f)], \tag{7.32}$$

即 $I(f)$ 与 $I_{2n}(f)$ 之间的差约为 $\dfrac{1}{2^p-1}[I_{2n}(f)-I_n(f)]$. 称式(7.32)为复化求积公式的后验估计式.

对于给定的精度 ε, 当 $\dfrac{1}{2^p-1}\mid I_{2n}(f)-I_n(f)\mid<\varepsilon$ 时, 可得

$$\left|\,I(f)-I_{2n}(f)\,\right|\approx\frac{1}{2^p-1}\left|\,I_{2n}(f)-I_n(f)\,\right|<\varepsilon,$$

因而可取 $I_{2n}(f)$ 作为 $I(f)$ 的近似值.

7.4　龙贝格求积公式

由上节的例 7.3 可以看出, 利用相同几个节点上的函数值, 复化梯形公式比复化辛卜生公式收敛慢、精度低, 这是梯形公式的缺点. 但它的最大优点是算法简单, 因此人们关心的问题是如何发扬梯形法的优点来形成一个新的算法. 这就是本节要讲的龙贝格(Romberg)求积公式.

由式(7.32), 得到复化梯形公式的误差估计式为

$$I(f)-T_{2n}(f)\approx\frac{1}{3}[T_{2n}(f)-T_n(f)]. \tag{7.33}$$

由此可见, 只要二分前后的两个积分值 T_{2n} 与 T_n 相当接近, 就可以保证 $T_{2n}(f)$ 的误差很小, 且大致等于 $\dfrac{1}{3}[T_{2n}(f)-T_n(f)]$. 而式(7.33)是一个误差的事后估计式, 我们用这个误差值对 $T_{2n}(f)$ 做一种修正, 并期望所得到的结果

$$\widetilde{T}(f)=T_{2n}(f)+\frac{1}{3}[T_{2n}(f)-T_n(f)]=\frac{4}{3}T_{2n}(f)-\frac{1}{3}T_n(f) \tag{7.34}$$

能更精确些.

$T_{2n}(f)$ 和 $T_n(f)$ 均是 $I(f)$ 的二阶近似, 将它们作以上线性组合后其精度是否发生大的变化了呢?由复化梯形公式, 可得

$$\begin{aligned}
&\frac{4}{3}T_{2n}(f)-\frac{1}{3}T_n(f)\\
&=\frac{4}{3}\sum_{k=0}^{n-1}\left\{\frac{h}{4}[f(x_k)+f(x_{k+\frac{1}{2}})]+\frac{h}{4}[f(x_{k+\frac{1}{2}})+f(x_{k+1})]\right\}\\
&\quad-\frac{1}{3}\sum_{k=0}^{n-1}\frac{h}{2}[f(x_k)+f(x_{k+1})]\\
&=\sum_{k=0}^{n-1}\left\{\frac{h}{3}[f(x_k)+2f(x_{k+\frac{1}{2}})+f(x_{k+1})]-\frac{h}{6}[f(x_k)+f(x_{k+1})]\right\}\\
&=\sum_{k=0}^{n-1}\frac{h}{6}[f(x_k)+4f(x_{k+\frac{1}{2}})+f(x_{k+1})]=S_n(f),
\end{aligned}$$

即

$$S_n(f) = \frac{4}{3} T_{2n}(f) - \frac{1}{3} T_n(f). \tag{7.35}$$

这就是说,用复化梯形公式算出的二分前后两个积分值 $T_{2n}(f)$ 与 $T_n(f)$ 按照式 (7.34) 作线性组合,其结果实际上就是用复化辛卜生公式求得的近似值 $S_n(f)$。

用同样的思想再来研究复化辛卜生公式的加速问题. 由式 (7.32) 可得复化辛卜生的误差估计式

$$I(f) - S_{2n}(f) \approx \frac{1}{15} [S_{2n}(f) - S_n(f)],$$

即

$$I(f) \approx S_{2n}(f) + \frac{1}{15} [S_{2n}(f) - S_n(f)]$$

$$= \frac{16}{15} S_{2n}(f) - \frac{1}{15} S_n(f). \tag{7.36}$$

直接验证可知,式 (7.36) 右端的值就是复化柯特斯公式所得到的积分值 $C_n(f)$。也就是说,将复化辛卜生公式得到的二分前后两个积分值 $S_{2n}(f)$ 和 $S_n(f)$ 作以上线性组合,得到的结果是 $C_n(f)$,即

$$C_n(f) = \frac{16}{15} S_{2n}(f) - \frac{1}{15} S_n(f). \tag{7.37}$$

继续上述同样方法,由式 (7.32) 可得复化柯特斯公式的误差估计式

$$I(f) - C_{2n}(f) \approx \frac{1}{63} [C_{2n}(f) - C_n(f)],$$

即

$$I(f) \approx C_{2n}(f) + \frac{1}{63} [C_{2n}(f) - C_n(f)]$$

$$= \frac{64}{63} C_{2n}(f) - \frac{1}{63} C_n(f).$$

于是又得到计算积分 $I(f)$ 的一个近似公式

$$R_n(f) = \frac{64}{63} C_{2n}(f) - \frac{1}{63} C_n(f). \tag{7.38}$$

称式 (7.38) 为计算积分 $I(f)$ 的**龙贝格公式**. 可以验证龙贝格公式具有 7 次代数精度,它的截断误差是 $O(h^8)$。

由以上讨论可以看到,应用公式 (7.35),(7.37) 和 (7.38) 就能将较为粗糙的梯形值 $T_n(f)$ 逐步加工成具有较高精度的辛卜生值 $S_n(f)$、柯特斯值 $C_n(f)$ 和龙贝格值 $R_n(f)$. 这种方法称为**龙贝格方法**。

龙贝格算法的整个计算过程如表 7.2 所示:

表 7.2 龙贝格算法

k	区间等分数 2^k	T_{2^k}	$S_{2^{k-1}}$	$C_{2^{k-2}}$	$R_{2^{k-3}}$
0	1	T_1			
1	2	$T_2 \longrightarrow S_1$			
2	4	$T_4 \longrightarrow S_2 \longrightarrow C_1$			
3	8	$T_8 \longrightarrow S_4 \longrightarrow C_2 \longrightarrow R_1$			
4	16	$T_{16} \longrightarrow S_8 \longrightarrow C_4 \longrightarrow R_2$			
5	32	$T_{32} \longrightarrow S_{16} \longrightarrow C_8 \longrightarrow R_4$			
$\vdots$	$\vdots$	$\vdots$	$\vdots$	$\vdots$	$\vdots$

表中区间等分数是相对复化梯形公式而言的. 如果

$$\frac{1}{63} \mid C_2 - C_1 \mid \leqslant \varepsilon,$$

则以 R_1 为所求近似值;否则再计算 T_{16},S_8,C_4,R_2,当

$$\frac{1}{63} \mid C_4 - C_2 \mid \leqslant \varepsilon \quad \text{或} \quad \frac{1}{255} \mid R_2 - R_1 \mid \leqslant \varepsilon$$

时,以 R_2 为所求近似值;否则再计算 $T_{32},S_{16},C_8,R_4,\cdots$,直至

$$\frac{1}{63} \mid C_{2^k} - C_{2^{k-1}} \mid \leqslant \varepsilon \quad \text{或} \quad \frac{1}{255} \mid R_{2^{k-1}} - R_{2^{k-2}} \mid \leqslant \varepsilon$$

成立,此时以 $R_{2^{k-1}}$ 为近似值.

下面我们再来讨论复化梯形公式

$$T_n(f) = \sum_{k=0}^{n-1} \frac{h}{2} \big[f(x_k) + f(x_{k+1}) \big]$$

的计算简化问题. 显然,计算积分值 $T_n(f)$,需要提供 $(n+1)$ 个点处的函数值. 如果求积区间二分一次,则分点增至 $(2n+1)$ 个,此时如果直接用复化梯形公式计算二分后的积分值 $T_{2n}(f)$,就需要重新提供 $(2n+1)$ 个点处的函数值. 而 $T_{2n}(f)$ 的全部分点当中有 $(n+1)$ 个点是二分前的原有分点,为了避免重新计算这些"老分点"上的函数值而造成浪费,我们将二分前后两个积分值联系起来加以考察.

注意到子区间 $[x_k,x_{k+1}]$ 经过二分后只增加了一个分点 $x_{k+\frac{1}{2}} = \frac{1}{2}(x_k + x_{k+1})$,

用复化梯形公式可得该子区间的积分值为

$$\frac{1}{2} \times \frac{h}{2}\left[f(x_k) + f(x_{k+\frac{1}{2}})\right] + \frac{1}{2} \times \frac{h}{2}\left[f(x_{k+\frac{1}{2}}) + f(x_{k+1})\right]$$

$$= \frac{h}{4}\left[f(x_k) + 2f(x_{k+\frac{1}{2}}) + f(x_{k+1})\right],$$

这里的 $h = \dfrac{b-a}{n}$ 是二分前的步长. 再将每个子区间上的积分值相加,得

$$T_{2n}(f) = \sum_{k=0}^{n-1} \frac{h}{4}\left[f(x_k) + 2f(x_{k+\frac{1}{2}}) + f(x_{k+1})\right]$$

$$= \frac{1}{2}\sum_{k=0}^{n-1} \frac{h}{2}\left[f(x_k) + f(x_{k+1})\right] + \frac{h}{2}\sum_{k=0}^{n-1} f(x_{k+\frac{1}{2}})$$

$$= \frac{1}{2}T_n(f) + \frac{h}{2}\sum_{k=0}^{n-1} f(x_{k+\frac{1}{2}}). \tag{7.39}$$

此递推公式的前一项 $T_n(f)$ 是二分前的积分值,在求 $T_{2n}(f)$ 时可以作为已知数据使用,而它的后一项只涉及二分时新增加的 n 个分点 $x_{k+\frac{1}{2}}$ 处的函数值. 由于避免了原有分点上函数值的重复计算,式(7.39)使得计算工作量节约了一半.

例 7.4 用龙贝格算法计算积分值 $I = \displaystyle\int_0^2 \mathrm{e}^{-x^2}\mathrm{d}x$,精确至 7 位有效数字.

解 设 $f(x) = \mathrm{e}^{-x^2}$,则

$$T_1 = \frac{2}{2}[f(0) + f(2)] = 1.0183156380,$$

$$T_2 = \frac{1}{2}T_1 + \frac{2}{2}f(1) = 0.8770372602,$$

$$S_1 = \frac{1}{3}(4T_2 - T_1) = 0.8299444676,$$

$$T_4 = \frac{1}{2}T_2 + \frac{1}{2}[f(0.5) + f(1.5)] = 0.8806186339,$$

$$S_2 = \frac{1}{3}(4T_4 - T_2) = 0.8818124252,$$

$$C_1 = \frac{1}{15}(16S_2 - S_1) = 0.8852702890,$$

$$T_8 = \frac{1}{2}T_4 + \frac{0.5}{2}[f(0.25) + f(0.75) + f(1.25) + f(1.75)]$$

$$= 0.8817037912,$$

$$S_4 = \frac{1}{3}(4T_8 - T_4) = 0.8820655103,$$

$$C_2 = \frac{1}{15}(16S_4 - S_2) = 0.8820823826,$$

$$R_1 = \frac{1}{63}(64C_2 - C_1) = 0.8820317809,$$

$$T_{16} = \frac{1}{2}T_8 + \frac{0.25}{2}\big[f(0.125) + f(0.375) + f(0.625) + f(0.875)$$

$$+ f(1.125) + f(1.375) + f(1.625) + f(1.875)\big]$$

$$= 0.8819862452,$$

$$S_8 = \frac{1}{3}(4T_{16} - T_8) = 0.8820803965,$$

$$C_4 = \frac{1}{15}(16S_8 - S_4) = 0.8820813889,$$

$$R_2 = \frac{1}{63}(64C_4 - C_2) = 0.8820813731.$$

以上计算结果列于表 7.3. 由于

$$\frac{1}{63}\,|\,C_4 - C_2\,| = 0.158 \times 10^{-7} < \frac{1}{2} \times 10^{-7},$$

所以 I 的近似值为 0.8820814.

表 7.3　龙贝格方法算例

区间等分数 2^k	T_{2^k}	$S_{2^{k-1}}$	$C_{2^{k-2}}$	$R_{2^{k-3}}$
1	1.0183156380			
2	0.8770372602	0.8299444676		
4	0.8806186339	0.8818124252	0.8852702890	
8	0.8817037912	0.8820655103	0.8820823826	0.8820317809
16	0.8819862452	0.8820803965	0.8820813889	0.8820813731

现在我们来求 I 的精确值：

$$I = \int_0^2 e^{-x^2}\,dx = \int_0^2 \sum_{n=0}^{\infty} \frac{(-x^2)^n}{n!}\,dx$$

$$= \sum_{n=0}^{\infty} \frac{(-1)^n}{n!} \int_0^2 x^{2n}\,dx = \sum_{n=0}^{\infty} \frac{(-1)^n}{n!} \frac{2^{2n+1}}{2n+1},$$

取其前 21 项之和,得

$$S_{21} = \sum_{n=0}^{20} \frac{(-1)^n}{n!} \frac{2^{2n+1}}{2n+1} = 0.8820813943.$$

又上面所求级数是一个交错级数,由交错级数的性质可知

$$|\,I - S_{21}\,| \leqslant \frac{1}{21!} \frac{2^{2\times21+1}}{2\times21+1} = 0.40 \times 10^{-8},$$

所以 I 具有 8 位有效数字的精确值为 0.88208139. 由此可知 R_1 具有 4 位有效数字,

R_2 具有 7 位有效数字.

　　龙贝格方法已不是前面所讲的插值求积的思想了,而是一种新的方法——外推法,通过对近似值进行修正而得精度更高的近似值. 使用外推法时,计算过程中要尽量保留足够多位字长的尾数参加运算,以减少舍入误差带来的精度损失.

7.5　高斯求积公式简介

　　前面讨论构造计算积分

$$I(f) = \int_a^b f(x)\,\mathrm{d}x \tag{7.40}$$

的求积公式

$$I_n(f) = \sum_{k=0}^n A_k f(x_k), \tag{7.41}$$

其求积节点 $x_0, x_1, \cdots, x_n$ 是给定的,由定理 7.1,我们可选取求积系数

$$A_k = \int_a^b l_k(x)\,\mathrm{d}x = \int_a^b \prod_{\substack{j=0 \\ j \neq k}}^n \frac{x - x_j}{x_k - x_j}\,\mathrm{d}x, \quad k = 0, 1, \cdots, n,$$

使式(7.41)至少具有 n 次代数精度.

　　若求积节点 $x_k(k = 0, 1, \cdots, n)$ 也可任意选取,此时求积公式中含有 $(2n + 2)$ 个待定参数 x_k 和 $A_k(k = 0, 1, \cdots, n)$,适当选取这些参数可使求积公式具有 $(2n + 1)$ 次代数精度. 我们称这种只有 $(n+1)$ 个求积节点而具有 $(2n+1)$ 次代数精度的求积公式为**高斯求积公式**,称此 $(n+1)$ 个求积节点为**高斯点**,相应的求积系数为**高斯求积系数**.

　　例 7.5　对于积分 $\int_{-1}^1 f(x)\,\mathrm{d}x$,求积节点取 $x_0 = -\dfrac{1}{\sqrt{3}}, x_1 = \dfrac{1}{\sqrt{3}}$,构造二点插值型求积公式.

　　解　设 $\int_{-1}^1 f(x)\,\mathrm{d}x \approx A_0 f\left(-\dfrac{1}{\sqrt{3}}\right) + A_1 f\left(\dfrac{1}{\sqrt{3}}\right)$,则

$$A_0 = \int_{-1}^1 l_0(x)\,\mathrm{d}x = \int_{-1}^1 \frac{x - \dfrac{1}{\sqrt{3}}}{-\dfrac{1}{\sqrt{3}} - \dfrac{1}{\sqrt{3}}}\,\mathrm{d}x = 1,$$

$$A_1 = \int_{-1}^1 l_1(x)\,\mathrm{d}x = \int_{-1}^1 \frac{x + \dfrac{1}{\sqrt{3}}}{\dfrac{1}{\sqrt{3}} + \dfrac{1}{\sqrt{3}}}\,\mathrm{d}x = 1,$$

因而所求插值型求积公式为

$$\int_{-1}^{1} f(x)\mathrm{d}x \approx f\left(-\frac{1}{\sqrt{3}}\right) + f\left(\frac{1}{\sqrt{3}}\right). \tag{7.42}$$

式(7.42)具有3次代数数度(见本章习题中第1题第(1)问),因而式(7.42)是区间$[-1,1]$上的一个二点高斯求积公式. 构造高斯求积公式的关键在于确定这些高斯点. 我们有以下定理:

定理 7.3 对于插值型求积公式

$$\int_{a}^{b} f(x)\mathrm{d}x \approx \sum_{k=0}^{n} A_k f(x_k),$$

其节点 $x_k(k = 0,1,\cdots,n)$ 是高斯点的充分必要条件是$(n+1)$次多项式

$$W_{n+1}(x) = (x-x_0)(x-x_1)\cdots(x-x_n)$$

与任意次数不超过 n 的多项式 $P(x)$ 均正交,即

$$\int_{a}^{b} P(x)W_{n+1}(x)\mathrm{d}x = 0.$$

此定理指出:区间$[a,b]$上的高斯点就是定义在$[a,b]$上的$(n+1)$次正交多项式 $W_{n+1}(x)$ 的零点. 其证明已超出本书范围,感兴趣的读者可参阅文献[4].

我们先限定求积区间为$[-1,1]$,在此区间内的 n 次正交多项式为

$$P_n(x) = \frac{n!}{(2n)!} \frac{\mathrm{d}^n(x^2-1)^n}{\mathrm{d}x^n},$$

它在$[-1,1]$内有 n 个互异的零点. 现将区间$[-1,1]$内的高斯点和高斯求积系数列于表 7.4:

表 7.4　高斯求积公式的节点和系数表

点数	高斯点 x_k	高斯系数 A_k
1	0	2.0000000
2	± 0.5773503	1.0000000
3	± 0.7745967	0.5555555
	0	0.8888889
4	± 0.8611363	0.3478548
	± 0.3399810	0.6521452
5	± 0.9061798	0.2369269
	± 0.5384693	0.4786287
	0	0.5688889

由表 7.4 可以看出,区间$[-1,1]$上的高斯点关于原点是对称的,并且两个对称的高斯点相应的求积系数相同.

例 7.6 对 $\int_{-1}^{1} f(x)\mathrm{d}x$ 写出三点高斯公式.

解　查表 7.4 得三点高斯公式为

$$\int_{-1}^{1} f(x)\mathrm{d}x \approx 0.5555555 f(-0.7745967) + 0.8888889 f(0)$$

$$+ 0.5555555 f(0.7745967).$$

此公式 $n = 2$，它具有 $2n + 1 = 5$ 次代数精度.

对于一般区间 $[a, b]$ 上的积分式 (7.40)，作变换

$$x = \frac{a+b}{2} + \frac{b-a}{2} t,$$

则有

$$\int_{a}^{b} f(x)\mathrm{d}x = \int_{-1}^{1} \frac{b-a}{2} f\left(\frac{a+b}{2} + \frac{b-a}{2} t\right)\mathrm{d}t, \tag{7.43}$$

于是区间 $[a, b]$ 上的积分变成了 $[-1, 1]$ 上的积分. 设

$$\int_{-1}^{1} g(t)\mathrm{d}t \approx \sum_{k=0}^{n} \widetilde{A}_k g(t_k) \tag{7.44}$$

是区间 $[-1, 1]$ 上的 $(n+1)$ 个求积节点的高斯公式（t_k 和 $\widetilde{A}_k$ 可查表 7.4 得到），则对积分式 (7.43) 应用求积公式 (7.44)，可得

$$\int_{a}^{b} f(x)\mathrm{d}x \approx \sum_{k=0}^{n} \left(\frac{b-a}{2} \widetilde{A}_k\right) f\left(\frac{a+b}{2} + \frac{b-a}{2} t_k\right). \tag{7.45}$$

可以证明式 (7.45) 是 $(n+1)$ 点的高斯公式，其求积节点和求积系数分别为

$$x_k = \frac{a+b}{2} + \frac{b-a}{2} t_k, \quad A_k = \frac{b-a}{2} \widetilde{A}_k, \quad k = 0, 1, \cdots, n. \tag{7.46}$$

例 7.7　建立计算积分 $\int_{2}^{10} f(x)\mathrm{d}x$ 的高斯求积公式，使其具有 3 次代数精度.

解　由 $2n + 1 = 3$ 得 $n = 1$，所以应取二点公式. 查表 7.4 得

$$t_0 = -0.5773503, \quad t_1 = 0.5773503, \quad \widetilde{A}_0 = 1, \quad \widetilde{A}_1 = 1,$$

再由 $a = 2, b = 10$ 以及式 (7.46) 得

$$x_0 = 6 + 4t_0 = 3.6905988, \quad x_1 = 6 + 4t_1 = 8.3094012,$$

$$A_0 = 4\widetilde{A}_0 = 4, \quad A_1 = 4\widetilde{A}_1 = 4,$$

因而具有 3 次代数精度的高斯求积公式为

$$\int_{2}^{10} f(x)\mathrm{d}x \approx 4f(3.6905988) + 4f(8.3094012).$$

关于高斯求积公式的截断误差，有下述定理：

定理 7.4　若 $f(x) \in C^{2n+2}[a, b]$，则其高斯求积公式

$$\int_{a}^{b} f(x)\mathrm{d}x \approx \sum_{k=0}^{n} A_k f(x_k)$$

的截断误差为

$$R(f) = \int_a^b f(x)\mathrm{d}x - \sum_{k=0}^n A_k f(x_k)$$

$$= \frac{f^{(2n+2)}(\eta)}{(2n+2)!} \int_a^b W_{n+1}^2(x)\mathrm{d}x, \quad \eta \in (a,b).$$

我们也可考虑复化高斯求积方法. 高斯求积公式的一个重要特点是节点少, 精度高.

7.6　重积分的计算

前几节我们所讨论的数值积分方法都可直接用来计算重积分的近似值, 下面仅以矩形域上重积分的计算进行说明.

设矩形域 $D = \{(x,y) \mid a \leqslant x \leqslant b, c \leqslant y \leqslant d\}$ 上的重积分为

$$I(f) = \iint\limits_D f(x,y)\mathrm{d}\sigma,$$

由积分中值定理, 有

$$I(f) = f(\xi,\eta)(b-a)(d-c), \tag{7.47}$$

其中 $(\xi,\eta) \in D$. 于是, 只要给出 $f(\xi,\eta)$ 的一个近似算法, 也就得到了重积分的一个求积公式.

将重积分化为累次积分得

$$I(f) = \int_a^b \Big[\int_c^d f(x,y)\mathrm{d}y\Big]\mathrm{d}x.$$

记

$$g(x) = \int_c^d f(x,y)\mathrm{d}y, \tag{7.48}$$

则

$$I(f) = \int_a^b g(x)\mathrm{d}x. \tag{7.49}$$

于是计算重积分等价于依次计算两个定积分式 (7.48) 和 (7.49).

对式 (7.48) 应用梯形公式, 可得

$$g(x) = \frac{d-c}{2}[f(x,c) + f(x,d)] - \frac{(d-c)^3}{12} \frac{\partial^2 f(x,\eta(x))}{\partial y^2}, \quad \eta(x) \in (c,d).$$

再对式 (7.49) 应用梯形公式并将上式代入, 得

$$I(f) = \frac{b-a}{2}[g(a) + g(b)] - \frac{(b-a)^3}{12} \frac{\mathrm{d}^2 g(x)}{\mathrm{d}x^2}\Big|_{x=\xi}$$

$$= \frac{b-a}{2}\Big\{\frac{d-c}{2}[f(a,c) + f(a,d)] - \frac{(d-c)^3}{12} \frac{\partial^2 f(a,\eta(a))}{\partial y^2}$$

$$+\frac{d-c}{2}\big[f(b,c)+f(b,d)\big]-\frac{(d-c)^3}{12}\frac{\partial^2 f(b,\eta(b))}{\partial y^2}\Bigg\}$$

$$-\frac{(b-a)^3}{12}\int_c^d\frac{\partial^2 f(\xi,y)}{\partial x^2}\mathrm{d}y$$

$$=\frac{(b-a)(d-c)}{4}\big[f(a,c)+f(a,d)+f(b,c)+f(b,d)\big]$$

$$-\frac{(b-a)(d-c)}{12}\Big[(b-a)^2\frac{\partial^2 f(\xi^{(1)},\eta^{(1)})}{\partial x^2}+(d-c)^2\frac{\partial^2 f(\xi^{(2)},\eta^{(2)})}{\partial y^2}\Big],$$

其中$(\xi^{(1)},\eta^{(1)}),(\xi^{(2)},\eta^{(2)})\in(a,b)\times(c,d)$.

记

$$T(f)=\frac{(b-a)(d-c)}{4}\big[f(a,c)+f(a,d)+f(b,c)+f(b,d)\big],\quad(7.50)$$

$$R_{\mathrm{T}}(f)=-\frac{(b-a)(d-c)}{12}\Big[(b-a)^2\frac{\partial^2 f(\xi^{(1)},\eta^{(1)})}{\partial x^2}+(d-c)^2\frac{\partial^2 f(\xi^{(2)},\eta^{(2)})}{\partial y^2}\Big],$$

称 $T(f)$ 为计算二重积分的梯形公式.

比较式(7.50)和(7.47)可知,我们是用 $f(x,y)$ 在矩形$[a,b]\times[c,d]$的四个角点处的函数值的平均值作为 $f(\xi,\eta)$ 的近似值.

为了提高求积公式的精度,也可以采用复化求积的思想. 将$[a,b]$作 m 等分,将$[c,d]$作 n 等分,记

$$h=\frac{b-a}{m},\quad k=\frac{d-c}{n},$$

$$x_i=a+ih,\quad 0\leqslant i\leqslant m,$$

$$y_j=c+jk,\quad 0\leqslant j\leqslant n,$$

$$D_{ij}=\{(x,y)\mid x_i\leqslant x\leqslant x_{i+1},y_j\leqslant y\leqslant y_{j+1}\},$$

$$0\leqslant i\leqslant m-1,\ 0\leqslant j\leqslant n-1,$$

于是

$$I(f)=\sum_{i=0}^{m-1}\sum_{j=0}^{n-1}\iint\limits_{D_{ij}}f(x,y)\mathrm{d}x\mathrm{d}y.$$

对于每个小矩形 D_{ij} 上的积分$\iint\limits_{D_{ij}}f(x,y)\mathrm{d}x\mathrm{d}y$,应用梯形公式(7.50),得到计算二重积分 $I(f)$ 的复化梯形公式

$$T_{m,n}(f)=\sum_{i=0}^{m-1}\sum_{j=0}^{n-1}\frac{hk}{4}\big[f(x_i,y_i)+f(x_i,y_{j+1})+f(x_{i+1},y_j)+f(x_{i+1},y_{j+1})\big]$$

$$=hk\sum_{i=0}^{m}\sum_{j=0}^{n}\omega_{ij}f(x_i,y_j),\qquad(7.51)$$

其中

$$\omega_{ij} = \begin{cases} 1, & 1 \leqslant i \leqslant m-1, \ 1 \leqslant j \leqslant n-1, \\ \dfrac{1}{4}, & (i,j)=(0,0),(m,0),(0,n),(m,n), \\ \dfrac{1}{2}, & \text{其它.} \end{cases}$$

易知式(7.51)也可写成

$$T_{m,n}(f) = (b-a)(d-c) \cdot \frac{1}{mn} \sum_{i=0}^{m} \sum_{j=0}^{n} \omega_{ij} f(x_i, y_j), \tag{7.52}$$

其中

$$\frac{1}{mn} \sum_{i=0}^{m} \sum_{j=0}^{n} \omega_{ij} = 1.$$

比较式(7.52)和式(7.47)可知,我们用$(m+1) \times (n+1)$个节点处的函数值的加权平均值作为$f(\xi, \eta)$的近似值.

计算可知$T_{m,n}(f)$的截断误差为

$$I(f) - T_{m,n}(f)$$

$$= \sum_{i=0}^{m-1} \sum_{j=0}^{n-1} \left\{ \iint_{D_{ij}} f(x,y)\mathrm{d}x\mathrm{d}y - \frac{hk}{4} \big[f(x_i, y_i) + f(x_i, y_{j+1}) + f(x_{i+1}, y_j) \right.$$

$$\left. + f(x_{i+1}, y_{j+1}) \big] \right\}$$

$$= \sum_{i=0}^{m-1} \sum_{j=0}^{n-1} \left(-\frac{hk}{12} \right) \left[h^2 \frac{\partial^2 f(\xi_{ij}^{(1)}, \eta_{ij}^{(1)})}{\partial x^2} + k^2 \frac{\partial^2 f(\xi_{ij}^{(2)}, \eta_{ij}^{(2)})}{\partial y^2} \right]$$

$$= -\frac{hk}{12} mn \left[h^2 \frac{\partial^2 f(\bar{\xi}, \bar{\eta})}{\partial x^2} + k^2 \frac{\partial^2 f(\hat{\xi}, \hat{\eta})}{\partial y^2} \right]$$

$$= -\frac{(b-a)(d-c)}{12} \left[h^2 \frac{\partial^2 f(\bar{\xi}, \bar{\eta})}{\partial x^2} + k^2 \frac{\partial^2 f(\hat{\xi}, \hat{\eta})}{\partial y^2} \right],$$

其中,$(\xi_{ij}^{(1)}, \eta_{ij}^{(1)}), (\xi_{ij}^{(2)}, \eta_{ij}^{(2)}) \in D_{ij}; (\bar{\xi}, \bar{\eta}), (\hat{\xi}, \hat{\eta}) \in D.$

令

$$\hat{T}_{m,n}(f) = \frac{4}{3} T_{2m,2n}(f) - \frac{1}{3} T_{m,n}(f), \tag{7.53}$$

可以证明

$$I(f) - \hat{T}_{m,n}(f) = O(h^4 + k^4).$$

称式(7.53)为复化梯形公式的外推公式.

例 7.8 用复化梯形公式计算 $I(f) = \int_0^1 \int_0^1 \sin(xy)\mathrm{d}x\mathrm{d}y.$

解 设 $f(x,y) = \sin(xy)$,由式(7.51)可得

$$T_{2,2}(f) = 0.5 \times 0.5 \times \left\{ f(0.5, 0.5) + \frac{1}{2} \times \big[f(0.5, 0) \right.$$

$$+ f(0.5, 1.0) + f(0, 0.5) + f(1, 0.5) \big]$$
$$+ \frac{1}{4} \times \big[f(0, 0) + f(1, 0) + f(0, 1) + f(1, 1) \big] \Big\}$$
$$= 0.234299311,$$

$$T_{4,4}(f) = 0.25 \times 0.25 \times \Big\{ \big[f(0.25, 0.25) + f(0.5, 0.25)$$
$$+ f(0.75, 0.25) + f(0.25, 0.5) + f(0.5, 0.5) + f(0.75, 0.5)$$
$$+ f(0.25, 0.75) + f(0.5, 0.75) + f(0.75, 0.75) \big]$$
$$+ \frac{1}{2} \times \big[f(0.25, 0) + f(0.5, 0) + f(0.75, 0)$$
$$+ f(0.25, 1) + f(0.5, 1) + f(0.75, 1)$$
$$+ f(0, 0.25) + f(0, 0.5) + f(0, 0.75)$$
$$+ f(1, 0.25) + f(1, 0.5) + f(1, 0.75) \big]$$
$$+ \frac{1}{4} \times \big[f(0, 0) + f(1, 0) + f(0, 1) + f(1, 1) \big] \Big\}$$
$$= 0.238543942,$$

$$\hat{T}_{2,2}(f) = \frac{4}{3} T_{4,4}(f) - \frac{1}{3} T_{2,2}(f) = 0.239958819.$$

又

$$I(f) = \int_0^1 \int_0^1 \sum_{n=0}^{\infty} (-1)^n \frac{(xy)^{2n+1}}{(2n+1)!} \mathrm{d}x \mathrm{d}y = \sum_{n=0}^{\infty} \frac{(-1)^n}{(2n+1)!(2n+2)^2},$$

取

$$N = \sum_{n=0}^{3} \frac{(-1)^n}{(2n+1)!(2n+2)^2} = \frac{1}{1! \times 2^2} - \frac{1}{3! \times 4^2} + \frac{1}{5! \times 6^2} - \frac{1}{7! \times 8^2}$$
$$= 0.239811714,$$

则有

$$| I - N | \leqslant \frac{1}{9! \times 10^2} = 0.276 \times 10^{-7}.$$

因而 $T_{2,2}, T_{4,4}, \hat{T}_{2,2}$ 的误差分别为

$$| I - T_{2,2} | = 0.55 \times 10^{-2}, \quad | I - T_{4,4} | = 0.13 \times 10^{-2},$$
$$| I - \hat{T}_{2,2} | = 0.15 \times 10^{-3}.$$

7.7 数值微分

7.7.1 数值微分问题的提出

在微积分学里,求函数 $f(x)$ 的导数 $f'(x)$ 一般来讲是容易办到的,但有时导

数 $f'(x)$ 会比 $f(x)$ 复杂很多. 有时 $f(x)$ 仅由表格形式给出, 此时求 $f'(x)$ 就不那么容易了.

根据函数在一些离散点上的函数值推算它在某点处导数的近似值的方法称为**数值微分**. 最简单的数值微分公式是用向前差商近似代替导数, 即

$$f'(x_0) \approx \frac{f(x_0 + h) - f(x_0)}{h}. \tag{7.54}$$

类似地, 也可用向后差商近似代替导数, 即

$$f'(x_0) \approx \frac{f(x_0) - f(x_0 - h)}{h}, \tag{7.55}$$

或用中心差商近似代替导数, 即

$$f'(x_0) \approx \frac{f(x_0 + h) - f(x_0 - h)}{2h}. \tag{7.56}$$

在如图 7.1 所示的几何图形上, 这三种差商分别表示弦 AB, AC 和 BC 的斜率. 将这三条弦同过 A 点的切线 AT 相比较, 一般地说, 弦 BC 的斜率更接近于切线 AT 的斜率 $f'(x_0)$, 因此就精度而言, 式 (7.56) 更为可取. 我们称

$$D(h) = \frac{f(x_0 + h) - f(x_0 - h)}{2h} \tag{7.57}$$

为求 $f'(x_0)$ 的**中点公式**.

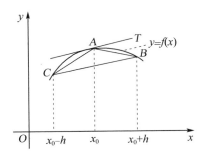

图 7.1 差商示意图

现在来考察用式 (7.57) 代替 $f'(x_0)$ 所产生的截断误差 $f'(x_0) - D(h)$. 由泰勒展开式有

$$\begin{aligned} f'(x_0) - D(h) &= f'(x_0) - \frac{1}{2h}\big[f(x_0 + h) - f(x_0 - h)\big] \\ &= f'(x_0) - \frac{1}{2h}\Big\{\Big[f(x_0) + hf'(x_0) + \frac{1}{2}h^2 f''(x_0) \\ &\quad + \frac{1}{6}h^3 f'''(x_0 + \theta_1 h)\Big] - \Big[f(x_0) - hf'(x_0) \\ &\quad + \frac{1}{2}h^2 f''(x_0) - \frac{1}{6}h^3 f'''(x_0 - \theta_2 h)\Big]\Big\} \end{aligned}$$

$$= -\frac{1}{12}h^2\left[f'''(x_0 + \theta_1 h) + f'''(x_0 - \theta_2 h)\right]$$

$$= -\frac{1}{6}h^2 f'''(x_0 + \theta h), \qquad (7.58)$$

其中，$\theta_1, \theta_2 \in (0,1), \theta \in (-1,1)$.

从截断误差的角度来看，步长 h 越小，计算结果越精确. 但从舍入误差的角度看，如果 h 越小，则 $f(x_0 + h)$ 与 $f(x_0 - h)$ 越接近，直接相减会造成有效数字的严重损失，因此步长 h 不宜太小. 那怎样选取合适的步长呢? 可采用二分步长及事后误差估计法.

由式(7.58) 知，当 h 适当小时

$$f'(x_0) - D(h) \approx -\frac{1}{6}h^2 f'''(x_0),$$

$$f'(x_0) - D\left(\frac{h}{2}\right) \approx -\frac{1}{6}\left(\frac{h}{2}\right)^2 f'''(x_0),$$

因而

$$f'(x_0) - D\left(\frac{h}{2}\right) \approx \frac{1}{4}\left[f'(x_0) - D(h)\right].$$

上式两边同时乘以 $\frac{4}{3}$，再移项得

$$f'(x_0) - D\left(\frac{h}{2}\right) \approx \frac{1}{3}\left[D\left(\frac{h}{2}\right) - D(h)\right].$$

由此可见，只要二分前后的两个近似值 $D(h)$ 和 $D\left(\frac{h}{2}\right)$ 很接近，就可保证 $D\left(\frac{h}{2}\right)$ 的截断误差很小，同时该误差大致等于 $\frac{1}{3}\left[D\left(\frac{h}{2}\right) - D(h)\right]$. 于是可以猜想

$$D_1(h) = D\left(\frac{h}{2}\right) + \frac{1}{3}\left[D\left(\frac{h}{2}\right) - D(h)\right] = \frac{4}{3}D\left(\frac{h}{2}\right) - \frac{1}{3}D(h)$$

是计算 $f'(x_0)$ 的精度更高的公式.

事实上，当 $f(x) \in C^5[x_0 - h, x_0 + h]$ 时有

$$f'(x_0) - D_1(h) = \frac{1}{480}f^{(5)}(\xi)h^4, \quad \xi \in (x_0 - h, x_0 + h).$$

7.7.2 插值型求导公式及截断误差

由以上讨论可知，采用中点公式时，若以缩小步长 h 来提高精度，只能对用分析表达式表示的函数适用. 对于列表函数的求导，若要提高精度还需另想办法.

设函数 $y = f(x)$ 的相关数据如表 7.5 所示：

表 7.5 函数数据表

x	x_0	x_1	$\cdots$	x_n
y	y_0	y_1	$\cdots$	y_n

应用插值原理,可以建立插值多项式 $y = P_n(x)$ 作为 $f(x)$ 的近似. 由于多项式的求导比较容易,因此可以取 $P'_n(x)$ 的值作为 $f'(x)$ 的近似值,这样建立的数值微分公式 $f'(x) \approx P'_n(x)$ 统称为**插值型求导公式**.

$P'_n(x)$ 的截断误差可由 $P_n(x)$ 的截断误差求导数得到. 因为

$$f(x) - P_n(x) = \frac{f^{(n+1)}(\xi)}{(n+1)!} W_{n+1}(x),$$

式中,$\xi \in [a, b]$ 且依赖于 x,$W_{n+1}(x) = \prod_{j=0}^{n}(x - x_j)$. 于是 $P'_n(x)$ 的截断误差为

$$f'(x) - P'_n(x) = \frac{f^{(n+1)}(\xi)}{(n+1)!} W'_{n+1}(x) + \frac{W_{n+1}(x)}{(n+1)!} \frac{\mathrm{d}}{\mathrm{d}x} f^{(n+1)}(\xi). \quad (7.59)$$

由于 ξ 是 x 的未知函数,因此求 $\dfrac{\mathrm{d}}{\mathrm{d}x} f^{(n+1)}(\xi)$ 较麻烦. 一般都是限定求某个节点 x_k 上的导数值,此时式(7.59)右端的第 2 项由于 $W_{n+1}(x_k) = 0$ 而变为零,从而 $P'_n(x_k)$ 的截断误差为

$$f'(x_k) - P'_n(x_k) = \frac{f^{(n+1)}(\xi)}{(n+1)!} W'_{n+1}(x_k).$$

由于以上的原因,以下仅考察节点处的导数值,同时为简化讨论,假定所给节点是等距的.

（1）两点公式

已知如下数据：

x	x_0	x_1
y	$f(x_0)$	$f(x_1)$

作线性插值多项式

$$P_1(x) = \frac{x - x_1}{x_0 - x_1} f(x_0) + \frac{x - x_0}{x_1 - x_0} f(x_1),$$

对上式两端求导,并记 $x_1 - x_0 = h$,则有

$$P'_1(x) = \frac{1}{h}[-f(x_0) + f(x_1)],$$

于是有下列求导公式：

$$P'_1(x_0) = \frac{1}{h}[f(x_1) - f(x_0)], \quad P'_1(x_1) = \frac{1}{h}[f(x_1) - f(x_0)].$$

这与已介绍的式(7.54)和式(7.55)是一致的. 此处 $P'_1(x_0) = P'_1(x_1)$ 是不奇怪的,

因为 A,B 两点的导数都以直线 AB 的斜率为近似值. 但它们的截断误差

$$f'(x_0) - P_1'(x_0) = \frac{f''(\xi_1)}{2!}W_2'(x_0) = \frac{f''(\xi_1)}{2}(x_0 - x_1) = -\frac{h}{2}f''(\xi_1),$$

$$f'(x_1) - P_1'(x_1) = \frac{f''(\xi_2)}{2!}W_2'(x_1) = \frac{h}{2}f''(\xi_2)$$

一般是不同的. 因此带余项的两点公式是

$$f'(x_0) = \frac{1}{h}[f(x_1) - f(x_0)] - \frac{h}{2}f''(\xi_1),$$

$$f'(x_1) = \frac{1}{h}[f(x_1) - f(x_0)] + \frac{h}{2}f''(\xi_2).$$

(2) 三点公式

已知如下数据:

x	x_0	x_1	x_2
y	$f(x_0)$	$f(x_1)$	$f(x_2)$

作二次插值多项式

$$P_2(x) = \frac{(x-x_1)(x-x_2)}{(x_0-x_1)(x_0-x_2)}f(x_0) + \frac{(x-x_0)(x-x_2)}{(x_1-x_0)(x_1-x_2)}f(x_1)$$

$$+ \frac{(x-x_0)(x-x_1)}{(x_2-x_0)(x_2-x_1)}f(x_2),$$

对上式两端求导得

$$P_2'(x) = \frac{2x-x_1-x_2}{(x_0-x_1)(x_0-x_2)}f(x_0) + \frac{2x-x_0-x_2}{(x_1-x_0)(x_1-x_2)}f(x_1)$$

$$+ \frac{2x-x_0-x_1}{(x_2-x_0)(x_2-x_1)}f(x_2).$$

当三节点等距,即 $x_1 - x_0 = x_2 - x_1 = h$ 时,有

$$P_2'(x_0) = \frac{1}{2h}[-3f(x_0) + 4f(x_1) - f(x_2)],$$

$$P_2'(x_1) = \frac{1}{2h}[-f(x_0) + f(x_2)],$$

$$P_2'(x_2) = \frac{1}{2h}[f(x_0) - 4f(x_1) + 3f(x_2)].$$

用与两点公式同样的处理办法可求得三点公式的截断误差,于是带余项的三点求导公式如下:

$$f'(x_0) = \frac{1}{2h}[-3f(x_0) + 4f(x_1) - f(x_2)] + \frac{h^2}{3}f'''(\xi_1),$$

$$f'(x_1) = \frac{1}{2h}[-f(x_0) + f(x_2)] - \frac{h^2}{6}f'''(\xi_2), \tag{7.60}$$

$$f'(x_2) = \frac{1}{2h}[f(x_0) - 4f(x_1) + 3f(x_2)] + \frac{h^2}{3}f'''(\xi_3).$$

上面公式(7.60)即是我们所熟悉的中点公式,它既达到了三点公式的精度,截断误差是 $O(h^2)$,又只需用到二点处的函数值. 这与我们在第 7.7.1 节中提及的直观感觉是一致的,因而经常被人们所采用.

利用插值多项式 $P_n(x)$ 作为 $f(x)$ 的近似函数,还可以建立高阶导数的数值微分公式

$$f^{(k)}(x) \approx P_n^{(k)}(x), \quad k = 1, 2, \cdots.$$

我们对它不做深入讨论. 但要指出的是,尽管 $P_n(x)$ 与 $f(x)$ 的值相差不多,其各阶导数的近似值 $P_n^{(k)}(x)$ 与导数的真值 $f^{(k)}(x)$ 仍然可能相差很大,因此要注意误差分析.

由于列表函数 $f(x)$ 也可以用样条插值函数来近似表示,因此用上述同样方法可以建立样条求导公式. 它与插值型求导公式不同,可用来计算插值范围内任何一点 x(不仅是节点 x_i)上的导数值,并具有很好的精确度(见第 5.5 节定理 5.3).

7.8 应用实例:椭圆轨道长度的计算

许多天体均做近似椭圆轨道的旋转运动. 设其长半轴和短半轴分别为 a 和 b,记 $r = \frac{b}{a}$,则该椭圆轨道的长度为

$$S(a,r) = \int_0^{2\pi} \sqrt{a^2 \sin^2\theta + b^2 \cos^2\theta}\,\mathrm{d}\theta = a\int_0^{2\pi} \sqrt{\sin^2\theta + r^2\cos^2\theta}\,\mathrm{d}\theta$$
$$= a\int_0^{2\pi} \sqrt{1 - (1-r^2)\cos^2\theta}\,\mathrm{d}\theta,$$

于是

$$S(a,r) = aS(1,r).$$

其中 $S(1,r) = \int_0^{2\pi} \sqrt{1 - (1-r^2)\cos^2\theta}\,\mathrm{d}\theta$ 为长半轴为 1、短长半轴比为 r 的椭圆轨道的长度. 因此,求任一长半轴为 a、短长半轴比为 r 的椭圆轨道的长度 $S(a,r)$,只需求出长半轴为 1、短长半轴比为 r 的椭圆轨道的长度 $S(1,r)$.

现在我们来计算 $S(1,r)$. 记 $f(\theta) = \sqrt{1 - (1-r^2)\cos^2\theta}$. 采用逐次二分步长及自动选择步长的复化梯形公式进行运算,所用公式为

$$T_1 = \pi[f(0) + f(2\pi)],$$
$$T_{2n} = \frac{1}{2}\Big[T_n + h_n\sum_{k=0}^{n-1} f\big((k+\tfrac{1}{2})h_n\big)\Big], \quad h_n = \frac{2\pi}{n},$$
$$S_n = \frac{1}{3}(4T_{2n} - T_n),$$

终止准则为

$$\left| S_n - S_{n/2} \right| \leqslant \frac{1}{2} \times 10^{-6}.$$

具体的运算结果列于表 7.6. 对于不在表中的 r, 相应的 $S(1,r)$ 可用拉格朗日插值多项式求得.

表 7.6　长半轴为 1、短长半轴比为 r 的椭圆轨道的长 $S(1,r)$

r	n	$S_n(1,r)$	r	n	$S_n(1,r)$
0.000	512	4.000000	0.525	64	4.907851
0.025	512	4.005722	0.550	64	4.972630
0.050	256	4.019426	0.575	64	5.038490
0.075	256	4.039179	0.600	32	5.105400
0.100	256	4.063974	0.625	32	5.173285
0.125	512	4.093119	0.650	32	5.242103
0.150	128	4.126100	0.675	32	5.311812
0.175	128	4.162508	0.700	32	5.382369
0.200	128	4.202009	0.725	32	5.453734
0.225	128	4.244323	0.750	32	5.525873
0.250	128	4.289211	0.775	32	5.598749
0.275	128	4.336466	0.800	32	5.672333
0.300	64	4.385910	0.825	32	5.746593
0.325	64	4.437382	0.850	32	5.821503
0.350	64	4.490739	0.875	32	5.597033
0.375	64	4.545858	0.900	32	5.973160
0.400	64	4.602623	0.925	16	6.049860
0.425	64	4.660931	0.950	16	6.127112
0.450	64	4.720689	0.975	16	6.204894
0.475	64	4.781813	1.000	16	6.283185
0.500	64	4.844244			

例如, 我国第一颗人造地球卫星的轨道是一个椭圆, 它的近地点距离 $h = 439\text{km}$, 远地点距离 $H = 2384\text{km}$. 已知地球半径 R 为 6371km, 地心为该椭圆的一焦点, 则

$$a = R + \frac{1}{2}(H + h) = 7782.5\text{km},$$

$$b = \sqrt{(R+H)(R+h)} = 7721.5\text{km},$$

$$r = \frac{b}{a} = 0.992162.$$

查表 7.6 可得
$$S(1,0.975) = 6.204894, \quad S(1,1) = 6.283185,$$
再根据线性插值得
$$S(1,0.992162) \approx S(1,0.975) \times \frac{0.992162-1}{0.975-1}$$
$$+ S(1,1) \times \frac{0.992162-0.975}{1-0.975}$$
$$\approx 6.258639,$$
所以该卫星轨道的长度为
$$S = aS(1,0.992162) = 7782.5 \times 6.258639 = 48708(\text{km}).$$

小　结

本章介绍了函数求积和求导的近似方法.

关于数值积分,着重介绍了梯形公式和辛卜生公式、复化梯形公式和复化辛卜生公式,以及龙贝格方法.

龙贝格方法的主要思想是用事后误差估计对近似值进行修正,以提高其精度,使用时只需要在对区间逐次二分的过程中对梯形值进行加权平均,即可逐步生成精度更高的积分值.龙贝格方法不但精度高,而且算法简单、计算工作量小,因此是求数值积分较好的方法,读者必须熟练掌握.

在相同计算工作量下,精度更高的求积公式是高斯求积公式.此公式既收敛又稳定,但本书没有作详细介绍,读者可参看文献[4]～[9].

关于数值微分,重点介绍了中点公式.本章没有对其它方法作深入讨论,读者同样可参考文献[4]～[9].

复　习　思　考　题

1. 插值型求积公式的定义是什么?它的截断误差怎样表示?

2. 什么叫求积公式具有 m 次代数精度?

3. 梯形公式、辛卜生公式、柯特斯公式及相应的复化公式都具有什么形式?这3个复化公式的截断误差各是步长 h 的几阶小量?

4. 龙贝格求积公式是怎样形成的?怎样用龙贝格方法求积分的近似值?若给定允许误差范围 ε,怎样检查所求结果是在允许误差范围内?

5. 高斯求积公式和高斯点是如何定义的?二点高斯求积公式如何推导?已知区间 $[-1,1]$ 上的高斯公式,如何构造一般区间 $[a,b]$ 上的高斯求积公式?

6. 怎样利用定积分的有关结论计算二重积分?

7. 插值型求导公式是如何形成的?误差怎样估计?中点公式的优点是什么?

习 题 7

1. 求下列求积公式各有几次代数精度:

(1) $\int_{-1}^{1} f(x)\mathrm{d}x \approx f\left(-\frac{1}{\sqrt{3}}\right)+f\left(\frac{1}{\sqrt{3}}\right)$;

(2) $\int_{-1}^{1} f(x)\mathrm{d}x \approx \frac{1}{9}\left[5f\left(-\sqrt{\frac{3}{5}}\right)+8f(0)+5f\left(\sqrt{\frac{3}{5}}\right)\right]$.

2. 确定下列求积公式中的待定参数,使其代数精度尽量高,并写出代数精度:

(1) $\int_{-1}^{1} f(x)\mathrm{d}x \approx A[f(-\alpha)+f(\alpha)]$;

(2) $\int_{-1}^{1} f(x)\mathrm{d}x \approx Af(-1)+Bf(0)+Af(1)$;

(3) $\int_{a}^{b} f(x)\mathrm{d}x \approx \frac{b-a}{2}[f(a)+f(b)]+\alpha(b-a)^2[f'(b)-f'(a)]$.

3. 求出下列两种矩形公式的截断误差:

(1) $\int_{a}^{b} f(x)\mathrm{d}x \approx f(a)(b-a)$;

(2) $\int_{a}^{b} f(x)\mathrm{d}x \approx f\left(\frac{a+b}{2}\right)(b-a)$.

4. 验证当 $f(x)=x^5$ 时,柯特斯求积公式

$$c=\frac{b-a}{90}[7f(x_0)+32f(x_1)+12f(x_2)+32f(x_3)+7f(x_4)]$$

准确成立,其中 $x_k=a+kh(k=0,1,2,3,4),h=\frac{b-a}{4}$.

5. 已知函数 $f(x)$ 的相关数据如下表所示,求 $\int_{1.8}^{3.4} f(x)\mathrm{d}x$.

x	1.6	1.8	2.0	2.2	2.4	2.6
$f(x)$	4.953	6.050	7.389	9.025	11.023	13.464
x	2.8	3.0	3.2	3.4	3.6	3.8
$f(x)$	16.445	20.086	20.533	29.964	36.598	44.701

6. 设 $f \in C^2[a,b]$,且 $f''(x)>0$,证明用复化梯形公式计算积分 $\int_{a}^{b} f(x)\mathrm{d}x$ 所得结果比精确值大,并说明几何意义.

7. 分别用复化梯形公式 $(n=8)$ 和复化辛卜生公式 $(n=4)$ 按 5 位小数计算积分 $\int_{1}^{9} \sqrt{x}\,\mathrm{d}x$ 的近似值,并与精确值比较,指出各具有几位有效数字.

8. 利用积分 $\int_2^8 \frac{1}{2x}\mathrm{d}x$ 计算 $\ln 2$ 时,若采用复化梯形公式,问应取多少个节点才能使其误差绝对值不超过 $\frac{1}{2}\times10^{-5}$?

9. 用龙贝格方法计算 $\int_2^8 \frac{1}{2x}\mathrm{d}x$,要求误差不超过 $\frac{1}{2}\times10^{-5}$;并就本题所取节点个数与上一题结果比较,体会这两种方法的优缺点.

10. 用三点高斯求积公式计算积分 $\int_0^1 \mathrm{e}^{-x}\mathrm{d}x$.

11. 用复化梯形公式求 $\int_{1.4}^{2.0}\int_{1.0}^{1.5}\ln(x+2y)\mathrm{d}y\mathrm{d}x$ 的近似值(取 $m=3,n=2$).

12. 设 $f(x)=\frac{1}{1+x}$,分别取 $h=0.1$ 和 0.01,用中点公式计算 $f'(0.005)$,并与精确值相比较.

13. 设 $f(x)\in C^3[a,b]$,证明:
$$f''(a)=\frac{2}{h}\left[\frac{f(a+h)-f(a)}{h}-f'(a)\right]-\frac{h}{3}f'''(\xi),$$
其中 $h=b-a,\xi\in(a,b)$.

14. 已知函数 $f\in C^4[x_0-h,x_0+h]$,其中 $h>0$. 以 x_0-h,x_0,x_0+h 为插值节点作 $f(x)$ 的 2 次插值多项式 $L_2(x)$,求 $L''_2(x_0)$,并给出截断误差 $f''(x_0)-L''_2(x_0)$ 形如 $Ch^2f^{(4)}(\xi)$ 的表达式.

8 常微分方程数值解法

8.1 问题的提出

在常微分方程课程里,我们讨论的是一些典型方程求解析解的基本方法.然而在生产实际和科学研究中遇到的微分方程往往比较复杂,在很多情况下都不能给出解的解析表达式;或者即便能给出解析表达式,又会因计算量太大而不实用.甚至一些已有了求解基本方法的典型方程,实际使用这些方法时也是非常困难.例如求解线性常系数微分方程,这个问题看起来够简单了,但当方程阶数较高时会涉及高次代数方程求根,于是问题又不那么容易解决了.

以上种种情况都说明用求解析解的基本方法来求微分方程的解往往是不适宜的,甚至是很难办到的.而在实际问题中,对于微分方程求解,一般只要求得到解在若干个点上的近似值或者解的便于计算的近似表达式(只要满足规定的精度).本章研究微分方程的数值解法,着重讨论常微分方程中最简单的一类问题 —— 一阶方程的初值问题:

$$\begin{cases} y' = f(x,y), & a \leqslant x \leqslant b, \\ y(a) = \eta, \end{cases} \tag{8.1}$$

并假定问题(8.1)在区间$[a,b]$上存在唯一且足够光滑的解$y(x)$.

所谓数值解法,就是寻求解$y(x)$在一系列离散点(也称为节点)

$$a = x_0 < x_1 < x_2 < \cdots < x_n = b$$

上的近似值$y_0, y_1, y_2, \cdots, y_n$. 相邻两个节点的间距$h_i = x_{i+1} - x_i$称为步长,一般总取为常数,即$h_i = h$,这时节点为

$$x_i = x_0 + ih, \quad i = 0, 1, 2, \cdots, n.$$

初值问题(8.1)的数值解法的基本特点是求解过程顺着节点排列的次序一步步地向前推进,即按递推公式由已知的$y_0, y_1, \cdots, y_i$求出y_{i+1}. 如果计算y_{i+1}只用前一步的值y_i,则称这类方法为**单步方法**;如果计算y_{i+1}需要用到前r步的值y_i, $y_{i-1}, \cdots, y_{i-r+1}$,则称这类方法为**$r$步方法**. 当$r \geqslant 2$时,统称为**多步方法**.

以下介绍的各种方法实质上就是建立这种递推公式.

8.2　欧拉方法

8.2.1　欧拉公式

欧拉(Euler)方法是解初值问题最简单的数值方法.

将微分方程(8.1)的两端在区间$[x_i,x_{i+1}]$上积分,得到

$$\int_{x_i}^{x_{i+1}} y'(x)\mathrm{d}x = \int_{x_i}^{x_{i+1}} f(x,y(x))\mathrm{d}x,$$

即

$$y(x_{i+1}) = y(x_i) + \int_{x_i}^{x_{i+1}} f(x,y(x))\mathrm{d}x. \tag{8.2}$$

应用左矩形公式(见第7.1节中式(7.1))计算上式右端的积分,则有

$$y(x_{i+1}) = y(x_i) + hf(x_i,y(x_i)) + R_{i+1}^{(1)}, \tag{8.3}$$

再由习题7的第3题第(1)问知其截断误差估计式

$$R_{i+1}^{(1)} = \frac{1}{2}\frac{\mathrm{d}f(x,y(x))}{\mathrm{d}x}\bigg|_{x=\xi_i} h^2 = \frac{1}{2}y''(\xi_i)h^2, \quad x_i < \xi_i < x_{i+1}. \tag{8.4}$$

略去式(8.3)中的$R_{i+1}^{(1)}$,有

$$y(x_{i+1}) \approx y(x_i) + hf(x_i,y(x_i)), \quad i = 0,1,2,\cdots,n-1. \tag{8.5}$$

注意到$y(x_0) = y(a) = \eta \equiv y_0$,可得

$$y(x_1) \approx y(x_0) + hf(x_0,y(x_0)) = y_0 + hf(x_0,y_0) \equiv y_1.$$

设已求得$y(x_i)$的近似值y_i,则由式(8.5)可得

$$y(x_{i+1}) \approx y_i + hf(x_i,y_i) \equiv y_{i+1},$$

即

$$y_{i+1} = y_i + hf(x_i,y_i), \quad i = 0,1,\cdots,n-1. \tag{8.6}$$

由式(8.6)可依次求出$y_1,y_2,\cdots,y_n$. 称该式为求解初值问题(8.1)的**欧拉公式**.

观察式(8.6)和式(8.3)可知,只要在式(8.3)中略去小量项$R_{i+1}^{(1)}$,并用y_i和y_{i+1}分别代替$y(x_i)$和$y(x_{i+1})$,即可得到欧拉公式(8.6).

欧拉公式具有明显的几何意义(见图8.1).

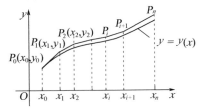

图8.1　欧拉公式的几何意义

在区间 $[x_0, x_1]$ 上,用过点 $P_0(x_0, y_0)$,以 $f(x_0, y_0)$ 为斜率的直线

$$y = y_0 + f(x_0, y_0)(x - x_0)$$

近似代替 $y(x)$,用该直线与直线 $x = x_1$ 的交点 $P_1(x_1, y_1)$ 的纵坐标

$$y_1 = y_0 + hf(x_0, y_0)$$

作为 $y(x_1)$ 的近似值;然后在区间 $[x_1, x_2]$ 上用过点 $P_1(x_1, y_1)$,以 $f(x_1, y_1)$ 为斜率的直线

$$y = y_1 + f(x_1, y_1)(x - x_1)$$

近似代替 $y(x)$,用该直线与直线 $x = x_2$ 的交点 $P_2(x_2, y_2)$ 的纵坐标

$$y_2 = y_1 + hf(x_1, y_1)$$

作为 $y(x_2)$ 的近似值;一般地,设折线已推进到点 $P_i(x_i, y_i)$,在区间 $[x_i, x_{i+1}]$ 上用过点 $P_i(x_i, y_i)$,以 $f(x_i, y_i)$ 为斜率的直线

$$y = y_i + f(x_i, y_i)(x - x_i)$$

近似代替 $y(x)$,用该直线与直线 $x = x_{i+1}$ 的交点 $P_{i+1}(x_{i+1}, y_{i+1})$ 的纵坐标 y_{i+1} 作为 $y(x_{i+1})$ 的近似值.

综上过程,我们得到一条折线,所以欧拉公式有时又被称为**折线法**.

例 8.1　求解初值问题

$$\begin{cases} y' = -2xy, & 0 \leqslant x \leqslant 1.8, \\ y(0) = 1, \end{cases}$$

取步长 $h = 0.1$.

解　这个方程的准确解是 $y = e^{-x^2}$,可用来检验近似解的准确程度.

这里采用欧拉公式的具体形式为

$$y_{i+1} = y_i + h(-2x_i y_i) = (1 - 0.2x_i)y_i,$$

计算结果列于表 8.1:

表 8.1　欧拉公式算例($h = 0.1$)

x_i	y_i	$y(x_i)$	$\mid y(x_i) - y_i \mid$
0.0	1.0000	1.0000	0.0000
0.1	1.0000	0.9900	0.0100
0.2	0.9800	0.9608	0.0192
0.3	0.9408	0.9139	0.0269
0.4	0.8844	0.8521	0.0322
0.5	0.8136	0.7788	0.0348
0.6	0.7322	0.6977	0.0346
0.7	0.6444	0.6126	0.0317
0.8	0.5542	0.5273	0.0269
0.9	0.4655	0.4449	0.0206

x_i	y_i	$y(x_i)$	$\mid y(x_i) - y_i \mid$
1.0	0.3817	0.3679	0.0138
1.1	0.3054	0.2982	0.0072
1.2	0.2382	0.2369	0.0013
1.3	0.1810	0.1845	0.0035
1.4	0.1340	0.1409	0.0069
1.5	0.0964	0.1054	0.0090
1.6	0.0675	0.0773	0.0098
1.7	0.0459	0.0556	0.0097
1.8	0.0303	0.0392	0.0089

欧拉公式在计算 y_{i+1} 时只用到了前一步的值 y_i；另外，若 y_i 已知，将它代入到欧拉公式(8.6)的右端可直接得到 y_{i+1}. 因此，我们称欧拉公式为**单步显式公式**.

单步显式公式的一般形式为

$$\begin{cases} y_{i+1} = y_i + h\varphi(x_i, y_i, h), & i = 0, 1, \cdots, n-1, \\ y_0 = \eta, \end{cases} \tag{8.7}$$

其中 $\varphi(x, y, h)$ 称**为增量函数**. 式(8.6)中增量函数为 $\varphi(x, y, h) = f(x, y)$. 一般来说，微分方程的精确解 $y(x_i)$ 不满足式(8.7)，即

$$y(x_{i+1}) \neq y(x_i) + h\varphi(x_i, y(x_i), h),$$

或

$$y(x_{i+1}) - y(x_i) - h\varphi(x_i, y(x_i), h) \neq 0.$$

定义 8.1　称

$$R_{i+1} = y(x_{i+1}) - y(x_i) - h\varphi(x_i, y(x_i), h)$$

为单步显式公式(8.7)在 x_{i+1} 处的**局部截断误差**.

一个求解公式的局部截断误差刻画了其逼近微分方程的精确程度. 根据此定义，可直接求得欧拉公式(8.6)的局部截断误差为

$$\begin{aligned} R_{i+1} &= y(x_{i+1}) - y(x_i) - hf(x_i, y(x_i)) \\ &= y(x_i) + hy'(x_i) + \frac{h^2}{2}y''(\xi_i) - y(x_i) - hy'(x_i) \\ &= \frac{1}{2}h^2 y''(\xi_i) = O(h^2), \quad x_i < \xi_i < x_{i+1}. \end{aligned}$$

此式也就是由式(8.3)得到式(8.6)时所略去的小量项(8.4).

8.2.2　梯形公式

为了构造高精度的数值方法，对式(8.2)中的积分应用梯形公式，则有

$$y(x_{i+1}) = y(x_i) + \frac{h}{2}\left[f(x_i, y(x_i)) + f(x_{i+1}, y(x_{i+1}))\right] + R_{i+1}^{(2)}, \tag{8.8}$$

式中

$$R_{i+1}^{(2)} = -\frac{h^3}{12}\frac{d^2 f(x,y(x))}{dx^2}\Big|_{x=\xi_i} = -\frac{1}{12}y'''(\xi_i)h^3, \quad x_i < \xi_i < x_{i+1}. \quad (8.9)$$

略去式(8.8)中的 $R_{i+1}^{(2)}$，并用 y_i, y_{i+1} 分别代替 $y(x_i)$ 和 $y(x_{i+1})$，得

$$y_{i+1} = y_i + \frac{h}{2}\big[f(x_i,y_i) + f(x_{i+1},y_{i+1})\big], \quad i = 0,1,\cdots,n-1. \quad (8.10)$$

注意到 $y_0 = \eta$，由式(8.10) 可依次求出 $y_1, y_2, \cdots, y_n$.

式(8.10) 是由数值积分中的梯形公式得出来的，我们也将它称为**梯形公式**，并称 $R_{i+1}^{(2)}$ 为梯形公式在 x_{i+1} 处的局部截断误差.

和欧拉公式相比，梯形公式在计算 y_{i+1} 时也只用到前一步的值 y_i. 但如果 y_i 已知，将 y_i 代入到式(8.10) 的右端，一般还不能直接得出 y_{i+1}，而是需要通过其它方法(譬如迭代法) 求解. 因此，我们称梯形公式为**单步隐式公式**.

单步隐式公式的一般形式为

$$\begin{cases} y_{i+1} = y_i + h\psi(x_i,y_i,y_{i+1},h), \quad i = 0,1,\cdots,n-1, \\ y_0 = \eta, \end{cases} \quad (8.11)$$

其中 $\psi(x,y,z,h)$ 称为增量函数. 梯形公式的增量函数为

$$\psi(x,y,z,h) = \frac{1}{2}\big[f(x,y) + f(x+h,z)\big].$$

一般来说，微分方程的精确解 $y(x_i)$ 也不满足式(8.11)，即

$$y(x_{i+1}) \neq y(x_i) + h\psi(x_i,y(x_i),y(x_{i+1}),h),$$

或

$$y(x_{i+1}) - y(x_i) - h\psi(x_i,y(x_i),y(x_{i+1}),h) \neq 0.$$

定义 8.2 称

$$R_{i+1} = y(x_{i+1}) - y(x_i) - h\psi(x_i,y(x_i),y(x_{i+1}),h)$$

为单步隐式公式(8.11) 的**局部截断误差**.

根据此定义并注意到式(8.8)，梯形公式(8.10) 的局部截断误差为

$$R_{i+1} = y(x_{i+1}) - y(x_i) - \frac{h}{2}\big[f(x_i,y(x_i)) + f(x_{i+1},y(x_{i+1}))\big]$$

$$= R_{i+1}^{(2)} = O(h^3).$$

8.2.3 改进欧拉公式

梯形公式与欧拉公式明显的不同在于它是一个关于 y_{i+1} 的隐式方程. 为了求出 y_{i+1}，可用迭代法求解方程(8.10)，但所费计算工作量较大. 在实际求解时，可将欧拉公式与梯形公式联合使用：先用欧拉公式由 y_i 得出 $y(x_{i+1})$ 的一个粗糙的近似值 $\tilde{y}_{i+1}$，称之为**预测值**，即

$$\tilde{y}_{i+1} = y_i + hf(x_i,y_i);$$

再对这个近似值 $\tilde{y}_{i+1}$ 用梯形公式将其校正为较准确的值 y_{i+1},称之为**校正值**,即

$$y_{i+1} = y_i + \frac{h}{2}[f(x_i, y_i) + f(x_{i+1}, \tilde{y}_{i+1})].$$

这样建立起来的公式称为**预测校正公式**:

$$\begin{cases} \tilde{y}_{i+1} = y_i + hf(x_i, y_i), & (8.12a) \\ y_{i+1} = y_i + \dfrac{h}{2}[f(x_i, y_i) + f(x_{i+1}, \tilde{y}_{i+1})]. & (8.12b) \end{cases}$$

将式(8.12a)代入式(8.12b),可得

$$y_{i+1} = y_i + \frac{h}{2}[f(x_i, y_i) + f(x_{i+1}, y_i + hf(x_i, y_i))], \tag{8.13}$$

所以预测校正公式(8.12)本质上是一个单步显式公式. 它的局部截断误差为

$$\begin{aligned} R_{i+1} &= y(x_{i+1}) - y(x_i) - \frac{h}{2}[f(x_i, y(x_i)) + f(x_{i+1}, y(x_i) + hf(x_i, y(x_i)))] \\ &= y(x_{i+1}) - y(x_i) - \frac{h}{2}[f(x_i, y(x_i)) + f(x_{i+1}, y(x_{i+1}))] \\ &\quad + \frac{h}{2}[f(x_{i+1}, y(x_{i+1})) - f(x_{i+1}, y(x_i) + hf(x_i, y(x_i)))]. \end{aligned} \tag{8.14}$$

由式(8.8)和式(8.9)知

$$y(x_{i+1}) - y(x_i) - \frac{h}{2}[f(x_i, y(x_i)) + f(x_{i+1}, y(x_{i+1}))] = -\frac{1}{12}y'''(\xi_i)h^3. \tag{8.15}$$

由式(8.3)和式(8.4)知

$$\begin{aligned} &f(x_{i+1}, y(x_{i+1})) - f(x_{i+1}, y(x_i) + hf(x_i, y(x_i))) \\ &= \frac{\partial f(x_{i+1}, \eta_i)}{\partial y}[y(x_{i+1}) - y(x_i) - hf(x_i, y(x_i))] \\ &= \frac{1}{2}\frac{\partial f(x_{i+1}, \eta_i)}{\partial y}y''(\bar{\xi}_i)h^2, \end{aligned} \tag{8.16}$$

其中,η_i 介于 $y(x_{i+1})$ 与 $y(x_i) + hf(x_i, y(x_i))$ 之间.

将式(8.15)和式(8.16)代入式(8.14),得到改进欧拉公式的局部截断误差为

$$R_{i+1} = \left[-\frac{1}{12}y'''(\xi_i) + \frac{1}{4}\frac{\partial f(x_{i+1}, \eta_i)}{\partial y}y''(\bar{\xi}_i)\right]h^3.$$

为便于编写程序上机计算,可将式(8.12)改写成如下形式:

$$\begin{cases} y_p = y_i + hf(x_i, y_i), \\ y_c = y_i + hf(x_{i+1}, y_p), \\ y_{i+1} = \dfrac{1}{2}(y_p + y_c). \end{cases} \tag{8.17}$$

公式(8.17)形式上与欧拉公式很像,但它的局部截断误差比欧拉公式高一阶. 我

们称式(8.12) 或式(8.13) 或式(8.17) 为**改进欧拉公式**.

例 8.2 用改进欧拉方法求解例 8.1 中的初值问题(取 $h = 0.1$).

解 对此初值问题采用改进欧拉公式,具体形式为

$$\begin{cases} y_p = y_i + h(-2x_i y_i) = y_i(1 - 0.2x_i), \\ y_c = y_i + h(-2x_{i+1} y_p) = y_i - 0.2(x_i + 0.1)y_p, \\ y_{i+1} = \dfrac{1}{2}(y_p + y_c), \end{cases}$$

计算结果列于表 8.2:

表 8.2 改进欧拉公式算例($h = 0.1$)

x_i	y_p	y_c	y_i	$y(x_i)$	$\lvert y(x_i) - y_i \rvert$
0.0			1.0000	1.0000	0.0000
0.1	1.0000	0.9800	0.9900	0.9900	0.0000
0.2	0.9702	0.9512	0.9607	0.9608	0.0001
0.3	0.9223	0.9054	0.9138	0.9139	0.0001
0.4	0.8590	0.8451	0.8520	0.8521	0.0001
0.5	0.7839	0.7737	0.7788	0.7788	0.0000
0.6	0.7009	0.6947	0.6978	0.6977	0.0001
0.7	0.6140	0.6118	0.6129	0.6126	0.0003
0.8	0.5271	0.5286	0.5279	0.5273	0.0006
0.9	0.4434	0.4480	0.4457	0.4449	0.0009
1.0	0.3655	0.3726	0.3691	0.3679	0.0012
1.1	0.2952	0.3041	0.2997	0.2982	0.0015
1.2	0.2337	0.2436	0.2387	0.2369	0.0017
1.3	0.1814	0.1915	0.1864	0.1845	0.0019
1.4	0.1380	0.1478	0.1429	0.1409	0.0020
1.5	0.1029	0.1120	0.1075	0.1054	0.0021
1.6	0.0752	0.0834	0.0793	0.0773	0.0020
1.7	0.0539	0.0610	0.0574	0.0556	0.0019
1.8	0.0379	0.0438	0.0409	0.0392	0.0017

与例 8.1 用欧拉公式计算的结果相比较,改进欧拉公式明显提高了精度.

改进欧拉公式也可表示为

$$\begin{cases} y_{i+1} = y_i + \dfrac{h}{2}(k_1 + k_2), \\ k_1 = f(x_i, y_i), \\ k_2 = f(x_{i+1}, y_i + hk_1). \end{cases} \tag{8.18}$$

8.2.4　整体截断误差

用某种数值方法（如欧拉方法或改进欧拉方法）求得的数值解 $y_1, y_2, \cdots, y_n$，一般来说与步长 h 有关. 为了反映出这种关系，我们将其记为

$$y_1(h), \quad y_2(h), \quad \cdots, \quad y_n(h).$$

求数值解的目的是用 $y_i(h)$ 作为 $y(x_i)$ 的近似值，我们自然要问：在每一节点 x_i 处近似值 $y_i(h)$ 与精确值 $y(x_i)$ 的差

$$| y(x_i) - y_i(h) |, \quad i = 1, 2, \cdots, n$$

是否很小？

定义 8.3　设 $y(x_1), y(x_2), \cdots, y(x_n)$ 为微分方程初值问题（8.1）的解在节点处的值，$y_1(h), y_2(h), \cdots, y_n(h)$ 为用某数值方法求得的近似解. 称所有节点上误差的最大值，即

$$E(h) = \max_{1 \leqslant i \leqslant n} | y(x_i) - y_i(h) |$$

为该方法的**整体截断误差**. 如果 $\lim_{h \to 0} E(h) = 0$，则称该数值方法是收敛的.

整体截断误差和局部截断误差是有紧密联系的. 在一定条件下，如果局部截断误差是 $O(h^{p+1})$，则整体截断误差是 $O(h^p)$（参见文献[4]）. 分析局部截断误差是比较容易的，因此我们可以直接根据局部截断误差来刻画求解公式的精度，为此给出下面的定义：

定义 8.4　若一个求解公式的局部截断误差为 $O(h^{p+1})$，则称该求解公式是 p 阶的，或具有 p 阶精度.

由此定义，欧拉公式具有一阶精度，梯形公式和改进欧拉公式具有二阶精度.

上述欧拉公式和改进欧拉公式主要是由数值积分方法推得的. 事实上，这些公式以及具有高阶精度的求解公式还可用其它方法推得. 下一节我们将介绍的是一种对平均斜率提供更为精确近似值的构造方法.

8.3　龙格-库塔方法

8.3.1　龙格-库塔方法的基本思想

我们从研究差商 $\dfrac{y(x_{i+1}) - y(x_i)}{h}$ 开始. 由微分中值定理

$$\frac{y(x_{i+1}) - y(x_i)}{h} = y'(x_i + \theta h), \quad 0 < \theta < 1,$$

并利用微分方程 $y' = f(x, y)$，可得

$$y(x_{i+1}) = y(x_i) + hf(x_i + \theta h, y(x_i + \theta h)), \tag{8.19}$$

这里的 $f(x_i + \theta h, y(x_i + \theta h))$ 称作区间 (x_i, x_{i+1}) 上的平均斜率,记作 k^*,即

$$k^* = f(x_i + \theta h, y(x_i + \theta h)).$$

因此只要对平均斜率 k^* 提供一种算法,由式(8.19)便可以得到一种微分方程的数值计算公式.

用这个观点来研究欧拉公式与改进欧拉公式可以发现,由于欧拉公式仅取 x_i 一个点的斜率值 $f(x_i, y_i)$ 作为平均斜率 k^* 的近似值,因此精度较低. 而改进欧拉公式(8.18)却是利用了 x_i 与 x_{i+1} 两个点的斜率值

$$k_1 = f(x_i, y_i) \quad \text{与} \quad k_2 = f(x_{i+1}, y_i + hk_1)$$

的平均值作为平均斜率 k^* 的近似值,即

$$k^* \approx \frac{1}{2}(k_1 + k_2),$$

其中,k_2 是通过已知信息 y_i 利用欧拉公式求得的. 显然改进欧拉公式比欧拉公式精度高的原因,就在于确定平均斜率时多取了一个点的斜率值. 由此启发我们,如果设法在 $[x_i, x_{i+1}]$ 上多预报几个点的斜率值,然后将它们做加权平均再作为 k^* 的近似值,则有可能构造出具有更高精度的计算公式. 这就是龙格-库塔方法的基本思路.

8.3.2　二阶龙格-库塔公式

首先推广改进欧拉公式,考察区间 $[x_i, x_{i+1}]$ 内任一点

$$x_{i+l} = x_i + lh, \quad 0 < l \leqslant 1.$$

我们希望用 x_i 和 x_{i+l} 两点的斜率值 k_1 和 k_2 的加权平均作为平均斜率 k^* 的近似值,即

$$k^* \approx \lambda_1 k_1 + \lambda_2 k_2,$$

从而

$$y_{i+1} = y_i + h(\lambda_1 k_1 + \lambda_2 k_2),$$

其中 λ_1, λ_2 为待定常数. 同改进欧拉公式一样,这里仍取

$$k_1 = f(x_i, y_i).$$

问题在于怎样预测 x_{i+l} 处的斜率值 k_2.

仿照改进欧拉公式,先用欧拉公式提供 $y(x_{i+l})$ 的预测值

$$y_{i+l} = y_i + lhk_1,$$

然后用预测值 y_{i+l} 通过计算 f 产生斜率值 $k_2 = f(x_{i+l}, y_{i+l})$. 这样设计出的计算公式具有如下形式:

$$\begin{cases} y_{i+1} = y_i + h(\lambda_1 k_1 + \lambda_2 k_2), \\ k_1 = f(x_i, y_i), \\ k_2 = f(x_{i+l}, y_i + lhk_1). \end{cases} \tag{8.20}$$

公式(8.20)中含有 3 个待定参数 λ_1, λ_2 和 l,我们希望适当选取这些参数值,使得该公式具有二阶精度.

公式(8.20)也是一个单步显式公式,它的局部截断误差为

$$
\begin{aligned}
R_{i+1} &= y(x_{i+1}) - y(x_i) \\
&\quad - h\big[\lambda_1 f(x_i, y(x_i)) + \lambda_2 f(x_{i+l}, y(x_i) + lh f(x_i, y(x_i)))\big] \\
&= y(x_{i+1}) - y(x_i) - h\big[\lambda_1 y'(x_i) + \lambda_2 f(x_{i+l}, y(x_i) + lh y'(x_i))\big] \\
&= h y'(x_i) + \frac{h^2}{2} y''(x_i) + O(h^3) - h\Big[\lambda_1 y'(x_i) + \lambda_2\big(f(x_i, y(x_i)) \\
&\quad + lh\, \frac{\partial f(x_i, y(x_i))}{\partial x} + lh y'(x_i)\, \frac{\partial f(x_i, y(x_i))}{\partial y} + O(h^2)\big)\Big] \\
&= h(1 - \lambda_1 - \lambda_2) y'(x_i) + h^2\Big(\frac{1}{2} - l\lambda_2\Big) y''(x_i) + O(h^3).
\end{aligned}
$$

上式中,第 2 个等式用了 $y'(x_i) = f(x_i, y(x_i))$,第 3 个等式用了二元泰勒展开式,第 4 个等式用了

$$
y''(x_i) = \frac{\partial f(x_i, y(x_i))}{\partial x} + y'(x_i)\, \frac{\partial f(x_i, y(x_i))}{\partial y}.
$$

要使公式(8.20)具有二阶精度,即 $R_{i+1} = O(h^3)$,只需

$$
\begin{cases}
\lambda_1 + \lambda_2 = 1, \\
l\lambda_2 = \dfrac{1}{2}.
\end{cases}
\tag{8.21}
$$

这里一共有 3 个待定参数,但只需满足两个条件,因此有一个自由度,也就是说满足方程组(8.21)的参数不止一组,而是一族. 这些公式统称为二阶龙格-库塔(Runge-Kutta)公式.

方程组(8.21)的解可写为

$$
\lambda_1 = 1 - \frac{1}{2l}, \quad \lambda_2 = \frac{1}{2l}.
$$

特别地,当 $l = 1$ 时,有 $x_{i+l} = x_{i+1}, \lambda_1 = \lambda_2 = \dfrac{1}{2}$,这时二阶龙格-库塔公式成为改进欧拉公式. 如果取 $l = \dfrac{1}{2}$,则 $\lambda_1 = 0, \lambda_2 = 1$,这时二阶龙格-库塔公式称为**变形欧拉公式**,其形式是

$$
\begin{cases}
y_{i+1} = y_i + h k_2, \\
k_1 = f(x_i, y_i), \\
k_2 = f\Big(x_{i+\frac{1}{2}}, y_i + \dfrac{h}{2} k_1\Big).
\end{cases}
$$

从表面上看,变形欧拉公式中仅含一个斜率值 k_2,但 k_2 是通过 k_1 计算出来的,因此每完成一步,仍然需要两次计算函数 f 的值,其工作量和改进欧拉公式几乎相同.

综上所述，构造二阶龙格-库塔公式主要由以下几步产生：

① 在区间$[x_i, x_{i+1}]$上取两点，预报这两点的斜率值.

② 对这两个斜率值做加权平均再作为平均斜率值的近似值.

③ 写出局部截断误差的表达式，然后对有关函数作泰勒展开得到关于 h 的幂级数. 为使截断误差公式达到二阶精度，h^0, h^1, h^2 的系数必须为零，从而建立有关参数所应满足的方程组.

④ 解此方程组，即可得到一族二阶龙格-库塔公式.

8.3.3　高阶龙格-库塔公式

为了进一步提高精度，在$[x_i, x_{i+1}]$上除 x_i 和 x_{i+l} 外再增加一点
$$x_{i+m} = x_i + mh, \quad l < m \leqslant 1,$$
并用 x_i, x_{i+l}, x_{i+m} 三点处斜率值 k_1, k_2, k_3 的加权平均作为 k^* 的近似值，这时计算公式为
$$y_{i+1} = y_i + h(\lambda_1 k_1 + \lambda_2 k_2 + \lambda_3 k_3),$$
其中 k_1, k_2 仍取式(8.20)的形式.

为了预报 x_{i+m} 处的斜率值 k_3，需要定出 x_{i+m} 处所对应的 y_{i+m}. 而为求 y_{i+m}，可以应用区间$[x_i, x_{i+m}]$上二阶龙格-库塔公式，即得 $y(x_{i+m})$ 的预测值
$$y_{i+m} = y_i + mh(\mu_1 k_1 + \mu_2 k_2).$$
然后用预测值 y_{i+m} 计算 f 的函数值，得到斜率值
$$k_3 = f(x_{i+m}, y_{i+m}) = f(x_i + mh, y_i + mh(\mu_1 k_1 + \mu_2 k_2)).$$
这样设计出的计算公式具有如下形式：
$$\begin{cases} y_{i+1} = y_i + h(\lambda_1 k_1 + \lambda_2 k_2 + \lambda_3 k_3), \\ k_1 = f(x_i, y_i), \\ k_2 = f(x_i + lh, y_i + lhk_1), \\ k_3 = f(x_i + mh, y_i + mh(\mu_1 k_1 + \mu_2 k_2)). \end{cases} \quad (8.22)$$

要使式(8.22)具有三阶精度，可对该式的局部截断误差表达式应用泰勒展开方法，并采用与第 8.3.2 节中类似的处理方法，得到参数 $\lambda_1, \lambda_2, \lambda_3, l, m, \mu_1, \mu_2$ 需要满足条件
$$\begin{cases} \mu_1 + \mu_2 = 1, \\ \lambda_1 + \lambda_2 + \lambda_3 = 1, \\ \lambda_2 l + \lambda_3 m = \dfrac{1}{2}, \\ \lambda_2 l^2 + \lambda_3 m^2 = \dfrac{1}{3}, \\ \lambda_3 lm\mu_2 = \dfrac{1}{6}. \end{cases}$$

满足这 5 个条件式的一族公式(8.22)统称为三阶龙格-库塔公式,其中常用的**库塔公式**为

$$\begin{cases} y_{i+1} = y_i + \dfrac{h}{6}(k_1 + 4k_2 + k_3), \\ k_1 = f(x_i, y_i), \\ k_2 = f\left(x_i + \dfrac{h}{2}, y_i + \dfrac{h}{2}k_1\right), \\ k_3 = f(x_i + h, y_i - hk_1 + 2hk_2). \end{cases}$$

如果需将精度提高至四阶,仍可用与上述方法类似的处理方法,只是必须在区间$[x_i, x_{i+1}]$上用 4 个点处斜率值的加权平均值作为 k^* 的近似值,从而构造一族四阶龙格-库塔公式. 由于推导复杂,这里从略,下面只给出两个常用的四阶龙格-库塔公式.

（1）**经典龙格-库塔公式（四阶龙格-库塔公式）**

$$\begin{cases} y_{i+1} = y_i + \dfrac{h}{6}(k_1 + 2k_2 + 2k_3 + k_4), \\ k_1 = f(x_i, y_i), \\ k_2 = f\left(x_i + \dfrac{h}{2}, y_i + \dfrac{h}{2}k_1\right), \\ k_3 = f\left(x_i + \dfrac{h}{2}, y_i + \dfrac{h}{2}k_2\right), \\ k_4 = f(x_i + h, y_i + hk_3). \end{cases}$$

（2）**Gill 公式**

$$\begin{cases} y_{i+1} = y_i + \dfrac{h}{6}\left[k_1 + (2-\sqrt{2})k_2 + (2+\sqrt{2})k_3 + k_4\right], \\ k_1 = f(x_i, y_i), \\ k_2 = f\left(x_i + \dfrac{h}{2}, y_i + \dfrac{h}{2}k_1\right), \\ k_3 = f\left(x_i + \dfrac{h}{2}, y_i + \dfrac{\sqrt{2}-1}{2}hk_1 + \left(1 - \dfrac{\sqrt{2}}{2}\right)hk_2\right), \\ k_4 = f\left(x_i + h, y_i - \dfrac{\sqrt{2}}{2}hk_2 + \left(1 + \dfrac{\sqrt{2}}{2}\right)hk_3\right). \end{cases}$$

这两个公式的局部截断误差均为 $O(h^5)$.

例 8.3　用四阶龙格-库塔公式求解例 8.1 中的初值问题(取 $h = 0.2$).

解　对此初值问题采用四阶龙格-库塔公式的具体形式为

$$\begin{cases} y_{i+1} = y_i + \dfrac{0.2}{6}(k_1 + 2k_2 + 2k_3 + k_4), \\ k_1 = -2x_i y_i, \\ k_2 = -2(x_i + 0.1)(y_i + 0.1k_1), \\ k_3 = -2(x_i + 0.1)(y_i + 0.1k_2), \\ k_4 = -2(x_i + 0.2)(y_i + 0.2k_3), \end{cases}$$

计算结果列于表 8.3：

表 8.3　四阶龙格-库塔公式算例（$h = 0.2$）

x_i	y_i	$y(x_i)$	$\mid y(x_i) - y_i \mid$
0	1.0000000	1.0000000	0.0000000
0.2	0.9607893	0.9607894	0.0000001
0.4	0.8521429	0.8521438	0.0000008
0.6	0.6976755	0.6976763	0.0000008
0.8	0.5272977	0.5272924	0.0000053
1.0	0.3679036	0.3678795	0.0000242
1.2	0.2369857	0.2369277	0.0000579
1.4	0.1409576	0.1408584	0.0000992
1.6	0.0774387	0.0773047	0.0001340
1.8	0.0393135	0.0391639	0.0001496

　　比较例 8.3 与例 8.1、例 8.2 的结果，可以看出四阶龙格-库塔公式的精度是最高的（见表 8.4）. 虽然四阶龙格-库塔方法每一步需 4 次计算函数 f 的值，但由于步长放大了 1 倍，算出表 8.3 所完成的计算工作量与算出表 8.2 几乎相同. 这进一步显示了四阶龙格-库塔方法的优越性，同时也说明算法选择的重要性.

表 8.4　各种算法近似解的比较

x_i	欧拉公式的误差 $\mid y(x_i) - y_i \mid, h = 0.1$	改进欧拉公式的误差 $\mid y(x_i) - y_i \mid, h = 0.1$	四阶龙格-库塔公式的误差 $\mid y(x_i) - y_i \mid, h = 0.2$
0.1	0.0100	0.0000	
0.2	0.0192	0.0001	0.0000001
0.3	0.0269	0.0001	
0.4	0.0322	0.0001	0.0000008
0.5	0.0348	0.0000	
0.6	0.0346	0.0001	0.0000008
0.7	0.0317	0.0003	

续表 8.4

x_i	欧拉公式的误差 $\lvert y(x_i)-y_i\rvert, h=0.1$	改进欧拉公式的误差 $\lvert y(x_i)-y_i\rvert, h=0.1$	四阶龙格-库塔公式的误差 $\lvert y(x_i)-y_i\rvert, h=0.2$
0.8	0.0269	0.0006	0.0000053
0.9	0.0206	0.0009	
1.0	0.0138	0.0012	0.0000242
1.1	0.0072	0.0015	
1.2	0.0013	0.0017	0.0000579
1.3	0.0035	0.0019	
1.4	0.0069	0.0020	0.0000992
1.5	0.0090	0.0021	
1.6	0.0098	0.0020	0.0001340
1.7	0.0097	0.0019	
1.8	0.0089	0.0017	0.0001496

从理论上讲,可以构造任意高阶的龙格-库塔公式,但须注意的是,精度的阶数与计算函数值 $f(x,y)$ 的次数之间的关系不是等量增加的(见表 8.5),并且精度越高表达式越复杂,因此再提高公式的阶数已没有多大意义了.这也进一步说明四阶龙格-库塔公式是兼顾了精度及计算工作量的较理想的公式.

表 8.5   龙格-库塔公式计算 f 的次数与精度阶数的关系

每步计算 f 的次数	2	3	4	5	6	7	8	9
精度的阶数	2	3	4	4	5	6	6	7

最后指出的是,龙格-库塔方法的推导是在泰勒展开的基础上进行的,因而它要求所求微分方程问题的解具有较好的光滑性.假若解的光滑性差,那么使用四阶龙格-库塔公式求得的数值解的精度可能不如改进欧拉公式高.因此在实际计算时,应当针对问题的具体特点选择合适的算法.

8.4   线性多步法

在逐步推进的求解进程中,计算 y_{i+1} 之前实际上已经求出了一系列的近似值 $y_0,y_1,\cdots,y_i$,如果能充分利用第 $(i+1)$ 步前面已获得的多步信息来预测 y_{i+1},那么可以期望第 $(i+1)$ 步结果会有较高的精度.这就是构造线性多步法的基本思想.

线性 r 步公式可表示为

$$y_{i+1} = \sum_{j=0}^{r-1}\alpha_j y_{i-j} + h\sum_{j=-1}^{r-1}\beta_j f(x_{i-j}, y_{i-j}), \tag{8.23}$$

式中，α_j 和 β_j 为常数，且 $|\alpha_{r-1}|+|\beta_{r-1}| \neq 0$. 当 $\beta_{-1}=0$ 时，式(8.23) 为显式格式；当 $\beta_{-1} \neq 0$ 时，式(8.23) 为隐式格式. 式(8.23) 的局部截断误差为

$$R_{i+1} = y(x_{i+1}) - \sum_{j=0}^{r-1} \alpha_j y(x_{i-j}) - h \sum_{j=-1}^{r-1} \beta_j f(x_{i-j}, y(x_{i-j})).$$

由微分方程知上式又可写为

$$R_{i+1} = y(x_{i+1}) - \sum_{j=0}^{r-1} \alpha_j y(x_{i-j}) - h \sum_{j=-1}^{r-1} \beta_j y'(x_{i-j}).$$

当 $R_{i+1} = O(h^{p+1})$ 时，称式(8.23) 是一个 p 阶公式.

对于方程 $y' = f(x,y)$，由第 8.2 节已知其解满足

$$y(x_{i+1}) = y(x_i) + \int_{x_i}^{x_{i+1}} f(x, y(x))\mathrm{d}x. \tag{8.24}$$

对式(8.24) 中的积分用左矩形公式和梯形公式作数值积分，分别获得了求微分方程数值解的欧拉公式和梯形公式. 若需要再提高精度，可对积分使用更精确的求积方法，也就是对被积函数用更高次的插值多项式来代替. 选取不同的插值节点就会得到不同的数值解法，我们在这里只讨论其中的一种 —— 阿当姆斯(Admas) 方法.

8.4.1 阿当姆斯内插公式

要利用插值多项式，首先是选插值节点. 对于线性插值，用 x_i 和 x_{i+1} 作插值节点最合适；对于高次插值，除了仍用 x_i 和 x_{i+1} 作插值节点外，其它的插值节点最好在 x_i 和 x_{i+1} 之间，但在这样的点上 f 的值是未知的，即使选用近似值，也不是现成的，自然想到把插值节点选在区间 $[x_i, x_{i+1}]$ 的外面，如取 x_{i-1}, x_{i-2} 等等.

我们取 $x_{i+1}, x_i, \cdots, x_{i-r+1}$ 为插值节点作 $f(x, y(x))$ 的 r 次插值多项式，有

$$f(x, y(x)) = \sum_{j=-1}^{r-1} f(x_{i-j}, y(x_{i-j})) \prod_{\substack{l=-1 \\ l \neq j}}^{r-1} \frac{x - x_{i-l}}{x_{i-j} - x_{i-l}}$$

$$+ \frac{1}{(r+1)!} \frac{\mathrm{d}^{r+1}(f(x, y(x)))}{\mathrm{d}x^{r+1}} \bigg|_{x=\eta_i} \prod_{j=-1}^{r-1}(x - x_{i-j}),$$

其中 $\eta_i \in (\min\{x, x_{i-r+1}\}, \max\{x, x_{i+1}\})$. 将上式代入到式(8.24)，注意到 $y'(x) = f(x, y(x))$，并作积分变换 $x = x_i + th$，得到

$$y(x_{i+1}) = y(x_i) + \sum_{j=-1}^{r-1} f(x_{i-j}, y(x_{i-j})) \int_{x_i}^{x_{i+1}} \prod_{\substack{l=-1 \\ l \neq j}}^{r-1} \frac{x - x_{i-l}}{x_{i-j} - x_{i-l}} \mathrm{d}x$$

$$+ \int_{x_i}^{x_{i+1}} \frac{1}{(r+1)!} y^{(r+2)}(\eta_i) \prod_{j=-1}^{r-1}(x - x_{i-j})\mathrm{d}x$$

$$= y(x_i) + h \sum_{j=-1}^{r-1} f(x_{i-j}, y(x_{i-j})) \int_0^1 \prod_{\substack{l=-1 \\ l \neq j}}^{r-1} \frac{l+t}{l-j} \mathrm{d}t$$

$$+ h^{r+2} y^{(r+2)}(\xi_i) \frac{1}{(r+1)!} \int_0^1 \prod_{j=-1}^{r-1} (t+j) \mathrm{d}t,$$

其中 $\xi_i \in (x_{i-r+1}, x_{i+1})$.

记

$$\beta_{rj} = \int_0^1 \prod_{\substack{l=-1 \\ l \neq j}}^{r-1} \frac{l+t}{l-j} \mathrm{d}t, \quad j = -1, 0, 1, \cdots, r-1,$$

$$\alpha_{r+1} = \frac{1}{(r+1)!} \int_0^1 \prod_{j=-1}^{r-1} (j+t) \mathrm{d}t,$$

则有

$$y(x_{i+1}) = y(x_i) + h \sum_{j=-1}^{r-1} \beta_{rj} f(x_{i-j}, y(x_{i-j})) + \alpha_{r+1} h^{r+2} y^{(r+2)}(\xi_i). \quad (8.25)$$

在式 (8.25) 中略去小量项 $\alpha_{r+1} h^{r+2} y^{(r+2)}(\xi_i)$，并用 y_i 代替 $y(x_i)$，得到 r 步求解公式

$$y_{i+1} = y_i + h \sum_{j=-1}^{r-1} \beta_{rj} f(x_{i-j}, y_{i-j}). \quad (8.26)$$

称式 (8.26) 为 r 步**阿当姆斯内插公式** (隐式公式).

由式 (8.25) 可知，式 (8.26) 的局部截断误差为

$$R_{i+1} = y(x_{i+1}) - y(x_i) - h \sum_{j=-1}^{r-1} \beta_{rj} f(x_{i-j}, y(x_{i-j}))$$

$$= \alpha_{r+1} h^{r+2} y^{(r+2)}(\xi_i),$$

所以 r 步阿当姆斯内插公式是 $(r+1)$ 阶的.

当 $r = 1$ 时，得梯形公式

$$y_{i+1} = y_i + \frac{h}{2} [f(x_{i+1}, y_{i+1}) + f(x_i, y_i)],$$

$$R_{i+1} = -\frac{1}{12} h^3 y^{(3)}(\xi_i), \quad \xi_i \in (x_i, x_{i+1});$$

当 $r = 2$ 时，得公式

$$y_{i+1} = y_i + \frac{h}{12} [5 f(x_{i+1}, y_{i+1}) + 8 f(x_i, y_i) - f(x_{i-1}, y_{i-1})],$$

$$R_{i+1} = -\frac{1}{24} h^4 y^{(4)}(\xi_i), \quad \xi_i \in (x_{i-1}, x_{i+1}).$$

当 $r = 3$ 时，得公式

$$y_{i+1} = y_i + \frac{h}{24} [9 f(x_{i+1}, y_{i+1}) + 19 f(x_i, y_i) - 5 f(x_{i-1}, y_{i-1}) + f(x_{i-2}, y_{i-2})],$$

$$R_{i+1} = -\frac{19}{720} h^5 y^{(5)}(\xi_i), \quad \xi_i \in (x_{i-2}, x_{i+1}).$$

8.4.2　阿当姆斯外推公式

式 (8.26) 为隐式格式是因为选取了 x_{i+1} 作为插值节点. 如果不取 x_{i+1}，而换作

取 x_{i-r}，即取 $x_i, x_{i-1}, \cdots, x_{i-r}$ 为插值节点作 $f(x, y(x))$ 的 r 次插值多项式，则有

$$f(x, y(x)) = \sum_{j=0}^{r} f(x_{i-j}, y(x_{i-j})) \prod_{\substack{l=0 \\ l \neq j}}^{r} \frac{x - x_{i-l}}{x_{i-j} - x_{i-l}}$$

$$+ \frac{1}{(r+1)!} \frac{\mathrm{d}^{r+1} f(x, y(x))}{\mathrm{d}x^{r+1}} \bigg|_{x=\bar{\eta}_i} \prod_{j=0}^{r} (x - x_{i-j}),$$

其中 $\bar{\eta}_i \in (\min\{x_{i-r}, x\}, \max\{x_i, x\})$. 将上式代入到式(8.24)，注意到 $y'(x) = f(x, y(x))$，并作变换 $x = x_i + th$，得到

$$y(x_{i+1}) = y(x_i) + \sum_{j=0}^{r} f(x_{i-j}, y(x_{i-j})) \int_{x_i}^{x_{i+1}} \prod_{\substack{l=0 \\ l \neq j}}^{r} \frac{x - x_{i-l}}{x_{i-j} - x_{i-l}} \mathrm{d}x$$

$$+ \frac{1}{(r+1)!} \int_{x_i}^{x_{i+1}} y^{(r+2)}(\bar{\eta}_i) \prod_{j=0}^{r} (x - x_{i-j}) \mathrm{d}x$$

$$= y(x_i) + h \sum_{j=0}^{r} f(x_{i-j}, y(x_{i-j})) \int_0^1 \prod_{\substack{l=0 \\ l \neq j}}^{r} \frac{l + t}{l - j} \mathrm{d}t$$

$$+ h^{r+2} y^{(r+2)}(\bar{\xi}_i) \frac{1}{(r+1)!} \int_0^1 \prod_{j=0}^{r} (j + t) \mathrm{d}t,$$

其中 $\bar{\xi}_i \in (x_{i-r}, x_{i+1})$. 记

$$\bar{\beta}_{rj} = \int_0^1 \prod_{\substack{l=0 \\ l \neq j}}^{r} \frac{l + t}{l - j} \mathrm{d}t, \quad j = 0, 1, \cdots, r,$$

$$\bar{\alpha}_{r+1} = \frac{1}{(r+1)!} \int_0^1 \prod_{j=0}^{r} (j + t) \mathrm{d}t,$$

则有

$$y(x_{i+1}) = y(x_i) + h \sum_{j=0}^{r} \bar{\beta}_{rj} f(x_{i-j}, y(x_{i-j})) + \bar{\alpha}_{r+1} h^{r+2} y^{(r+2)}(\bar{\xi}_i). \quad (8.27)$$

在式(8.27)中略去小量项 $\bar{\alpha}_{r+1} h^{r+2} y^{(r+2)}(\bar{\xi}_i)$，并用 y_i 代替 $y(x_i)$，得到 $(r+1)$ 步求解公式

$$y_{i+1} = y_i + h \sum_{j=0}^{r} \bar{\beta}_{rj} f(x_{i-j}, y_{i-j}). \quad (8.28)$$

称式(8.28)为 $(r+1)$ 步**阿当姆斯外推公式**（显式公式）.

由式(8.27)可知，式(8.28)的局部截断误差为

$$R_{i+1} = y(x_{i+1}) - y(x_i) - h \sum_{j=0}^{r} \bar{\beta}_{rj} f(x_{i-j}, y(x_{i-j}))$$

$$= \bar{\alpha}_{r+1} h^{r+2} y^{(r+2)}(\bar{\xi}_i).$$

所以 $(r+1)$ 步阿当姆斯外推公式是 $(r+1)$ 阶的.

当 $r = 0$ 得欧拉公式

$$y_{i+1} = y_i + hf(x_i, y_i),$$

$$R_{i+1} = \frac{1}{2}h^2 y''(\bar{\xi}_i), \quad \bar{\xi}_i \in (x_i, x_{i+1});$$

当 $r = 1$ 时,得公式

$$y_{i+1} = y_i + \frac{h}{2}\big[3f(x_i, y_i) - f(x_{i-1}, y_{i-1})\big],$$

$$R_{i+1} = \frac{5}{12}h^3 y'''(\bar{\xi}_i), \quad \bar{\xi}_i \in (x_{i-1}, x_{i+1});$$

当 $r = 2$ 时,得公式

$$y_{i+1} = y_i + \frac{h}{12}\big[23f(x_i, y_i) - 16f(x_{i-1}, y_{i-1}) + 5f(x_{i-2}, y_{i-2})\big],$$

$$R_{i+1} = \frac{3}{8}h^4 y^{(4)}(\bar{\xi}_i), \quad \bar{\xi}_i \in (x_{i-2}, x_{i+1});$$

当 $r = 3$ 时,得公式

$$y_{i+1} = y_i + \frac{h}{24}\big[55f(x_i, y_i) - 59f(x_{i-1}, y_{i-1}) + 37f(x_{i-2}, y_{i-2})$$

$$- 9f(x_{i-3}, y_{i-3})\big],$$

$$R_{i+1} = \frac{251}{720}h^5 y^{(5)}(\bar{\xi}_i), \quad \bar{\xi}_i \in (x_{i-3}, x_{i+1}).$$

8.4.3　阿当姆斯预测校正公式

阿当姆斯外推公式是一个显式公式,每计算一步只需计算一个函数值,计算很方便. 而阿当姆斯内插公式每一步计算均需迭代求解,因此从计算角度讲,内插公式比外推公式麻烦.

我们把阿当姆斯外推公式和内插公式结合起来使用,构成预测校正系统. 例如3 阶的显式公式做预测、4 阶的隐式公式做校正,得到

$$\begin{cases} y_{i+1}^{(p)} = y_i + \dfrac{h}{12}\big[23f(x_i, y_i) - 16f(x_{i-1}, y_{i-1}) + 5f(x_{i-2}, y_{i-2})\big], \\[2mm] y_{i+1} = y_i + \dfrac{h}{24}\big[9f(x_{i+1}, y_{i+1}^{(p)}) + 19f(x_i, y_i) - 5f(x_{i-1}, y_{i-1}) \\[2mm] \qquad\quad + f(x_{i-2}, y_{i-2})\big]. \end{cases} \tag{8.29}$$

又如 4 阶的显式公式做预测、4 阶的隐式公式做校正,得到

$$\begin{cases} y_{i+1}^{(p)} = y_i + \dfrac{h}{24}\big[55f(x_i, y_i) - 59f(x_{i-1}, y_{i-1}) + 37f(x_{i-2}, y_{i-2}) \\[2mm] \qquad\quad - 9f(x_{i-3}, y_{i-3})\big], \\[2mm] y_{i+1} = y_i + \dfrac{h}{24}\big[9f(x_{i+1}, y_{i+1}^{(p)}) + 19f(x_i, y_i) - 5f(x_{i-1}, y_{i-1}) \\[2mm] \qquad\quad + f(x_{i-2}, y_{i-2})\big]. \end{cases} \tag{8.30}$$

式(8.29)是一个 3 步公式,式(8.30)是一个 4 步公式,且它们均为 4 阶公式,不过式(8.30)截断误差的系数比式(8.29)截断误差的系数小很多.

r 步的多步公式需要提供 r 个初值,通常取 $y_0 = \eta, y_1, y_2, \cdots, y_{r-1}$ 则由同阶的或低一阶的单步公式提供.

例 8.4 用阿当姆斯方法求解例 8.1 中的初值问题(取 $h = 0.1$).

解 先利用四阶龙格-库塔公式求出开始三步的值 y_1, y_2, y_3,再分别使用四阶阿当姆斯外推公式(8.28)以及阿当姆斯预测校正公式(8.30)进行计算,其结果列于表 8.6 和表 8.7:

表 8.6　阿当姆斯外推法算例($h = 0.1$)

x_i	四阶龙格-库塔法 y_i	外推法 y_i	精确解 $y(x_i)$	误差 $\mid y(x_i) - y_i \mid$
0.1	0.9900498		0.9900498	0.0000000
0.2	0.9607894		0.9607894	0.0000000
0.3	0.9139312		0.9139312	0.0000000
0.4		0.8522167	0.8521438	0.0000730
0.5		0.7789586	0.7788008	0.0001578
0.6		0.6979231	0.6976763	0.0002468
0.7		0.6129449	0.6126264	0.0003185
0.8		0.5276561	0.5272924	0.0003637
0.9		0.4452326	0.4448580	0.0003745
1.0		0.3682315	0.3678795	0.0003520
1.1		0.2984986	0.2981973	0.0003013
1.2		0.2371600	0.2369277	0.0002323
1.3		0.1846751	0.1845195	0.0001557
1.4		0.1409405	0.1408584	0.0000821
1.5		0.1054188	0.1053992	0.0000196
1.6		0.0772779	0.0773047	0.0000268
1.7		0.0555203	0.0555762	0.0000559
1.8		0.0390952	0.0391639	0.0000687

表 8.7　阿当姆斯预测校正法算例($h = 0.1$)

x_i	四阶龙格-库塔法 y_i	预测值 $y_{i+1}^{(0)}$	校正值 y_{i+1}	精确值 $y(x_i)$	误差 $\mid y(x_i) - y_i \mid$
0.1	0.9900498			0.9900498	0.0000000
0.2	0.9607894			0.9607894	0.0000000
0.3	0.9139312			0.9139312	0.0000000

x_i	四阶龙格-库塔法 y_i	预测值 $y_{i+1}^{(0)}$	校正值 y_{i+1}	精确值 $y(x_i)$	误差 $\mid y(x_i) - y_i \mid$
0.4		0.8522167	0.8521345	0.8521438	0.0000093
0.5		0.7788914	0.7787803	0.7788008	0.0000204
0.6		0.6977695	0.6976447	0.6976763	0.0000316
0.7		0.6127095	0.6125854	0.6126264	0.0000411
0.8		0.5273548	0.5272454	0.5272924	0.0000470
0.9		0.4448935	0.4448095	0.4448580	0.0000485
1.0		0.3678865	0.3678341	0.3678795	0.0000453
1.1		0.2981786	0.2981594	0.2981973	0.0000379
1.2		0.2368892	0.2369003	0.2369277	0.0000275
1.3		0.1844687	0.1845039	0.1845195	0.0000156
1.4		0.1408033	0.1408543	0.1408584	0.0000041
1.5		0.1053466	0.1054051	0.1053992	0.0000059
1.6		0.0772596	0.0773180	0.0773047	0.0000132
1.7		0.0555414	0.0555937	0.0555762	0.0000175
1.8		0.0391403	0.0391828	0.0391639	0.0000189

通过与精确值相比较,不难看出预测校正值比外推法求得的值误差小.

8.5　一阶方程组与高阶方程

8.5.1　一阶方程组

前面研究的是单个方程 $y' = f(x, y)$ 的数值解法,如果把 y 和 f 理解为向量,那么前述各种计算公式都可应用于一阶方程组的情形. 下面我们仅对两个方程的情况加以讨论.

考察初值问题

$$\begin{cases} u' = \varphi(x, u, v), & u(a) = \alpha, \\ v' = \psi(x, u, v), & v(a) = \beta, \end{cases} \quad a \leqslant x \leqslant b. \tag{8.31}$$

若采用向量的记号,记

$$\boldsymbol{y} = (u, v)^{\mathrm{T}}, \quad \boldsymbol{\eta} = (\alpha, \beta)^{\mathrm{T}}, \quad \boldsymbol{f} = (\varphi, \psi)^{\mathrm{T}},$$

则上述方程组的初值问题可以表示为

$$\begin{cases} \boldsymbol{y}' = \boldsymbol{f}(x, \boldsymbol{y}), \\ \boldsymbol{y}(a) = \boldsymbol{\eta}. \end{cases}$$

求解这一初值问题的四阶龙格-库塔公式为

$$y_{i+1} = y_i + \frac{h}{6}(K_1 + 2K_2 + 2K_3 + K_4),$$　　　　(8.32)

式中

$$\begin{cases} K_1 = f(x_i, y_i), \\ K_2 = f\left(x_i + \dfrac{h}{2}, y_i + \dfrac{h}{2}K_1\right), \\ K_3 = f\left(x_i + \dfrac{h}{2}, y_i + \dfrac{h}{2}K_2\right), \\ K_4 = f(x_i + h, y_i + hK_3). \end{cases}$$

于是式(8.32)的分量表示式

$$\begin{cases} u_{i+1} = u_i + \dfrac{h}{6}(k_1 + 2k_2 + 2k_3 + k_4), \\ v_{i+1} = v_i + \dfrac{h}{6}(l_1 + 2l_2 + 2l_3 + l_4) \end{cases}$$　　　(8.33)

即为求解初值问题(8.31)的四阶龙格－库塔公式,式中

$$\begin{cases} k_1 = \varphi(x_i, u_i, v_i), \\ l_1 = \psi(x_i, u_i, v_i), \\ k_2 = \varphi\left(x_i + \dfrac{h}{2}, u_i + \dfrac{h}{2}k_1, v_i + \dfrac{h}{2}l_1\right), \\ l_2 = \psi\left(x_i + \dfrac{h}{2}, u_i + \dfrac{h}{2}k_1, v_i + \dfrac{h}{2}l_1\right), \\ k_3 = \varphi\left(x_i + \dfrac{h}{2}, u_i + \dfrac{h}{2}k_2, v_i + \dfrac{h}{2}l_2\right), \\ l_3 = \psi\left(x_i + \dfrac{h}{2}, u_i + \dfrac{h}{2}k_2, v_i + \dfrac{h}{2}l_2\right), \\ k_4 = \varphi(x_i + h, u_i + hk_3, v_i + hl_3), \\ l_4 = \psi(x_i + h, u_i + hk_3, v_i + hl_3). \end{cases}$$　　　(8.34)

这仍是单步法,利用节点 x_i 上的值 u_i, v_i ,由式(8.34)依次计算 $k_1, l_1, k_2, l_2, k_3, l_3$ 和 k_4, l_4 ,然后代入式(8.33),即可求得节点 x_{i+1} 上的近似值 u_{i+1}, v_{i+1} .

8.5.2　化高阶方程为一阶方程组

关于高阶微分方程的初值问题,原则上总可以归结为一阶方程组来求解.为简便起见,下面我们仅以二阶方程为例加以说明,对于高于二阶的方程可按类似方法处理.

给定下列二阶方程初值问题

$$\begin{cases} y'' = f(x, y, y'), & a \leqslant x \leqslant b, \\ y(a) = \alpha, & y'(a) = \beta. \end{cases}$$　　　(8.35)

引进新的变量 $z = y'$,则式(8.35)可化为下列一阶方程组的初值问题:

$$\begin{cases} y' = z, \quad y(a) = \alpha, \\ z' = f(x,y,z), \quad z(a) = \beta. \end{cases}$$

应用四阶龙格-库塔公式(8.33)得

$$\begin{cases} y_{i+1} = y_i + \dfrac{h}{6}(k_1 + 2k_2 + 2k_3 + k_4), \\ z_{i+1} = z_i + \dfrac{h}{6}(l_1 + 2l_2 + 2l_3 + l_4), \end{cases} \tag{8.36}$$

式中

$$\begin{cases} k_1 = z_i, \quad l_1 = f(x_i, y_i, z_i), \\ k_2 = z_i + \dfrac{h}{2}l_1, \quad l_2 = f\left(x_i + \dfrac{h}{2}, y_i + \dfrac{h}{2}k_1, z_i + \dfrac{h}{2}l_1\right), \\ k_3 = z_i + \dfrac{h}{2}l_2, \quad l_3 = f\left(x_i + \dfrac{h}{2}, y_i + \dfrac{h}{2}k_2, z_i + \dfrac{h}{2}l_2\right), \\ k_4 = z_i + hl_3, \quad l_4 = f(x_i + h, y_i + hk_3, z_i + hl_3). \end{cases}$$

将 k_1, k_2, k_3, k_4 的表达式代入式(8.36)以及 l_1, l_2, l_3, l_4 的表达式中,那么可以得到只含有 $l_j(j = 1,2,3,4)$ 的四阶龙格-库塔公式

$$\begin{cases} y_{i+1} = y_i + hz_i + \dfrac{h^2}{6}(l_1 + l_2 + l_3), \\ z_{i+1} = z_i + \dfrac{h}{6}(l_1 + 2l_2 + 2l_3 + l_4), \end{cases}$$

式中

$$\begin{cases} l_1 = f(x_i, y_i, z_i), \\ l_2 = f\left(x_i + \dfrac{h}{2}, y_i + \dfrac{h}{2}z_i, z_i + \dfrac{h}{2}l_1\right), \\ l_3 = f\left(x_i + \dfrac{h}{2}, y_i + \dfrac{h}{2}z_i + \dfrac{h^2}{4}l_1, z_i + \dfrac{h}{2}l_2\right), \\ l_4 = f\left(x_i + h, y_i + hz_i + \dfrac{h^2}{2}l_2, z_i + hl_3\right). \end{cases}$$

例 8.5 用四阶龙格-库塔公式求解二阶方程初值问题

$$\begin{cases} y'' - 3y' + 2y = 0, \\ y(0) = 1, \quad y'(0) = 1, \end{cases}$$

取步长 $h = 0.2$.

解 先将二阶方程化为一阶方程组. 令 $z = y'$,则得方程组

$$\begin{cases} y' = z, \quad y(0) = 1, \\ z' = 3z - 2y, \quad z(0) = 1. \end{cases}$$

使用四阶龙格-库塔公式,其相应的形式为

$$\begin{cases} y_{i+1} = y_i + \dfrac{0.2}{6}(k_1 + 2k_2 + 2k_3 + k_4), \\ z_{i+1} = z_i + \dfrac{0.2}{6}(l_1 + 2l_2 + 2l_3 + l_4), \end{cases}$$

其中

$$\begin{cases} k_1 = z_i, \quad l_1 = 3z_i - 2y_i, \\ k_2 = z_i + 0.1l_1, \quad l_2 = 3(z_i + 0.1l_1) - 2(y_i + 0.1k_1), \\ k_3 = z_i + 0.1l_2, \quad l_3 = 3(z_i + 0.1l_2) - 2(y_i + 0.1k_2), \\ k_4 = z_i + 0.2l_3, \quad l_4 = 3(z_i + 0.2l_3) - 2(y_i + 0.2k_3). \end{cases}$$

计算结果列于表 8.8:

表 8.8　二阶方程初值问题算例

x_i	y_i	z_i	k_1	l_1	k_2	l_2	k_3	l_3	k_4	l_4
0.0	1.0000	1.0000	1.0000	1.0000	1.1000	1.1000	1.1100	1.1100	1.2220	1.2220
0.2	1.2214	1.2214	1.2214	1.2214	1.3435	1.3435	1.3558	1.3558	1.4926	1.4926
0.4	1.4918	1.4918	1.4918	1.4918	1.6410	1.6410	1.6559	1.6559	1.8230	1.8230
0.6	1.8221	1.8221	1.8221	1.8221	2.0043	2.0043	2.0225	2.0225	2.2266	2.2266
0.8	2.2255	2.2255	2.2255	2.2255	2.4481	2.4481	2.4703	2.4703	2.7196	2.7196
1.0	2.7182									

与精确解 $y = e^x$ 比较,可知所得近似解在 $0.2, 0.4, 0.6, 0.8$ 处均有 5 位有效数字,在 1.0 处具有 4 位有效数字.

8.6　应用实例:摆球运动

如图 8.2 所示,一质量为 m 的摆球用长度为 l 的细线悬挂在 O 点,其与竖直线的夹角 $\theta = \theta_0$. 若将其轻轻放下,则小球将左右来回摆动. 现忽略细线的质量、弹性及空气阻力,那么根据牛顿第二定律,摆球的运动满足如下常微分方程初值问题:

$$\begin{cases} l\dfrac{d^2\theta}{dt^2} = -g\sin\theta, \\ \theta(0) = \theta_0, \\ \theta'(0) = 0. \end{cases} \tag{8.37}$$

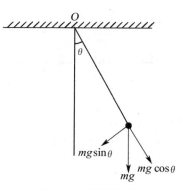

图 8.2　摆球运动

当 $|\theta|$ 很小时, 式(8.37)可近似写为

$$\begin{cases} l\dfrac{\mathrm{d}^2\theta}{\mathrm{d}t^2} = -g\theta, \\ \theta(0) = \theta_0, \\ \theta'(0) = 0. \end{cases} \tag{8.38}$$

记 $a^2 = \dfrac{g}{l}$, 容易求得式(8.38)的解为

$$\theta = \theta_0 \cos at. \tag{8.39}$$

下面我们用数值方法求解式(8.37), 并与式(8.38)的解即式(8.39)相比较.

引进新变量 $\eta = \dfrac{\mathrm{d}\theta}{\mathrm{d}t}$, 将式(8.37)改写成如下等价的一阶常微分方程组:

$$\begin{cases} \dfrac{\mathrm{d}\theta}{\mathrm{d}t} = \eta, \\ \dfrac{\mathrm{d}\eta}{\mathrm{d}t} = -a^2 \sin\theta, \\ \theta(0) = \theta_0, \\ \eta(0) = 0. \end{cases} \tag{8.40}$$

设 $a = \pi$, 并取 $h = \dfrac{1}{360}$, 用阿当姆斯预测校正公式(8.30)求式(8.40)的近似解, 初始值由经典龙格-库塔公式提供. 表8.9给出了 $\theta_0 = 0.1°$ 时的部分数值结果, 从中可以看出式(8.38)的解很好地逼近了式(8.37)的解; 表8.10给出了 $\theta_0 = 10°$ 时的部分数值结果, 从中可以看出式(8.37)的解仍然具有周期性变化, 但与式(8.38)的解之间有一定的误差. 结果表明 θ_0 越大, 式(8.38)的解与式(8.37)的解之间的误差绝对值越大. 读者可以考虑一下它们的相对误差.

表 8.9　$\theta_0 = 0.1°$ 时的摆球运动

t/s	式(8.38)的精确解 $\theta(t)/°$	式(8.37)的数值解 $\theta_h(t)/°$	$\|\theta_h(t) - \theta(t)\|/°$
0	0.10000	0.10000	0.00000
1/6	0.08660	0.08667	0.00006
2/6	0.05000	0.05004	0.00004
3/6	0.00000	0.00001	0.00001
4/6	-0.05000	-0.05003	0.00003
5/6	-0.08660	-0.08666	0.00005
6/6	-0.10000	-0.10007	0.00007
7/6	-0.08660	-0.08667	0.00006
8/6	-0.05000	-0.05004	0.00004
9/6	0.00000	-0.00001	0.00001

t/s	式(8.38) 的精确解 $\theta(t)/°$	式(8.37) 的数值解 $\theta_h(t)/°$	$\mid \theta_h(t) - \theta(t) \mid /°$
10/6	0.05000	0.05003	0.00003
11/6	0.08660	0.08666	0.00005
12/6	0.10000	0.10007	0.00007
13/6	0.08660	0.08667	0.00006
14/6	0.05000	0.05004	0.00004
15/6	0.00000	0.00001	0.00001
16/6	-0.05000	-0.05003	0.00003
17/6	-0.08660	-0.08666	0.00005
18/6	-0.10000	0.10007	0.00007

表 8.10　$\theta_0 = 10°$ 时的摆球运动

t/s	式(8.38) 的精确解 $\theta(t)/°$	式(8.37) 的数值解 $\theta_h(t)/°$	$\mid \theta_h(t) - \theta(t) \mid /°$
0	10.00000	10.00000	0.00000
1/6	8.66025	8.66724	0.00698
2/6	5.00000	5.02043	0.02043
3/6	0.00000	0.03066	0.03066
4/6	-5.00000	-4.96732	0.03268
5/6	-8.66025	-8.63651	0.02374
6/6	-10.00000	-10.00012	0.00012
7/6	-8.66025	-8.69691	0.03665
8/6	-5.00000	-5.07209	0.07208
9/6	0.00000	-0.09051	0.09051
10/6	5.00000	4.91531	0.08469
11/6	8.66025	8.60622	0.05403
12/6	10.00000	9.99959	0.00041
13/6	8.66025	8.72627	0.06601
14/6	5.00000	5.12355	0.12355
15/6	0.00000	0.15035	0.15034
16/6	-5.00000	-4.86312	0.13688
17/6	-8.66025	-8.57562	0.08463
18/6	-10.00000	-9.99869	0.00131

　　计算经验表明,对于算长时间问题,阿当姆斯预测校正公式(8.30)比经典龙格-库塔公式的数值稳定性要好得多.

小 结

本章就常微分方程初值问题着重介绍了欧拉方法、龙格-库塔方法、阿当姆斯线性多步法以及一阶方程组和高阶方程的解法.

显式的四阶龙格-库塔公式和四阶阿当姆斯外推公式间的比较如下:

公式名称	单多步	精度	步长	每步计算 f 的次数	启动情况
四阶龙格-库塔公式	单步公式	四阶	可变	4	自开始
四阶阿当姆斯外推公式	多步公式	四阶	不可变	1	不能自开始

通常只在 $f(x,y)$ 比较简单的情况下采用四阶龙格-库塔公式. 一般情况下, 是采用阿当姆斯预测校正公式, 先由龙格-库塔公式提供初值 y_1, y_2, y_3, 然后用阿当姆斯外推公式求得预测值 $y_{i+1}^{(0)}$, 再由阿当姆斯内插公式求得校正值 y_{i+1}. 如此求得的值既近似程度好, 又节省计算工作量.

局部截断误差是本章中一个基本而重要的概念, 可由它来确定各类公式的精度, 并由此构造出更高阶的公式. 研究局部截断误差所使用的方法是将函数展成泰勒级数, 然后将 h 的同幂次项进行合并.

复 习 思 考 题

1. 为什么要研究微分方程数值解法?本章主要研究的是怎样一类初值问题?

2. 一阶微分方程初值问题有哪些数值解法?比较各种方法的优缺点, 并就本章所举的例题具体说明之.

3. p 阶精度的定义是什么?泰勒展开式在研究局部截断误差中起什么作用?

4. 什么叫单步法?什么叫多步法?四阶龙格-库塔公式属于哪一类?

5. 就 3 个未知函数的一阶微分方程组初值问题:

$$\begin{cases} u' = \varphi(x,u,v,w), & u(x_0) = u_0, \\ v' = \psi(x,u,v,w), & v(x_0) = v_0, \\ w' = \theta(x,u,v,w), & w(x_0) = w_0, \end{cases}$$

写出四阶龙格-库塔公式.

习 题 8

1. 已知初值问题 $y' = ax, y(0) = 0$ 的解为 $y(x) = \dfrac{1}{2}ax^2$. 设 $\{y_i\}_{i=0}^{n}$ 为用欧

拉公式所得数值解，证明：

$$y(x_i) - y_i = \frac{1}{2}ahx_i \quad 0 \leqslant i \leqslant n.$$

2. 取步长 $h = 0.1$，用欧拉方法求解初值问题：

$$\begin{cases} y' = 10x(1-y), & 0 \leqslant x \leqslant 1, \\ y(0) = 0, \end{cases}$$

结果保留 5 位有效数字，并与准确解 $y = 1 - \mathrm{e}^{-5x^2}$ 相比较.

3. 取步长 $h = 0.2$，用改进欧拉方法求解初值问题：

$$\begin{cases} y' = -y, & 0 \leqslant x \leqslant 1, \\ y(0) = 1, \end{cases}$$

结果保留 5 位有效数字，并与准确解相比较.

4. 验证改进欧拉公式的局部截断误差可写为

$$R_{i+1} = y(x_{i+1}) - y(x_i) - \frac{h}{2}(K_1 + K_2),$$

其中 $K_1 = f(x_i, y(x_i))$，$K_2 = f(x_{i+1}, y(x_i) + hK_1)$. 仿此公式，写出经典龙格-库塔公式局部截断误差的表达式.

5. 证明：对任意参数 t，下列龙格-库塔公式

$$\begin{cases} y_{i+1} = y_i + \dfrac{h}{2}(k_2 + k_3), \\ k_1 = f(x_i, y_i), \\ k_2 = f(x_i + th, y_i + thk_1), \\ k_3 = f(x_i + (1-t)h, y_i + (1-t)hk_1) \end{cases}$$

至少是二阶的.

6. 用四阶龙格-库塔公式求解第 3 题中的初值问题（取步长 $h = 0.2$），结果保留 5 位有效数字，并与第 3 题所得结果及准确解相比较.

7. 用阿当姆斯预测校正公式(8.30)求解第 3 题中的初值问题（取 $h = 0.2$），结果保留 5 位有效数字，并与准确解相比较.

8. 试导出二阶的阿当姆斯显式公式和隐式公式.

9. 分析预测校正公式

$$\begin{cases} y_{i+1}^{(p)} = y_i + \dfrac{h}{2}\big[3f(x_i, y_i) - f(x_{i-1}, y_{i-1})\big], \\ y_{i+1} = y_i + \dfrac{h}{2}\big[f(x_{i+1}, y_{i+1}^{(p)}) + f(x_i, y_i)\big] \end{cases}$$

的局部截断误差，指出它是几步几阶的，并与改进欧拉公式作比较.

10. 试确定两步公式

$$y_{i+1} = A(y_i + y_{i-1}) + h\big[Bf(x_i, y_i) + Cf(x_{i-1}, y_{i-1})\big]$$

中的参数 A, B, C，使其具有尽可能高的精度，并指出所能达到的阶数.

11. 将微分方程 $y'(x) = f(x, y(x))$ 的两边在区间 $[x_{i-1}, x_{i+1}]$ 上积分，得到

$$y(x_{i+1}) = y(x_{i-1}) + \int_{x_{i-1}}^{x_{i+1}} f(x, y(x)) \mathrm{d}x.$$

试用辛卜生积分公式导出如下求解公式：

$$y_{i+1} = y_{i-1} + \frac{h}{3} \big[f(x_{i+1}, y_{i+1}) + 4f(x_i, y_i) + f(x_{i-1}, y_{i-1}) \big],$$

并证明其局部截断误差为

$$R_{i+1} = -\frac{1}{90} h^5 y^{(5)}(\xi_i), \quad x_{i-1} < \xi_i < x_{i+1}.$$

12. 取步长 $h = 0.1$，用欧拉公式、改进欧拉公式、四阶阿当姆斯外推公式及四阶阿当姆斯预测校正公式 (8.30) 求解初值问题：

$$\begin{cases} y' = 1 - y, & 0 \leqslant x \leqslant 1, \\ y(0) = 0, \end{cases}$$

并从计算工作量和精度两方面加以比较.

13. 将二阶方程

$$\begin{cases} y'' - 5y' + 6y = 0, \\ y(0) = 1, \quad y'(0) = -1 \end{cases}$$

化为一阶方程组，取 $h = 0.1$，用四阶龙格-库塔公式求 $y(0.2)$ 的近似值，结果保留5位有效数字.

14. 给定方程组

$$\begin{cases} y' = f(x, y, z), & y(x_0) = y_0, \\ z' = g(x, y, z), & z(x_0) = z_0, \end{cases}$$

写出求此方程组的四阶阿当姆斯外推公式.

9　偏微分方程数值解法

现代科学、技术和工程中的大量数学模型都可以用微分方程来描述,并且很多近代自然科学的基本方程本身就是微分方程. 其中,二阶线性偏微分方程分为三类,即椭圆型方程、抛物型方程和双曲型方程. 椭圆型方程的代表方程为 Poisson 方程,抛物型方程的代表方程为热方程,双曲型方程的代表方程为波方程. 微分方程加上各种初边值条件构成定解问题.

绝大多数微分方程(特别是偏微分方程) 定解问题的解很难以实用的解析形式来表示. 本章介绍求解偏微分方程定解问题的差分方法,该法是把偏微分方程定解问题转化为线性方程组进行求解,其中重要的一步是把偏导数用差商代替.

下面先给出本章将用到的一些数值微分公式.

引理 9.1　设 c, h 为给定的常数,且 $h > 0$.

(1) 如果函数 $g \in C^2[c-h, c+h]$,则有
$$g(c) = \frac{1}{2}[g(c-h) + g(c+h)] - \frac{h^2}{2}g''(\xi), \quad c-h < \xi < c+h;$$

(2) 如果函数 $g \in C^2[c, c+h]$,则有
$$g'(c) = \frac{1}{h}[g(c+h) - g(c)] - \frac{h}{2}g''(\xi), \quad c < \xi < c+h;$$

(3) 如果函数 $g \in C^2[c-h, c]$,则有
$$g'(c) = \frac{1}{h}[g(c) - g(c-h)] + \frac{h}{2}g''(\xi), \quad c-h < \xi < c;$$

(4) 如果函数 $g \in C^3[c-h, c+h]$,则有
$$g'(c) = \frac{1}{2h}[g(c+h) - g(c-h)] - \frac{h^2}{6}g'''(\xi), \quad c-h < \xi < c+h;$$

(5) 如果函数 $g \in C^4[c-h, c+h]$,则有
$$g''(c) = \frac{1}{h^2}[g(c+h) - 2g(c) + g(c-h)] - \frac{h^2}{12}g^{(4)}(\xi), \quad c-h < \xi < c+h;$$

(6) 如果函数 $g \in C^3[c, c+h]$,则有
$$g''(c) = \frac{2}{h}\Big[\frac{g(c+h) - g(c)}{h} - g'(c)\Big] - \frac{h}{3}g'''(\xi), \quad c < \xi < c+h.$$

应用带微分余项的 Taylor 展开式很容易得到以上公式.

9.1 椭圆型方程的差分方法

考虑二维 Poisson 方程第一边界值问题(Dirichlet 边值问题)

$$\begin{cases} -\Delta u = f(x,y), & (x,y) \in \Omega, & (9.1a) \\ u = \varphi(x,y), & (x,y) \in \Gamma, & (9.1b) \end{cases}$$

其中 $\Delta u = \dfrac{\partial^2 u}{\partial x^2} + \dfrac{\partial^2 u}{\partial y^2}$. 为简单起见,只考虑矩形区域 $\Omega = (0,L_1) \times (0,L_2)$, Γ 为 Ω 的边界, $\bar{\Omega} = \Omega \bigcup \Gamma$.

将区间 $[0,L_1]$ 作 m_1 等分,记 $h_1 = L_1/m_1$, $x_i = ih_1$, $0 \leqslant i \leqslant m_1$;将区间 $[0,L_2]$ 作 m_2 等分,记 $h_2 = L_2/m_2$, $y_j = jh_2$, $0 \leqslant j \leqslant m_2$. 称 h_1 为 x 方向的步长, h_2 为 y 方向的步长. 如图 9.1 所示,用两簇平行线

$$x = x_i, \quad 0 \leqslant i \leqslant m_1 \quad \text{和} \quad y = y_j, \quad 0 \leqslant j \leqslant m_2$$

将矩形区域 Ω 剖分为 $m_1 m_2$ 个小矩形,称两簇直线的交点 (x_i, y_j) 为网格结点.

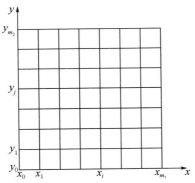

图 9.1　矩形网格剖分

记

$$\Omega_h = \{(x_i, y_j) \mid 0 \leqslant i \leqslant m_1, 0 \leqslant j \leqslant m_2\}.$$

称属于 Ω 的结点

$$\mathring{\Omega}_h = \{(x_i, y_j) \mid 1 \leqslant i \leqslant m_1 - 1, 1 \leqslant j \leqslant m_2 - 1\}$$

为内结点,称位于 Γ 上的结点

$$\Gamma_h = \Omega_h \backslash \mathring{\Omega}_h$$

为边界结点.

为方便起见,记

$$\omega = \{(i,j) \mid (x_i, y_j) \in \mathring{\Omega}_h\}, \quad \gamma = \{(i,j) \mid (x_i, y_j) \in \Gamma_h\},$$

$$\bar{\omega} = \omega \bigcup \gamma.$$

又记

$$V_h = \{v \mid v = \{v_{ij} \mid (i,j) \in \bar{\omega}\} \text{ 为 } \Omega_h \text{ 上的网格函数}\},$$

$$\mathring{V}_h = \{v \mid v \in V_h, \text{当}(i,j) \in \gamma \text{ 时 } v_{ij} = 0\}.$$

设 $v = \{v_{ij} \mid 0 \leqslant i \leqslant m_1, 0 \leqslant j \leqslant m_2\} \in V_h$,引进如下记号:

$$\delta_x v_{i-\frac{1}{2},j} = \frac{1}{h_1}(v_{i,j} - v_{i-1,j}), \quad \delta_x^2 v_{ij} = \frac{1}{h_1}(\delta_x v_{i+\frac{1}{2},j} - \delta_x v_{i-\frac{1}{2},j}),$$

$$\delta_y v_{i,j-\frac{1}{2}} = \frac{1}{h_2}(v_{i,j} - v_{i,j-1}), \quad \delta_y^2 v_{ij} = \frac{1}{h_2}(\delta_y v_{i,j+\frac{1}{2}} - \delta_y v_{i,j-\frac{1}{2}}),$$

$$\Delta_h v_{ij} = \delta_x^2 v_{ij} + \delta_y^2 v_{ij}, \quad \|v\|_\infty = \max_{0 \leqslant i \leqslant m_1, 0 \leqslant j \leqslant m_2} |v_{ij}|,$$

其中,$\|v\|_\infty$ 称为 v 的无穷范数.

9.1.1 差分格式的建立

在结点(x_i, y_j)处考虑边值问题(9.1),有

$$\begin{cases} -\left[\dfrac{\partial^2 u(x_i, y_j)}{\partial x^2} + \dfrac{\partial^2 u(x_i, y_j)}{\partial y^2}\right] = f(x_i, y_j), & (i,j) \in \omega, \quad (9.2a) \\ u(x_i, y_j) = \varphi(x_i, y_j), & (i,j) \in \gamma. \quad (9.2b) \end{cases}$$

定义 Ω_h 上的网格函数

$$U = \{U_{ij} \mid (i,j) \in \bar{\omega}\},$$

其中

$$U_{ij} = u(x_i, y_j), \quad (i,j) \in \bar{\omega}.$$

由引理 9.1,有

$$\frac{\partial^2 u(x_i, y_j)}{\partial x^2} = \frac{1}{h_1^2}\left[u(x_{i-1}, y_j) - 2u(x_i, y_j) + u(x_{i+1}, y_j)\right] - \frac{h_1^2}{12}\frac{\partial^4 u(\xi_{ij}, y_j)}{\partial x^4}$$

$$= \delta_x^2 U_{ij} - \frac{h_1^2}{12}\frac{\partial^4 u(\xi_{ij}, y_j)}{\partial x^4}, \quad x_{i-1} < \xi_{ij} < x_{i+1},$$

$$\frac{\partial^2 u(x_i, y_j)}{\partial y^2} = \frac{1}{h_2^2}\left[u(x_i, y_{j-1}) - 2u(x_i, y_j) + u(x_i, y_{j+1})\right] - \frac{h_2^2}{12}\frac{\partial^4 u(x_i, \eta_{ij})}{\partial y^4}$$

$$= \delta_y^2 U_{ij} - \frac{h_2^2}{12}\frac{\partial^4 u(x_i, \eta_{ij})}{\partial y^4}, \quad y_{j-1} < \eta_{ij} < y_{j+1}.$$

将以上两式代入式(9.2a),并注意到式(9.2b),可得

$$\begin{cases} -\Delta_h U_{ij} = f(x_i, y_j) - \dfrac{h_1^2}{12}\dfrac{\partial^4 u(\xi_{ij}, y_j)}{\partial x^4} - \dfrac{h_2^2}{12}\dfrac{\partial^4 u(x_i, \eta_{ij})}{\partial y^4}, & (i,j) \in \omega, \\ U_{ij} = \varphi(x_i, y_j), & (i,j) \in \gamma, \end{cases} \quad (9.3)$$

再在上式中略去小量项

$$R_{ij} = -\frac{h_1^2}{12}\frac{\partial^4 u(\xi_{ij}, y_j)}{\partial x^4} - \frac{h_2^2}{12}\frac{\partial^4 u(x_i, \eta_{ij})}{\partial y^4}, \quad (9.4)$$

并用 u_{ij} 代替 U_{ij}，得到如下差分格式：

$$\begin{cases} -\Delta_h u_{ij} = f(x_i, y_j), & (i,j) \in \omega, \\ u_{ij} = \varphi(x_i, y_j), & (i,j) \in \gamma. \end{cases} \qquad \begin{matrix} (9.5a) \\ (9.5b) \end{matrix}$$

R_{ij} 为差分格式（9.5a）中用精确解代替近似解后等式两边之差，即

$$R_{ij} = -\Delta_h U_{ij} - f(x_i, y_j).$$

称 R_{ij} 为差分格式（9.5a）的局部截断误差（简称截断误差），它反映了该差分格式对精确解的满足程度.

记

$$M_4 = \max\left\{ \max_{(x,y) \in \bar{\Omega}} \left| \frac{\partial^4 u(x,y)}{\partial x^4} \right|, \max_{(x,y) \in \bar{\Omega}} \left| \frac{\partial^4 u(x,y)}{\partial y^4} \right| \right\}, \qquad (9.6)$$

则有

$$|R_{ij}| \leqslant \frac{M_4}{12}(h_1^2 + h_2^2), \quad (i,j) \in \omega. \qquad (9.7)$$

9.1.2　差分格式的求解与数值算例

定理 9.1　差分格式（9.5）存在唯一解.

证明　差分格式（9.5）是线性的.考虑其齐次方程组

$$\begin{cases} -\Delta_h u_{ij} = 0, & (i,j) \in \omega, \\ u_{ij} = 0, & (i,j) \in \gamma. \end{cases} \qquad \begin{matrix} (9.8a) \\ (9.8b) \end{matrix}$$

设 $\|u\|_\infty = M > 0$，则由式（9.8b）知，存在 $(i_0, j_0) \in \omega$ 使得 $|u_{i_0 j_0}| = M$，且

$$|u_{i_0-1, j_0}|, \quad |u_{i_0+1, j_0}|, \quad |u_{i_0, j_0-1}|, \quad |u_{i_0, j_0+1}|$$

中至少有一个严格小于 M. 考虑式（9.8a）中 $(i,j) = (i_0, j_0)$ 的等式，有

$$\left(\frac{2}{h_1^2} + \frac{2}{h_2^2} \right) u_{i_0 j_0} = \frac{1}{h_1^2}(u_{i_0-1, j_0} + u_{i_0+1, j_0}) + \frac{1}{h_2^2}(u_{i_0, j_0-1} + u_{i_0, j_0+1}),$$

将上式两边取绝对值，可得

$$\left(\frac{2}{h_1^2} + \frac{2}{h_2^2} \right) M \leqslant \frac{1}{h_1^2}(|u_{i_0-1, j_0}| + |u_{i_0+1, j_0}|) + \frac{1}{h_2^2}(|u_{i_0, j_0-1}| + |u_{i_0, j_0+1}|)$$

$$< \left(\frac{2}{h_1^2} + \frac{2}{h_2^2} \right) M,$$

与假设 $M > 0$ 矛盾. 故 $M = 0$. 因而差分格式（9.5）是唯一可解的. 定理证毕.

差分格式（9.5）是以 $\{u_{ij} \mid 1 \leqslant i \leqslant m_1 - 1, 1 \leqslant j \leqslant m_2 - 1\}$ 为未知量的线性方程组. 可将差分格式（9.5a）改写为

$$-\frac{1}{h_2^2} u_{i,j-1} - \frac{1}{h_1^2} u_{i-1,j} + 2\left(\frac{1}{h_1^2} + \frac{1}{h_2^2} \right) u_{ij} - \frac{1}{h_1^2} u_{i+1,j} - \frac{1}{h_2^2} u_{i,j+1} \qquad (9.9)$$

$$= f(x_i, y_j), \quad (i,j) \in \omega.$$

记

$$u_j = \begin{bmatrix} u_{1j} \\ u_{2j} \\ \vdots \\ u_{m_1-1,j} \end{bmatrix}, \quad 0 \leqslant j \leqslant m_2,$$

结合式(9.5b),可将式(9.9)写为

$$Du_{j-1} + Cu_j + Du_{j+1} = f_j, \quad 1 \leqslant j \leqslant m_2 - 1, \tag{9.10}$$

其中

$$C = \begin{bmatrix} 2\left(\dfrac{1}{h_1^2}+\dfrac{1}{h_2^2}\right) & -\dfrac{1}{h_1^2} & & & \\ -\dfrac{1}{h_1^2} & 2\left(\dfrac{1}{h_1^2}+\dfrac{1}{h_2^2}\right) & -\dfrac{1}{h_1^2} & & \\ & \ddots & \ddots & \ddots & \\ & & -\dfrac{1}{h_1^2} & 2\left(\dfrac{1}{h_1^2}+\dfrac{1}{h_2^2}\right) & -\dfrac{1}{h_1^2} \\ & & & -\dfrac{1}{h_1^2} & 2\left(\dfrac{1}{h_1^2}+\dfrac{1}{h_2^2}\right) \end{bmatrix},$$

$$D = \begin{bmatrix} -\dfrac{1}{h_2^2} & & & & \\ & -\dfrac{1}{h_2^2} & & & \\ & & \ddots & & \\ & & & -\dfrac{1}{h_2^2} & \\ & & & & -\dfrac{1}{h_2^2} \end{bmatrix}, \quad f_j = \begin{bmatrix} f(x_1,y_j)+\dfrac{1}{h_1^2}\varphi(x_0,y_j) \\ f(x_2,y_j) \\ \vdots \\ f(x_{m_1-2},y_j) \\ f(x_{m_1-1},y_j)+\dfrac{1}{h_1^2}\varphi(x_{m_1},y_j) \end{bmatrix}.$$

式(9.10)可进一步写为

$$\begin{bmatrix} C & D & & & \\ D & C & D & & \\ & \ddots & \ddots & \ddots & \\ & & D & C & D \\ & & & D & C \end{bmatrix} \begin{bmatrix} u_1 \\ u_2 \\ \vdots \\ u_{m_2-2} \\ u_{m_2-1} \end{bmatrix} = \begin{bmatrix} f_1 - Du_0 \\ f_2 \\ \vdots \\ f_{m_2-2} \\ f_{m_2-1} - Du_{m_2} \end{bmatrix}. \tag{9.11}$$

上述线性方程组的系数矩阵是一个三对角块矩阵,每一行至多有 5 个非零元素.可以证明该系数矩阵是对称正定的.通常称这种绝大多数元素为零的矩阵为**稀疏矩阵**,并且常用迭代法求解以大型稀疏矩阵为系数矩阵的线性方程组.

(1)**Jacobi 迭代方法**:对 $k = 0,1,2,\cdots$,计算

$$u_{ij}^{(k+1)} = \frac{f(x_i, y_j) + \frac{1}{h_2^2}u_{i,j-1}^{(k)} + \frac{1}{h_1^2}u_{i-1,j}^{(k)} + \frac{1}{h_1^2}u_{i+1,j}^{(k)} + \frac{1}{h_2^2}u_{i,j+1}^{(k)}}{2\left(\frac{1}{h_1^2} + \frac{1}{h_2^2}\right)},$$

其中 $i = 1, 2, \cdots, m_1 - 1, j = 1, 2, \cdots, m_2 - 1$.

（2）**Gauss-Seidel 迭代方法**：对 $k = 0, 1, 2, \cdots$，计算

$$u_{ij}^{(k+1)} = \frac{f(x_i, y_j) + \frac{1}{h_2^2}u_{i,j-1}^{(k+1)} + \frac{1}{h_1^2}u_{i-1,j}^{(k+1)} + \frac{1}{h_1^2}u_{i+1,j}^{(k)} + \frac{1}{h_2^2}u_{i,j+1}^{(k)}}{2\left(\frac{1}{h_1^2} + \frac{1}{h_2^2}\right)},$$

其中 $i = 1, 2, \cdots, m_1 - 1, j = 1, 2, \cdots, m_2 - 1$.

例 9.1 应用差分格式(9.5)计算如下问题：

$$\begin{cases} -\Delta u = (\pi^2 - 1)\mathrm{e}^x \sin(\pi y), & 0 < x < 2, \ 0 < y < 1, \\ u(0, y) = \sin(\pi y), \quad u(2, y) = \mathrm{e}^2 \sin(\pi y), & 0 \leqslant y \leqslant 1, \\ u(x, 0) = 0, \quad u(x, 1) = 0, & 0 < x < 2. \end{cases}$$

$$(9.12)$$

已知该问题的精确解为 $u(x, y) = \mathrm{e}^x \sin(\pi y)$.

将 $[0, 2]$ 作 m_1 等分，将 $[0, 1]$ 作 m_2 等分，用 Gauss-Seidel 迭代方法求解差分方程组(9.5)，精确至 $\| u^{(k+1)} - u^{(k)} \|_\infty \leqslant \frac{1}{2} \times 10^{-10}$.

表 9.1 给出了 5 个结点处的精确解和取不同步长所得的数值解，表 9.2 给出了这些结点处取不同步长时所得数值解和精确解差的绝对值 $| u(x_i, y_j) - u_{ij} |$.

表 9.1 部分结点处的精确解和取不同步长时所得的数值解

(h_1, h_2) ＼ (x, y)	(1/2, 1/4)	(1, 1/4)	(3/2, 1/4)	(1/2, 1/2)	(1, 1/2)
(1/8, 1/8)	1.179943	1.946264	3.198998	1.668692	2.752434
(1/16, 1/16)	1.169343	1.928138	3.176531	1.653700	2.726799
(1/32, 1/32)	1.166702	1.923620	3.170908	1.649965	2.720410
(1/64, 1/64)	1.166042	1.922492	3.169502	1.649032	2.718814
精确解	1.165822	1.922116	3.169033	1.648721	2.718282

表 9.2 取不同步长时部分结点处数值解误差的绝对值

(h_1, h_2) ＼ (x, y)	(1/2, 1/4)	(1, 1/4)	(3/2, 1/4)	(1/2, 1/2)	(1, 1/2)
(1/8, 1/8)	1.412e−2	2.415e−2	2.997e−2	1.997e−2	3.415e−2
(1/16, 1/16)	3.521e−3	6.023e−3	7.499e−3	4.979e−3	8.517e−3
(1/32, 1/32)	8.796e−4	1.505e−3	1.875e−3	1.244e−3	2.128e−3
(1/64, 1/64)	2.198e−4	3.761e−4	4.688e−4	3.109e−4	5.319e−4

表 9.3 给出了取不同步长时所得数值解的最大误差,即
$$E(h_1,h_2) = \max_{(i,j)\in\omega} |u(x_i,y_j) - u_{ij}|.$$
从表中可以看出,当步长 h_1,h_2 同时缩小到原来的 1/2 时,最大误差约缩小到原来的 1/4. 图 9.2 给出了取不同步长时数值解的误差曲面.

表 9.3 取不同步长时数值解的最大误差

(h_1,h_2)	$E_\infty(h_1,h_2)$	$E_\infty(2h_1,2h_2)/E_\infty(h_1,h_2)$
$(1/8,1/8)$	$4.238\mathrm{e}-2$	
$(1/16,1/16)$	$1.061\mathrm{e}-2$	3.994
$(1/32,1/32)$	$2.656\mathrm{e}-3$	3.995
$(1/64,1/64)$	$6.640\mathrm{e}-4$	4.000

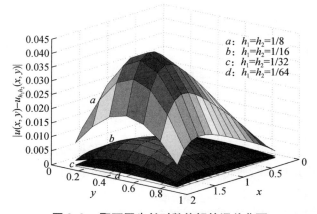

图 9.2 取不同步长时数值解的误差曲面

9.1.3 差分格式解的稳定性和收敛性

(1)稳定性

假设在应用差分格式(9.5)时,计算右端函数 $f(x_i,y_j)$ 有误差 g_{ij},计算边界值有误差 φ_{ij}. 设 $\{v_{ij} \mid (i,j)\in\bar{\omega}\}$ 为差分格式
$$\begin{cases} -\Delta_h v_{ij} = f(x_i,y_j) + g_{ij}, & (i,j)\in\omega, \\ v_{ij} = \varphi(x_i,y_j) + \varphi_{ij}, & (i,j)\in\gamma \end{cases} \tag{9.13}$$
的解. 记
$$\varepsilon_{ij} = v_{ij} - u_{ij}, \quad (i,j)\in\omega\bigcup\gamma,$$
将式(9.13)与式(9.5)相减,得
$$\begin{cases} -\Delta_h\varepsilon_{ij} = g_{ij}, & (i,j)\in\omega, \\ \varepsilon_{ij} = \varphi_{ij}, & (i,j)\in\gamma. \end{cases} \tag{9.14}$$

称式(9.14)为差分格式(9.5)的**摄动方程组**.应用最大值原理可以证得[13]

$$\max_{(i,j)\in\omega}|\,\varepsilon_{ij}\,|\leqslant \max_{(i,j)\in\gamma}|\,\varphi_{ij}\,|+\frac{1}{16}(L_1^2+L_2^2)\max_{(i,j)\in\omega}|\,f_{ij}\,|.$$

由上式可知,当$\max_{(i,j)\in\gamma}|\,\varphi_{ij}\,|$和$\max_{(i,j)\in\omega}|\,f_{ij}\,|$为小量时,$\max_{(i,j)\in\omega}|\,\varepsilon_{ij}\,|$也为小量.我们称差分格式(9.5)关于边界值和右端函数是稳定的.

摄动方程组(9.14)和差分格式(9.5)形式上是完全一样的,因此我们讨论差分格式(9.5)的稳定性时不必写出摄动方程组,而是直接对差分格式进行讨论,得到如下定理:

定理 9.2 差分格式(9.5)在下述意义下关于边界值和右端函数是稳定的:设$\{u_{ij}\}$为

$$\begin{cases}-\Delta_h u_{ij}=f_{ij}, & (i,j)\in\omega,\\ u_{ij}=\varphi_{ij}, & (i,j)\in\gamma\end{cases}$$

的解,则有

$$\max_{(i,j)\in\omega}|\,u_{ij}\,|\leqslant \max_{(i,j)\in\gamma}|\,\varphi_{ij}\,|+\frac{1}{16}(L_1^2+L_2^2)\max_{(i,j)\in\omega}|\,f_{ij}\,|.$$

(2) 收敛性

定理 9.3 设$\{u(x,y)\mid(x,y)\in\overline{\Omega}\}$为定解问题(9.1)的解,$\{u_{ij}\mid(i,j)\in\overline{\omega}\}$为差分格式(9.5)的解,则有

$$\max_{(i,j)\in\omega}|\,u(x_i,y_j)-u_{ij}\,|\leqslant \frac{1}{192}M_4(L_1^2+L_2^2)(h_1^2+h_2^2),$$

其中M_4由式(9.6)定义.

9.2 抛物型方程的差分方法

考虑一维热传导方程第一边界值问题(Dirichlet 初边值问题)

$$\begin{cases}\dfrac{\partial u}{\partial t}-a\dfrac{\partial^2 u}{\partial x^2}=f(x,t), & 0<x<L,\,0<t\leqslant T, & (9.15a)\\[2mm] u(x,0)=\varphi(x), & 0\leqslant x\leqslant L, & (9.15b)\\[2mm] u(0,t)=\alpha(t),\quad u(L,t)=\beta(t), & 0<t\leqslant T & (9.15c)\end{cases}$$

的有限差分方法,其中a为正常数,$f(x,t),\varphi(x),\alpha(t),\beta(t)$为已知函数,且$\varphi(0)=\alpha(0),\varphi(L)=\beta(0)$.称式(9.15b)为初值条件,称式(9.15c)为边值条件.这里t通常表示时间变量,x表示空间变量.

为了用差分方法求解问题(9.15),将求解区域

$$D=\{(x,t)\mid 0<x<L,0<t\leqslant T\}$$

作剖分.取正整数m和n,将区间$[0,L]$作m等分,将区间$[0,T]$作n等分,并记$h=L/m,\tau=T/n,x_i=ih,0\leqslant i\leqslant m,t_k=k\tau,0\leqslant k\leqslant n$,分别称$h$和$\tau$为空间步

长和时间步长；又记 $r = a\tau / h^2$，称 r 为**步长比**. 此外，记

$$x_{i+\frac{1}{2}} = \frac{1}{2}(x_i + x_{i+1}), \quad t_{k+\frac{1}{2}} = \frac{1}{2}(t_k + t_{k+1}).$$

如图 9.3 所示，用两簇平行直线

$$x = x_i, \quad 0 \leqslant i \leqslant m$$

和

$$t = t_k, \quad 0 \leqslant k \leqslant n$$

将 $\overline{D}$ 分割成矩形网格. 记

$$\Omega_h = \{x_i \mid 0 \leqslant i \leqslant m\},$$
$$\Omega_\tau = \{t_k \mid 0 \leqslant k \leqslant n\},$$
$$\Omega_{h\tau} = \Omega_h \times \Omega_\tau.$$

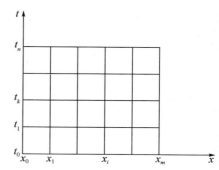

图 9.3　网格剖分

称 (x_i, t_k) 为**结点**；称在 $t = 0, x = 0$ 以及 $x = L$ 上的结点为**边界结点**，其它所有结点为**内部结点**；称在直线 $t = t_k$ 上的所有结点 $\{(x_i, t_k) \mid 0 \leqslant i \leqslant m\}$ 为**第 k 层结点**.

设 $\{v_i^k \mid 0 \leqslant i \leqslant m, 0 \leqslant k \leqslant n\}$ 为 $\Omega_{h\tau}$ 上的一个网格函数. 引进如下记号：

$$D_t v_i^k = \frac{1}{\tau}(v_i^{k+1} - v_i^k),$$

$$D_{\bar{t}} v_i^k = \frac{1}{\tau}(v_i^k - v_i^{k-1}),$$

$$\delta_x^2 v_i^k = \frac{1}{h^2}(v_{i-1}^k - 2v_i^k + v_{i+1}^k).$$

令 $v^k = (v_0^k, v_1^k, \cdots, v_m^k)$，则 v^k 为 Ω_h 上的一个网格函数.

9.2.1　差分格式的建立

定义 $\Omega_{h\tau}$ 上的网格函数

$$U = \{U_i^k \mid 0 \leqslant i \leqslant m, 0 \leqslant k \leqslant n\},$$

其中

$$U_i^k = u(x_i, t_k), \quad 0 \leqslant i \leqslant m, 0 \leqslant k \leqslant n.$$

在结点 (x_i, t_k) 处考虑微分方程(9.15a)，有

$$\frac{\partial u(x_i, t_k)}{\partial t} - a \frac{\partial^2 u(x_i, t_k)}{\partial x^2} = f(x_i, t_k), \quad 1 \leqslant i \leqslant m-1, 0 \leqslant k \leqslant n-1.$$

$$(9.16)$$

将

$$\frac{\partial^2 u(x_i, t_k)}{\partial x^2} = \delta_x^2 U_i^k - \frac{h^2}{12} \frac{\partial^4 u(\xi_{ik}, t_k)}{\partial x^4}, \quad x_{i-1} < \xi_{ik} < x_{i+1}$$

和

$$\frac{\partial u(x_i, t_k)}{\partial t} = D_t U_i^k - \frac{\tau}{2} \frac{\partial^2 u(x_i, \eta_{ik})}{\partial t^2}, \quad t_k < \eta_{ik} < t_{k+1}$$

代入(9.16)，得到

$$D_t U_i^k - a\delta_x^2 U_i^k = f(x_i, t_k) + \frac{\tau}{2} \frac{\partial^2 u(x_i, \eta_{ik})}{\partial t^2} - \frac{ah^2}{12} \frac{\partial^4 u(\xi_{ik}, t_k)}{\partial x^4}, \tag{9.17}$$
$$1 \leqslant i \leqslant m-1, \, 0 \leqslant k \leqslant n-1.$$

注意到初边值条件(9.15b)和(9.15c)，有

$$\begin{cases} U_i^0 = \varphi(x_i), & 0 \leqslant i \leqslant m, \\ U_0^k = \alpha(t_k), \quad U_m^k = \beta(t_k), & 1 \leqslant k \leqslant n. \end{cases} \tag{9.18}$$

再在式(9.17)中略去小量项

$$R_i^k = \frac{\tau}{2} \frac{\partial^2 u(x_i, \eta_{ik})}{\partial t^2} - \frac{ah^2}{12} \frac{\partial^4 u(\xi_{ik}, t_k)}{\partial x^4},$$

并用 u_i^k 代替 U_i^k，对定解问题(9.15)建立如下差分格式：

$$\begin{cases} D_t u_i^k - a\delta_x^2 u_i^k = f(x_i, t_k), & 1 \leqslant i \leqslant m-1, \, 0 \leqslant k \leqslant n-1, & (9.19\text{a}) \\ u_i^0 = \varphi(x_i), & 0 \leqslant i \leqslant m, & (9.19\text{b}) \\ u_0^k = \alpha(t_k), \quad u_m^k = \beta(t_k), & 1 \leqslant k \leqslant n. & (9.19\text{c}) \end{cases}$$

称差分格式(9.19)为**向前 Euler 格式**(有时也称为**古典显格式**). 称 R_i^k 为差分格式(9.19a)的**局部截断误差**. 记

$$c_1 = \max\left\{ \frac{1}{2} \max_{(x,t) \in \overline{D}} \left| \frac{\partial^2 u(x,t)}{\partial t^2} \right|, \frac{a}{12} \max_{(x,t) \in \overline{D}} \left| \frac{\partial^4 u(x,t)}{\partial x^4} \right| \right\}, \tag{9.20}$$

则有

$$|R_i^k| \leqslant c_1(\tau + h^2), \quad 1 \leqslant i \leqslant m-1, \, 0 \leqslant k \leqslant n-1. \tag{9.21}$$

差分格式(9.19)的结点图见图 9.4，其中"×"点表示差分格式是在这个结点处建立的，"。"表示差分格式中用到的结点.

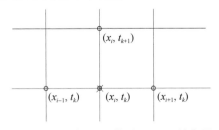

图 9.4 向前 Euler 格式(9.19)结点图

对于定解问题(9.15)还可以建立如下**向后 Euler 格式**：

$$\begin{cases} D_t u_i^k - a\delta_x^2 u_i^k = f(x_i, t_k), & 1 \leqslant i \leqslant m-1, \, 1 \leqslant k \leqslant n, & (9.22\text{a}) \\ u_i^0 = \varphi(x_i), & 0 \leqslant i \leqslant m, & (9.22\text{b}) \\ u_0^k = \alpha(t_k), \quad u_m^k = \beta(t_k), & 1 \leqslant k \leqslant n & (9.22\text{c}) \end{cases}$$

和 **Crank-Nicolson 格式**：

$$\begin{cases} \dfrac{1}{\tau}(u_i^{k+1} - u_i^k) - a \cdot \dfrac{1}{2}(\delta_x^2 u_i^k + \delta_x^2 u_i^{k+1}) = f(x_i, t_{k+\frac{1}{2}}), \\ \qquad\qquad\qquad\qquad 1 \leqslant i \leqslant m-1,\ 0 \leqslant k \leqslant n-1, \quad (9.23a) \\ u_i^0 = \varphi(x_i), \qquad\qquad\qquad 0 \leqslant i \leqslant m, \qquad\qquad\quad (9.23b) \\ u_0^k = \alpha(t_k), \quad u_m^k = \beta(t_k), \quad 1 \leqslant k \leqslant n. \qquad\qquad (9.23c) \end{cases}$$

向后 Euler 格式(9.22)的结点图如图 9.5 所示，Crank-Nicolson 格式(9.23)的结点图如图 9.6 所示．

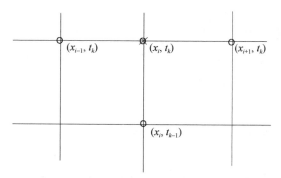

图 9.5　向后 Euler 格式(9.22) 结点图

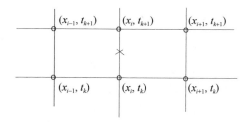

图 9.6　Crank-Nicolson 格式(9.23) 结点图

9.2.2　差分格式的求解与数值算例

记

$$u^k = (u_0^k, u_1^k, \cdots, u_m^k).$$

差分格式(9.19a)可写为

$$u_i^{k+1} = (1-2r)u_i^k + r(u_{i-1}^k + u_{i+1}^k) + \tau f(x_i, t_k),$$
$$1 \leqslant i \leqslant m-1,\ 0 \leqslant k \leqslant n-1.$$

上式表明第$(k+1)$层上的值可由第 k 层上的值显式表示出来．因此，若已知第 k 层上的值 u^k，则由上式就可直接得到第$(k+1)$ 层上的值 u^{k+1}．

向后 Euler 格式(9.22) 和 Crank-Nicolson 格式(9.23) 是两层隐式差分格式，

如果已知第 k 层的值 u^k,需要通过解三对角线性方程组才能得到第 $(k+1)$ 层上的值 u^{k+1}.

例 9.2 应用向前 Euler 格式(9.19)计算如下问题:

$$\begin{cases} \dfrac{\partial u}{\partial t} - \dfrac{\partial^2 u}{\partial x^2} = 0, & 0 < x < 1,\ 0 < t \leqslant 1, \\ u(x,0) = \mathrm{e}^x, & 0 \leqslant x \leqslant 1, \\ u(0,t) = \mathrm{e}^t, \quad u(1,t) = \mathrm{e}^{1+t}, & 0 < t \leqslant 1. \end{cases}$$

已知该问题的精确解为 $u(x,t) = \mathrm{e}^{x+t}$.

表 9.4 给出了取步长 $h = 1/10$ 和 $\tau = 1/100$(步长比 $r = 1$)时计算得到的部分数值结果,可以发现随着计算层数的增加,误差越来越大,因此数值结果无实用价值;表 9.5 给出了取步长 $h = 1/10$ 和 $\tau = 1/200$(步长比 $r = 1/2$)时计算得到的部分数值结果,数值解很好地逼近了精确解.

表 9.4　部分结点处数值解、精确解和误差的绝对值($h = 1/10, \tau = 1/100$)

k	(x,t)	数值解	精确解	$\vert$ 精确解 $-$ 数值解 $\vert$
1	$(0.5, 0.01)$	1.665222	1.665291	$6.897\mathrm{e}-5$
2	$(0.5, 0.02)$	1.681888	1.682028	$1.393\mathrm{e}-4$
3	$(0.5, 0.03)$	1.698721	1.698932	$2.111\mathrm{e}-4$
4	$(0.5, 0.04)$	1.715723	1.716007	$2.843\mathrm{e}-4$
5	$(0.5, 0.05)$	1.732894	1.733253	$3.589\mathrm{e}-4$
6	$(0.5, 0.06)$	1.750393	1.750673	$2.794\mathrm{e}-4$
7	$(0.5, 0.07)$	1.767291	1.768267	$9.761\mathrm{e}-4$
8	$(0.5, 0.08)$	1.787463	1.786038	$1.424\mathrm{e}-3$
9	$(0.5, 0.09)$	1.796973	1.803988	$7.015\mathrm{e}-3$
10	$(0.5, 0.10)$	1.842269	1.822119	$2.015\mathrm{e}-2$
11	$(0.5, 0.11)$	1.775371	1.840431	$6.506\mathrm{e}-2$
12	$(0.5, 0.12)$	2.054576	1.858928	$1.956\mathrm{e}-1$
13	$(0.5, 0.13)$	1.286980	1.877611	$5.906\mathrm{e}-1$
14	$(0.5, 0.14)$	3.651896	1.896481	$1.755\mathrm{e}+0$
15	$(0.5, 0.15)$	-3.277574	1.915541	$5.193\mathrm{e}+0$
16	$(0.5, 0.16)$	$1.721143\mathrm{e}+1$	1.934792	$1.528\mathrm{e}+1$
17	$(0.5, 0.17)$	$-4.283715\mathrm{e}+1$	1.954237	$4.479\mathrm{e}+1$
18	$(0.5, 0.18)$	$1.329477\mathrm{e}+2$	1.973878	$1.310\mathrm{e}+2$

表 9.5　部分结点处数值解、精确解和误差的绝对值（$h = 1/10, \tau = 1/200$）

k	(x, t)	数值解	精确解	｜精确解 － 数值解｜
20	$(0.5, 0.1)$	1.821889	1.822119	2.301e－4
40	$(0.5, 0.2)$	2.013409	2.013753	3.436e－4
60	$(0.5, 0.3)$	2.225128	2.225541	4.125e－4
80	$(0.5, 0.4)$	2.459135	2.459603	4.679e－4
100	$(0.5, 0.5)$	2.717760	2.718282	5.215e－4
120	$(0.5, 0.6)$	3.003588	3.004166	5.779e－4
140	$(0.5, 0.7)$	3.319478	3.320117	6.393e－4
160	$(0.5, 0.8)$	3.668590	3.669297	7.068e－4
180	$(0.5, 0.9)$	4.054419	4.055200	7.812e－4
200	$(0.5, 1.0)$	4.480826	4.481689	8.634e－4

表 9.6 给出了步长比 $r = 1/2$，取不同步长时数值解的最大误差，即

$$E_\infty(h, \tau) = \max_{1 \leqslant i \leqslant m-1, 1 \leqslant k \leqslant n} | u(x_i, t_k) - u_i^k |.$$

表 9.6　取不同步长时数值解的最大误差（$r = 1/2$）

h	τ	$E_\infty(h, \tau)$	$E_\infty(2h, 4\tau)/E_\infty(h, \tau)$
1/10	1/200	8.634e－4	
1/20	1/800	2.175e－4	3.970
1/40	1/3200	5.437e－5	4.000
1/80	1/12800	1.359e－5	4.001

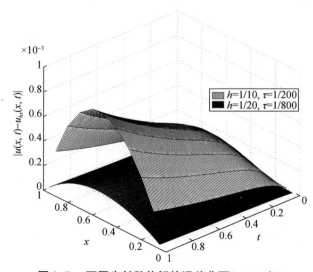

图 9.7　不同步长数值解的误差曲面（$r = 1/2$）

从中可以看出,当空间步长缩小到原来的 $1/2$,时间步长缩小到原来的 $1/4$ 时,最大误差约缩小到原来的 $1/4$. 上面图 9.7 给出了不同步长数值解的误差曲面.

9.2.3 差分格式解的稳定性和收敛性

（1）稳定性

在应用差分格式（9.19）时,如果计算右端函数 $f(x_i, t_k)$ 有误差 g_i^k,计算初值 $\varphi(x_i)$ 有误差 φ_i,计算边界值 $\alpha(t_k)$ 时有误差 α^k,计算边界值 $\beta(t_k)$ 时有误差 β^k,则实际得到的是如下差分方程的解:

$$\begin{cases} D_t v_i^k - a\delta_x^2 v_i^k = f(x_i, t_k) + g_i^k, & 1 \leqslant i \leqslant m-1, 0 \leqslant k \leqslant n-1, \\ v_i^0 = \varphi(x_i) + \varphi_i, & 0 \leqslant i \leqslant m, \\ v_0^k = \alpha(t_k) + \alpha^k, \quad v_m^k = \beta(t_k) + \beta^k, & 1 \leqslant k \leqslant n. \end{cases}$$
$$(9.24)$$

令

$$\varepsilon_i^k = v_i^k - u_i^k, \quad 0 \leqslant i \leqslant m, 0 \leqslant k \leqslant n,$$

将式（9.19）与式（9.24）相减,可得**摄动方程组**

$$\begin{cases} D_t \varepsilon_i^k - a\delta_x^2 \varepsilon_i^k = g_i^k, & 1 \leqslant i \leqslant m-1, 0 \leqslant k \leqslant n-1, \\ \varepsilon_i^0 = \varphi_i, & 0 \leqslant i \leqslant m, \\ \varepsilon_0^k = \alpha^k, \quad \varepsilon_m^k = \beta^k, & 1 \leqslant k \leqslant n. \end{cases}$$
$$(9.25)$$

称

$$\begin{cases} D_t \varepsilon_i^k - a\delta_x^2 \varepsilon_i^k = 0, & 1 \leqslant i \leqslant m-1, 0 \leqslant k \leqslant n-1, \\ \varepsilon_i^0 = \varphi_i, & 0 \leqslant i \leqslant m, \\ \varepsilon_0^k = 0, \quad \varepsilon_m^k = 0, & 1 \leqslant k \leqslant n \end{cases}$$

为差分格式（9.19）关于初值的摄动方程组;称

$$\begin{cases} D_t \varepsilon_i^k - a\delta_x^2 \varepsilon_i^k = 0, & 1 \leqslant i \leqslant m-1, 0 \leqslant k \leqslant n-1, \\ \varepsilon_i^0 = 0, & 0 \leqslant i \leqslant m, \\ \varepsilon_0^k = \alpha^k, \quad \varepsilon_m^k = \beta^k, & 1 \leqslant k \leqslant n \end{cases}$$

为差分格式（9.19）关于边界值的摄动方程组;称

$$\begin{cases} D_t \varepsilon_i^k - a\delta_x^2 \varepsilon_i^k = g_i^k, & 1 \leqslant i \leqslant m-1, 0 \leqslant k \leqslant n-1, \\ \varepsilon_i^0 = 0, & 0 \leqslant i \leqslant m, \\ \varepsilon_0^k = 0, \quad \varepsilon_m^k = 0, & 1 \leqslant k \leqslant n \end{cases}$$

为差分格式（9.19）关于右端项的摄动方程组.

设 $\{\varepsilon_i^k\}$ 为式（9.25）的解,可以证明,当 $r \leqslant 1/2$ 时有

$$\max_{1 \leqslant i \leqslant m-1} |\varepsilon_i^k| \leqslant \max\{\max_{0 \leqslant i \leqslant m} |\varphi_i|, \max_{1 \leqslant s \leqslant k} |\alpha^s|, \max_{1 \leqslant s \leqslant k} |\beta^s|\}$$
$$+ \frac{L^2}{8a} \max_{0 \leqslant s \leqslant k-1} \max_{1 \leqslant i \leqslant m-1} |g_i^s|, \quad 1 \leqslant k \leqslant n.$$
$$(9.26)$$

估计式(9.26)说明当

$$\max_{0\leqslant i\leqslant m}\mid\varphi_i\mid,\quad \max_{1\leqslant k\leqslant n}\mid\alpha^k\mid,\quad \max_{1\leqslant k\leqslant n}\mid\beta^k\mid,\quad \frac{L^2}{8a}\max_{0\leqslant s\leqslant n-1}\max_{1\leqslant i\leqslant m-1}\mid g_i^s\mid$$

很小时,误差 $\max\limits_{1\leqslant k\leqslant n}\parallel\varepsilon^k\parallel_\infty$ 也很小.

摄动方程组(9.25)和差分方程(9.19)的形式完全一样.因此,上述结果可叙述如下:

定理 9.4 当 $r\leqslant 1/2$ 时,差分格式(9.19)关于初值、边界值和右端项在下述意义下是稳定的:设 $\{u_i^k\mid 0\leqslant i\leqslant m,0\leqslant k\leqslant n\}$ 为差分方程组

$$\begin{cases} D_t u_i^k - a\delta_x^2 u_i^k = f_i^k, & 1\leqslant i\leqslant m-1, 0\leqslant k\leqslant n-1,\\ u_i^0 = \varphi_i, & 0\leqslant i\leqslant m,\\ u_0^k = \alpha^k,\quad u_m^k = \beta^k, & 1\leqslant k\leqslant n \end{cases}$$

的解,则有

$$\max_{1\leqslant i\leqslant m-1}\mid u_i^k\mid \leqslant \max\{\max_{0\leqslant i\leqslant m}\mid\varphi_i\mid,\max_{1\leqslant s\leqslant k}\mid\alpha^s\mid,\max_{1\leqslant s\leqslant k}\mid\beta^s\mid\}$$
$$+\frac{L^2}{8a}\max_{0\leqslant s\leqslant k-1}\max_{1\leqslant i\leqslant m-1}\mid f_i^s\mid,\quad 1\leqslant k\leqslant n.$$

由定理 9.4 知,当步长比 $r\leqslant 1/2$ 时,差分格式(9.19)是稳定的;并且可以证明,当步长比 $r>1/2$ 时,差分格式(9.19)是不稳定的.因此,实际计算选取步长时必须使步长比满足

$$r\leqslant 1/2,\quad \text{即}\quad a\tau/h^2\leqslant 1/2.$$

我们把这种稳定性称为**条件稳定性**.

(2) 收敛性

定理 9.5 设 $\{u(x,t)\mid (x,t)\in\overline{D}\}$ 为定解问题(9.15)的解,而

$$\{u_i^k\mid 0\leqslant i\leqslant m,0\leqslant k\leqslant n\}$$

为差分格式(9.19)的解,则当 $r\leqslant 1/2$ 时,有

$$\max_{0\leqslant i\leqslant m}\mid u(x_i,t_k)-u_i^k\mid\leqslant c_1 T(\tau+h^2),\quad 0\leqslant k\leqslant n,$$

其中 c_1 由式(9.20)定义.

可以证明向后 Euler 格式(9.22)和 Crank-Nicolson 格式(9.23)是无条件稳定的.对于向后 Euler 格式(9.22),有误差估计

$$\max_{0\leqslant i\leqslant m,0\leqslant k\leqslant n}\mid u(x_i,t_k)-u_i^k\mid = O(\tau+h^2);$$

对于 Crank-Nicolson 格式(9.23),有误差估计

$$\max_{0\leqslant i\leqslant m,0\leqslant k\leqslant n}\mid u(x_i,t_k)-u_i^k\mid = O(\tau^2+h^2).$$

9.3 双曲型方程的差分方法

以波动方程作为模型,讨论如下第一边界值问题(Dirichlet 初边值问题)

$$
\begin{cases}
\dfrac{\partial^2 u}{\partial t^2} - c^2 \dfrac{\partial^2 u}{\partial x^2} = f(x,t), & 0 < x < L,\, 0 < t \leqslant T, & (9.27a) \\[2mm]
u(x,0) = \varphi(x), \quad \dfrac{\partial u}{\partial t}(x,0) = \psi(x), & 0 \leqslant x \leqslant L, & (9.27b) \\[2mm]
u(0,t) = \alpha(t), \quad u(L,t) = \beta(t), & 0 < t \leqslant T, & (9.27c)
\end{cases}
$$

的差分解法,其中 c 为正常数(通常称为波速),$f(x,t),\varphi(x),\psi(x),\alpha(t),\beta(t)$ 为已知函数,且

$$
\varphi(0) = \alpha(0), \quad \varphi(L) = \beta(0), \quad \psi(0) = \alpha'(0), \quad \psi(L) = \beta'(0).
$$

称(9.27b)为初值条件,称(9.27c)为边值条件.这里 t 通常表示时间变量,x 表示空间变量.

9.3.1 差分格式的建立

为了用差分方法求解(9.27),将求解区域

$$
D = \{(x,t) \mid 0 < x < L, 0 < t \leqslant T\}
$$

进行剖分. 取正整数 m 和 n,并记 $x_i = ih$,$0 \leqslant i \leqslant m$,$t_k = k\tau$,$0 \leqslant k \leqslant n$,其中 $h = L/m$,$\tau = T/n$,分别称 h 和 τ 为空间步长和时间步长;记 $s = c\tau/h$,称 s 为**步长比**.

如图 9.8 所示,用两簇平行直线

$$
x = x_i, \quad 0 \leqslant i \leqslant m
$$

和

$$
t = t_k, \quad 0 \leqslant k \leqslant n
$$

将 $\overline{D}$ 分割成矩形网格. 记

$$
\Omega_h = \{x_i \mid 0 \leqslant i \leqslant m\},
$$
$$
\Omega_\tau = \{t_k \mid 0 \leqslant k \leqslant n\},
$$
$$
\Omega_{h\tau} = \Omega_h \times \Omega_\tau.
$$

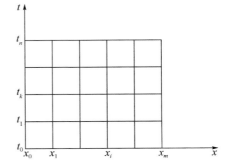

图 9.8　网格剖分

称 (x_i, t_k) 为结点,称在 $t = t_k$ 上的结点

$$
\{(x_i, t_k) \mid 0 \leqslant i \leqslant m\}
$$

为第 k 层结点. 对于定义在 $\Omega_{h\tau}$ 上的网格函数

$$
v = \{v_i^k \mid 0 \leqslant i \leqslant m, 0 \leqslant k \leqslant n\},
$$

采用第 9.2 节的记号. 此外,记

$$
\delta_t v_i^{k+\frac{1}{2}} = \frac{1}{\tau}(v_i^{k+1} - v_i^k), \quad \delta_t^2 v_i^k = \frac{1}{\tau^2}(v_i^{k+1} - 2v_i^k + v_i^{k-1}).
$$

定义 $\Omega_{h\tau}$ 上的网格函数

$$U = \{U_i^k \mid 0 \leqslant i \leqslant m, 0 \leqslant k \leqslant n\},$$

其中

$$U_i^k = u(x_i, t_k), \quad 0 \leqslant i \leqslant m, \ 0 \leqslant k \leqslant n.$$

（1）由方程（9.27a），有

$$\frac{\partial^2 u(x_i, t_0)}{\partial t^2} = c^2 \frac{\partial^2 u(x_i, t_0)}{\partial x^2} + f(x_i, t_0), \quad 1 \leqslant i \leqslant m-1. \tag{9.28}$$

又由引理9.1可得

$$\frac{\partial^2 u(x_i, t_0)}{\partial t^2} = \frac{2}{\tau}\left[\delta_t U_i^{\frac{1}{2}} - \frac{\partial u(x_i, t_0)}{\partial t}\right] - \frac{\tau}{3}\frac{\partial^3 u(x_i, \eta_{i0})}{\partial t^3}, \quad \eta_{i0} \in (t_0, t_1),$$

$$\frac{\partial^2 u(x_i, t_0)}{\partial x^2} = \delta_x^2 U_i^0 - \frac{h^2}{12}\frac{\partial^4 u(\xi_{i0}, t_0)}{\partial x^4}, \quad x_{i-1} < \xi_{i0} < x_{i+1}.$$

将以上两式代入到式（9.28），并注意到 $\dfrac{\partial u(x_i, t_0)}{\partial t} = \psi(x_i)$，有

$$\frac{2}{\tau}\left[\delta_t U_i^{\frac{1}{2}} - \psi(x_i)\right] - c^2 \delta_x^2 U_i^0 = f(x_i, t_0) + R_i^0, \quad 1 \leqslant i \leqslant m-1, \tag{9.29}$$

其中

$$R_i^0 = \frac{\tau}{3}\frac{\partial^3 u(x_i, \eta_{i0})}{\partial t^3} - \frac{c^2 h^2}{12}\frac{\partial^4 u(\xi_{i0}, t_0)}{\partial x^4}, \quad 1 \leqslant i \leqslant m-1. \tag{9.30}$$

（2）在结点 (x_i, t_k) 上考虑定解问题（9.27a），有

$$\frac{\partial^2 u(x_i, t_k)}{\partial t^2} - c^2 \frac{\partial^2 u(x_i, t_k)}{\partial x^2} = f(x_i, t_k),$$
$$1 \leqslant i \leqslant m-1, \ 1 \leqslant k \leqslant n-1. \tag{9.31}$$

将

$$\frac{\partial^2 u(x_i, t_k)}{\partial x^2} = \delta_x^2 U_i^k - \frac{h^2}{12}\frac{\partial^4 u(\xi_{ik}, t_k)}{\partial x^4}, \quad x_{i-1} < \xi_{ik} < x_{i+1}$$

和

$$\frac{\partial^2 u(x_i, t_k)}{\partial t^2} = \delta_t^2 U_i^k - \frac{\tau^2}{12}\frac{\partial^4 u(x_i, \eta_{ik})}{\partial t^4}, \quad t_{k-1} < \eta_{ik} < t_{k+1}$$

代入式（9.31），得到

$$\delta_t^2 U_i^k - c^2 \delta_x^2 U_i^k = f(x_i, t_k) + R_i^k, \quad 1 \leqslant i \leqslant m-1, \ 1 \leqslant k \leqslant n-1, \tag{9.32}$$

其中

$$R_i^k = \frac{\tau^2}{12}\frac{\partial^4 u(x_i, \eta_{ik})}{\partial t^4} - \frac{c^2 h^2}{12}\frac{\partial^4 u(\xi_{ik}, t_k)}{\partial x^4},$$
$$1 \leqslant i \leqslant m-1, \ 1 \leqslant k \leqslant n-1. \tag{9.33}$$

观察式（9.30）和式（9.33）可知，存在常数 c_2 使得

$$\begin{cases} \mid R_i^0 \mid \leqslant c_2(\tau + h^2), & 1 \leqslant i \leqslant m-1, \\ \mid R_i^k \mid \leqslant c_2(\tau^2 + h^2), & 1 \leqslant i \leqslant m-1, 1 \leqslant k \leqslant n-1. \end{cases} \tag{9.34}$$

由初值条件(9.27b),有

$$U_i^0 = \varphi(x_i), \quad 0 \leqslant i \leqslant m, \tag{9.35}$$

由边值条件(9.27c),有

$$U_0^k = \alpha(t_k), \quad U_m^k = \beta(t_k), \quad 1 \leqslant k \leqslant n. \tag{9.36}$$

在式(9.29)和式(9.32)中略去小量项,注意到式(9.35)和式(9.36),并用 u_i^k 代替 U_i^k,可对定解问题(9.27)建立如下差分格式:

$$\begin{cases} \dfrac{2}{\tau}\big[\delta_t u_i^{\frac{1}{2}} - \psi(x_i)\big] - c^2 \delta_x^2 u_i^0 = f(x_i, t_0), \\ \qquad\qquad\qquad\qquad 1 \leqslant i \leqslant m-1, & (9.37a) \\ \delta_t^2 u_i^k - c^2 \delta_x^2 u_i^k = f(x_i, t_k), \ 1 \leqslant i \leqslant m-1, 1 \leqslant k \leqslant n-1, & (9.37b) \\ u_i^0 = \varphi(x_i), \qquad\qquad\qquad 0 \leqslant i \leqslant m, & (9.37c) \\ u_0^k = \alpha(t_k), \quad u_m^k = \beta(t_k), \ 1 \leqslant k \leqslant n. & (9.37d) \end{cases}$$

差分格式(9.37a)的结点图同图9.4;差分格式(9.37b)是一个3层5点的差分格式,结点图见图9.9.称差分格式(9.37)为显示格式.

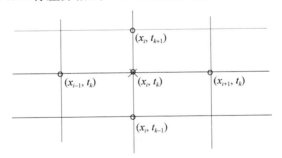

图9.9　显式格式(9.37)结点图

我们也可对定解问题(9.27)建立如下差分格式:

$$\begin{cases} \dfrac{2}{\tau}\big[\delta_t u_i^{\frac{1}{2}} - \psi(x_i)\big] - c^2 \delta_x^2 u_i^1 = f(x_i, t_0), \\ \qquad\qquad\qquad\qquad 1 \leqslant i \leqslant m-1, & (9.38a) \\ \delta_t^2 u_i^k - \dfrac{c^2}{2}(\delta_x^2 u_i^{k-1} + \delta_x^2 u_i^{k+1}) = f(x_i, t_k), \\ \qquad\qquad\qquad 1 \leqslant i \leqslant m-1, 1 \leqslant k \leqslant n-1, & (9.38b) \\ u_i^0 = \varphi(x_i), \qquad\qquad\qquad 0 \leqslant i \leqslant m, & (9.38c) \\ u_0^k = \alpha(t_k), \quad u_m^k = \beta(t_k), \qquad 1 \leqslant k \leqslant n. & (9.38d) \end{cases}$$

差分格式(9.38a)的结点图同图9.5;差分格式(9.38b)是一个3层7点的差分

格式,结点图见图 9.10,其每一层的求解需要解一个三对角线性方程组. 称差分格式(9.38) 为隐式差分格式.

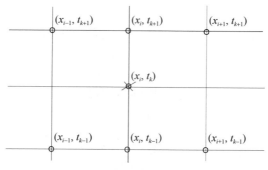

图 9.10　隐式格式(9.38) 结点图

9.3.2　差分格式的求解与数值算例

记
$$u^k = (u_0^k, u_1^k, \cdots, u_{m-1}^k, u_m^k).$$
由式(9.37c) 可得 u^0. 由式(9.37a) 得到
$$u_i^1 = u_i^0 + \tau\psi(x_i) + \frac{\tau^2}{2}\big[c^2\delta_x^2 u_i^0 + f(x_i, t_0)\big], \quad 1 \leqslant i \leqslant m-1,$$
再结合式(9.37d) 可得 u^1.

现设 u^{k-1} 和 u^k 已确定. 由式(9.37b) 可得
$$u_i^{k+1} = s^2 u_{i-1}^k + 2(1-s^2)u_i^k + s^2 u_{i+1}^k - u_i^{k-1} + \tau^2 f(x_i, t_k), \quad 1 \leqslant i \leqslant m-1,$$
再结合式(9.37d) 可得 u^{k+1}.

例 9.3　应用显式格式(9.37) 计算定解问题:
$$\begin{cases} \dfrac{\partial^2 u}{\partial t^2} - \dfrac{\partial^2 u}{\partial x^2} = 0, & 0 < x < 1,\ 0 < t \leqslant 1, \\ u(x,0) = e^x, \quad \dfrac{\partial u}{\partial t}(x,0) = e^x, & 0 \leqslant x \leqslant 1, \\ u(0,t) = e^t, \quad u(1,t) = e^{1+t}, & 0 < t \leqslant 1. \end{cases} \quad (9.39)$$
已知该定解问题的精确解为 $u(x,t) = e^{x+t}$.

表 9.7 和表 9.8 分别给出了取步长 $h = 1/100, \tau = 1/200$(步长比 $s = 1/2$) 和步长 $h = 1/100, \tau = 1/100$(步长比 $s = 1$) 时计算得到的部分数值结果,可以发现数值解很好地逼近了精确解;表 9.9 给出了取 $h = 1/100, \tau = 1/50$(步长比 $s = 2$) 时计算得到的部分数值结果,可以发现随着计算层数的增加,误差越来越大,因此数值结果无实用价值.

表 9.7　部分结点处数值解、精确解和误差的绝对值($h = 1/100, \tau = 1/200$)

k	(x, t)	数值解	精确解	｜精确解 − 数值解｜
20	$(0.5, 0.1)$	1.8221182	1.8221188	6.348e − 7
40	$(0.5, 0.2)$	2.0137515	2.0137527	1.162e − 6
60	$(0.5, 0.3)$	2.2255394	2.2255409	1.574e − 6
80	$(0.5, 0.4)$	2.4596012	2.4596031	1.864e − 6
100	$(0.5, 0.5)$	2.7182799	2.7182818	1.951e − 6
120	$(0.5, 0.6)$	3.0041654	3.0041660	5.895e − 7
140	$(0.5, 0.7)$	3.3201177	3.3201169	7.712e − 7
160	$(0.5, 0.8)$	3.6692987	3.6692967	2.043e − 6
180	$(0.5, 0.9)$	4.0552032	4.0552000	3.265e − 6
200	$(0.5, 1.0)$	4.4816935	4.4816891	4.426e − 6

表 9.8　部分结点处数值解、精确解和误差的绝对值($h = 1/100, \tau = 1/100$)

k	(x, t)	数值解	精确解	｜精确解 − 数值解｜
10	$(0.5, 0.1)$	1.8221160	1.8221188	2.752e − 6
20	$(0.5, 0.2)$	2.0137472	2.0137527	5.532e − 6
30	$(0.5, 0.3)$	2.2255326	2.2255409	8.368e − 6
40	$(0.5, 0.4)$	2.4595918	2.4596031	1.129e − 5
50	$(0.5, 0.5)$	2.7182675	2.7182818	1.432e − 5
60	$(0.5, 0.6)$	3.0041547	3.0041660	1.129e − 5
70	$(0.5, 0.7)$	3.3201086	3.3201169	8.368e − 6
80	$(0.5, 0.8)$	3.6692911	3.6692967	5.532e − 6
90	$(0.5, 0.9)$	4.0551972	4.0552000	2.752e − 6
100	$(0.5, 1.0)$	4.4816891	4.4816891	1.210e − 14

表 9.9　部分结点处数值解、精确解和误差的绝对值($h = 1/10, \tau = 1/50$)

k	(x, t)	数值解	精确解	｜精确解 − 数值解｜
5	$(0.5, 0.1)$	1.8221076e + 00	1.8221188	1.122e − 05
10	$(0.5, 0.2)$	2.0137310e + 00	2.0137527	2.175e − 05
15	$(0.5, 0.3)$	1.4923732e + 00	2.2255409	7.332e − 01
20	$(0.5, 0.4)$	4.3303094e + 05	2.4596031	4.330e + 05
25	$(0.5, 0.5)$	− 2.5136946e + 11	2.7182818	2.514e + 11
30	$(0.5, 0.6)$	1.4323236e + 17	3.0041660	1.432e + 17
35	$(0.5, 0.7)$	− 8.0432242e + 22	3.3201169	8.043e + 22

续表 9.9

k	(x,t)	数值解	精确解	$\mid$ 精确解 $-$ 数值解 $\mid$
40	$(0.5, 0.8)$	$4.4673157\mathrm{e}+28$	3.6692967	$4.467\mathrm{e}+28$
45	$(0.5, 0.9)$	$-2.4604668\mathrm{e}+34$	4.0552000	$2.460\mathrm{e}+34$
50	$(0.5, 1.0)$	$1.3462410\mathrm{e}+40$	4.4816891	$1.346\mathrm{e}+40$

表 9.10 给出了 $s = 1/2$,取不同的步长时数值解的最大误差,即

$$E_\infty(h,\tau) = \max_{1 \leqslant i \leqslant m-1, 1 \leqslant k \leqslant n} \mid u(x_i, t_k) - u_i^k \mid .$$

从中可以看出,当空间步长和时间步长同时缩小到原来的 1/2 时,最大误差大约缩小到原来的 1/4. 图 9.11 是取不同步长时的误差曲面图.

表 9.10　取不同步长时数值解的最大误差($s = 1/2$)

h	τ	$E_\infty(h,\tau)$	$E_\infty(2h,2\tau)/E_\infty(h,\tau)$
$1/10$	$1/20$	$4.370\mathrm{e}-4$	
$1/20$	$1/40$	$1.106\mathrm{e}-4$	3.9493
$1/40$	$1/80$	$2.771\mathrm{e}-5$	3.9927
$1/80$	$1/160$	$6.926\mathrm{e}-6$	4.0010
$1/160$	$1/320$	$1.732\mathrm{e}-6$	3.9982
$1/320$	$1/640$	$4.331\mathrm{e}-7$	4.0002
$1/640$	$1/1280$	$1.083\mathrm{e}-7$	4.0003
$1/1280$	$1/2560$	$2.706\mathrm{e}-8$	4.0000

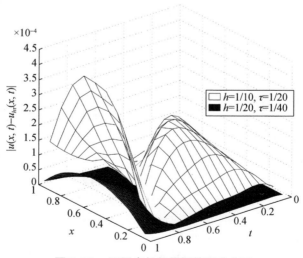

图 9.11　不同步长数值解的误差曲面

9.3.3   差分格式解的稳定性和收敛性

（1）稳定性

定理 9.6   设 $s<1$，差分格式（9.37）关于初值和右端函数在下述意义下是稳定的：设 $\{u_i^k \mid 0 \leqslant i \leqslant m, 0 \leqslant k \leqslant n\}$ 为差分格式

$$
\begin{cases}
\dfrac{2}{\tau}\left(\delta_t u_i^{\frac{1}{2}} - \psi_i\right) - c^2 \delta_x^2 u_i^0 = f_i^0, & 1 \leqslant i \leqslant m-1, \\
\delta_t^2 u_i^k - c^2 \delta_x^2 u_i^k = f_i^k, & 1 \leqslant i \leqslant m-1, \ 1 \leqslant k \leqslant n-1, \\
u_i^0 = \varphi_i, & 0 \leqslant i \leqslant m, \\
u_0^k = 0, \quad u_m^k = 0, & 1 \leqslant k \leqslant n
\end{cases}
$$

的解，则有

$$
(\max_{0 \leqslant i \leqslant m} |u_i^{k+1}|)^2 \leqslant \frac{L}{2c^2(1-s^2)} e^{\frac{3}{2}T}\left[c^2 \|\delta_x \varphi^0\|^2 + 2\|\psi\|^2 + \frac{1}{2}\tau^2 \|f^0\|^2 \right.
$$

$$
\left. + \frac{3\tau}{2(1-s^2)}\sum_{l=1}^{k} \|f^l\|^2\right], \quad 0 \leqslant k \leqslant n-1;
$$

且当 $f_i^k \equiv 0$ 时，有

$$
(\max_{0 \leqslant i \leqslant m} |u_i^{k+1}|)^2 \leqslant \frac{L}{2c^2(1-s^2)}(c^2 \|\delta_x \varphi^0\|^2 + \|\psi\|^2), \quad 0 \leqslant k \leqslant n-1.
$$

其中

$$
\|\delta_x \varphi^0\|^2 = h\sum_{i=0}^{m-1}\left(\frac{\varphi_{i+1}-\varphi_i}{h}\right)^2, \quad \|\psi\|^2 = h\sum_{i=1}^{m-1}\psi_i^2, \quad \|f^l\|^2 = h\sum_{i=1}^{m-1}(f_i^l)^2.
$$

（2）收敛性

定理 9.7   设 $\{u(x,t) \mid (x,t) \in \overline{D}\}$ 是定解问题（9.27）的解，而

$$
\{u_i^k \mid 0 \leqslant i \leqslant m, 0 \leqslant k \leqslant n\}
$$

为差分格式（9.37）的解．记

$$
e_i^k = u(x_i, t_k) - u_i^k, \quad 0 \leqslant i \leqslant m, \ 0 \leqslant k \leqslant n,
$$

则当 $s<1$ 时，有

$$
\max_{0 \leqslant i \leqslant m} |e_i^k| \leqslant \frac{Lc_1}{2c(1-s^2)} e^{\frac{3}{4}T}\sqrt{1-s^2+3T}\,(\tau^2 + h^2), \quad 1 \leqslant k \leqslant n.
$$

可以证明隐式差分格式（9.38）是无条件稳定和收敛的，收敛阶为 $O(\tau^2+h^2)$．

小   结

二阶线性偏微分方程分为三类，分别称为椭圆型、抛物型和双曲型偏微分方程．椭圆型方程的代表性方程是 Poisson 方程，抛物型方程的代表性方程是热方程，双曲型方程的代表性方程是波方程．本章简要地介绍了这三类代表方程定解问题的差分方法．

对于矩形域上 Poisson 方程的第一边界值问题建立了一个五点差分格式,分析了差分格式解的存在性,给出了迭代算法及数值算例;不加证明地给出了差分格式稳定性和收敛性的结果.

对于热方程的第一边界值问题详细推导出向前 Euler 格式,给出了向后 Euler 格式和 Crank-Nicolson 格式;对于向前 Euler 格式,给出了数值算例;不加证明地给出了差分格式稳定性和收敛性的结果.

对于波方程的第一边界值问题详细推导出显式差分格式,给出了隐式差分格式;对于显式差分格式,给出了数值算例;不加证明地给出了差分格式稳定性和收敛性的结果.

本章素材主要取自文献[13].偏微分方程数值解法的内容极为丰富,有需求的读者可以进一步阅读文献[13].

复 习 思 考 题

1. 矩形域上 Poisson 方程 Dirichlet 边值问题、热方程 Dirichlet 初边值问题、波方程 Dirichlet 初边值问题是如何表述的?

2. 求解矩形域上 Poisson 方程 Dirichlet 边值问题的五点差分格式是如何推导出来的?求解五点差分格式的 Gauss-Seidel 迭代格式是什么?

3. 求解矩形域上 Poisson 方程 Dirichlet 初边值问题的五点差分格式关于边界值的稳定性、关于右端函数的稳定性是如何定义的?五点差分格式解的误差有什么估计式?

4. 求解热方程 Dirichlet 初边值问题的向前 Euler 格式和向后 Euler 格式在每层求解方面有什么不同?在稳定性方面有什么不同?步长比是如何定义的?

5. 求解波方程 Dirichlet 初边值问题的显式差分格式和隐式差分格式在每层求解方面有什么不同?在稳定性方面有什么不同?步长比是如何定义的?

习 题 9

1. 设函数 $f \in C^3[c-h, c+h]$,证明:

$$\frac{f(c+h) - f(c-h)}{2h} = f'(c) + \frac{h^2}{6} f'''(\xi), \quad c-h < \xi < c+h.$$

2. 用差分格式(9.5)计算如下定解问题:

$$\begin{cases} -\left(\dfrac{\partial^2 u}{\partial x^2} + \dfrac{\partial^2 u}{\partial y^2}\right) = -6(x+y), & 0 < x < 1,\, 0 < y < 1, \\ u(x,0) = x^3, \quad u(x,1) = 1 + x^3, & 0 \leqslant x \leqslant 1, \\ u(0,y) = y^3, \quad u(1,y) = 1 + y^3, & 0 < y < 1. \end{cases}$$

取 $h_1 = h_2 = 1/3$,计算$(1/3, 1/3)$, $(2/3, 1/3)$, $(1/3, 2/3)$, $(2/3, 2/3)$四个结点处的数

值解,与精确解比较,并解释所观察到的现象(已知精确解为 $u(x,y)=x^3+y^3$).

3. 考虑如下定解问题:

$$\begin{cases} \dfrac{\partial u}{\partial t}-\dfrac{\partial^2 u}{\partial x^2}=-x^2-2(1-t), & 0<x<1, 0<t\leqslant 1, \\ u(x,0)=x^2, & 0\leqslant x\leqslant 1, \\ u(0,t)=0, \quad u(1,t)=1-t, & 0<t\leqslant 1. \end{cases}$$

取 $h=\dfrac{1}{4}$, $\tau=\dfrac{1}{32}$,用向前 Euler 格式计算 $u\left(\dfrac{1}{4},\dfrac{1}{16}\right)$, $u\left(\dfrac{1}{2},\dfrac{1}{16}\right)$, $u\left(\dfrac{3}{4},\dfrac{1}{16}\right)$ 的近似值,与精确值比较,并解释所观察到的现象(已知精确解为 $u(x,t)=(1-t)x^2$).

4. 给出向后 Euler 格式(9.22)的局部截断误差

$$R_i^k \equiv D_t U_i^k - a\delta_x^2 U_i^k - f(x_i,t_k)$$

的表达式.

5. 记 $\boldsymbol{u}^k=(u_1^k,u_2^k,\cdots,u_{m-1}^k)^{\mathrm{T}}$,将向后 Euler 格式(9.22)写成如下矩阵-向量形式:$\boldsymbol{A}\boldsymbol{u}^k=\boldsymbol{b}^k$,其中 $\boldsymbol{A}$ 为 $(m-1)$ 阶矩阵,$\boldsymbol{b}^k$ 为 $(m-1)$ 维向量,并给出系数矩阵 $\boldsymbol{A}$ 和向量 $\boldsymbol{b}^k$ 的具体表达式.

6. 考虑如下定解问题:

$$\begin{cases} \dfrac{\partial u}{\partial t}-\dfrac{\partial^2 u}{\partial x^2}=-x^3-6x(1-t), & 0<x<1, 0<t\leqslant 1, \\ u(x,0)=x^3, & 0\leqslant x\leqslant 1, \\ u(0,t)=0, \quad u(1,t)=1-t, & 0<t\leqslant 1. \end{cases}$$

取 $h=\dfrac{1}{4}$, $\tau=\dfrac{1}{32}$,用向后 Euler 格式计算 $u\left(\dfrac{1}{4},\dfrac{1}{16}\right)$, $u\left(\dfrac{1}{2},\dfrac{1}{16}\right)$, $u\left(\dfrac{3}{4},\dfrac{1}{16}\right)$ 的近似值,与精确值比较,并解释所观察到的现象(已知精确解为 $u(x,t)=(1-t)x^3$).

7. 考虑如下定解问题:

$$\begin{cases} \dfrac{\partial^2 u}{\partial t^2}-\dfrac{\partial^2 u}{\partial x^2}=-2x^3-6(1-t^2)x, & 0<x<1, 0<t\leqslant 1, \\ u(x,0)=x^3, \quad \dfrac{\partial u(x,0)}{\partial t}=0, & 0\leqslant x\leqslant 1, \\ u(0,t)=0, \quad u(1,t)=1-t^2, & 0<t\leqslant 1. \end{cases}$$

取 $h=\dfrac{1}{4}$, $\tau=\dfrac{1}{4}$,用显式差分格式(9.37)计算 $u\left(\dfrac{1}{4},\dfrac{1}{2}\right)$, $u\left(\dfrac{1}{2},\dfrac{1}{2}\right)$, $u\left(\dfrac{3}{4},\dfrac{1}{2}\right)$ 的近似值,与精确值比较,并解释所观察到的现象(已知精确解为 $u(x,t)=(1-t^2)x^3$).

8. 记 $\boldsymbol{u}^k=(u_1^k,u_2^k,\cdots,u_{m-1}^k)^{\mathrm{T}}$,将差分格式(9.38)写成如下矩阵-向量形式:

$$\begin{cases} \boldsymbol{A}\boldsymbol{u}^1=\boldsymbol{b}^0, \\ \boldsymbol{B}\boldsymbol{u}^{k+1}=\boldsymbol{b}^k, & 1\leqslant k\leqslant n-1, \end{cases}$$

给出系数矩阵 $\boldsymbol{A},\boldsymbol{B}$ 和向量 $\boldsymbol{b}^k$ 的具体表达式.

9. 考虑如下定解问题:

$$\begin{cases} \dfrac{\partial^2 u}{\partial t^2} - \dfrac{\partial^2 u}{\partial x^2} = -2x^3 - 6(1-t^2)x, & 0 < x < 1,\, 0 < t \leqslant 1, \\[3mm] u(x,0) = x^3, \quad \dfrac{\partial u(x,0)}{\partial t} = 0, & 0 \leqslant x \leqslant 1, \\[3mm] u(0,t) = 0, \quad u(1,t) = 1 - t^2, & 0 < t \leqslant 1. \end{cases}$$

取 $h = \dfrac{1}{4}$, $\tau = \dfrac{1}{4}$, 用隐式差分格式(9.38)计算

$$u\left(\frac{1}{4}, \frac{1}{2}\right), \quad u\left(\frac{1}{2}, \frac{1}{2}\right), \quad u\left(\frac{3}{4}, \frac{1}{2}\right)$$

的近似值, 与精确值比较, 并解释所观察到的现象(已知精确解为 $u(x,t) = (1 - t^2)x^3$).

第 2 篇　　计算实习

本篇内容主要是为了让读者在学习了第 1 篇各章内容之后能及时将所学方法在计算机上实习而编写的,因此应与第 1 篇各章内容平行学习.

为了引导大家上机实习,本篇给出了一些在 Visual C++6.0 和 MATLAB 6.5 上调试通过的程序实例,读者可以将其转化为其它语言,也可用更高版本的 C++ 或 MATLAB 进行编译和运行,以达到理解算法的目的. 本书介绍的程序主要根据教学要求编写,希望读者根据自己的需要和实际情况编写出更好的程序. 上机实习的要求主要有两个方面:第一,提高程序本身内在的质量,即在算法稳定性好、收敛速度快、误差控制好的前提下尽量节省内存,减少计算步骤,节约机时;第二,尽量使程序简单、使用方便、适用性强、可读性好,即尽量做到程序整齐、简洁、易读,数据输入输出方便. 希望读者能从一开始上机编程就注意这方面的要求,养成良好的编程习惯,为今后从事科学计算或软件开发工作打下坚实的基础.

实习 1　　舍入误差与数值稳定性

1.1　目的与要求

(1) 通过上机编程,复习巩固以前所学程序设计语言及上机操作指令;

(2) 通过上机计算,了解舍入误差所引起的数值不稳定性.

1.2　舍入误差和数值稳定性

1.2.1　算法概要

舍入误差在计算方法中是一个很重要的概念. 在实际计算中如果选用了不同的算法,由于舍入误差的影响,将会得到截然不同的结果. 因此,选取一个稳定的算法在实际计算中是十分重要的.

1.2.2 程序和实例

例 1.1 对 $n = 0,1,2,\cdots,40$ 计算定积分 $\int_0^1 \dfrac{x^n}{x+5}\mathrm{d}x.$

算法 1 利用递推公式

$$y_n = \frac{1}{n} - 5y_{n-1}, \quad n = 1,2,\cdots,40,$$

取 $y_0 = \displaystyle\int_0^1 \frac{1}{x+5}\mathrm{d}x = \ln6 - \ln5 \approx 0.182322.$

算法 2 利用递推公式

$$y_{n-1} = \frac{1}{5n} - \frac{1}{5}y_n, \quad n = 40,39,\cdots,1,$$

注意到

$$\frac{1}{246} = \frac{1}{6}\int_0^1 x^{40}\mathrm{d}x \leqslant \int_0^1 \frac{x^{40}}{x+5}\mathrm{d}x \leqslant \frac{1}{5}\int_0^1 x^{40}\mathrm{d}x = \frac{1}{205},$$

取 $y_{40} \approx \dfrac{1}{2}\left(\dfrac{1}{205} + \dfrac{1}{246}\right) \approx 0.0044715.$

算法 1 的 C++ 程序如下：

```
/* 数值不稳定算法 */
#include<stdio.h>
#include<math.h>
void main()
{
    double y_0=log(6.0/5.0),y_1;
    int n=1;
    printf("y[0]=%-20f",y_0);
    while(1)
    {
        y_1=1.0/n-5 * y_0;
        printf("y[%d]=%-20f",n,y_1);
        if(n>=40) break;
        y_0=y_1;
        n++;
        if(n%2==0) printf("\n");
    }
}
```

MATLAB 程序如下：

```
y0= log(6.0/5.0);
fprintf('y[%d]=%f\n',0,y0);
n=1;
while(1)
    y1=1.0/n-5 * y0;
    fprintf('y[%d]=%f\n',n,y1);
    if(n>=40) break;
    end
    y0=y1;
```

```
    n=n+1;
end
```

输出结果如下：

y[0]=0.182322　　　　　　　y[1]=0.088392
y[2]=0.058039　　　　　　　y[3]=0.043139
y[4]=0.034306　　　　　　　y[5]=0.028468
y[6]=0.024325　　　　　　　y[7]=0.021233
y[8]=0.018837　　　　　　　y[9]=0.016926
y[10]=0.015368　　　　　　　y[11]=0.014071
y[12]=0.012977　　　　　　　y[13]=0.012040
y[14]=0.011229　　　　　　　y[15]=0.010522
y[16]=0.009890　　　　　　　y[17]=0.009372
y[18]=0.008696　　　　　　　y[19]=0.009151
y[20]=0.004243　　　　　　　y[21]=0.026406
y[22]=-0.086575　　　　　　y[23]=0.476352
y[24]=-2.340094　　　　　　y[25]=11.740469
y[26]=-58.663883　　　　　　y[27]=293.356454
y[28]=-1466.746558　　　　　y[29]=7333.767272
y[30]=-36668.803026　　　　y[31]=183344.047389
y[32]=-916720.205694　　　　y[33]=4583601.058771
y[34]=-22918005.264446　　　y[35]=114590026.350799
y[36]=-572950131.726219　　y[37]=2864750658.658124
y[38]=-14323753293.264303　y[39]=71618766466.347153
y[40]=-358093832331.710750

算法 2 的 C++ 程序如下：

```cpp
#include<stdio.h>
#include<math.h>
void main()
    {
        double y_0=(1/205.0+1/246.0)/2,y_1;
        int n=40;
        printf("y[40]=%-20f",y_0);
        while(1)
        {
            y_1=1/(5.0*n)-y_0/5.0;
            printf("y[%d]=%-20f",n-1,y_1);
            if(n<=1) break;
            y_0=y_1;
            n--;
            if(n%3==0) printf("\n");
        }
    }
```

MATLAB 程序如下：

```matlab
y0=(1/205+1/246)/2;
n=40;
fprintf('y[%d]=%f\n',n,y0);
while(1)
    y1=1/(5*n)-y0/5;
    fprintf('y[%d]=%f\n',n-1,y1);
    if(n<=1) break;
```

```
    end
    y0=y1;
    n=n-1;
end
```

输出结果如下:

y[40]=0.004472	y[39]=0.004106	y[38]=0.004307
y[37]=0.004402	y[36]=0.004525	y[35]=0.004651
y[34]=0.004784	y[33]=0.004926	y[32]=0.005076
y[31]=0.005235	y[30]=0.005405	y[29]=0.005586
y[28]=0.005779	y[27]=0.005987	y[26]=0.006210
y[25]=0.006450	y[24]=0.006710	y[23]=0.006991
y[22]=0.007297	y[21]=0.007631	y[20]=0.007998
y[19]=0.008400	y[18]=0.008846	y[17]=0.009342
y[16]=0.009896	y[15]=0.010521	y[14]=0.011229
y[13]=0.012040	y[12]=0.012977	y[11]=0.014071
y[10]=0.015368	y[9]=0.016926	y[8]=0.018837
y[7]=0.021233	y[6]=0.024325	y[5]=0.028468
y[4]=0.034306	y[3]=0.043139	y[2]=0.058039
y[1]=0.088392	y[0]=0.182322	

说明:从输出结果可以看出,算法 1 是数值不稳定的,而算法 2 是数值稳定的.

实 习 题 1

1. 用两种不同的顺序计算 $\sum\limits_{n=1}^{10000} n^{-2} \approx 1.644834$,分析其误差的变化.

2. 已知连分数

$$f = b_0 + \cfrac{a_1}{b_1 + a_2/(b_2 + a_3/(\cdots + a_n/b_n))},$$

利用下面的算法

$$\begin{cases} d_n = b_n, \quad d_i = b_i + \dfrac{a_{i+1}}{d_{i+1}}, \quad i = n-1, n-2, \cdots, 0, \\ f = d_0 \end{cases}$$

写一程序,读入 $n, b_0, b_1, \cdots, b_n, a_1, \cdots, a_n$,计算并打印 f.

3. 给出一个有效的算法和一个无效的算法计算积分

$$y_n = \int_0^1 \frac{x^n}{4x+1} \mathrm{d}x, \quad n = 0, 1, \cdots, 10.$$

4. 设 $S_N = \sum\limits_{j=2}^{N} \dfrac{1}{j^2 - 1}$,已知其精确值为 $\dfrac{1}{2}\left(\dfrac{3}{2} - \dfrac{1}{N} - \dfrac{1}{N+1}\right)$.

(1) 编写按从大到小的顺序计算 S_N 的程序;

(2) 编写按从小到大的顺序计算 S_N 的程序;

(3) 按两种顺序分别计算 $S_{1000}, S_{10000}, S_{30000}$,并指出有效位数.

实习 2　方程求根

2.1　目的与要求

（1）通过对二分法与牛顿迭代法作编程练习和上机运算，进一步体会二分法与牛顿迭代法的不同特点；

（2）编写求非线性方程解的割线法程序，并与牛顿迭代法作比较.

2.2　二分法

2.2.1　算法概要

给定区间$[a,b]$，并设$f(a)f(b)<0$，取ε为根的容许误差，δ为$|f(x)|$的容许误差.

① 令$c=(a+b)/2$.

② 如果$(c-a)<\varepsilon$或$|f(c)|<\delta$，则输出c，结束；否则，执行 ③.

③ 如果$f(a)f(c)>0$，则令$a=c$；否则，令$b=c$. 重复①②③.

2.2.2　程序与实例

例 2.1　求方程$f(x)=x^3+4x^2-10=0$在1.5附近的根，要求有 6 位有效数字.

C++ 程序如下：

```
#include〈stdio.h〉
#include〈math.h〉
#define eps 5e-6
#define delta 1e-6

float Bisection(float a,float b,float(*f)(float))
{
    float c,fc,fa=(*f)(a),fb=(*f)(b);
    int n=1;
    printf("二分次数 \t\t c\t\t f(c)\n");
    while (1)
    {
        if(fa*fb>0){printf("不能用二分法求解");break;}
        c=(a+b)/2,fc=(*f)(c);
        printf("%d\t\t%f\t\t%f\n",n++,c,fc);
        if(fabs(fc)<delta) break;
```

```
        else if(fa * fc<0){b=c;fb=fc;}
        else {a=c;fa=fc;}
            if(b-a<eps) break;
    }
        return c;
}

float f(float x)
{
        return x * x * x+4 * x * x-10;
}

int main(int argc, char * argv[])
{
        float a=1,b=2;
        float x;
        x=Bisection(a,b,f);
        printf("\n 方程的根为%f",x);
        return 0;
}
```

MATLAB 程序如下：

```
eps=5e-6;
delta=1e-6;
a=1;
b=2;
fa=f2_1(a);
fb=f2_1(b);
n=1;
while (1)
    if(fa * fb>0)
        break;
    end

    c=(a+b)/2;
    fc=f2_1(c);
    if(abs(fc)<delta)
        break;
    else if(fa * fc<0)
        b=c;
        fb=fc;
    else
        a=c;
        fa=fc;
    end
    if(b-a<eps)
        break;
    end
    n=n+1;
    fprintf ('n=%d c=%f fc=%f\n',n,c,fc);
end

function output=f2_1(x)
```

```
    output=x*x*x+4*x*x-10;
end
```

输出结果如下：

二分次数	c	f(c)
1	1.500000	2.375000
2	1.250000	-1.796875
3	1.375000	0.162109
4	1.312500	-0.848389
5	1.343750	-0.350983
6	1.359375	-0.096409
7	1.367188	0.032356
8	1.363281	-0.032150
9	1.365234	0.000072
10	1.364258	-0.016047
11	1.364746	-0.007989
12	1.364990	-0.003959
13	1.365112	-0.001944
14	1.365173	-0.000936
15	1.365204	-0.000432
16	1.365219	-0.000180
17	1.365227	-0.000054
18	1.365231	0.000009

方程的根为 1.365231

2.3　牛顿迭代法

2.3.1　算法概要

给定初始值 x_0，令 ε 为根的容许误差，η 为 $|f(x)|$ 的容许误差，N 为迭代次数的容许值.

① 如果 $f'(x_0)=0$ 或迭代次数大于 N，则算法失败，结束；否则，执行 ②.

② 计算 $x_1=x_0-\dfrac{f(x_0)}{f'(x_0)}$.

③ 若 $|x_1-x_0|<\varepsilon$ 或 $|f(x_1)|<\eta$，则输出 x_1，程序结束；否则，执行 ④.

④ 令 $x_0=x_1$，转向 ①.

2.3.2　程序与实例

例 2.2　求方程 $f(x)=x^3+x^2-3x-3=0$ 在 1.5 附近的根，要求有 6 位有效数字.

C++ 程序如下：

```
#include<stdio.h>
```

```
#include〈math.h〉
#define N 100
#define eps 0.5e-5
#define eta 1e-8
float Newton(float(*f)(float),float(*f1)(float),float x0)
{
    float x1,d;
    int k=0;
    do
    {
        x1=x0-(*f)(x0)/(*f1)(x0);
        if( k++>N || fabs( (*f1)(x1) )<eps)
        {
            printf("\n Newton 迭代发散");
            break;
        }
        d=fabs(x1)<1? x1-x0: (x1-x0)/x1;
        x0=x1;
        printf("x(%d)=%f\t",k,x0);
    }
    while(fabs(d)>eps&&fabs((*f)(x1))>eta);
    return x1;
}

float f(float x)
{
    return x*x*x+x*x-3*x-3;
}

float f1(float x)
{
    return 3.0*x*x+2*x-3;
}

void main()
{
    float x0,y0;
    printf("请输入迭代初值 x0\n");
    scanf("%f",&x0);
    printf("x(0)=%f\n",x0);
    y0=Newton(f,f1,x0);
    printf("方程的根为 %f\n",y0);
}
```

MATLAB 程序如下：

```
eps=5e-6;
delta=1e-6;
N=100;
k=0;
x0=1.0;
while(1)
    x1=x0-func2_2(x0)/func2_2_1(x0);
    k=k+1;
```

```
    if(k>N|abs(x1)<eps)
        disp('Newton method failed');
        break;
    end
    if abs(x1)<1
        d=x1-x0;
    else
        d=(x1-x0)/x1;
    end
    x0=x1;
    if(abs(d)<eps |abs(func2_2(x1))<delta)
        break;
    end
end
fprintf('%f',x0);

function y=func2_2_1(x)
    y=3*x*x+2*x-3;
end

function y=func2_2(x)
    y=x*x*x+x*x-3*x-3;
end
```

注:利用 MATLAB 求非线性方程的根时可用函数 `fzero(@myfun,x0)`,其中,myfun 是方程函数,x0 是初值.

若取初值 x(0)=1.000000,输出结果如下:

```
    x(1)=3.000000    x(2)=2.200000    x(3)=1.830151
    x(4)=1.737795    x(5)=1.732072    x(6)=1.732051
    x(7)=1.732051
    方程的根为 1.732051
```

若取初值 x(0)=1.500000,输出结果如下:

```
    x(1)=1.777778    x(2)=1.733361
    x(3)=1.732052    x(4)=1.732051
    方程的根为 1.732051
```

若取初值 x(0)=2.500000,输出结果如下:

```
    x(1)=1.951807    x(2)=1.758036    x(3)=1.732482
    x(4)=1.732051    x(5)=1.732051
    方程的根为 1.732051
```

说明:上面程序取 3 个不同初值得到同样的结果,但迭代次数不同.可以发现,若初值越接近所求的根,则迭代次数越少.

例 2.3   求方程 $x^3-x-0.2=0$ 的所有实根,要求有 6 位有效数字.

只要将例 2.2 的 C++ 程序中的函数 f 及 f1 改写如下：

```
float f(float x)
{
    return x * x * x-x-0.2;
}

float f1(float x)
{
    return 3.0 * x * x-1;
}
```

通过分析可知该方程有 3 个实根．

若取初值 x(0)＝1，输出结果如下：

    x(1)=1.100000   x(2)=1.088213   x(3)=1.088034
    x(4)=1.088034
    方程的根为 1.088034

若取初值 x(0)＝－0.1，令 eps＝0.5×10^{-6}，输出结果如下：

    x(1)=-0.204124   x(2)=-0.209131   x(3)=-0.209149
    方程的根为-0.209149

若取初值 x(0)＝－0.6，令 eps＝0.5×10^{-6}，输出结果如下：

    x(1)=-2.899997   x(2)=-2.004868   x(3)=-1.439358
    x(4)=-1.105216   x(5)=-0.938278   x(6)=-0.884808
    x(7)=-0.878954   x(8)=-0.878885   x(9)=-0.878885
    方程的根为-0.878885

实 习 题 2

1. 用牛顿法求下列方程的根（要求有 6 位有效数字）：

(1) $x^2 - e^x = 0$；

(2) $xe^x - 1 = 0$；

(3) $\ln x + x - 2 = 0$.

2. 编写割线法程序求解上述各方程.

实习 3 线性方程组数值解法

3.1 目的与要求

（1）熟悉求解线性方程组的有关理论和方法；

（2）会编写列主元高斯消去法、LU 分解法、雅可比迭代法及高斯-赛德尔迭代法的程序；

（3）通过实际计算，进一步了解各种方法的优缺点，会选用合适的数值方法.

3.2 列主元高斯消去法

3.2.1 算法概要

将方程用增广矩阵$(\boldsymbol{A}\ \boldsymbol{b}) = (a_{ij})_{n\times(n+1)}$ 表示.

（1）消元过程

① 对 $k = 1,2,\cdots,n-1$，选主元. 即找 $i_k \in \{k,k+1,\cdots,n\}$，使得

$$|a_{i_k,k}| = \max_{k\leqslant i\leqslant n}|a_{ik}|.$$

② 如果 $a_{i_k,k} = 0$，则矩阵 $\boldsymbol{A}$ 奇异，程序结束；否则，执行 ③.

③ 如果 $i_k \neq k$，则交换第 k 行与第 i_k 行对应元素位置，即

$$a_{kj} \leftrightarrow a_{i_kj}, \quad j = k,k+1,\cdots,n+1.$$

④ 消元，即对 $i = k+1,k+2,\cdots,n$，计算 $l_{ik} = a_{ik}/a_{kk}$；再对 $j = k+1,k+2,\cdots,n+1$，计算 $a_{ij} = a_{ij} - l_{ik}a_{kj}$.

（2）回代过程

① 若 $a_{nn} = 0$，则矩阵 $\boldsymbol{A}$ 奇异，程序结束；否则，执行 ②.

② $x_n = a_{n,n+1}/a_{nn}$；对 $i = n-1,\cdots,2,1$，计算 $x_i = \left(a_{i,n+1} - \sum\limits_{j=i+1}^{n} a_{ij}x_j\right)/a_{ii}$.

3.2.2 程序与实例

例 3.1 解方程组 $\begin{cases} 2x_1 + 4x_2 + x_3 = 4, \\ 2x_1 + 6x_2 - x_3 = 10, \\ x_1 + 5x_2 + 2x_3 = 2. \end{cases}$

C++ 程序如下：

```c
#include<stdio.h>
#include<math.h>
void main()
{
    void ColPivot(float * ,int,float []);
    int i;
    float x[3];
    float c[3][4]= {2,4,1,4,
                    2,6,-1,10,
                    1,5,2,2};
    ColPivot(c[0],3,x);
    for(i=0;i<=2;i++) printf("x[%d]=%f\n",i,x[i]);
}

void ColPivot(float * c,int n,float x[])
{
    int i,j,t,k;
    float p;
    for(i=0;i<=n-2;i++)
    {
        k=i;
        for(j=i+1;j<=n-1;j++)
            if(fabs(*(c+j*(n+1)+i))>(fabs(*(c+k*(n+1)+i)))) k=j;
        if(k!=i)
            for(j=i;j<=n;j++)
            {
                p=*(c+i*(n+1)+j);
                *(c+i*(n+1)+j)=*(c+k*(n+1)+j);
                *(c+k*(n+1)+j)=p;
            }
        for(j=i+1;j<=n-1;j++)
        {
            p=(*(c+j*(n+1)+i))/(*(c+i*(n+1)+i));
            for(t=i;t<=n;t++)
                *(c+j*(n+1)+t)-=p*(*(c+i*(n+1)+t));
        }
    }
    for(i=n-1;i>=0;i--)
    {
        for (j=n-1;j>=i+1;j--)
            (*(c+i*(n+1)+n))-=x[j]*(*(c+i*(n+1)+j));
        x[i]=*(c+i*(n+1)+n)/(*(c+i*(n+1)+i));
    }
}
```

MATLAB 程序如下:

```matlab
function GEpiv(A,b) % b 为列向量
[m,n]=size(A);
nb=n+1;Ab=[A b];
%……消元
for i=1:m-1
    [pivot,p]=max(abs(Ab(i:n,i))); %见下
    ip=p+i-1; %计算出主元的行下标
```

```
    if ip~=i
        Ab([i ip],:)=Ab([ip i],:);%行交换
    end
    pivot=Ab(i,i);
    for k=i+1:m
        Ab(k,i:nb)=Ab(k,i:nb)-(Ab(k,i)/pivot)*Ab(i,i:nb);
    end
end
%……回代
x=zeros(n,1);
x(n)=Ab(n,nb)/Ab(n,n);
for i=n-1:-1:1
    x(i)=(Ab(i,nb)-Ab(i,i+1:n)*x(i+1:n,1))/Ab(i,i);
end
for k=1:n
    fprintf('x[%d]=%f\n',k,x(k));
end
%[pivot,p]=max(abs(Ab(i:n,i)))
```
返回绝对值最大的元素(主元)及其在列向量 Ab
(i:n,i)中的下标.若最大元素在增广矩阵的主对角线上,那么 p=1

注:若 A 为非奇异方阵,求解线性方程组 $Ax = b$ 时可直接用语句 x=A\b.

输出结果如下:

```
x[0]=1.000000
x[1]=1.000000
x[2]=-2.000000
```

例 3.2　解方程组
$$\begin{cases} 8.77B + 2.40C + 5.66D + 1.55E + 1.0F = -32.04, \\ 4.93B + 1.21C + 4.48D + 1.10E + 1.0F = -20.07, \\ 3.53B + 1.46C + 2.92D + 1.21E + 1.0F = -8.53, \\ 5.05B + 4.04C + 2.51D + 2.01E + 1.0F = -6.30, \\ 3.54B + 1.04C + 3.47D + 1.02E + 1.0F = -12.04. \end{cases}$$

计算结果如下:
$$B = -1.464954, \quad C = 1.458125, \quad D = -6.004824,$$
$$E = -2.209018, \quad F = 14.719421.$$

3.3　矩阵直接三角分解法

3.3.1　算法概要

将方程组 $Ax = b$ 中的 A 分解为 $A = LU$,其中 L 为单位下三角矩阵,U 为上三角矩阵,则方程组 $Ax = b$ 化为解两个方程组 $Ly = b$,$Ux = y$.具体算法如下:

① 对 $j = 1,2,3,\cdots,n$,计算 $u_{1j} = a_{1j}$;对 $i = 2,3,\cdots,n$,计算 $l_{i1} = a_{i1}/u_{11}$.

② 令 $k=2,3,\cdots,n$,对 $j=k,k+1,\cdots,n$,计算 $u_{kj}=a_{kj}-\sum\limits_{q=1}^{k-1}l_{kq}u_{qj}$;对 $i=k+1,k+2,\cdots,n$,计算 $l_{ik}=\left(a_{ik}-\sum\limits_{q=1}^{k-1}l_{iq}u_{qk}\right)\Big/u_{kk}$.

③ $y_1=b_1$;对 $k=2,3,\cdots,n$,计算 $y_k=b_k-\sum\limits_{q=1}^{k-1}l_{kq}y_q$.

④ $x_n=y_n/u_{nn}$;对 $k=n-1,n-2,\cdots,1$,计算 $x_k=\left(y_k-\sum\limits_{q=k+1}^{n}u_{kq}x_q\right)\Big/u_{kk}$.

注:由于计算 U 的公式与计算 y 的公式形式上一样,故可直接对增广矩阵

$$(A\ b)=\begin{bmatrix} a_{11} & a_{12} & \cdots & a_{1n} & a_{1,n+1} \\ a_{21} & a_{22} & \cdots & a_{2n} & a_{2,n+1} \\ \vdots & \vdots & & \vdots & \vdots \\ a_{n1} & a_{n2} & \cdots & a_{nn} & a_{n,n+1} \end{bmatrix}$$

施行算法 ② 和 ③,此时 U 的第 $(n+1)$ 列元素即为 y.

3.3.2 程序与实例

例 3.3 求解方程组 $Ax=b$,其中

$$A=\begin{bmatrix} 1 & 2 & -12 & 8 \\ 5 & 4 & 7 & -2 \\ -3 & 7 & 9 & 5 \\ 6 & -12 & -8 & 3 \end{bmatrix}, \quad b=\begin{bmatrix} 27 \\ 4 \\ 11 \\ 49 \end{bmatrix}.$$

C++ 程序如下:

```
#include<stdio.h>
void main()
{
    float x[4];
    int i;
    float a[4][5]={1,2,-12,8,27,
                   5,4,7,-2,4,
                   -3,7,9,5,11,
                   6,-12,-8,3,49};
    void DirectLU(float * ,int,float[]);
    DirectLU(a[0],4,x);
    for(i=0;i<=3;i++) printf("x[%d]=%f\n",i,x[i]);
}

void DirectLU(float * u,int n,float x[])
{
    int i,r,k;
    for(r=0;r<=n-1;r++)
    {
        for(i=r;i<=n;i++)
            for(k=0;k<=r-1;k++)
```

```
                * (u+r * (n+1)+i)-=* (u+r * (n+1)+k) * ( * (u+k * (n+1)+i));
            for(i=r+1;i<=n-1;i++)
            {
                for(k=0;k<=r-1;k++)
                    * (u+i * (n+1)+r)-=* (u+i * (n+1)+k) * ( * (u+k * (n+1)+
r));
                * (u+i * (n+1)+r)/=* (u+r * (n+1)+r);
            }
    }
    for(i=n-1;i>=0;i--)
    {
        for(r=n-1;r>=i+1;r--)
            * (u+i * (n+1)+n)-=* (u+i * (n+1)+r) * x[r];
        x[i]=* (u+i * (n+1)+n)/( * (u+i * (n+1)+i));
    }
}
```

MATLAB 程序如下:

```
function LUpiv(A,b)
[m,n]=size(A);
nb=n+1;Ab=[A b];
Ab(2:m,1)=Ab(2:m,1)/Ab(1,1);
for k=2:m
    for j=k:nb
        Ab(k,j)=Ab(k,j)-Ab(k,1:k-1) * Ab(1:k-1,j);
    end
    for i=k+1:m
        Ab(i,k)=(Ab(i,k)-Ab(i,1:k-1) * Ab(1:k-1,k))/Ab(k,k);
    end
end
x=zeros(n,1);
x(n)=Ab(n,nb)/Ab(n,n);
for k=n-1:-1:1
    x(k)=(Ab(k,nb)-Ab(k,k+1:n) * x(k+1:n,1))/Ab(k,k);
end
for k=1:n
    fprintf('x[%d]=%f\n',k,x(k));
end
```

注:语句 [L U]= lu(A) 可用于直接进行 LU 分解.

输出结果如下:

```
x[0]= 3.000001
x[1]=-2.000001
x[2]= 1.000000
x[3]= 5.000000
```

3.4 迭 代 法

3.4.1 雅可比迭代法

(1) 算法概要

设方程组 $\boldsymbol{Ax} = \boldsymbol{b}$ 的系数矩阵的对角线元素 $a_{ii} \neq 0 (i = 1, 2, \cdots, n)$, M 为迭代次数容许的最大值, ε 为容许误差.

① 取初始向量 $\boldsymbol{x} = (x_1^{(0)}, x_2^{(0)}, \cdots, x_n^{(0)})^{\mathrm{T}}$, 令 $k = 0$.

② 对 $i = 1, 2, \cdots, n$, 计算 $x_i^{(k+1)} = \dfrac{1}{a_{ii}} \Big(b_i - \displaystyle\sum_{\substack{j=1 \\ j \neq i}}^{n} a_{ij} x_j^{(k)} \Big)$.

③ 如果 $\displaystyle\sum_{i=1}^{n} \mid x_i^{(k+1)} - x_i^{(k)} \mid < \varepsilon$, 则输出 $\boldsymbol{x}^{(k+1)}$, 结束; 否则, 执行 ④.

④ 如果 $k \geqslant M$, 则不收敛, 终止程序; 否则, $k \leftarrow k + 1$, 转 ②.

(2) 程序与实例

例 3.4 用雅克比迭代法解线性方程组

$$\begin{cases} 4x_1 - x_2 - x_3 \qquad = 1, \\ -x_1 + 4x_2 - \qquad x_4 = 2, \\ -x_1 + \qquad 4x_3 - x_4 = 0, \\ \qquad - x_2 - x_3 + 4x_4 = 1. \end{cases}$$

C++ 程序如下:

```
#include<stdio.h>
#include<math.h>
#define eps 1e-6
#define max 100
void Jacobi(float * a,int n,float x[])
{
    int i,j,k=0;
    float epsilon,s;
    float * y=new float[n];
    for(i=0;i<n;i++) x[i]=0;
    while(1)
    {
        epsilon=0;
        k++;
        for(i=0;i<n;i++)
        {
            s=0;
            for(j=0;j<n;j++)
            {
                if(j==i) continue;
                s+=* (a+i * (n+1)+j) * x[j];
            }
```

```
            y[i]=(*(a+i*(n+1)+n)-s)/(*(a+i*(n+1)+i));
            epsilon+=fabs(y[i]-x[i]);
        }
        for(i=0;i<n;i++) x[i]=y[i];
        if(epsilon<eps)
        {printf("迭代次数为%d\n",k); return;}
        if(k>=max)
        {printf("迭代发散");return;}
    }
    delete y;
}

void main()
{
    int i;
    float a[4][5]={4,-1,-1,0,1,
                   -1,4,0,-1,2,
                   -1,0,4,-1,0,
                   0,-1,-1,4,1};
    float x[4];
    Jacobi(a[0],4,x);
    for(i=0;i<4;i++) printf("x[%d]=%f\n",i,x[i]);
}
```

MATLAB 程序如下：

```
function Jacobi(A,b,max,eps) % max 为迭代次数容许的最大值,eps 为容许误差
n=length(A);x=zeros(n,1);x1=zeros(n,1);k=0;
while 1
    x1(1)=(b(1)-A(1,2:n)*x(2:n,1))/A(1,1);
    for i=2:n-1
        x1(i)=(b(i)-A(i,1:i-1)*x(1:i-1,1)-A(i,i+1:n)*x(i+1:n,1))/A
(i,i);
    end
    x1(n)=(b(n)-A(n,1:n-1)*x(1:n-1,1))/A(n,n);
    k=k+1;
    if sum(abs(x1-x))< eps
        fprintf('number=%d\n',k);
        break;
    end
    if k>=max
        fprintf('The Method is disconvergent\n');
        break;
    end
    x=x1;
end
if k< max
    for i=1:n
        fprintf('x[%d]=%f\n',i,x1(i));
    end
end
```

输出结果如下：

迭代次数为 21
```
    x[0]=0.500000
    x[1]=0.750000
    x[2]=0.250000
    x[3]=0.500000
```

3.4.2 高斯-赛德尔迭代法

（1）算法概要

设方程组 $\boldsymbol{Ax} = \boldsymbol{b}$ 的系数矩阵的对角线元素 $a_{ii} \neq 0 (i = 1, 2, \cdots, n)$，$M$ 为迭代次数容许的最大值，ε 为容许误差.

① 取初始向量 $\boldsymbol{x} = (x_1^{(0)}, x_2^{(0)}, \cdots, x_n^{(0)})^{\mathrm{T}}$，令 $k = 0$.

② 对 $i = 1, 2, \cdots, n$，计算 $x_i^{(k+1)} = \dfrac{1}{a_{ii}} \Big(b_i - \sum\limits_{j=1}^{i-1} a_{ij} x_j^{(k+1)} - \sum\limits_{j=i+1}^{n} a_{ij} x_j^{(k)} \Big)$.

③ 如果 $\sum\limits_{i=1}^{n} \mid x_i^{(k+1)} - x_i^{(k)} \mid < \varepsilon$，则输出 $\boldsymbol{x}^{(k+1)}$，结束；否则，执行 ④.

④ 如果 $k \geqslant M$，则不收敛，终止程序；否则，$k \leftarrow k+1$，转 ②.

（2）程序与实例

例 3.5   用高斯-赛德尔迭代法解线性方程组

$$\begin{cases} 4x_1 - x_2 - x_3 \qquad\quad = 1, \\ -x_1 + 4x_2 - \qquad\ x_4 = 2, \\ -x_1 + \qquad 4x_3 - x_4 = 0, \\ \qquad - x_2 - x_3 + 4x_4 = 1 \end{cases}$$

C++ 程序如下：

```cpp
#include<stdio.h>
#include<math.h>
#define N 500
void main()
{
    int i;
    float x[4];
    float c[4][5]={4,-1,-1,0,1,
                   -1,4,0,-1,2,
                   -1,0,4,-1,0,
                   0,-1,-1,4,1};
    void GaussSeidel(float *,int,float[]);
    GaussSeidel(c[0],4,x);
    for(i=0;i<=3;i++) printf("x[%d]=%f\n",i,x[i]);
}

void GaussSeidel(float *a,int n,float x[])
{
    int i,j,k=1;
```

```
float d,dx,eps;
for(i=0;i<=n-1;i++) x[i]=0.0;
while(1)
{
    eps=0;
    for(i=0;i<=n-1;i++)
    {
        d=0;
        for(j=0;j<=n-1;j++)
        {
            if(j==i) continue;
            d+=* (a+i * (n+1)+j) * x[j];
        }
        dx=( * (a+i * (n+1)+n)-d)/( * (a+i * (n+1)+i));
        eps+=fabs(dx-x[i]);
        x[i]=dx;
    }
    if(eps<1e-6) {printf("迭代次数为 %d\n",k);return;}
    if(k>N)
    {
        printf("迭代发散\n");
        return;
    }
    k++;
}
}
```

MATLAB 程序如下:

```
function GauseSeidel(A,b,max,eps)
n=length(A);x=zeros(n,1);x1=zeros(n,1);k=0;
while 1
    x1(1)=(b(1)-A(1,2:n) * x(2:n,1))/A(1,1);
    for i=2:n-1
        x1(i)=(b(i)-A(i,1:i-1) * x1(1:i-1,1)-A(i,i+1:n) * x(i+1:n,1))/A
(i,i);
    end
    x1(n)=(b(n)-A(n,1:n-1) * x1(1:n-1,1))/A(n,n);
    k=k+1;
    if sum(abs(x1-x))<eps
        fprintf('number=%d\n',k);
        break;
    end
    if k>=max
        fprintf('The Method is disconvergent\n');
        break;
    end
    x=x1;
end
if k<max
    for i=1:n
        fprintf('x[%d]=%f\n',i,x1(i));
    end
end
```

输出结果如下：

```
迭代次数为 12
x[0]=0.500000
x[1]=0.750000
x[2]=0.250000
x[3]=0.500000
```

例 3.6　用雅可比迭代法解方程组

$$\begin{cases} x_1 + 2x_2 - 2x_3 = 7, \\ x_1 + x_2 + x_3 = 2, \\ 2x_1 + 2x_2 + x_3 = 5, \end{cases}$$

迭代 4 次得解 $(1,2,-1)^{\mathrm{T}}$，若用高斯-赛德尔迭代法则发散．

用高斯-赛德尔迭代法解方程组

$$\begin{cases} x_1 + 0.9x_2 + 0.9x_3 = 1.9, \\ 0.9x_1 + x_2 + 0.9x_3 = 2.0, \\ 0.9x_1 + 0.9x_2 + x_3 = 1.7, \end{cases}$$

迭代 84 次得解 $(1,2,-1)^{\mathrm{T}}$，若用雅可比迭代法则发散．

实　习　题　3

1. 用列主元高斯消去法解下列方程组：

$$(1)\begin{cases} x_1 + x_2 + 3x_4 = 4, \\ 2x_1 + x_2 - x_3 + x_4 = 1, \\ 3x_1 - x_2 - x_3 + 3x_4 = -3, \\ -x_1 + 2x_2 + 3x_3 - x_4 = 4; \end{cases} \qquad (2)\begin{cases} x_1 - x_2 + 2x_3 - x_4 = -8, \\ 2x_1 - 2x_2 + 3x_3 - 3x_4 = -20, \\ x_1 + x_2 + x_3 = -2, \\ x_1 - x_2 + 4x_3 + 3x_4 = 4. \end{cases}$$

2. 用 LU 分解法解方程组 $\boldsymbol{Ax} = \boldsymbol{b}$，其中

$$\boldsymbol{A} = \begin{bmatrix} 48 & -24 & 0 & -12 \\ -24 & 24 & 12 & 12 \\ 0 & 6 & 20 & 2 \\ -6 & 6 & 2 & 16 \end{bmatrix}, \quad \boldsymbol{b} = \begin{bmatrix} 4 \\ 4 \\ -2 \\ -2 \end{bmatrix}.$$

3. 编写用改进平方根法解方程组 $\boldsymbol{Ax} = \boldsymbol{b}$ 的程序，并解下列方程组：

$$(1)\ \boldsymbol{A} = \begin{bmatrix} 0.5 & -0.5 & 0 & 0 & 0 & 0 \\ -0.5 & 1.5 & -0.5 & -0.25 & 0.25 & 0 \\ 0 & -0.5 & 1.5 & 0.25 & -0.25 & 0 \\ 0 & -0.25 & 0.25 & 1.5 & -0.5 & 0 \\ 0 & 0.25 & -0.25 & -0.5 & 1.5 & -0.5 \\ 0 & 0 & 0 & 0 & -0.5 & 0.5 \end{bmatrix}, \boldsymbol{b} = \begin{bmatrix} -1 \\ 0 \\ 0 \\ 0 \\ 0 \\ 0 \end{bmatrix};$$

$$(2)\ \boldsymbol{A} = \begin{bmatrix} 1.35 & & & & & & & \\ 0.35 & 1.35 & & & & & & \\ 2.00 & 2.00 & 1.35 & & & & (对称) & \\ 2.00 & -1.00 & -0.35 & 1.35 & & & & \\ -0.35 & -0.35 & 1.00 & 2.00 & 1.35 & & & \\ -0.35 & -0.35 & 2.00 & 2.00 & 0.35 & 1.35 & & \\ -1.00 & 2.00 & -0.35 & 0.35 & 2.00 & 2.00 & 1.35 & \\ 2.00 & 2.00 & 0.35 & -0.35 & 2.00 & -1.00 & -0.35 & 1.35 \end{bmatrix},$$

$\boldsymbol{b} = (2.00, 2.00, 12.00, 12.00, 2.00, 2.00, 2.00, 2.00)^{\mathrm{T}}$.

4. 编写用追赶法解三对角线性方程组的程序,并解下列方程组:

$$(1)\ \begin{cases} 2x_1 - x_2 & = 5, \\ -x_1 + 2x_2 - x_3 & = -12, \\ \quad -x_2 + 2x_3 - x_4 = 11, \\ \quad\quad -x_3 + 2x_4 = -1; \end{cases}$$

$$(2)\ \boldsymbol{A}_{10\times10} = \begin{bmatrix} -4 & 1 & & & & \\ 1 & -4 & 1 & & & \\ & 1 & -4 & 1 & & \\ & & \ddots & \ddots & \ddots & \\ & & & 1 & -4 & 1 \\ & & & & 1 & -4 \end{bmatrix}, \boldsymbol{b}_{10\times1} = \begin{bmatrix} -27 \\ -15 \\ -15 \\ \vdots \\ -15 \\ -15 \end{bmatrix}.$$

5. 分别用雅可比迭代法与高斯-赛德尔迭代法解下列方程组:

$$(1)\ \begin{cases} 10x_1 - x_2 + 2x_3 & = -11, \\ \quad 8x_2 - x_3 + 3x_4 = -11, \\ 2x_1 - x_2 + 10x_3 & = 6, \\ -x_1 + 3x_2 - x_3 + 11x_4 = 25; \end{cases}$$

$$(2)\ \boldsymbol{A} = \begin{bmatrix} 31 & -13 & 0 & 0 & 0 & -10 & 0 & 0 & 0 \\ -13 & 35 & -9 & 0 & -11 & 0 & 0 & 0 & 0 \\ 0 & -9 & 31 & -10 & 0 & 0 & 0 & 0 & 0 \\ 0 & 0 & -10 & 79 & -30 & 0 & 0 & 0 & -9 \\ 0 & 0 & 0 & -30 & 57 & -7 & 0 & -5 & 0 \\ 0 & 0 & 0 & 0 & 7 & 47 & -30 & 0 & 0 \\ 0 & 0 & 0 & 0 & 0 & -30 & 41 & 0 & 0 \\ 0 & 0 & 0 & 0 & -5 & 0 & 0 & 27 & -2 \\ 0 & 0 & 0 & 0 & 0 & 0 & 0 & -2 & 29 \end{bmatrix}, \boldsymbol{b} = \begin{bmatrix} -15 \\ 27 \\ -23 \\ 0 \\ -20 \\ 12 \\ -7 \\ 7 \\ -10 \end{bmatrix}.$$

实习 4　矩阵的特征值及特征向量的计算

4.1　目的与要求

（1）领会求矩阵特征值及特征向量的幂法与雅可比法的理论及方法；
（2）会编写上述两种方法的程序，并用来计算有关问题.

4.2　幂法

4.2.1　算法概要

幂法是求矩阵主特征值的一种迭代方法. 设 $A \in \mathbf{R}^{n \times n}$ 有 n 个线性无关的特征向量 $x_1, x_2, \cdots, x_n$，相应的特征值满足 $|\lambda_1| > |\lambda_2| \geqslant \cdots \geqslant |\lambda_n|$，则对任意非零初始向量 $v_0 = u_0 \neq \mathbf{0}$，按下述公式构造向量序列：

$$\begin{cases} v_0 = u_0 \neq \mathbf{0}, \\ v_k = A u_{k-1}, \qquad k = 0, 1, 2, \cdots, \\ u_k = v_k / \max(v_k), \end{cases}$$

其中 $\max(v_k)$ 表示 v_k 中模最大的分量，并有 $\lim\limits_{k \to \infty} u_k = \dfrac{x_1}{\max(x_1)}$，$\lim\limits_{k \to \infty} \max(v_k) = \lambda_1$.

用幂法求实对称矩阵的特征值时，可用 Rayleigh 商作加速. 设 u_k 的 Rayleigh 商为 R_k，则

$$R_k = \frac{(A u_k, u_k)}{(u_k, u_k)} = \frac{(v_{k+1}, u_k)}{(u_k, u_k)} = \frac{(A^{k+1} u_0, A^k u_0)}{(A^k u_0, A^k u_0)}$$

$$= \frac{\displaystyle\sum_{j=1}^{n} a_j^2 \lambda_j^{2k+1}}{\displaystyle\sum_{j=1}^{n} a_j^2 \lambda_j^{2k}} = \lambda_1 + O\left(\left(\frac{\lambda_2}{\lambda_1}\right)^{2k}\right).$$

当 $k \to \infty$ 时，R_k 将比 $\max(v_k)$ 更快地趋于 λ_1.

4.2.2　程序与实例

例 4.1　求矩阵 $\begin{bmatrix} 4 & 2 & 2 \\ 2 & 4 & 2 \\ 2 & 2 & 4 \end{bmatrix}$ 的主特征值及对应的特征向量，已知它的精确解为

$$\lambda_1 = 8, \quad \boldsymbol{x}_1 = (1,1,1)^{\mathrm{T}}.$$

C++ 程序如下：

```
#include<stdio.h>
#include<math.h>
#define N 3
#define eps 1e-6
#define KM 30
float MaxValue(float x[],int n)
{
    float Max=x[0];
    int i;
    for(i=1;i<n;i++)
        if(fabs(x[i])>fabs(Max)) Max=x[i];
        return Max;
}

void PowerMethod(float A[N][N])
{
    float U[N],V[N],r1,r2,temp;
    int i,j,k=0;
    for(i=0;i<N;i++) U[i]=1;
    while(k<KM)
    {
        k++;
        for(i=0;i<N;i++)
        {
            temp=0;
            for(j=0;j<N;j++) temp+=A[i][j]*U[j];
            V[i]=temp;
        }
        temp=MaxValue(V,N);
        for(i=0;i<N;i++) U[i]=V[i]/temp;
        if(k==1) r1=temp;
        else
            {
                r2=temp;
                if(fabs(r2-r1)<eps) break;
                r1=r2;
            }
    }
    printf("r=%f\n",r2);
    for(i=0;i<N;i++) printf("x[%d]=%f\n",i+1,U[i]);
}

void main()
{
    float A[N][N]={{4,2,2},{2,4,2},{2,2,4}};
    PowerMethod(A);
}
```

MATLAB 程序如下：

% u 为初始列向量,KM 是最大迭代次数,eps 是容许误差

```
function iterMult(A,u,KM,eps)
k=0;r1=0;
while k<KM
    k=k+1;
    v=A*u;
    r2=norm(v,Inf);
    u=v/r2;
    if(abs(r1-r2)<eps) break;
    end
    r1=r2;
end
if k>=KM
    fprintf('The Method is disconvergent\n');
else
    fprintf('r=%f\n',r2);
    for i=1:length(u)
        fprintf('x[%d]=%f\n',i,u(i));
    end
end
```

注:特征值和特征向量可用语句[V,D]=eig(A)求出,其中 D 为对角矩阵,对角线上各元素为 A 的特征值,V 的各列为特征值对应的特征向量. 即 $AV=VD$.

输出结果如下：

```
r=8.000000
x[1]=1.000000
x[2]=1.000000
x[3]=1.000000
```

例 4.2 求 $\begin{bmatrix} 2 & 1 & 0 & 0 \\ 1 & 2 & 1 & 0 \\ 0 & 1 & 2 & 1 \\ 0 & 0 & 1 & 2 \end{bmatrix}$ 的主特征值及对应的特征向量,已知它的精确解为

$$\lambda_1 = 2 + \frac{\sqrt{5}+1}{2}, \quad x_1 = \left(\frac{\sqrt{5}-1}{2}, 1, 1, \frac{\sqrt{5}-1}{2}\right)^{\mathrm{T}}.$$

只要将例 4.1 的 C++ 程序中的 N 定义为 4,主函数改为

```
void main()
{
    float A[N][N]={{2,1,0,0},{1,2,1,0},{0,1,2,1},{0,0,1,2}};
    PowerMethod(A);
}
```

输出结果如下：

```
r=3.618034
x[1]=0.618034
x[2]=1.000000
```

```
x[3]=1.000000
x[4]=0.618034
```

实 习 题 4

1. 用幂法求下列矩阵按模最大的特征值 λ_1 及对应的特征向量 x_1，使

$$| R_k - R_{k-1} | < 10^{-5}.$$

(1) $A = \begin{bmatrix} -1 & 2 & 1 \\ 2 & -4 & 1 \\ 1 & 1 & -6 \end{bmatrix}$;

(2) $B = \begin{bmatrix} 5 & -4 & 1 \\ -4 & 6 & -4 \\ 1 & -4 & 7 \end{bmatrix}$;

(3) $C = \begin{bmatrix} 25 & -41 & 10 & -6 \\ -41 & 68 & -17 & 10 \\ 10 & -17 & 5 & -3 \\ -6 & 10 & -3 & 2 \end{bmatrix}$;

(4) $D = \begin{bmatrix} 4 & -2 & 7 & 3 & -1 & 8 \\ -2 & 5 & 1 & 1 & 4 & 7 \\ 7 & 1 & 7 & 2 & 3 & 5 \\ 3 & 1 & 2 & 6 & 5 & 1 \\ -1 & 4 & 3 & 5 & 3 & 2 \\ 8 & 7 & 5 & 1 & 2 & 4 \end{bmatrix}.$

实习 5　插 值 法

5.1　目的与要求

(1) 熟悉拉格朗日插值多项式和牛顿插值多项式,并注意它们的不同特点;

(2) 会用三次样条插值解决一些实际问题.

5.2　拉格朗日插值多项式

5.2.1　算法概要

① 输入 $x_i, y_i (i = 0, 1, 2, \cdots, n)$,令 $L_n(x) = 0$;

② 对 $i = 0, 1, 2, \cdots, n$,计算

$$l_i(x) = \prod_{\substack{j=0 \\ j \neq i}}^{n} \frac{x - x_j}{x_i - x_j}, \quad L_n(x) = L_n(x) + l_i(x) y_i.$$

5.2.2　程序与实例

例 5.1　已知数据表如下:

x_i	0.3	0.4	0.5	0.6
y_i	1.2222	1.2681	1.3033	1.3293

试用三次拉格朗日插值多项式求 $x = 0.45$ 时的函数近似值.

C++ 程序如下:

```cpp
#include<stdio.h>
float Lagrange(float x[],float y[],float xx,int n)
{
    int i,j;
    float * a,yy=0;
    a=new float[n];
    for(i=0;i<=n-1;i++)
    {
        a[i]=y[i];
        for(j=0;j<=n-1;j++)
            if(j!=i) a[i]*=(xx-x[j])/(x[i]-x[j]);
        yy+=a[i];
    }
    delete a;
```

```
    return yy;
}

void main()
{
    float x[4]={0.3,0.4,0.5,0.6};
    float y[4]={1.2222,1.2681,1.3033,1.3293};
    float xx=0.45,yy;
    yy=Lagrange(x,y,xx,4);
    printf("x=%f, y=%f\n",xx,yy);
}
```

MATLAB 程序如下：

```
function lagrint(x,y,xi)
dxi=xi-x;
n=length(x);
L=zeros(size(y));
L(1)=prod(dxi(2:n))/prod(x(1)-x(2:n));  %见注
L(n)=prod(dxi(1:n-1))/prod(x(n)-x(1:n-1));
for j=2:n-1
    num=prod(dxi(1:j-1))*prod(dxi(j+1:n));
    den=prod(x(j)-x(1:j-1))*prod(x(j)-x(j+1:n));
    L(j)=num/den;
end
yi=sum(y.*L);
fprintf('x=%f,y=%f',xi,yi);
```

注：内置函数 prod 用于求算向量元素的乘积，子表达式 prod(dxi(1:j-1))
等价于 $(x-x(1))(x-x(2))\cdots(x-x(j-1))$.

输出结果如下：

```
x=0.450000, y=1.286944
```

5.3　牛顿插值多项式

5.3.1　算法概要

① 输入 $n, x_i, y_i (i=0,1,2,\cdots,n)$；

② 对 $k=1,2,3,\cdots,n$ 及 $i=1,2,\cdots,k$ 计算各阶差商 $f[x_0,x_1,\cdots,x_k]$；

③ 计算函数值

$$N_n(x)=f(x_0)+f[x_0,x_1](x-x_0)+\cdots$$
$$+f[x_0,x_1,\cdots,x_n](x-x_0)(x-x_1)\cdots(x-x_{n-1}).$$

5.3.2 程序与实例

例 5.2 已知数据表如下：

x_i	0.4	0.55	0.65	0.8	0.9
y_i	0.41075	0.57815	0.69675	0.88811	1.02652

用牛顿插值多项式求 $N_n(0.596)$ 和 $N_n(0.895)$.

C++ 程序如下：

```
#include<stdio.h>
#define N 4

void Difference(float x[],float y[],int n)
{
    float * f=new float[n+1];
    int k,i;
    for(k=1;k<=n;k++)
    {
        f[0]=y[k];
        for(i=0;i<k;i++)
            f[i+1]=(f[i]-y[i])/(x[k]-x[i]);
        y[k]=f[k];
    }
    delete f;
    return;
}

void main()
{
    int i;
    float b,varx=0.596;   //输出结果后,将 0.596 改为 0.895
    float x[N+1]={0.4,0.55,0.65,0.8,0.9};
    float y[N+1]={0.41075,0.57815,0.69675,0.88811,1.02652};
    Difference(x,y,N);
    b=y[N];
    for(i=N-1;i>=0;i--)
        b=b * (varx-x[i])+y[i];
    printf("Nn(%f)=%f",varx,b);
}
```

MATLAB 程序如下：

```
function newtint(x,y,xhat)
n=length(y);
c=y(:);
for j=2:n
    for i=n:-1:j
        c(i)=(c(i)-c(i-1))/(x(i)-x(i-j+1));
    end
end
```

```
yhat=c(n);
for i=n-1:-1:1
    yhat=yhat * (xhat-x(i))+c(i);
end
fprintf('Nn(%f)=%f',xhat,yhat);
```

输出结果如下:
```
Nn(0.596)=0.631918
Nn(0.895)=1.019368
```

实 习 题 5

1. 按下列数据:

x_i	-3.0	-1.0	1.0	2.0	3.0
y_i	1.0	1.5	2.0	2.0	1.0

作二次插值,并求 $x_1=-2, x_2=0, x_3=2.75$ 时的函数近似值.

2. 按下列数据:

x_i	0.30	0.42	0.50	0.58	0.66	0.72
y_i	1.04403	1.08462	1.11803	1.15603	1.19817	1.23223

作五次插值,并求 $x_1=0.46, x_2=0.55, x_3=0.60$ 时的函数近似值.

3. 编写一个用牛顿前插公式计算函数值的程序,要求先输出差分表,再计算 x 点的函数值,并应用于下列数据:

x_i	20	21	22	23	24
y_i	1.30103	1.32222	1.34242	1.36173	1.38021

求 $x=21.4$ 时的三次插值多项式的值.

实习 6 曲 线 拟 合

6.1 目的与要求

(1) 了解最小二乘法的基本原理,能通过计算机编程解决实际问题;
(2) 了解超定方程组的最小二乘解法.

6.2 最小二乘法

6.2.1 算法概要

已知数据对 $(x_j, y_j)(j = 1, 2, \cdots, n)$,求多项式 $P(x) = \sum_{i=0}^{m} a_i x^i (m + 1 < n)$,

使得 $\Phi(a_0, a_1, \cdots, a_m) = \sum_{j=1}^{n} \left(\sum_{i=0}^{m} a_i x_j^i - y_j \right)^2$ 为最小. 注意到此时 $\varphi_k(x) = x^k$,多项式系数 $a_0, a_1, \cdots, a_m$ 满足下面的线性方程组:

$$
\begin{bmatrix}
S_0 & S_1 & \cdots & S_m \\
S_1 & S_2 & \cdots & S_{m+1} \\
\vdots & \vdots & & \vdots \\
S_m & S_{m+1} & \cdots & S_{2m}
\end{bmatrix}
\begin{bmatrix}
a_0 \\
a_1 \\
\vdots \\
a_m
\end{bmatrix}
=
\begin{bmatrix}
T_0 \\
T_1 \\
\vdots \\
T_m
\end{bmatrix},
\tag{6.1}
$$

其中

$$
S_k = \sum_{j=1}^{n} x_j^k, \quad k = 0, 1, 2, \cdots, 2m; \quad T_k = \sum_{j=1}^{n} y_j x_j^k, \quad k = 0, 1, 2, \cdots, m.
$$

然后只要调用解线性方程组的函数程序即可.

6.2.2 程序与实例

例 6.1 由化学实验得到某物质浓度与时间的关系如下:

时间 t	1	2	3	4	5	6	7	8
浓度 y	4.00	6.40	8.00	8.80	9.22	9.50	9.70	9.86
时间 t	9	10	11	12	13	14	15	16
浓度 y	10.00	10.20	10.32	10.42	10.50	10.55	10.58	10.60

求浓度与时间的二次拟合曲线.

C++ 程序如下:

```cpp
#include<stdio.h>
#include<math.h>
void main()
{
    int i;
    float a[3];
    float x[16]={1,2,3,4,5,6,7,8,9,10,11,12,13,14,15,16};
    float y[16]={4,6.4,8,8.8,9.22,9.5,9.7,9.86,10,10.2,10.32,
                 10.42,10.50,10.55,10.58,10.6};
    void Approx(float[],float[],int,int,float[]);
    Approx(x,y,16,2,a);
    for(i=0;i<=2;i++)
        printf("a[%d]=%f\n",i,a[i]);
}
void Approx(float x[],float y[],int m,int n,float a[])
{
    int i,j,t;
    float * c=new float[(n+1) * (n+2)];
    float power(int,float);
    void ColPivot(float * ,int,float[]);
    for(i=0;i<=n;i++)
    {
        for(j=0;j<=n;j++)
        {
            * (c+i * (n+2)+j)=0;
            for(t=0;t<=m-1;t++)
                * (c+i * (n+2)+j)+=power(i+j,x[t]);
        }
        * (c+i * (n+2)+n+1)=0;
        for(j=0;j<=m-1;j++)
            * (c+i * (n+2)+n+1)+=y[j] * power(i,x[j]);
    }
    ColPivot(c,n+1,a);
    delete c;
}

void ColPivot(float * c,int n,float x[])
{
    int i,j,t,k;
    float p;
    for(i=0;i<=n-2;i++)
    {
        k=i;
        for(j=i+1;j<=n-1;j++)
            if(fabs(* (c+j * (n+1)+i))> (fabs(* (c+k * (n+1)+i))))
                k=j;
        if(k!=i)
            for(j=i;j<=n;j++)
            {
                p=* (c+i * (n+1)+j);
                * (c+i * (n+1)+j)=* (c+k * (n+1)+j);
```

```
            * (c+k * (n+1)+j)=p;
        }
    for(j=i+1;j<=n-1;j++)
    {
        p=(* (c+j * (n+1)+i))/(* (c+i * (n+1)+i));
        for(t=i;t<=n;t++) * (c+j * (n+1)+t)-=p * (* (c+i * (n+1)+
t)));
    }
}
for(i=n-1;i>=0;i--)
{
    for(j=n-1;j>=i+1;j--)
        (* (c+i * (n+1)+n))-=x[j] * (* (c+i * (n+1)+j));
    x[i]= * (c+i * (n+1)+n)/(* (c+i * (n+1)+i));
}
}

float power(int i,float v)
{
    float a=1;
    while(i--) a * =v;
    return a;
}
```

MATLAB 程序如下:

```
function ZXE(x,y,m) % m 为所要求的拟合曲线的次数
S=zeros(1,2 * m+1);T=zeros(m+1,1);
for k=1:2 * m+1
    S(k)=sum(x.^(k-1));
end
for k=1:m+1
    T(k)=sum(x.^(k-1).* y);
end
A=zeros(m+1,m+1);a=zeros(m+1,1);
for i=1:m+1
    for j=1:m+1
        A(i,j)=S(i+j-1);
    end
end
a=A\T;
for k=1:m+1
    fprintf('a[%d]=%f\n',k,a(k));
end
```

注:最小二乘法曲线拟合还可用函数 p=polyfit(x,y,n) 实现,其中 x,y 为 m 维向量且 $n+1<m$. 函数返回一个 $(n+1)$ 维的向量,顺序是从 n 次项到常数项.

输出结果如下:

```
    a[0]= 4.387500
    a[1]= 1.065962
    a[2]=-0.044466
```

因此二次拟合多项式为 $y(t) = 4.3875 + 1.065962t - 0.044466t^2$.

注:(1) 方程(6.1)中的系数矩阵当阶数较大时是坏条件,会产生很大的误差;

(2) 由于方程(6.1)中的系数矩阵是对称正定的且只有 $(2m+1)$ 个不同元素,因此可采用其它方法求解,比如改进平方根法等.

例 6.2 工程中经常遇到 $y = ax\mathrm{e}^{-bx}$ 类型的曲线,其中 a 与 b 是正数. 现已知如下数据:

x_i	5	10	15	20	23.75
y_i	22.50	35.75	42.50	44.00	42.00

试用该曲线进行最小二乘拟合.

我们令 $z = \ln \dfrac{y}{x}, a_0 = \ln a, a_1 = -b$,则原曲线化为 $z = a_0 + a_1 x$.

计算结果为 $y = 5.84059x\mathrm{e}^{-0.049439x}$.

实 习 题 6

1. 试分别用抛物线 $y = a + bx + cx^2$ 和指数曲线 $y = a\mathrm{e}^{bx}$ 拟合下列数据:

x_i	1	1.5	2	2.5	3
y_i	33.4	79.50	122.65	159.05	189.15
x_i	3.5	4	4.5	5	5.5
y_i	214.15	238.65	252.50	267.55	280.50
x_i	6	6.5	7	7.5	8
y_i	296.65	301.40	310.40	318.15	325.15

并比较这两个拟合函数的优劣.

2. 已知实验数据如下:

x_i	1.0	2.5	3.5	4.0
y_i	3.8	1.50	26.0	33.0

试用形如 $y = a + bx^2$ 的抛物线进行最小二乘拟合.

3. 编写求超定方程组的最小二乘解的程序,并解下列方程组:

$$\begin{cases} 2x + 4y = 10, \\ 3x - 5y = -13, \\ 10x - 12y = -26, \\ 4x + 11y = 25. \end{cases}$$

实习 7　数值积分

7.1　目的与要求

（1）通过实际计算体会各种方法的精确度；
（2）会编写用龙贝格算法求定积分的程序.

7.2　复化梯形公式与复化辛卜生公式的自适应算法

7.2.1　复化辛卜生公式

（1）算法概要

复化辛卜生公式为

$$S_n = \frac{h}{6} \sum_{k=0}^{n-1} \left[f(x_k) + 4f\left(x_k + \frac{h}{2}\right) + f(x_{k+1}) \right],$$

计算过程如下：

① 令 $h = (b-a)/n, s_1 = f(a+h/2), s_2 = 0$；

② 对 $k = 1, 2, \cdots, n-1$ 计算

$$s_1 = s_1 + f(a+kh+h/2), \quad s_2 = s_2 + f(a+kh);$$

③ $s = \dfrac{h}{6}(f(a) + 4s_1 + 2s_2 + f(b))$.

（2）程序与实例

例 7.1　用复化辛卜生公式计算积分 $I = \displaystyle\int_0^1 \frac{\mathrm{d}x}{\sqrt{1+x^3}}$.

C++ 程序如下：

```
#include<stdio.h>
#include<math.h>

float Simpson(float(*f)(float),float a,float b,int n)
{
    int k;
    float s,s1,s2=0;
    float h=(b-a)/n;
    s1=(*f)(a+h/2);
    for(k=1;k<=n-1;k++)
    {
        s1+=(*f)(a+k*h+h/2);
```

```
        s2+=(*f)(a+k*h);
    }
    s=h/6*((*f)(a)+4*s1+2*s2+(*f)(b));
    return s;
}

float f(float x)
{
    return 1/sqrt(1+x*x*x);
}

void main()
{
    int i,n=2;
    float s;
    for(i=0;i<=4;i++)
    {
        s=Simpson(f,0,1,n);
        printf("s(%d)=%f\n",n,s);
        n*=2;
    }
}
```

MATLAB 程序如下:

```
function Simpson(a,b) % a 为积分上限,b 为积分下限
n=2;
for i=1:3
    x=a:(b-a)/(2*n):b;
    m=2*n+1;
    h=(b-a)/n;
    s=(h/6)*(f(a)+2*sum(f(x(3:2:m-2)))+4*sum(f(x(2:2:m-1)))+
f(b));
    fprintf('s(%d)=%f\n',n,s);
    n=n*2;
end
function y=f(x) % f 为被积函数的表达式
y=1./sqrt(1+x.*x.*x);
```

注:用 Simpson 公式求数值积分时还可使用语句 quad('fun.m',a,b),其中 fun. m 文件中所放的是被积函数的表达式,a 为积分上限,b 为积分下限.

输出结果如下:

```
    s(2)=0.909696
    s(4)=0.909611
    s(8)=0.909605
    s(16)=0.909604
    s(32)=0.909604
```

说明:本例用复化辛卜生公式计算了 5 次,可以发现 $n=2^5=32$ 时的计算结果与 $n=2^4=16$ 时的计算结果有 6 位数字相同. 若用复化梯形公式计算,则 $n=512$ 时才会有此结果(请参考后面的例 7.3).

例 7.2 用复化辛卜生公式计算积分 $I = \int_0^5 \dfrac{\sin x}{x} \mathrm{d}x.$

只要将例 7.1 的 C++ 程序中函数定义改为

```
float f(float x)
    {
        if (x==0) ruturn 1;
        else return sin(x)/x;
    }
```

同时将 main 函数中调用 Simpson 函数改为

```
s=Simpson(f,0,5,n);
```

输出结果如下:

```
s(2)=1.547533
s(4)=1.549800
s(8)=1.549923
s(16)=1.549931
s(32)=1.549931
```

7.2.2 自适应梯形公式

(1) 算法概要

变步长梯形算法依据公式

$$T_{2n} = \frac{1}{2}T_n + \frac{h_n}{2}\sum_{k=0}^{n-1} f(x_{k+1/2}), \quad h_n = \frac{b-a}{n},$$

计算时可按如下步骤:

① 输入精度 $\varepsilon, n = 1, h = b - a, T_1 = \dfrac{b-a}{2}\big[f(a) + f(b)\big];$

② $s = 0$;

③ 对 $k = 0, 1, 2, \cdots, n-1$,计算

$$s = s + f(x), \quad x = a + k \times h + h/2;$$

④ $T_2 = \dfrac{1}{2}(T_1 + h \times s), n = 2n$;

⑤ 如果 $|T_2 - T_1| < \varepsilon$,结束,否则执行 ⑥;

⑥ $h = h/2, T_1 = T_2$,转 ②.

(2) 程序与实例

例 7.3 用变步长梯形公式计算积分 $I = \int_0^1 \dfrac{\mathrm{d}x}{\sqrt{1+x^3}}.$

C++ 程序如下:

```
#include<stdio.h>
```

```c
#include<math.h>
int n;

float AutoTrap(float(*f)(float),float a,float b)
{
    int i;
    float x,s,h=b-a;
    float t1,t2=h/2*((*f)(a)+(*f)(b));
    n=1;
    do
    {
        s=0;
        t1=t2;
        for(i=0;i<=n-1;i++)
        {
            x=a+i*h+h/2;
            s+=(*f)(x);
        }
        t2=(t1+s*h)/2;
        n*=2;
        h/=2;
    }
    while(fabs(t2-t1)>1e-6);
    return t2;
}

float f(float x)
{
    return 1/sqrt(1+x*x*x);
}

void main()
{
    float s;
    s=AutoTrap(f,0,1);
    printf("T(%d)=%f\n",n,s);
}
```

MATLAB 程序如下：

```matlab
function adaptTrap(a,b,eps)
h=b-a;T1=0;T2=(b-a)/2*(f(a)+f(b));n=1;
while abs(T1-T2)>eps
    T1=T2;
    m=2*n+1;
    x=a:(b-a)/(2*n):b;
    s=sum(f(x(2:2:m-1)));
    T2=1/2*(T1+h*s);
    n=n*2;h=h/2;
end
fprintf('T(%d)=%f\n',n,T2);
function y=f(x)
y=1./sqrt(1+x.*x*x);
```

输出结果如下:

```
T(512)=0.909604
```

例 7.4   用变步长梯形公式计算积分 $I = \int_0^5 \frac{\sin x}{x} \mathrm{d}x$.

只要将例 7.3 的 C++ 程序中的函数 f 和 main 分别修改如下:

```cpp
float f(float x)
{
    if(x==0) return 1;
    else return sin(x)/x;
}

void main()
{
    float s;
    s=AutoTrap(f,0,5);
    printf("T(%d)=%f\n",n,s);
}
```

输出结果如下:

```
T(4096)=1.549931
```

7.3 龙贝格算法

7.3.1 算法概要

$$T_{2n} = \frac{1}{2}\left(T_n + h_n \sum_{k=0}^{n-1} f(x_{k+1/2})\right), \quad h_n = \frac{b-a}{n}, \ x_{k+1/2} = a + \left(k + \frac{1}{2}\right)h_n,$$

$$S_n = T_{2n} + \frac{1}{3}(T_{2n} - T_n), \quad C_n = S_{2n} + \frac{1}{15}(S_{2n} - S_n),$$

$$R_n = C_{2n} + \frac{1}{63}(C_{2n} - C_n),$$

并用事后估计法即 $|R_{2n} - R_n| < \varepsilon$ 控制精度.

7.3.2 程序与实例

例 7.5   用龙贝格方法计算积分 $I = \int_0^1 \frac{\mathrm{d}x}{\sqrt{1+x^3}}$.

C++ 程序如下:

```cpp
#include<stdio.h>
#include<math.h>
```

```
float f(float x)
{
    return 1/sqrt(1+x * x * x);
}

float Romberg(float a,float b,float( * f)(float),float eps)
{
    int n=1,k;
    float h=b-a,x,temp;
    float T1,T2,S1,S2,C1,C2,R1,R2;
    T1=(b-a)/2 * ((* f)(a)+ (* f)(b));
    while(1)
    {
        temp=0;
        for(k=0;k<=n-1;k++)
        {
            x=a+k * h+h/2;
            temp+=(* f)(x);
        }
        T2=(T1+temp * h)/2;
        if(fabs(T2-T1)<eps) return T2;
        S2=T2+(T2-T1)/3;
        if(n==1){T1=T2;S1=S2;h/=2;n * =2;continue;}
        C2=S2+(S2-S1)/15;
        if(n==2){C1=C2;T1=T2;S1=S2;h/=2;n * =2;continue;}
        R2=C2+(C2-C1)/63;
        if(n==4){R1=R2;C1=C2;T1=T2;S1=S2;h/=2;n * =2;continue;}
        if(fabs(R2-R1)<eps) return R2;
        R1=R2;C1=C2;T1=T2;S1=S2;h/=2;n * =2;
    }
}

void main()
{
    float eps=5e-6;
    printf("R=%f",Romberg(0,1,f,eps));
}
```

MATLAB 程序如下:

```
function Romberg(a,b,eps)
A=zeros(4,4);A(1,1)=(b-a)/2 * (f(a)+f(b));
i=1;n=1;
while 1
    i=i+1;
    m=2 * n+1;
    x=a:(b-a)/(2 * n):b;
    A(i,1)=1/2 * (A(i-1,1)+(b-a)/n * sum(f(x(2:2:m-1))));
    if i>4
        k=4;
    else
        k=i;
    end
```

```
for j=2:k
    A(i,j)=A(i,j-1)+1/(4^(j-1)-1) * (A(i,j-1)-A(i-1,j-1));
end
if abs(A(i,4)-A(i-1,4))<eps & A(i-1,4)~=0
    break;
end
n=n * 2;
end
fprintf('R=%f\n',A(i,4));
function y=f(x)
y=1./sqrt(1+x.* x.* x);
```

输出结果如下:

R=0.909604

例 7.6 用龙贝格方法计算积分 $I = \int_0^5 \frac{\sin x}{x} \mathrm{d}x.$

只要将例 7.5 的 C++ 程序中的函数 f 和 main 分别修改如下:

```
float f(float x)
{
    if(x==0)return 1;
    else return sin(x)/x;
}

void main()
{
    float eps=5e-6;
    printf("R=%f",Romberg(0,5,f,eps));
}
```

输出结果如下:

R=1.549931

注:用龙贝格方法计算上面两积分时实际只等分了 4 次,区间分为 16 等分,即得到了梯形法 $n=512$ 和 $n=4096$ 时的结果.

实 习 题 7

1. 编写复化柯特斯求积公式的程序计算例 7.1 和例 7.2,并观察 n 为多少时有 6 位有效数字.

2. 用龙贝格方法上机计算:

(1) $\int_0^{0.8} \mathrm{e}^{-x^2} \mathrm{d}x$;   (2) $\int_0^{\frac{\pi}{2}} \sin(2\cos x)\sin^2 x \mathrm{d}x$;

(3) $\int_0^{\frac{\pi}{2}} \frac{\sin x}{\sqrt{1-0.25\sin^2 x}} \mathrm{d}x.$

实习 8　常微分方程数值解法

8.1　目的与要求

（1）熟悉求解常微分方程初值问题的有关方法和理论，主要是改进欧拉方法、四阶龙格-库塔方法与阿当姆斯方法；

（2）会编写上述方法的计算程序，包括求解微分方程组的计算程序；

（3）针对实习题编写程序，并上机计算各自所要求的结果；

（4）通过对各种求解方法的计算实习，体会各种解法的功能、优缺点及适用场合，会选取适当的求解方法.

8.2　改进欧拉方法

8.2.1　算法概要

求解一阶常微分方程初值问题：
$$\begin{cases} y' = f(x,y), & a \leqslant x \leqslant b, \\ y(x_0) = y_0, \end{cases}$$
先将区间 $[a,b]$ 作 n 等分，取步长 $h = \dfrac{b-a}{n}$.

欧拉公式为
$$y_{i+1} = y_i + hf(x_i, y_i),$$
梯形公式为
$$y_{i+1} = y_i + \frac{h}{2}\big[f(x_i, y_i) + f(x_{i+1}, y_{i+1})\big].$$

若采用改进欧拉方法，公式为
$$\begin{cases} \bar{y}_{i+1} = y_i + hf(x_i, y_i), \\ y_{i+1} = y_i + \dfrac{h}{2}\big[f(x_i, y_i) + f(x_{i+1}, \bar{y}_{i+1})\big], \end{cases}$$
或表示为
$$\begin{cases} y_p = y_i + hf(x_i, y_i), \\ y_c = y_i + hf(x_{i+1}, y_p), \\ y_{i+1} = \dfrac{1}{2}(y_p + y_c). \end{cases}$$

8.2.2　程序与实例

例 8.1　用改进欧拉方法求初值问题

$$\begin{cases} y' = -x^2 y^3, & 0 \leqslant x \leqslant 5, \\ y(0) = 1. \end{cases}$$

C++ 程序如下:

```
#include<stdio.h>
#define N 20
void ModEuler(float(*f)(float,float),float x0,float y0,float xn,int
n)
{
    int i;
    float yp,yc,x=x0,y=y0,h=(xn-x0)/n;
    printf("x[0]=%f\ty[0]=%f\n",x,y);
    for(i=1;i<=n;i++)
    {
        yp=y+h*(*f)(x,y);
        x=x0+i*h;
        yc=y+h*(*f)(x,yp);
        y=(yp+yc)/2;
        printf("x[%d]=%f\ty[%d]=%f\n",i,x,i,y);
    }
}
float f(float x,float y)
{
    return -x*x*y*y*y;
}

void main()
{
    float xn=5,x0=0,y0=1;
    ModEuler(f,x0,y0,xn,N);
}
```

MATLAB 程序如下:

```
function Heun(a,b,y0,n) % y0 为 y 的初值,n 为区间等分数
h=(b-a)/n;x=a:h:b;
y=y0*ones(1,n+1);
for j=2:n+1
    yp=y(j-1)+h*f(x(j-1),y(j-1));
    yc=y(j-1)+h*f(x(j),yp);
    y(j)=1/2*(yp+yc);
end
for k=1:n+1
    fprintf('x[%d]=%f\ty[%d]=%f\n',k-1,x(k),k-1,y(k));
end
function z=f(xx,yy) % f 为 y 一阶导数的函数表达式
y=-xx*xx*yy*yy*yy;
```

输出结果如下：

```
x[0]=0.000000    y[0]=1.000000
x[1]=0.250000    y[1]=0.992188
x[2]=0.500000    y[2]=0.955420
x[3]=0.750000    y[3]=0.876752
x[4]=1.000000    y[4]=0.769594
x[5]=1.250000    y[5]=0.657571
x[6]=1.500000    y[6]=0.556131
x[7]=1.750000    y[7]=0.470645
x[8]=2.000000    y[8]=0.400887
x[9]=2.250000    y[9]=0.344571
x[10]=2.500000   y[10]=0.299072
x[11]=2.750000   y[11]=0.262076
x[12]=3.000000   y[12]=0.231718
x[13]=3.250000   y[13]=0.206558
x[14]=3.500000   y[14]=0.185493
x[15]=3.750000   y[15]=0.167687
x[16]=4.000000   y[16]=0.152498
x[17]=4.250000   y[17]=0.139431
x[18]=4.500000   y[18]=0.128102
x[19]=4.750000   y[19]=0.118211
x[20]=5.000000   y[20]=0.109517
```

8.3　龙格-库塔方法

8.3.1　算法概要

对于初值问题：

$$\begin{cases} y' = f(x,y), & a \leqslant x \leqslant b, \\ y(x_0) = y_0, \end{cases}$$

常用的四阶龙格-库塔公式为

$$\begin{cases} y_{i+1} = y_i + \dfrac{h}{6}(k_1 + 2k_2 + 2k_3 + k_4), \\ k_1 = f(x_i, y_i), \\ k_2 = f\left(x_i + \dfrac{h}{2}, y_i + \dfrac{h}{2}k_1\right), \\ k_3 = f\left(x_i + \dfrac{h}{2}, y_i + \dfrac{h}{2}k_2\right), \\ k_4 = f(x_i + h, y_i + hk_3). \end{cases}$$

取步长为 h，由初值 y_0 出发可得未知函数 $y(x)$ 在区间 $[a,b]$ 上各节点处的近似值.

8.3.2　程序与实例

例 8.2　用四阶龙格-库塔公式求初值问题：

$$\begin{cases} y' = -x^2 y^3, & 0 \leqslant x \leqslant 5, \\ y(0) = 1. \end{cases}$$

C++ 程序如下：

```
#include<stdio.h>
void Runge_Kutta(float(* f)(float x,float y),float a,float b,float y0,
int N)
{
    float x=a,y=y0,K1,K2,K3,K4;
    float h=(b-a)/N;
    int i;
    printf("x[0]=%f\ty[0]=%f\n",x,y);
    for(i=1;i<=N;i++)
    {
        K1=(* f)(x,y);
        K2=(* f)(x+h/2,y+h * K1/2);
        K3=(* f)(x+h/2,y+h * K2/2);
        K4=(* f)(x+h,y+h * K3);
        y=y+h * (K1+2 * K2+2 * K3+K4)/6;
        x=a+i * h;
        printf("x[%d]=%f\ty[%d]=%f\n",i,x,i,y);
    }
}

float f(float x,float y)
{
    return -x * x * y * y * y;
}

void main()
{
    float a=0,b=5,y0=1;
    Runge_Kutta(f,a,b,y0,20);
}
```

MATLAB 程序如下：

```
function odeRK4(a,b,y0,n)
h=(b-a)/n;x=a:h:b;
y=y0 * ones(1,n+1);
for j=2:n+1
    k1=f(x(j-1),y(j-1));
    k2=f(x(j-1)+ h/2,y(j-1)+h/2 * k1);
    k3=f(x(j-1)+h/2,y(j-1)+h/2 * k2);
    k4=f(x(j-1)+h,y(j-1)+h * k3);
    y(j)=y(j-1)+ h/6 * (k1+k4)+h/3 * (k2+k3);
end
for k=1:n+1
    fprintf('x[%d]=%f\ty[%d]=%f\n',k-1,x(k),k-1,y(k));
end
function z=f(xx,yy)
z=-xx * xx * yy * yy * yy;
```

注：对常微分方程初值问题用四阶龙格-库塔公式求解时，可使用语句

[X Y]=ode45('fun.m',[x0,xfinal],y0)

实现,其中 fun. m 文件中放的是 y 的一阶导数的函数表达式.

输出结果如下:

```
x[0]=0.000000     y[0]=1.000000
x[1]=0.250000     y[1]=0.994829
x[2]=0.500000     y[2]=0.960761
x[3]=0.750000     y[3]=0.883428
x[4]=1.000000     y[4]=0.774563
x[5]=1.250000     y[5]=0.659067
x[6]=1.500000     y[6]=0.554710
x[7]=1.750000     y[7]=0.467654
x[8]=2.000000     y[8]=0.397385
x[9]=2.250000     y[9]=0.341144
x[10]=2.500000    y[10]=0.295978
x[11]=2.750000    y[11]=0.259388
x[12]=3.000000    y[12]=0.229428
x[13]=3.250000    y[13]=0.204623
x[14]=3.500000    y[14]=0.183863
x[15]=3.750000    y[15]=0.166312
x[16]=4.000000    y[16]=0.151335
x[17]=4.250000    y[17]=0.138443
x[18]=4.500000    y[18]=0.127260
x[19]=4.750000    y[19]=0.117489
x[20]=5.000000    y[20]=0.108895
```

8.4　阿当姆斯方法

8.4.1　算法概要

阿当姆斯方法是一种线性多步法,其四阶显式公式为
$$y_{i+1} = y_i + h(55f_i - 59f_{i-1} + 37f_{i-2} - 9f_{i-3})/24,$$
四阶隐式公式为
$$y_{i+1} = y_i + h(9f_{i+1} + 19f_i - 5f_{i-1} + f_{i-2})/24.$$
上面两个公式均具有四阶精度,可将它们组成阿当姆斯预测校正系统:
$$\begin{cases} \bar{y}_{i+1} = y_i + h(55f_i - 59f_{i-1} + 37f_{i-2} - 9f_{i-3})/24, \\ \bar{f}_{i+1} = f(x_{i+1}, \bar{y}_{i+1}), \\ y_{i+1} = y_i + h(9\bar{f}_{i+1} + 19f_i - 5f_{i-1} + f_{i-2})/24, \\ f_{i+1} = f(x_{i+1}, y_{i+1}). \end{cases}$$

这是一个四步方法,计算 y_{i+1} 时要用到 $y_i, y_{i-1}, y_{i-2}, y_{i-3}$,因此它不是自开始的,一般借助于同阶的龙格-库塔公式为其提供出发值 y_1, y_2, y_3.

8.4.2　程序与实例

例 8.3　用四阶阿当姆斯预测校正方法求初值问题:

$$\begin{cases} y' = -x^2 y^3, & 0 \leqslant x \leqslant 5, \\ y(0) = 1. \end{cases}$$

C++ 程序如下:

```cpp
#include<stdio.h>
float f(float x,float y)
{
    return -x * x * y * y * y;
}

void Runge_Kutta(float( * f)(float x,float y),float a,float b,float y0,
int N,float yy[])
{
    float x=a,y=y0,K1,K2,K3,K4;
    float h=(b-a)/N;
    int i;
    for(i=1;i<=3;i++)
    {
        K1=( * f)(x,y);
        K2=( * f)(x+h/2,y+h * K1/2);
        K3=( * f)(x+h/2,y+h * K2/2);
        K4=( * f)(x+h,y+h * K3);
        y=y+h * (K1+2 * K2+2 * K3+K4)/6;
        x=a+i * h;
        yy[i-1]=y;
    }
}

void Adams(float a,float b,int N,float( * f)(float x,float y),float y0)
{
    int i;
    float y1,y2,y,yp,yc,yy[3],h,x;
    printf("x[0]=%f\ty[0]=%f\n",a,y0);
    Runge_Kutta(f,a,b,y0,N,yy);
    y1=yy[0];
    y2=yy[1];
    y=yy[2];
    h=(b-a)/N;
    for(i=1;i<=3;i++)
        printf("x[%d]=%f\ty[%d]=%f\n",i,a+i * h,i,yy[i-1]);
    for(i=3;i<N;i++)
    {
        x=a+i * h;
        yp=y+h * (55 * ( * f)(x,y)-59 * ( * f)(x-h,y2)+37 * (f)(x-2 * h,y1)-9
* ( * f)(x-3 * h,y0))/24;
        yc=y+h * (9 * ( * f)(x+h,yp)+19 * ( * f)(x,y)-5 * ( * f)(x-h,y2)+( * f)
(x-2 * h,y1))/24;
        printf("x[%d]=%f\ty[%d]=%f\n",i+1,x+h,i+1,yc);
        y0=y1;
```

```
        y1=y2;
        y2=y;
        y=yc;
    }
}

void main()
{
    float a=0,b=5,y0=1;
    int N=20;
    Adams(a,b,N,f,y0);
}
```

MATLAB 程序如下:

```
function Adams(a,b,y0,n)
h=(b-a)/n;x=a:h:b;
y=y0*ones(1,n+1);
for j=2:4
    k1=f(x(j-1),y(j-1));
    k2=f(x(j-1)+h/2,y(j-1)+h/2*k1);
    k3=f(x(j-1)+h/2,y(j-1)+h/2*k2);
    k4=f(x(j-1)+h,y(j-1)+h*k3);
    y(j)=y(j-1)+h/6*(k1+k4)+h/3*(k2+k3);
end
for j=5:n+1
    yp=y(j-1)+h*(55*f(x(j-1),y(j-1))-59*f(x(j-2),y(j-2))+37*f(
x(j-3),y(j-3))-9*f(x(j-4),y(j-4)))/24;
    y(j)=y(j-1)+h*(9*f(x(j),yp)+19*f(x(j-1),y(j-1))-5*f(
x(j-2),y(j-2))+f(x(j-3),y(j-3)))/24;
end
for k=1:n+1
    fprintf('x[%d]=%f\ty[%d]=%f\n',k-1,x(k),k-1,y(k));
end
function z=f(xx,yy)
z=-xx*xx*yy*yy*yy;
```

输出结果如下:

```
x[0]=0.000000      y[0]=1.000000
x[1]=0.250000      y[1]=0.994829
x[2]=0.500000      y[2]=0.960761
x[3]=0.750000      y[3]=0.883428
x[4]=1.000000      y[4]=0.774144
x[5]=1.250000      y[5]=0.656741
x[6]=1.500000      y[6]=0.552301
x[7]=1.750000      y[7]=0.466688
x[8]=2.000000      y[8]=0.397237
x[9]=2.250000      y[9]=0.341174
x[10]=2.500000     y[10]=0.296058
x[11]=2.750000     y[11]=0.259466
x[12]=3.000000     y[12]=0.229477
x[13]=3.250000     y[13]=0.204650
```

x[14]=3.500000   y[14]=0.183877
x[15]=3.750000   y[15]=0.166317
x[16]=4.000000   y[16]=0.151335
x[17]=4.250000   y[17]=0.138441
x[18]=4.500000   y[18]=0.127256
x[19]=4.750000   y[19]=0.117484
x[20]=5.000000   y[20]=0.108891

实 习 题 8

1. 分别用改进欧拉公式与四阶龙格-库塔公式(取步长 $h = 0.1$)求解下列微分方程初值问题:

(1) $\begin{cases} y' = x^2 + y^2, \ 0 \leqslant x \leqslant 1.0, \\ y(0) = 0; \end{cases}$

(2) $\begin{cases} y' = (1 + y^2)^{-1}, \ 0 \leqslant x \leqslant 1.0, \\ y(0) = 0; \end{cases}$

(3) $\begin{cases} y' = y - 2x/y, \ 0 \leqslant x \leqslant 1.0, \\ y(0) = 1. \end{cases}$

2. 在区间 $[0,1]$ 上取步长 $h = 0.1$,用四阶龙格-库塔公式求解下列微分方程组初值问题:

(1) $\begin{cases} y_1' = 120 - 2y_1 + 2y_2, \\ y_2' = 2y_1 - 5y_2, \\ y_1(0) = y_2(0) = 0; \end{cases}$

(2) $\begin{cases} u' = x + u + v, \ u(0) = 0, \\ v' = -x + u, \ v(0) = 1, \\ w' = u + w, \ w(0) = 1. \end{cases}$

3. 用阿当姆斯方法(取步长 $h = 0.1$)求解下列微分方程初值问题(用四阶龙格-库塔公式提供出发值):

(1) $\begin{cases} y' = y^2, \ 0 \leqslant x \leqslant 1, \\ y(0) = 1; \end{cases}$

(2) $\begin{cases} y' = 0.1(x^3 + y^2), \ 0 \leqslant x \leqslant 1, \\ y(0) = 1. \end{cases}$

实习 9　偏微分方程数值解法

9.1　目的与要求

（1）了解三类标准的偏微分方程定解问题的数值求解方法，即五点差分格式、一维抛物型方程的向前 Euler 格式、向后 Euler 格式和 Crank-Nicolson 格式，以及一维双曲型方程的显格式和隐格式；

（2）会编写上述差分方法的计算程序；

（3）针对实习题编写程序并上机计算所需结果.

9.2　椭圆型方程的差分方法

9.2.1　算法概要

考虑二维 Poisson 方程 Dirichlet 边值问题

$$\begin{cases} -\Delta u = f(x,y), & (x,y) \in \Omega, \\ u = \varphi(x,y), & (x,y) \in \Gamma, \end{cases}$$

其中 $\Delta u = u_{xx} + u_{yy}, \Omega = (0,L_1) \times (0,L_2), \Gamma$ 为 Ω 的边界.

记 $h_1 = L_1/m_1, h_2 = L_2/m_2, x_i = ih_1, 0 \leqslant i \leqslant m_1, y_j = jh_2, 0 \leqslant j \leqslant m_2$，则上述 Poisson 方程边值问题的五点差分格式为

$$\begin{cases} -\Delta_h u_{ij} = f(x_i,y_j), & (i,j) \in \omega, \\ u_{ij} = \varphi(x_i,y_j), & (i,j) \in \gamma, \end{cases}$$

其中，$\Delta_h u_{ij} = \delta_x^2 u_{ij} + \delta_y^2 u_{ij}, \omega$ 和 γ 分别为内部结点和边界结点的下标集. 上述五点差分格式写成方程组是一个 $(m_1-1) \times (m_2-1)$ 阶的分块三对角方程组（9.11）（见第 1 篇第 9 章），其系数矩阵为对称正定矩阵，一般用 Gauss-Seidel 迭代求解，其迭代格式如下：对 $k = 1,2,\cdots$，计算

$$u_{ij}^{(k+1)} = \frac{f(x_i,y_j) + \dfrac{1}{h_2^2}u_{i,j-1}^{(k+1)} + \dfrac{1}{h_1^2}u_{i-1,j}^{(k+1)} + \dfrac{1}{h_1^2}u_{i+1,j}^{(k)} + \dfrac{1}{h_2^2}u_{i,j+1}^{(k)}}{\dfrac{2}{h_1^2} + \dfrac{2}{h_2^2}},$$

其中 $i = 1,2,\cdots,m_1-1, j = 1,2,\cdots,m_2-1$.

9.2.2　程序与实例

例 9.1　用五点差分格式计算下列 Poisson 方程边值问题的数值解：

$$\begin{cases} -(u_{xx}+u_{yy}) = 2e^{x+y}\sin(x+y), & 0<x<1,\ 0<y<1, \\ u(x,0)=e^x\cos x, \quad u(x,1)=\cos(1)e^{1+x}\cos x, & 0\leqslant x\leqslant 1, \\ u(0,y)=e^y\cos y, \quad u(1,y)=\cos(1)e^{1+y}\cos y, & 0\leqslant y\leqslant 1. \end{cases}$$

已知该问题的精确解为 $u(x,y)=e^{x+y}\cos x\cos y$,求解时用 Gauss-Seidel 迭代,迭代误差限为 0.5×10^{-10}.

(1) 取 (h_1,h_2) 分别为 $(1/4,1/4)$,$(1/8,1/8)$,$(1/16,1/16)$,$(1/32,1/32)$,$(1/64,1/64)$,$(1/128,1/128)$,计算节点 $(0.25,0.25)$,$(0.25,0.5)$,$(0.5,0.25)$,$(0.5,0.5)$,$(0.75,0.25)$,$(0.75,0.5)$ 处的近似值及精确值;

(2) 计算上述结点处的误差;

(3) 计算取不同步长时数值解的最大误差和误差比.

C++ 程序如下:

```
#include<stdio.h>
#include<stdlib.h>
#include<math.h>
#define MM1 128 // x 方向最大等分数
#define MM2 128 // y 方向最大等分数

double f(double x,double y){
    return 2 * sin(x+y) * exp(x+y);
}

double varphi(double x,double y){
    double boudval;
    if(x==0) boudval=cos(y) * exp(y);
    if(x==1) boudval=cos(1) * cos(y) * exp(1+y);
    if(y==0) boudval=cos(x) * exp(x);
    if(y==1) boudval=cos(1) * cos(x) * exp(1+x);
    return boudval;
}

double U(double x,double y){ //精确解
    return cos(x) * cos(y) * exp(x+y) ;
}

int main(int argc,char * argv[]) {
    int M1,M2; //x,y 方向等分数
    int i,j,k,p,q,n,flag;
    double L1,L2,h1,h2;
    double u[MM1+1][MM2+1],x[MM1+1],y[MM2+1];
    double ierror,maxerror,maxerrorb,temp,un,epsilon=0.5e-10;
    L1=1.0;L2=1.0;
        for(flag=1;flag<=3;flag++){   //输出三个数据表
        M1=4;M2=4;maxerrorb=-1;
    switch(flag){
        case 1:   // flag=1 输出数值解和精确解
            printf("部分结点处的精确解和取不同步长时所得数值解\n");
            printf("(h1,h2) %c (x,y) | (1/4,1/4) (1/4,1/2) (1/2,1/4)
(1/2,1/2) (3/4,1/4) (3/4,1/2)\n",0x5c);
```

```
                break;
        case 2:   //flag=2 输出数值解误差
                printf("取不同步长时部分结点处数值解的误差的绝对值\n");
                printf("(h1,h2) %c (x,y) | (1/4,1/4) (1/4,1/2) (1/2,1/4)
(1/2,1/2) (3/4,1/4) (3/4,1/2)\n",0x5c);
                break;
        case 3:   //flag=3 输出最大误差和误差比
                printf("取不同步长时数值解的最大误差和误差比\n");
            printf("(h1,h2) | E(h1,h2) \t\t E(2h1,2h2)/E(h1,h2)\n");
            break;
    }
    while(M1<=MM1){
    h1=L1/M1;h2=L2/M2;
    for(i=0;i<=M1;i++) x[i]=h1 * i;
    for(j=0;j<=M2;j++) y[j]=h2 * j;
    for(i=0;i<=M1;i++)
        for(j=0;j<=M2;j++){
            if(i ==0||i==M1||j==0||j==M2)
                u[i][j]=varphi(x[i],y[j]); //边界值
            else u[i][j]=0.0;
        }
    k=1;maxerror=0.0;
    while(1){ //迭代过程
        ierror=0.0;
        for(i=1;i<=M1-1;i++)
            for(j=1;j<=M2-1;j++){
                un=( f(x[i],y[j])+u[i][j-1]/h2/h2+u[i-1][j]/h1/h1+u[i+
1][j]/h1/h1+u[i][j+1]/h2/h2 )/(2 * (1.0/h1/h1+1.0/h2/h2));
                temp=fabs(un-u[i][j]);
                if(temp>ierror) ierror=temp;//计算迭代误差
                u[i][j]=un;
            }
        if(ierror<epsilon){   // 迭代结束
            for(i=1;i<=M1-1;i++)
                for(j=1;j<=M2-1;j++) {
                    temp=fabs(U(x[i],y[j])-u[i][j]);
                    if(temp> maxerror )
                        maxerror=temp;//计算差分解最大模误差
                }
            break;
        }
            if(k>=500000) {
            printf("迭代发散\n"); return -1;
        }
        k++;
    }
    printf("(1/%d,1/%d) | ",M1,M2);// 输出步长
    switch(flag){
        case 1:   //输出数值解
            for(p=1;p<=3;p++) //输出 6 个点上的值
            for(q=1;q<=2;q++)
                printf(" %f ",u[p * M1/4][q * M2/4]);
            printf("\n");
            break;
        case 2:   //输出 6 个点上数值解误差
```

```
                for(p=1;p<=3;p++)
                    for(q=1;q<=2;q++)
                        printf(" %4.3e ",fabs(U(x[p*M1/4],y[q*M2/4])-u[p*
M1/4][q*M2/4]) );
                    printf("\n");
                    break;
                case 3:  //输出最大误差和误差比
                    if(maxerrorb==-1)printf("%e \t \t * \n ",maxerror);
                    else printf("%e\t%4.3f\n",maxerror,maxerrorb/maxerror);
                    maxerrorb=maxerror;
                    break;
            }
        M1=M1*2;M2=M2*2;
        }
        if(flag==1){  //最后输出精确解
            printf(" 精确解     | ");
            for(p=1;p<=3;p++)
                for(q=1;q<=2;q++)
                    printf(" %f ",U(p/4.0,q/4.0));
            }
            printf("\n\n");
        }
        return 0;
}
```

MATLAB 程序如下：

```
fprintf('\n%s\n',datestr(clock))
m=[4 8 16 32 64];
n=[4 8 16 32 64];
eps=0.5e-10;
    fprintf('     部分结点处的数值解及精确解\n')
    fprintf('                        (x1,x2)\n')
fprintf(('(h1,h2) (0.25,0.25) (0.25,0.5) (0.5,0.25) (0.5,0.5)
        (0.75,0.25) (0.75,0.5)\n'))
for kk=1:5
    [x1,x2,u,y,g]=diedai(m(kk),n(kk),eps);
    IN1=2^(kk-1)*[1 1 2 2 3 3];
    IN2=2^(kk-1)*[1 2 1 2 1 2];
    fprintf('(1/%2d,1/%2d) ',m(kk),n(kk))
    for ii=1:6
        fprintf(' %8.6f ',u(IN1(ii)+1,IN2(ii)+1))
    end
    fprintf('\n')
end
fprintf(' 精确解  ')
for ii=1:6
    fprintf(' %8.6f ',y(IN1(ii)+1,IN2(ii)+1))
end

fprintf('\n')
fprintf('   取不同步长时部分结点处数值解的误差的绝对值以及最大误差\n')
fprintf('                        (x1,x2)\n')
fprintf('(h1,h2) (0.25,0.25) (0.25,0.5) (0.5,0.25) (0.5,0.5)
```

```
            (0.75,0.25) (0.75,0.5) E(h1,h2) E(2h1,2h2)/E(h1,h2)\n'
for kk=1:5
    [x1,x2,u,y,g]=diedai(m(kk),n(kk),eps);
    zuida=max(max(g));
    IN1=2^(kk-1)*[1 1 2 2 3 3];
    IN2=2^(kk-1)*[1 2 1 2 1 2];
        for j=1:6
            gg(kk,j)=g(IN1(j)+1,IN2(j)+1);
        end
        fprintf('(1/%2d,1/%2d) ',m(kk),n(kk))
        for ii=1:6
            fprintf('%5.3e ',gg(kk,ii))
        end
    yy(kk)=zuida;
    fprintf('%5.3e ',yy(kk))
    if kk~=1
        fprintf('   %5.3f\n',yy(kk-1)/yy(kk))
    else
        fprintf('   *\n')
    end
end
fprintf('\n%s',datestr(clock))
% 将区间[a,b]作 m 等分,将区间[c,d]作 n 等分,eps 是允许误差,g 是误差
function [x1,x2,u,y,g]=diedai(m,n,eps)
f=inline('2*sin(x1+x2)*exp(x1+x2)');
yu=inline('cos(x1)*cos(x2)*exp(x1+x2)'); %yu 是精确解函数
a=0;b=1;c=0;d=1;
h1=(b-a)/m;x1=a:h1:b;
h2=(d-c)/n;x2=c:h2:d;
% a1,b1,c1,d1 是边值函数
a1=inline('cos(x1)*exp(x1)');
b1=inline('cos(1)*cos(x1)*exp(1+x1)');
c1=inline('cos(x2)*exp(x2)');
d1=inline('cos(1)*cos(x2)*exp(1+x2)');
u=zeros(m+1,n+1);
for i=2:m
    u(i,1)=feval(a1,x1(i));
    u(i,n+1)=feval(b1,x1(i));
end
for j=1:n+1
    u(1,j)=feval(c1,x2(j));
    u(m+1,j)=feval(d1,x2(j));
end
for i=2:m
    for j=2:n
        ff(i,j)=feval(f,x1(i),x2(j));
    end
end
h1=h1^2;h2=h2^2;
h=2*(h1+h2)/(h1*h2);
k=1;
while k==1;
    uu=u;
    for i=2:m
        for j=2:n
```

```
                 u(i,j)=(ff(i,j)+u(i,j-1)/h2+u(i-1,j)/h1+u(i+1,j)/h1+u(i,j
+1)/h2)/h;
          end
      end
      if max(max(abs(u-uu)))<=eps k=0;
      else k=1;
      end
  end
  for i=1:m+1
      for j=1:n+1
          y(i,j)=feval(yu,x1(i),x2(j));
      end
  end
  g=abs(u-y);
```

输出结果如下：

部分结点处的精确解和取不同步长时所得数值解
```
(h1,h2) \ (x,y) | (1/4,1/4) (1/4,1/2) (1/2,1/4) (1/2,1/2) (3/4,1/4) (3/4,1/2)
(1/4,1/4)       | 1.544634  1.795757  1.795757  2.087557  1.923568  2.236398
(1/8,1/8)       | 1.546987  1.798973  1.798973  2.091964  1.926193  2.239973
(1/16,1/16)     | 1.547599  1.799806  1.799806  2.093104  1.926875  2.240898
(1/32,1/32)     | 1.547754  1.800016  1.800016  2.093392  1.927048  2.241132
(1/64,1/64)     | 1.547792  1.800069  1.800069  2.093464  1.927091  2.241190
(1/128,1/128)   | 1.547802  1.800082  1.800082  2.093482  1.927102  2.241205
精确解           | 1.547805  1.800086  1.800086  2.093488  1.927105  2.241210
```

取不同步长时部分结点处数值解的误差的绝对值
```
(h1,h2) \ (x,y) | (1/4,1/4) (1/4,1/2) (1/2,1/4) (1/2,1/2) (3/4,1/4) (3/4,1/2)
(1/4,1/4)       | 3.171e-3  4.329e-3  4.329e-3  5.930e-3  3.536e-3  4.812e-3
(1/8,1/8)       | 8.177e-4  1.113e-3  1.113e-3  1.524e-3  9.120e-4  1.236e-3
(1/16,1/16)     | 2.061e-4  2.805e-4  2.805e-4  3.837e-4  2.298e-4  3.114e-4
(1/32,1/32)     | 5.163e-5  7.026e-5  7.026e-5  9.612e-5  5.759e-5  7.800e-5
(1/64,1/64)     | 1.292e-5  1.757e-5  1.757e-5  2.404e-5  1.440e-5  1.950e-5
(1/128,1/128)   | 3.229e-6  4.394e-6  4.394e-6  6.011e-6  3.602e-6  4.878e-6
```

取不同步长时数值解的最大误差和误差比
```
(h1,h2)         | E(h1,h2)          E(2h1,2h2)/E(h1,h2)
(1/4,1/4)       | 5.930735e-003            *
(1/8,1/8)       | 1.524051e-003          3.891
(1/16,1/16)     | 3.837797e-004          3.971
(1/32,1/32)     | 9.675645e-005          3.966
(1/64,1/64)     | 2.420042e-005          3.998
(1/128,1/128)   | 6.051569e-006          3.999
```

9.3 抛物型方程的差分方法

9.3.1 算法概要

考虑抛物型方程初边值问题

$$\begin{cases} u_t - au_{xx} = f(x,t), & x \in (0,L), \, t \in (0,T], \\ u(x,0) = \varphi(x), & x \in [0,L], \\ u(0,t) = \alpha(t), \quad u(L,t) = \beta(t), & t \in [0,T], \end{cases}$$

其中 a 是正常数. 记 $h = L/M, \tau = T/n, x_i = ih, 0 \leqslant i \leqslant m, t_k = k\tau, 0 \leqslant k \leqslant n.$
向前 Euler 格式为

$$\begin{cases} D_t u_i^k - a\delta_x^2 u_i^k = f(x_i, t_k), & 1 \leqslant i \leqslant m-1, \, 0 \leqslant k \leqslant n-1, \\ u_i^0 = \varphi(x_i), & 0 \leqslant i \leqslant m, \\ u_0^k = \alpha(t_k), \quad u_m^k = \beta(t_k), & 1 \leqslant k \leqslant n. \end{cases}$$

记 $r = a\tau/h^2$, 则计算过程如下: 对 $k = 0,1,\cdots,n-1, i = 1,2,\cdots,m-1,$ 计算

$$u_i^{k+1} = (1-2r)u_i^k + r(u_{i-1}^k + u_{i+1}^k) + \tau f(x_i, t_k).$$

9.3.2　程序与实例

例 9.2　用向前 Euler 格式求下列问题的解:

$$\begin{cases} u_t - u_{xx} = 2\mathrm{e}^t \cos x, & 0 < x < 1, \, 0 < t \leqslant 1, \\ u(x,0) = \cos x, & 0 \leqslant x \leqslant 1, \\ u(0,t) = \mathrm{e}^t, \quad u(1,t) = \cos(1)\mathrm{e}^t, & 0 \leqslant t \leqslant 1. \end{cases}$$

已知该问题的精确解为 $u(x,t) = \mathrm{e}^t \cos x.$

(1) 取 $h = 1/10, \tau = 1/200$, 即步长比 $r = 1/2$, 用向前 Euler 格式计算 $x = 0.5, t = 0.1k$ 处 $(k = 1,2,\cdots,10)$ 的数值解、精确解和误差;

(2) 取 $h = 1/10, \tau = 1/100$, 即步长比 $r = 1$, 用向前 Euler 格式计算 $x = 0.5$ 从第 10 层到 20 层的数值解、精确解和误差;

(3) 取 (h,τ) 分别为 $(1/10, 1/200)$, $(1/20, 1/800)$, $(1/40, 1/3200)$ 和 $(1/80, 1/12800)$, 用向前 Euler 格式计算数值解的最大误差和误差比.

C++ 程序如下:

```
#include⟨stdio.h⟩
#include⟨stdlib.h⟩
#include⟨math.h⟩
#define MM 80 //空间方向最大等分数
#define NN 12800 //时间方向最大等分数
//定义全局数组是避免大数组在 main 函数中编译出错
double u[MM+1][NN+1],x[MM+1],t[NN+1];

double f(double x,double t){//右端函数
    return 2 * exp(t) * cos(x);
}

double varphi(double x){//初始函数
    return cos(x);
}
```

```
double alpha(double t){ //边界函数
    return exp(t);
}

double beta(double t){//边界函数
    return cos(1) * exp(t);
}

double U(double x,double t){//精确解
    return exp(t) * cos(x);
}

int main(int argc,char * argv[]) {
    int M,N,i,k,flag;
    double a,h,tau,r,error,maxerror,maxerrorb,temp;
    a=1;
    for(flag=1;flag<=3;flag++){
    switch(flag){
        case 1:
            M=10;N=200;break;
        case 2:
            M=10;N=100;break;
        case 3:
            M=10;N=200;break;
        default: return-1;
    }
    maxerrorb=-1;
    while(M<=80){
    h=1.0/M;tau=1.0/N;    //步长
    r=a * tau/h/h;      //步长比
    for(i=0;i<=M;i++)x[i]=i * h;
    for(k=0;k<=N;k++)t[k]=k * tau;//结点
        for(i=0;i<=M;i++)u[i][0]=varphi(x[i]);//初值
        for(k=1;k<=N;k++){
            u[0][k]=alpha(t[k]);
            u[M][k]=beta(t[k]); //边界值
    }
    maxerror=0.0;
    for(k=0;k<=N-1;k++)
        for(i=1;i<=M-1;i++){
            u[i][k+1]= (1-2 * r) * u[i][k]+r * (u[i-1][k]+u[i+1][k])+tau * f
(x[i],t[k]);//计算数值解
            temp=fabs(U(x[i],t[k+1])-u[i][k+1]);
            if(maxerror<temp) maxerror=temp;//求最大误差
        }
    switch(flag){
        case 1: //r= 1/2,输出部分结点处的数值解,精确解和误差
            printf("部分节点处的数值解、精确解和误差绝对值 (h=1/10,tau=1/
200),r=1/2\n");
            printf("k      (x,t)    数值解    精确解    |精确解-数值解|\n");
            for(k=20;k<=N;k=k+20){
                error=fabs(U(x[M/2],t[k])-u[M/2][k]);  //误差
                printf("%d\t (0.5,%1.1f)   %f  %f  %6.5e \n",k,
t[k],u[M/2][k],U(x[M/2],t[k]),error);
            }
```

```
            M=100;
            break;
        case 2:
            printf("\n 部分结点处的数值解、精确解和误差绝对值(h=1/10,tau=
1/100),r=1\n");
            printf("k    (x,t)    数值解     精确解     |精确解-数值解|\n");
            for(k=10;k<=20;k++) {
                error=fabs(U(x[M/2],t[k])-u[M/2][k]);  //误差
                printf("%d\t (0.5,%1.1f)  %f  %f  %6.5e \n",k,t[k],
u[M/2][k],U(x[M/2],t[k]),error);
            }
            M=100;
            break;
        case 3:
            if(M==10){
                printf("\n 取不同步长时数值解的最大误差和误差比 (r=1/2)\n");
                printf("h   tau  E(h,tau)      E(2h,4tau)/E(h,tau)\n");
            }
            if(maxerrorb==-1)
            printf("1/%d  1/%d  %e     *\n",M,N,maxerror);
            else printf("1/%d  1/%d  %e    %4.3f\n",M,N,maxerror,
maxerrorb/maxerror);
            maxerrorb=maxerror;
            M=2 * M;N=4 * N;
        }
    }
}
    system("pause");
    return 0;
}
```

MATLAB 程序如下：

```
function y=zhenzhi(x,t)   %%精确解
y=cos(x) * exp(t);

function y=f(x,t)  %%右端函数
y=2 * cos(x) * exp(t);

function xx=chase(a,b,c,r)   %%追赶法
    n=length(a);
    b=[0,b];         %方程组中 b 的序号从 2 开始,所以前面加一项 0
    u(1)=r(1)/a(1);
    v(1)=c(1)/a(1);
    for i=2:n-1
        u(i)=(r(i)-b(i) * u(i-1))/(a(i)-b(i) * v(i-1));
        v(i)=c(i)/(a(i)-v(i-1) * b(i));
    end
    u(n)=(r(n)-b(n) * u(n-1))/(a(n)-b(n) * v(n-1)); %用赶法计算 xx
    xx(n)=u(n);
    for i=n-1:-1:1
        xx(i)=u(i)-v(i) * xx(i+1);
    end
```

```
function [x,t,U]=preeuler(m,n)    %%向前 Euler 格式
eps=0.5 * 10^(-10);a=1;
U1=inline('cos(x)');U2=inline('exp(x)');
U3=inline('cos(1) * exp(x)');
h1=1/m;
h2=1/n;
r=a * h2/h1^2;
x=0:h1:1;t=0:h2:1;
U=ones(n+1,m+ 1);V=zeros(n,m-1);
V=[U1(x([2:m]));V];V=[U2(t)',V];V=[V,U3(t)'];
while 1
    for i=2:n+1
        for j=2:m
            V(i,j)=(1-2 * r) * V(i-1,j)+r * (V(i-1,j-1)+V(i-1,j+1))+h2 * f
(x(j),t(i-1));
        end
    end
    e=max(max(abs(U-V)));
    if e<eps
        break
    end
    U=V;
end

clear
start=datestr(now);
m=[10,20,40,80];n=[200,800,3200,12800];
N=length(m);
[x,t,U]=preeuler(10,100);
    for i=1:101
    for j=1:11
        exact(i,j)=zhenzhi(x(j),t(i));
    end
    end
    E=abs(U-exact);
fprintf('前 20 层数值解、精确解和误差的绝对值(h=1/10,t=1/100)\n')
fprintf('%5s%12s%12s%12s%18s\n','k','(x,t)','数值解','精确解',
        '|数值解-精确解|')
for j=1:20
    fprintf('%5d (0.5,%2.1f)%12.6f%12.6f%14.3e\n',j,j/1000,U(j+1,
6),exact(j+1,6),E(j+1,6))
end
[x,t,U]=preeuler(10,200);
    for i=1:201
    for j=1:11
        exact(i,j)=zhenzhi(x(j),t(i));
    end
    end
    E=abs(U- exact);
fprintf('部分结点处精确解和误差的绝对值(h=1/10,t=1/200)\n')
fprintf('%5s%12s%12s%12s%18s\n','k','(x,t)','数值解','精确解',
        '|数值解-精确解|')
for j=20:20:200
    fprintf('%5d (0.5,%2.1f)%12.6f%12.6f%14.3e\n',j,j/200,U(j+1,
6),exact(j+1,6),E(j+1,6))
```

```
end
for k=1:N
    [x,t,U]=preeuler(m(k),n(k));
    for i=1:n(k)+1
    for j=1:m(k)+1
        exact(i,j)=zhenzhi(x(j),t(i));
    end
    end
    E=abs(U-exact);e(k)=max(max(E));
end
fprintf('取不同步长时数值解的最大误差:\n')
fprintf('%4s%8s%12s%25s\n','h','t','max(Uht)',...
        'max(U2h4t)/max(Uht)')
for j=1:N
    if j==1
        fprintf('1/%d 1/%d %8.3e%15s\n',m(j),n(j),e(j),'*')
    else
        fprintf('1/%d 1/%d %8.3e%15.3f\n',m(j),n(j),e(j),e(j-1)/e
(j))
    end
end
ending=datestr(now);
start
ending
```

输出结果如下:

部分结点处的数值解、精确解和误差绝对值(h=1/10,tau=1/200),r=1/2

k	(x,t)	数值解	精确解	|精确解−数值解|
20	(0.5,0.1)	0.969761	0.969879	1.18154e-004
40	(0.5,0.2)	1.071706	1.071882	1.76018e-004
60	(0.5,0.3)	1.184401	1.184613	2.11184e-004
80	(0.5,0.4)	1.308960	1.309199	2.39499e-004
100	(0.5,0.5)	1.446622	1.446889	2.66926e-004
120	(0.5,0.6)	1.598764	1.599060	2.95819e-004
140	(0.5,0.7)	1.766907	1.767234	3.27231e-004
160	(0.5,0.8)	1.952734	1.953096	3.61756e-004
180	(0.5,0.9)	2.158105	2.158505	3.99843e-004
200	(0.5,1.0)	2.385075	2.385517	4.41909e-004

部分结点处的数值解、精确解和误差绝对值(h=1/10,tau=1/100),r=1

k	(x,t)	数值解	精确解	|精确解−数值解|
10	(0.5,0.1)	0.978211	0.969879	8.33178e-003
11	(0.5,0.1)	0.952479	0.979626	2.71473e-002
12	(0.5,0.1)	1.070869	0.989472	8.13978e-002
13	(0.5,0.1)	0.753420	0.999416	2.45996e-001
14	(0.5,0.1)	1.740343	1.009460	7.30883e-001
15	(0.5,0.1)	-1.142921	1.019605	2.16253e+000
16	(0.5,0.2)	7.391202	1.029853	6.36135e+000
17	(0.5,0.2)	-17.611913	1.040203	1.86521e+001
18	(0.5,0.2)	55.591218	1.050657	5.45406e+001
19	(0.5,0.2)	-158.118837	1.061216	1.59180e+002
20	(0.5,0.2)	464.976971	1.071882	4.63905e+002

取不同步长时数值解的最大误差和误差比(r= 1/2)

h	tau	E(h,tau)	E(2h,4tau)/E(h,tau)
1/10	1/200	4.419092e-004	*
1/20	1/800	1.102696e-004	4.008
1/40	1/3200	2.762074e-005	3.992
1/80	1/12800	6.904372e-006	4.000

实 习 题 9

1. 用五点差分格式计算如下 Poisson 方程边值问题的数值解:

$$\begin{cases} -(u_{xx}+u_{yy})=-6xy(x^2+y^2)+\sin(x+y), & 0<x<1, 0<y<1, \\ u(x,0)=\sin(x), \quad u(x,1)=x^3+\sin(x+1), & 0\leqslant x\leqslant1, \\ u(0,y)=\sin(y), \quad u(1,y)=y^3+\sin(y+1), & 0\leqslant y\leqslant1. \end{cases}$$

取(h_1,h_2)分别为$(1/4,1/4)$,$(1/8,1/8)$,$(1/16,1/16)$,$(1/32,1/32)$,$(1/64,$ $1/64)$,计算节点$(0.25,0.25)$,$(0.25,0.5)$,$(0.5,0.25)$,$(0.5,0.5)$,$(0.75,0.25)$, $(0.75,0.5)$处的近似值.

2. 给定如下抛物方程初边值问题:

$$\begin{cases} u_t-u_{xx}=\cos(x+t)+\sin(x+t), & 0<x<1, 0<t\leqslant1, \\ u(x,0)=\sin(x), & 0\leqslant x\leqslant1, \\ u(0,t)=\sin(t), \quad u(1,t)=\sin(1+t), & 0\leqslant t\leqslant1. \end{cases}$$

取 $h=1/10,\tau=1/200$,用向前 Euler 格式计算$x=0.5,t=0.1k(k=1,2,\cdots,10)$处的数值解、精确解和误差(已知精确解为 $u(x,t)=\sin(x+t)$).

3. 给定如下双曲方程初边值问题:

$$\begin{cases} u_{tt}-u_{xx}=\dfrac{\pi}{2}\cos\left(\dfrac{\pi}{2}t\right)\cos(x)+\sin\left(\dfrac{\pi}{2}t\right)\cos(x), & 0<x<1, 0<t\leqslant1, \\ u(x,0)=0, \quad u_t(x,0)=\dfrac{\pi}{2}\cos(x), & 0\leqslant x\leqslant1, \\ u(0,t)=\sin\left(\dfrac{\pi}{2}t\right), \quad u(1,t)=\cos(1)\sin\left(\dfrac{\pi}{2}t\right), & 0\leqslant t\leqslant1. \end{cases}$$

取$(h,\tau)=(1/100,1/200)$,用显格式计算结点$x=0.5,t=0.1k(k=1,2,\cdots,10)$处的数值解、精确解和误差$\left(\text{已知精确解为 }u(x,t)=\cos(x)\sin\left(\dfrac{\pi}{2}t\right)\right)$.

4. 编写求抛物方程和双曲方程 Dirichlet 初边值问题数值解的向后 Euler 格式、Crank-Nicolson 格式及隐格式的程序.

实习题参考答案

实习题 1

1. 1.644725，1.644834.

3. 有效的算法为

$$\begin{cases} y_n = \dfrac{1}{4n} - \dfrac{1}{4}y_{n-1}, & n = 1,2,\cdots,10, \\ y_0 = \dfrac{1}{4}\ln 5; \end{cases}$$

无效的算法为

$$\begin{cases} y_{n-1} = \dfrac{1}{n} - 4y_n, & n = 10,9,\cdots,1, \\ y_{10} \approx \dfrac{3}{55}. \end{cases}$$

实习题 2

1. (1) -0.703467；　(2) 0.567143；　(3) 1.557146.

实习题 3

1. (1) $x[1] = -1.333333$，$x[2] = 2.333333$，$x[3] = -0.333333$，$x[4] = 1.000000$；
   (2) $x[1] = -7.000000$，$x[2] = 3.000000$，$x[3] = 2.000000$，$x[4] = 2.000000$.

2. $x[1] = 0.521179$，$x[2] = 1.005525$，$x[3] = -0.375691$，$x[4] = -0.259669$.

3. (1) $x[1] = -3.252747$，$x[2] = -1.252747$，$x[3] = -0.373626$，$x[4] = -0.087912$，
   $x[5] = 0.175824$，$x[6] = 0.175824$；
   (2) $x[1] = 1.416667$，$x[2] = -2.333333$，$x[3] = 2.000000$，$x[4] = -2.333333$，
   $x[5] = 2.000000$，$x[6] = 3.750000$，$x[7] = -1.083333$，$x[8] = 1.250000$.

4. (1) $x[1] = 1.000000$，$x[2] = -3.000000$，$x[3] = 5.000000$，$x[4] = 2.000000$；
   (2) $x[1] = 8.705758$，$x[2] = 7.823032$，$x[3] = 7.586371$，$x[4] = 7.522453$，
   $x[5] = 7.503440$，$x[6] = 7.491306$，$x[7] = 7.461785$，$x[8] = 7.355835$，
   $x[9] = 6.961556$，$x[10] = 5.490389$.

5. (1) $x[1] = -1.467391$，$x[2] = -2.358696$，$x[3] = 0.657609$，$x[4] = 2.842391$；
   (2) $x[1] = -0.200550$，$x[2] = 0.368393$，$x[3] = -0.731860$，$x[4] = -0.300318$，
   $x[5] = -0.446577$，$x[6] = 0.399384$，$x[7] = 0.121500$，$x[8] = 0.151792$，
   $x[9] = -0.334359$.

实 习 题 4

1. (1) $\lambda_1 = -6.421042$, $x[1] = 0.046166$, $x[2] = 0.374882$, $x[3] = -1.000000$;

   (2) $\lambda_1 = 12.254321$, $x[1] = 0.674020$, $x[2] = -1.000000$, $x[3] = 0.889560$;

   (3) $\lambda_1 = 98.521698$, $x[1] = -0.603972$, $x[2] = 1.000000$, $x[3] = -0.251135$,
   $$x[4] = 0.148953;$$

   (4) $\lambda_1 = 21.305271$, $x[1] = 0.872408$, $x[2] = 0.540061$, $x[3] = 0.997350$,
   $$x[4] = 0.564388, \ x[5] = 0.497225, \ x[6] = 1.000000.$$

实 习 题 5

1. $x = -2$ 时 $y = 1.375000$, $x = 0$ 时 $y = 1.712500$, $x = 2.75$ 时 $y = 1.395874$.

2. $x = 0.46$ 时 $y = 1.100724$, $x = 0.55$ 时 $y = 1.141271$, $x = 0.60$ 时 $y = 1.166194$.

3. 输出差分表形式为

1.3010	0	0	0	0
1.3222	0.0212	0	0	0
1.3424	0.0202	-0.0010	0	0
1.3617	0.0193	-0.0009	0.0001	0
1.3802	0.0185	-0.0008	0.0001	-0.0000

当 $x = 21.4$ 时 $y = 1.330412$.

实 习 题 6

1. 抛物线方程为 $y = -45.333297 + 94.230200x - 6.131610x^2$,
   指数曲线方程为 $y = 67.4026e^{0.238960x}$.

2. 抛物线方程为 $y = -3.495708 + 2.205150x^2$.

3. $x = 0.0817$, $y = 2.2836$.

实 习 题 7

1. $c(2) = 0.909605$, $c(4) = 0.909604$, $n = 4$ 时有 6 位有效数字;
   $c(2) = 1.549951$, $c(4) = 1.549932$, $n = 4$ 时有 6 位有效数字.

2. (1) $R = 0.657670$; (2) $R = 0.507967$; (3) $R = 1.098612$.

实 习 题 8

1. (1) 用改进欧拉公式求解得
   $$x[0] = 0.000000, \quad y[0] = 0.000000; \quad x[1] = 0.100000, \quad y[1] = 0.000500;$$
   $$x[2] = 0.200000, \quad y[2] = 0.003000; \quad x[3] = 0.300000, \quad y[3] = 0.009503;$$
   $$x[4] = 0.400000, \quad y[4] = 0.022025; \quad x[5] = 0.500000, \quad y[5] = 0.042621;$$

$x[6] = 0.600000$, $\quad y[6] = 0.073442$; $\quad x[7] = 0.700000$, $\quad y[7] = 0.116817$;

$x[8] = 0.800000$, $\quad y[8] = 0.175396$; $\quad x[9] = 0.900000$, $\quad y[9] = 0.252374$;

$x[10] = 1.000000$, $\quad y[10] = 0.351830$.

用四阶龙格-库塔公式求解得

$x[0] = 0.000000$, $\quad y[0] = 0.000000$; $\quad x[1] = 0.100000$, $\quad y[1] = 0.000333$;

$x[2] = 0.200000$, $\quad y[2] = 0.002667$; $\quad x[3] = 0.300000$, $\quad y[3] = 0.009003$;

$x[4] = 0.400000$, $\quad y[4] = 0.021359$; $\quad x[5] = 0.500000$, $\quad y[5] = 0.041791$;

$x[6] = 0.600000$, $\quad y[6] = 0.072448$; $\quad x[7] = 0.700000$, $\quad y[7] = 0.115660$;

$x[8] = 0.800000$, $\quad y[8] = 0.174081$; $\quad x[9] = 0.900000$, $\quad y[9] = 0.250908$;

$x[10] = 1.000000$, $\quad y[10] = 0.350234$.

（2）用改进欧拉公式求解得

$x[0] = 0.000000$, $\quad y[0] = 0.000000$; $\quad x[1] = 0.100000$, $\quad y[1] = 0.099505$;

$x[2] = 0.200000$, $\quad y[2] = 0.197119$; $\quad x[3] = 0.300000$, $\quad y[3] = 0.291286$;

$x[4] = 0.400000$, $\quad y[4] = 0.380966$; $\quad x[5] = 0.500000$, $\quad y[5] = 0.465636$;

$x[6] = 0.600000$, $\quad y[6] = 0.545185$; $\quad x[7] = 0.700000$, $\quad y[7] = 0.619772$;

$x[8] = 0.800000$, $\quad y[8] = 0.689706$; $\quad x[9] = 0.900000$, $\quad y[9] = 0.755359$;

$x[10] = 1.000000$, $\quad y[10] = 0.817120$.

用四阶龙格-库塔公式求解得

$x[0] = 0.000000$, $\quad y[0] = 0.000000$; $\quad x[1] = 0.100000$, $\quad y[1] = 0.099670$;

$x[2] = 0.200000$, $\quad y[2] = 0.197435$; $\quad x[3] = 0.300000$, $\quad y[3] = 0.291724$;

$x[4] = 0.400000$, $\quad y[4] = 0.381493$; $\quad x[5] = 0.500000$, $\quad y[5] = 0.466220$;

$x[6] = 0.600000$, $\quad y[6] = 0.545802$; $\quad x[7] = 0.700000$, $\quad y[7] = 0.620402$;

$x[8] = 0.800000$, $\quad y[8] = 0.690336$; $\quad x[9] = 0.900000$, $\quad y[9] = 0.755983$;

$x[10] = 1.000000$, $\quad y[10] = 0.817731$.

（3）用改进欧拉公式求解得

$x[0] = 0.000000$, $\quad y[0] = 1.000000$; $\quad x[1] = 0.100000$, $\quad y[1] = 1.095909$;

$x[2] = 0.200000$, $\quad y[2] = 1.184097$; $\quad x[3] = 0.300000$, $\quad y[3] = 1.266201$;

$x[4] = 0.400000$, $\quad y[4] = 1.343360$; $\quad x[5] = 0.500000$, $\quad y[5] = 1.416402$;

$x[6] = 0.600000$, $\quad y[6] = 1.485956$; $\quad x[7] = 0.700000$, $\quad y[7] = 1.552514$;

$x[8] = 0.800000$, $\quad y[8] = 1.616475$; $\quad x[9] = 0.900000$, $\quad y[9] = 1.678166$;

$x[10] = 1.000000$, $\quad y[10] = 1.737867$.

用四阶龙格-库塔公式求解得

$x[0] = 0.000000$, $\quad y[0] = 1.000000$; $\quad x[1] = 0.100000$, $\quad y[1] = 1.095446$;

$x[2] = 0.200000$, $\quad y[2] = 1.183217$; $\quad x[3] = 0.300000$, $\quad y[3] = 1.264912$;

$x[4] = 0.400000$, $\quad y[4] = 1.341642$; $\quad x[5] = 0.500000$, $\quad y[5] = 1.414216$;

$x[6] = 0.600000$, $\quad y[6] = 1.483242$; $\quad x[7] = 0.700000$, $\quad y[7] = 1.549196$;

$x[8] = 0.800000$, $\quad y[8] = 1.612455$; $\quad x[9] = 0.900000$, $\quad y[9] = 1.673325$;

$x[10] = 1.000000$, $\quad y[10] = 1.732056$.

2. (1) $x[0] = 0.000000,$ $y1[0] = 0.000000,$ $y2[0] = 0.000000;$

      $x[1] = 0.100000,$ $y1[1] = 10.938000,$ $y2[1] = 0.963000;$

      $x[2] = 0.200000,$ $y1[2] = 20.194472,$ $y2[2] = 3.115640;$

      $x[3] = 0.300000,$ $y1[3] = 28.218107,$ $y2[3] = 5.767364;$

      $x[4] = 0.400000,$ $y1[4] = 35.284822,$ $y2[4] = 8.553487;$

      $x[5] = 0.500000,$ $y1[5] = 41.572812,$ $y2[5] = 11.286951;$

      $x[6] = 0.600000,$ $y1[6] = 47.204054,$ $y2[6] = 13.877027;$

      $x[7] = 0.700000,$ $y1[7] = 52.267347,$ $y2[7] = 16.284758;$

      $x[8] = 0.800000,$ $y1[8] = 56.831186,$ $y2[8] = 18.498599;$

      $x[9] = 0.900000,$ $y1[9] = 60.951039,$ $y2[9] = 20.521123;$

      $x[10] = 1.000000,$ $y1[10] = 64.673520,$ $y2[10] = 22.361814.$

   (2) $x[0] = 0.000000,$ $u[0] = 0.000000,$ $v[0] = 1.000000,$ $w[0] = 1.000000;$

      $x[1] = 0.100000,$ $u[1] = 0.110350,$ $v[1] = 1.000342,$ $w[1] = 1.109767;$

      $x[2] = 0.200000,$ $u[2] = 0.242949,$ $v[2] = 1.002810,$ $w[2] = 1.243609;$

      $x[3] = 0.300000,$ $u[3] = 0.400480,$ $v[3] = 1.009761,$ $w[3] = 1.406493;$

      $x[4] = 0.400000,$ $u[4] = 0.586171,$ $v[4] = 1.023843,$ $w[4] = 1.604206;$

      $x[5] = 0.500000,$ $u[5] = 0.803885,$ $v[5] = 1.048061,$ $w[5] = 1.843512;$

      $x[6] = 0.600000,$ $u[6] = 1.058230,$ $v[6] = 1.085839,$ $w[6] = 2.132315;$

      $x[7] = 0.700000,$ $u[7] = 1.354682,$ $v[7] = 1.141108,$ $w[7] = 2.479872;$

      $x[8] = 0.800000,$ $u[8] = 1.699737,$ $v[8] = 1.218393,$ $w[8] = 2.897025;$

      $x[9] = 0.900000,$ $u[9] = 2.101087,$ $v[9] = 1.322928,$ $w[9] = 3.396484;$

      $x[10] = 1.000000,$ $u[10] = 2.567824,$ $v[10] = 1.460785,$ $w[10] = 3.993158.$

3. (1) $x[0] = 0.000000,$ $y[0] = 1.000000;$ $x[1] = 0.100000,$ $y[1] = 1.111110;$

      $x[2] = 0.200000,$ $y[2] = 1.249998;$ $x[3] = 0.300000,$ $y[3] = 1.428566;$

      $x[4] = 0.400000,$ $y[4] = 1.666676;$ $x[5] = 0.500000,$ $y[5] = 2.000002;$

      $x[6] = 0.600000,$ $y[6] = 2.499772;$ $x[7] = 0.700000,$ $y[7] = 3.331135;$

      $x[8] = 0.800000,$ $y[8] = 4.978325;$ $x[9] = 0.900000,$ $y[9] = 9.602002;$

      $x[10] = 1.000000,$ $y[10] = 42.004759.$

   (2) $x[0] = 0.000000,$ $y[0] = 1.000000;$ $x[1] = 0.100000,$ $y[1] = 1.010155;$

      $x[2] = 0.200000,$ $y[2] = 1.020661;$ $x[3] = 0.300000,$ $y[3] = 1.031628;$

      $x[4] = 0.400000,$ $y[4] = 1.043229;$ $x[5] = 0.500000,$ $y[5] = 1.055708;$

      $x[6] = 0.600000,$ $y[6] = 1.069378;$ $x[7] = 0.700000,$ $y[7] = 1.084629;$

      $x[8] = 0.800000,$ $y[8] = 1.101928;$ $x[9] = 0.900000,$ $y[9] = 1.121828;$

      $x[10] = 1.000000,$ $y[10] = 1.144976.$

实 习 题 9

1. 取不同步长时部分结点处的数值解如下所示:

(h_1,h_2)	(1/4,1/4)	(1/4,1/2)	(1/2,1/4)	(1/2,1/2)	(3/4,1/4)	(3/4,1/2)
(1/4,1/4)	0.479960	0.684017	0.684017	0.857694	0.848430	1.002217
(1/8,1/8)	0.479744	0.683701	0.683701	0.857250	0.848158	1.001847
(1/16,1/16)	0.479688	0.683619	0.683619	0.857135	0.848087	1.001751
(1/32,1/32)	0.479674	0.683599	0.683599	0.857106	0.848069	1.001727
(1/64,1/64)	0.479671	0.683594	0.683594	0.857098	0.848064	1.001721

2. 部分结点处的数值解、精确解和误差绝对值如下所示：

k	(x,t)	数值解	精确解	|精确解 — 数值解|
20	(0.5,0.1)	0.564777	0.564642	1.34037e−004
40	(0.5,0.2)	0.644424	0.644218	2.06514e−004
60	(0.5,0.3)	0.717609	0.717356	2.52776e−004
80	(0.5,0.4)	0.783615	0.783327	2.87659e−004
100	(0.5,0.5)	0.841787	0.841471	3.16422e−004
120	(0.5,0.6)	0.891548	0.891207	3.40835e−004
140	(0.5,0.7)	0.932400	0.932039	3.61406e−004
160	(0.5,0.8)	0.963936	0.963558	3.78207e−004
180	(0.5,0.9)	0.985841	0.985450	3.91170e−004
200	(0.5,1.0)	0.997895	0.997495	4.00202e−004

3. 部分结点处的数值解、精确解和误差绝对值如下所示：

k	(x,t)	数值解	精确解	|精确解 — 数值解|
20	(0.5,0.1)	0.137286	0.137284	1.41386e−006
40	(0.5,0.2)	0.271191	0.271188	2.80764e−006
60	(0.5,0.3)	0.398418	0.398414	4.16161e−006
80	(0.5,0.4)	0.515836	0.515830	5.45671e−006
100	(0.5,0.5)	0.620551	0.620545	6.56637e−006
120	(0.5,0.6)	0.709985	0.709979	5.31846e−006
140	(0.5,0.7)	0.781936	0.781932	3.87491e−006
160	(0.5,0.8)	0.834633	0.834631	2.41197e−006
180	(0.5,0.9)	0.866779	0.866778	8.96318e−007
200	(0.5,1.0)	0.877582	0.877583	6.26683e−007

参考文献

［1］孙志忠. 计算方法典型例题分析［M］. 2 版. 北京：科学出版社，2005.

［2］Szidarovszky F，Yakowitz S. 数值分析的原理及过程［M］. 施明光，潘仲雄，译. 上海：上海科学技术文献出版社，1982.

［3］曹志浩，张玉德，李瑞遐. 矩阵计算与方程求根［M］. 北京：人民教育出版社，1979.

［4］孙志忠，袁慰平，闻震初. 数值分析［M］. 4 版. 南京：东南大学出版社，2022.

［5］Atkinson K E. An Introduction to Numerical Analysis［M］. Hoboken：Wiley，1978.

［6］Stoer J，Bulirsch R. 数值分析引论［M］. 孙文瑜，等译. 南京：南京大学出版社，1995.

［7］何旭初，苏煜诚，包雪松. 计算数学简明教程［M］. 北京：人民教育出版社，1980.

［8］李庆扬，王能超，易大义. 数值分析［M］. 5 版. 北京：清华大学出版社，2008.

［9］李岳生，黄友谦. 数值逼近［M］. 北京：人民教育出版社，1978.

［10］曹婉容，杜睿，吴宏伟，等. 数值分析试题解析［M］. 南京：东南大学出版社，2017.

［11］孙志忠. 计算方法与实习学习指导与习题解析［M］. 2 版. 南京：东南大学出版社，2011.

［12］奚梅成. 数值分析方法［M］. 修订版. 合肥：中国科学技术大学出版社，2003.

［13］孙志忠. 偏微分方程数值解法［M］. 3 版. 北京：科学出版社，2022.